前交叉韧带重建

Anterior Cruciate Ligament Reconstruction

前交叉韧带重建

Anterior Cruciate Ligament Reconstruction

原　著　Rainer Siebold
　　　　David Dejour
　　　　Stefano Zaffagnini
主　译　曾　春
副主译　方　航　谢登辉
主　审　蔡道章
译　者（按姓名汉语拼音排序）
　　　　方　航　黄广鑫　潘剑英
　　　　彭琪媛　吴桂勤　谢登辉
　　　　曾　春　赵　畅　赵　亮

北京大学医学出版社

QIAN JIAOCHARENDAI CHONGJIAN

图书在版编目（CIP）数据

　　前交叉韧带重建 / 曾春主译；(德) 雷尼尔·西博尔德 (Rainer Siebold) , (法) 大卫·德如 (David Dejour), (意) 斯特凡诺·扎法奇尼(Stefano Zaffagnini) 原著. -- 北京：北京大学医学出版社，2019.1
　　书名原文: Anterior cruciate ligament reconstruction
　　ISBN 978-7-5659-1924-4

　　Ⅰ. ①前… Ⅱ. ①曾… ②雷… ③大… ④斯… Ⅲ. ①前交叉韧带—修复术—指南 Ⅳ. ①R686.5-62

中国版本图书馆CIP数据核字(2018)第293778号

北京市版权局著作权合同登记号：图字：01-2016-1357

Translation from the English language edition:
Anterior Cruciate Ligament Reconstruction. A Practical Surgical Guide
edited by Rainer Siebold, David Dejour and Stefano Zaffagnini
Copyright © ESSKA 2014
Springer is part of Springer Science+Business Media
All Rights Reserved by the Publisher

Simplified Chinese translation Copyright ©2018 by Peking University Medical Press.
All Rights Reserved.

前交叉韧带重建

主　　译：曾　春
出版发行：北京大学医学出版社
地　　址：（100191）北京市海淀区学院路38号　北京大学医学部院内
电　　话：发行部 010-82802230；图书邮购 010-82802495
网　　址：http：//www.pumpress.com.cn
E-mail：booksale@bjmu.edu.cn
印　　刷：中煤（北京）印务有限公司
经　　销：新华书店
责任编辑：刘　燕　靳　奕　　责任校对：靳新强　　责任印制：李　啸
开　　本：889mm×1194mm　1/16　　印张：26.75　　字数：766千字
版　　次：2019年1月第1版　2019年1月第1次印刷
书　　号：ISBN 978-7-5659-1924-4
定　　价：280.00元
版权所有，违者必究
（凡属质量问题请与本社发行部联系退换）

译者前言

前交叉韧带损伤是运动医学的医生最常面临的问题之一。韧带重建技术经过多年的演变及发展，已经成为治疗前交叉韧带损伤的有效手段，且应用越来越广泛。尽管大多数患者在韧带重建术后可以获得良好的预后，但前交叉韧带重建过程中仍然有不少争议，例如手术的适当时机、移植物的选择、隧道的定位、术后创伤性关节炎的预防与应对、术后康复和愈合增强技术等。术后重返运动仍然是困扰运动员和运动医学医生的重要问题。

本书的原著由著名的运动医学专家德国的 Rainer Siebold 教授、法国的 David Dejour 教授、意大利的 Stefano Zaffagnini 教授主编。几位教授均在膝关节运动损伤领域享有盛名，他们提出过许多独到的见解，并有很多已被大家接受、广泛应用于临床，例如股骨滑车发育不良的 Dejour 分型等。

本书主要阐述最新的前交叉韧带重建术中的一些热门话题，包括前交叉韧带重建的相关解剖学、重建方式、康复及损伤与再次损伤的预防，内容精彩而翔实。书中有逐渐被大家认同、在临床中被证实的波兰 Robert Śmigielski 教授提出的韧带股骨起点带状理论、胫骨"C"形止点理论，还有相对应的手术方式变化、手术中遇到的移植物污染等问题的处理、前交叉韧带单双束重建的阐述失败后翻修的应对方法等。相信读者阅读之后会对前叉韧带重建这一常规手术产生新的认识。

我们在翻译的过程中遇到了很多困难，书中的很多描述带有欧洲医生的语言习惯。感谢我的导师蔡道章教授在翻译过程中对我们的鼓励、指导与帮助，使我们克服各种困难，坚持做到最后。我们的疑惑都与蔡道章教授商讨过，并在他的指导下得以解决。临床的工作琐碎且繁重，翻译团队中的各位成员面临着科研、临床工作等各种压力，利用休息时间完成了这项任务，在此对他们表示诚挚的感谢。接手这项工作对我们来说是一个很大的挑战，因为经验有限，对于可能存在的错误与不足我们非常抱歉，也希望在之后的工作中能够改正、弥补。

感谢北京大学医学出版社的编辑们的支持，感谢所有对本书的翻译做出贡献的朋友与家人。希望该书的出版对运动医学的医生朋友们有所帮助。

曾　春

2019 年 1 月

原著序言

　　这本高质量的著作可能会对医疗专业人员，尤其是从事骨科运动医学专业及康复教育方面工作的人具有积极的影响。本书的作者们都是杰出的外科医生，才能编写出这本杰作。本书由一个有经验且勤奋的团队完成，它为我们提供了前交叉韧带重建的最佳的临床实践指导及最新进展。

　　ESSKA 非常感激作者们在本书撰写过程中的奉献精神，ESSKA 也在欧洲乃至世界各地开展骨科运动医学和关节退行性病变方面的教育。希望本书对前交叉韧带损伤的患者有所帮助，也能提高人民的生活质量。

　　本书主要阐述最新的前交叉韧带重建术中的一些热门话题，并以友好而全面、清晰且实用的方式向读者呈现。然而，此领域也在不断地发展。本书也带来一些新的知识，例如，如何在前交叉韧带重建术前后准确测量膝关节松弛度、如何预防早期骨关节炎的发生、骨的形态度量学、哪些下肢力学因素可能与前交叉韧带损伤有关及如何预防等。这样或可激发读者的学习欲望。请参与到本书作者及 ESSKA 对医学教育的使命中来。

　　祝您阅读愉快，相信您能从本书中有所收获。

João Espregueira-Mendes

ESSKA President

Clínica Espregueira-Mendes F.C. Porto Stadium

– FIFA Medical Centre of Excellence

原著前言

前交叉韧带（ACL）在保证膝关节稳定、维持本体感受及保护关节内部结构中扮演重要的角色。

ACL撕裂常可出现脱膝感、疼痛及功能障碍。半月板或软骨继发损伤的概率也很高。关节的慢性不稳定常可导致早期骨关节炎的发生。

绝大多数ACL损伤的患者都是年轻的活跃人群，因此也广泛接受重建撕裂韧带的方式。而年纪大的患者也不愿意降低他们日常活动的水平，也寻求重建韧带的手术。

因此ACL重建手术的数量逐渐增加。

对于大多数患者来说，手术成功的同义词就是"迅速重返运动"。尤其是运动活跃的患者对手术的期望很高。年龄小于20岁的患者术后韧带再断裂的风险约为10%；若在7~9个月内重返运动，则韧带再断裂的风险为15%；倘若参加的是对抗性的急停急跑运动（如足球等），则韧带再断裂的风险为20%。我们的患者中大约只有50%能恢复伤前的运动水平。我们的职责是让患者及教练知晓这些信息。

当然，外科医生都沉迷于手术技术的细节，关于骨隧道位置、移植物和手术步骤等领域发表的论文就有成千上万。然而我们也意识到，现代的科学需要外科医生与科学家之间的合作与知识在两个领域间的交换。当前研究的热点集中于ACL的解剖学、生物力学、ACL重建、康复及损伤与再次损伤的预防。所有的领域都同样重要，也同样有许多改进的空间。

本书由国际知名专家所著，提供ACL方面最新的研究信息。展示了引人注目的ACL扁平状解剖结构。本书既阐述了经典的ACL重建术，也阐述了经典ACL重建术的残端保留及儿童ACL双束重建的概念。本书还有几个章节讨论了ACL翻修术及ACL重建术联合胫骨高位截骨术这类比较复杂、困难的内容。最后，还有2个章节专门讨论康复训练及损伤与再损伤的预防。

谨代表所有的编者，感谢所有对本书做出贡献的人，也希望本书的出版对读者的临床实践起到锦上添花的作用。

Rainer Siebold

海德堡　德国

2014年5月

目 录

第一部分

解剖学

第 1 章

前交叉韧带股骨止点至其中间部分呈带状解剖结构

RobertŚ migielski, Urszula Zdanowicz, Michał Drwięga, Bogdan Ciszek 和 Rainer Siebold 著

方　航　曾　春译

目　录

1.1　引言

深入了解前交叉韧带(anterior cruciate ligament,ACL)形态学是其解剖学重建的基础。绝大多数的骨科医生都认同这样一个观点:ACL 的解剖学重建,就是恢复 ACL 的原始三维结构、胶原蛋白走向及其止点[16]。

以往的解剖学研究证实,ACL 的骨性止点呈新月形,前界为住院医生嵴(外侧髁间嵴),呈直线形,后界为股骨外侧髁关节的后缘,呈凸形[3, 5-6, 8-9, 12, 14-15, 17, 19, 21, 34, 37, 39, 41, 44, 50]。绝大多数的 ACL 纤维都止于外侧髁间嵴的后方并沿其走行。其纵轴延伸至股骨后侧皮质,与股骨干轴线呈一 0°~70° 的夹角[6, 13, 23, 39-41, 44]。ACL 股骨止点最靠后部的纤维与股骨外侧髁后方的软骨及股骨干后方的骨膜交织、混合在一起[13, 17, 23, 40-41, 44]。ACL 股骨止点的大小有很大区别。根据文献报道,止点的大小为 46~230 mm², 长度为 12~20 mm, 宽度为 5~13 mm[6, 9, 13, 17, 19, 22-23, 27, 34, 40, 44]。Girgis 等[17] 描述 ACL 的中间部分宽而平,平均宽度为 11.1 mm。而其他报道则认为 ACL 中间部分的横断面为"不规则""椭圆形""绳索状"或"束状",直径为 7~13 mm[2, 4, 6, 12, 17, 25-27, 34, 36, 49]。

最近,Mochizuki[29]、Iwahashi[23] 及 Sasaki[40] 等对 ACL 股骨止点进行了详细描述。在组织学上,他们认为 ACL 中间部分的纤维在外侧髁间嵴的后方形成一狭小的"直接"止点并沿外侧髁间嵴

表 1.1　研究标本的详细统计数据

性别	侧	年龄	身高	BMI	体重	种族
女性 66 个 男性 45 个	右侧 49 个 左侧 62 个	平均 67 岁 (32~74 岁)	平均 1.7 m (1.50~1.96 m)	平均 22.6 kg/m² (12.1~34.7kg/m²)	平均 64.3 kg (36~116 kg)	高加索人 104 个 非裔美国人 6 个 印度裔美国人 1 个

的方向走行，随后纤维延续为扇形"间接"止点，延伸至股骨后方的软骨处。他们还发现，ACL 中间部分纤维的结构呈"扁平状，形似千层面"[28]。

1.2　材料与方法

为验证以上的发现并进一步深入研究 ACL 的解剖结构，Smigielski 等开展了一项尸体解剖研究。他们解剖了来自国际认证组织库的 111 具新鲜冰冻膝关节标本。详细的统计数据见表 1.1。解剖的重点在于仔细清除 ACL 胶原纤维周围的滑膜组织。在直视下使用卡尺对 ACL 进行测量。此外，其中 30 个膝关节标本还进行了股骨止点的组织学检查、CT 及 MRI 扫描。

1.3　结果

在所有解剖的膝关节标本中，ACL 韧带内部，从其股骨止点至其中间部分呈带状结构（图 1.1a-c）。其在股骨侧的带状骨性止点与股骨后侧皮质相延续（图 1.2a），并不存在明显的束与束之间的分割。利用卡尺对 ACL 进行宽度和厚度的测量结果如下（图 1.3a-c）：

距股骨止点起始部 2 mm 处的 ACL 平均宽度为 16.0 mm（12.7 ~ 18.1 mm），平均厚度为 3.54 mm（2 ~ 4.8 mm）

ACL 中间部分平均宽度为 11.4 mm（9.8 ~ 13.8 mm），平均厚度为 3.4 mm（1.8 ~ 3.9 mm）。

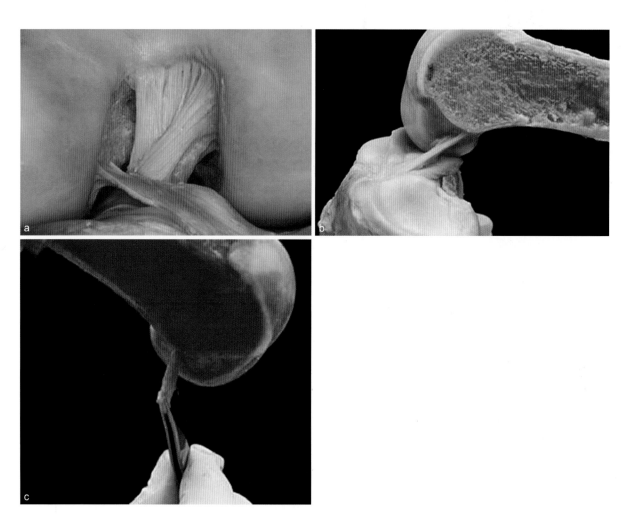

图 1.1（a-c）在仔细清除滑膜组织后可见带状结构的 ACL：从其距股骨止点 2 mm 处至其中间部分均为扁平带状结构

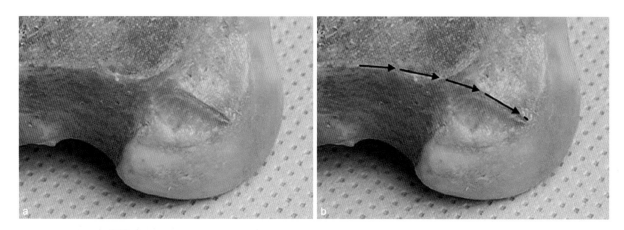

图 1.2 （a，b）ACL 带状纤维的直接止点与股骨后侧皮质相延续

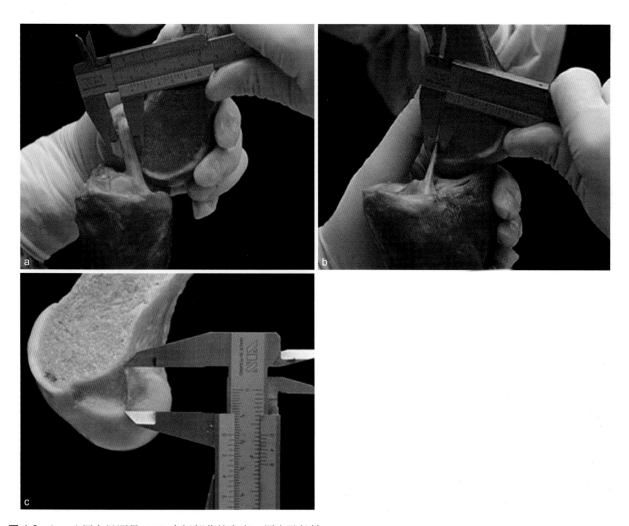

图 1.3 （a-c）用卡尺测量 ACL 中间部分的宽度、厚度及长轴

距股骨止点起始部 2 mm 处的 ACL 横断面（估算）的平均面积为 56.6 mm^2。

ACL 中间部分的横断面（估算）的平均面积为 39.8 mm^2

CT 三维重建及 MRI 及组织学均证实了 ACL 的带状结构。胶原纤维以一锐角止于股骨，使股骨侧产生双潮线。该止点部位所承受的应力较大，或者微损伤或可解释这一现象。不管哪种情况，这个位置都是应力最大的地方（图 1.4a，b）。

1.4   讨论

在本研究的大体标本解剖中最重要的发现是：在所有解剖的膝关节标本中，ACL 从其股骨止点至其中间部分均呈扁平带状结构。

ACL 纤维与股骨后侧皮质相连，止于股骨外侧髁间嵴及其后方。明显的束与束之间的分割是不存在的。解剖学的发现是基于 111 具膝关节标本，结果通过 CT、MRI 及组织学进行验证。

1.5   前交叉韧带股骨的直接止点与间接止点

这些发现再次证实了之前的解剖学及组织学研究的结果。在 2006 年，Mochizuki 等[28] 强调，在去除韧带表面的膜后，ACL 韧带内部的结构形态并非卵圆形，而是扁平状，形似"千层面"。内部

结构为 15.1 mm 宽，4.7 mm 厚。Mochizuki 等[28] 还描述了 ACL 股骨止点处的结构形态，在去除止点部位的韧带表面的膜后，与其中间部分组织的结构形态非常相似。2010 年，Iwahashi 等[23] 报道了 ACL 股骨的"直接"止点，致密的胶原纤维在此处通过胶原软骨层与骨组织连接。该"直接"止点位于外侧髁间嵴与关节软骨缘前方 7~10 mm 之间的凹陷处，长度为 17.9 mm，宽度为 8.0 mm，覆盖面积为 128.3 mm^2。Sasaki 等[40] 也证实了这些结果。他们发现 ACL"直接"止点为一狭小区域，位于外侧髁间嵴后方并沿着其走行。此外他们还发现了"外侧髁间后嵴"。该止点的长轴及短轴的长度分别为 17.7 mm 和 5.3 mm。"间接"止点则位于直接止点的后方。通过免疫组织观察可见，ACL 由 I 型胶原与后方的软骨相融合[40]。

在 Mochizuki 等[29] 最近发表的另一个报道中，他区分了 ACL 中间部分纤维的止点与其他细的纤维组织的止点之间的区别。后者从中间部分纤维延续出来，并像扇子般发出纤维，止于后髁。作者将这些纤维称为"扇形延续纤维"。在膝关节屈曲的时候，这两种不同结构在 ACL 中间部分纤维与扇形纤维交界处形成皱褶。

1.6   磁共振成像发现

我们的 MRI 研究结果及文献报道的 MRI 结果均证实了 ACL 中间部分的扁平带状结构。

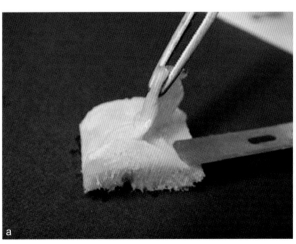
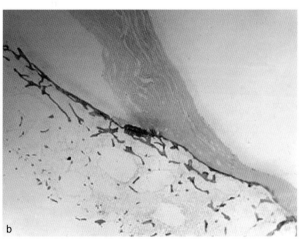

图 1.4 （a，b）ACL 股骨直接止点的组织学分析：宏观图像（a）及微观图像（b）（光镜下，HE 染色，4 倍镜）。注意纤维黏附于骨头上所成的锐角

Staeubli 等 [45] 通过 0.23 T 的 MRI 检查了 53 个膝关节，测量其 ACL 中间部分纤维结构发现，其在男性的宽度为 6.1 mm，在女性则为 5.2 mm。Muneta 等 [31] 的报道结果则分别为 5.5 mm 和 5.1 mm。Pujio 等 [38] 的报道结果为 6.1 mm。Cohen 等 [8] 用 1.5 T 的 MRI 扫描了 50 位患者的膝关节，并在矢状面和冠状面分别测量 ACL 的前内侧（anteromedial，AM）束和后外侧（posterolateral，PL）束的大小，结果分别为 5.1 mm × 4.2 mm 及 4.4 mm × 3.7 mm。

1.7　前交叉韧带的横断面结构

在我们的标本研究中，ACL 中间部分纤维横断面面积在男性和女性中分别为 52 mm² 和 55 mm²，而在其距股骨止点 2 mm 处的横断面面积则分别为 33 mm² 和 38 mm²，与之前的报道相似。Mochizuki 等 [28] 报道 ACL 股骨止点部位的横断面面积大约为 65 mm²。Harner 等 [19] 通过计算得出 ACL 中间部分的横断面面积约为 40 mm²。Hashemi 等 [20] 及 Iriuchishima 等 [22] 则分别报道为 46.8 mm² 和 46.9 mm²。Anderson 等 [4] 报道男性为 44 mm²，女性为 36.1 mm²，不同性别之间有区别。Dienst 等 [11] 通过 MRI 计算出男性为 56.8 mm²，女性则小 40% ~ 50%。Pujol 等 [38] 则报道平均面积为 29.2 mm²（20.0 ~ 38.9 mm²）。

1.8　双束结构？

在我们对 ACL 的解剖学研究中，其韧带纤维结构并无明显的束与束之间的分隔。与 Welsh[47] 和 Arnoczky 等 [5] 及其他的报道相似，在组织学上，ACL 韧带内的结构是单独的小束结构的组合，并逐渐转变为宽大扁平的扇形结构。没有证据显示韧带内部存在明显的两束分隔 [5, 10, 12, 24, 34, 47]。然而，目前对 ACL 的研究主要是对其 AM 束与 PL 束的鉴别 [1, 6, 7, 13, 16-19, 27, 32, 44, 48]。一些作者甚至还发现 ACL 有 3 个分离的束 [2, 33, 35]。Ferretti 等 [15] 再次证实了 ACL 的 AM 束与 PL 束之间存在分隔。他们通过对胎儿 ACL 的解剖，发现了两束之间非常纤薄的滑膜间隔。

无论如何，在宏观解剖下，对 ACL 双束或三束之间的分隔进行鉴别是非常困难的，也是存在争议的。Arnoczky 等 [5] 认为，将 ACL 分为束状结构在某种程度上过于简单了，因为 ACL 实际上是许多纤维束组成的连续统一整体。在 1991 年，Amis 和 Dawkins[2] 就曾认为"有时候要区分 ACL 的 3 条不同的纤维束非常困难。在这种情况下，ACL 前部在屈曲的时候发生折叠，这可以帮助区分纤维束。而在纤维折叠的时候是完全有可能形成所谓三束结构的，只是若要强行把它们三束分离出来，就可能会夹杂着许多人为因素了"。然而，在旧的标本解剖中，这种独立的分束结构常常比较明显。Amis 和 Dawkins 得出结论 [2]："膝关节屈曲的时候 ACL 发生折叠，呈现出三束的结构。这三束纤维在膝关节屈曲时常扭曲在一起，从而呈现出单独的束状结构。然而当我们想将它们分别解剖出来的时候，却常常无法实现。"根据我们的观察，"双束效应"由 ACL 自股骨侧到胫骨侧的扁平带状结构扭曲而成，同时也是引起膝关节屈曲时所产生的双束或三束纤维束印象的原因。这些都与 Amis 和 Dawkins 的报道相似 [2]。

1.9　前交叉韧带重建的结果

ACL 的带状结构及其股骨"直接"止点处的扁而长的结构都支持其扁平状的解剖方式和中间部分结构重建。ACL 的重建使用两束 5 ~ 6 mm 的腘绳肌移植物（见第 29 章）[23, 28, 30, 40, 42-43]、一束 5 ~ 6 mm 扁平状的髌腱移植物 [41] 或一束 5 ~ 6 mm 扁平状的股四头肌肌腱移植物。与单束 ACL 重建时移植物既大且宽相比，这种方式可能更符合解剖学重建的选择。Sasaki 等 [40] 得出结论，虽然 ACL 的间接止点作为软组织与骨接触的动态支撑，可承受一定程度的剪切运动，但是其支撑力较直接止点弱 [46]。因此，理想的股骨隧道应建立在原始 ACL 的直接止点处 [40]。Mochizuki 等 [29] 发现，要通过骨隧道重建一个扇形的 ACL 间接止点非常困难，而重建 ACL 中间部分的纤维结构则相对容易。当然，ACL 最有效的解剖学及生物力学重建的方法仍然有待在前瞻性的长期临床研究中证明。

记忆要点

　　本节主要是关于 ACL 从股骨止点到其中间部分带状纤维结构的解剖学研究。要点在于仔细地清除 ACL 表面的纤维膜。距其股骨直接骨性止点 2 mm 处，ACL 呈一扁平带状结构，并无明显的 AM 束与 PL 束的分隔。韧带与股骨后侧皮质相延续。关于 ACL 扁平结构的这些解剖学发现，可能导致我们在 ACL 重建时移植物选择的改变。

参考文献

1. Adachi N, Ochi M, Uchio Y et al (2004) Reconstruction of the anterior cruciate ligament. Single- versus double-bundle multistranded hamstring tendons. J Bone Joint Surg Br 86(4):515–520

2. Amis AA, Dawkins GP (1991) Functional anatomy of the anterior cruciate ligament. Fibre bundle actions related to ligament replacements and injuries. J Bone Joint Surg Br 73(2):260–267

3. Amis AA, Jakob RP (1998) Anterior cruciate ligament graft positioning, tensioning and twisting. Knee Surg Sports Traumatol Arthrosc 6(Suppl 1):S2–S12

4. Anderson AF, Dome DC, Gautam S et al (2001) Correlation of anthropometric measurements, strength, anterior cruciate ligament size, and intercondylar notch characteristics to sex differences in anterior cruciate ligament tear rates. Am J Sports Med 29(1):58–66

5. Arnoczky SP (1983) Anatomy of the anterior cruciate ligament. Clin Orthop Relat Res 172:19–25

6. Baer GS, Ferretti M, Fu FH (2008) Anatomy of the ACL. In: Fu FH, Cohen SB (eds) Current concepts in ACL reconstruction. SLACK, Thorofare, pp 21–32

7. Buoncristiani AM, Tjoumakaris FP, Starman JS et al (2006) Anatomic double-bundle anterior cruciate ligament reconstruction. Arthroscopy 22(9):1000–1006

8. Cohen SB, VanBeek C, Starman JS et al (2009) MRI measurement of the 2 bundles of the normal anterior cruciate ligament. Orthopedics 32(9)

9. Colombet P, Robinson J, Christel P et al (2006) Morphology of anterior cruciate ligament attachments for anatomic reconstruction: a cadaveric dissection and radiographic study. Arthroscopy 22(9):984–992

10. Dargel J, Pohl P, Tzikaras P et al (2006) Morphometric side-to-side differences in human cruciate ligament insertions. Surg Radiol Anat 28(4):398–402

11. Dienst M, Schneider G, Altmeyer K et al (2007) Correlation of intercondylar notch cross sections to the ACL size: a high resolution MR tomographic in vivo analysis. Arch Orthop Trauma Surg 127(4): 253–260

12. Duthon VB, Barea C, Abrassart S et al (2006) Anatomy of the anterior cruciate ligament. Knee Surg Sports Traumatol Arthrosc 14(3):204–213

13. Edwards A, Bull AM, Amis AA (2008) The attachments of the anteromedial and posterolateral fi bre bundles of the anterior cruciate ligament. Part 2: femoral attachment. Knee Surg Sports Traumatol Arthrosc 16(1):29–36

14. Ferretti M, Ekdahl M, Shen W et al (2007) Osseous landmarks of the femoral attachment of the anterior cruciate ligament: an anatomic study. Arthroscopy 23(11):1218–1225

15. Ferretti M, Levicoff EA, Macpherson TA et al (2007) The fetal anterior cruciate ligament: an anatomic and histologic study. Arthroscopy 23(3):278–283

16. Fu FH, Karlsson J (2010) A long journey to be anatomic. Knee Surg Sports Traumatol Arthrosc 18(9):1151–1153

17. Girgis FG, Marshall JL, Monajem A (1975) The cruciate ligaments of the knee joint. Anatomical, functional and experimental analysis. Clin Orthop Relat Res 106:216–231

18. Hamada M, Shino K, Horibe S et al (2001) Singleversus bi-socket anterior cruciate ligament reconstruction using autogenous multiple-stranded hamstring tendons with endoButton femoral fixation: a prospective study. Arthroscopy 17(8):801–807

19. Harner CD, Baek GH, Vogrin TM et al (1999) Quantitative analysis of human cruciate ligament insertions. Arthroscopy 15(7):741–749

20. Hashemi J, Mansouri H, Chandrashekar N et al (2011) Age, sex, body anthropometry, and ACL size predict the structural properties of the human anterior cruciate ligament. J Orthop Res 29(7):993–1001

21. Hutchinson MR, Ash SA (2003) Resident's ridge: assessing the cortical thickness of the lateral wall and roof of the intercondylar notch. Arthroscopy 19(9):931–935

22. Iriuchishima T, Yorifuji H, Aizawa S et al (2012) Evaluation of ACL mid-substance cross-sectional area for reconstructed autograft selection. Knee Surg Sports Traumatol Arthrosc 22(1):207–213

23. Iwahashi T, Shino K, Nakata K et al (2010) Direct anterior cruciate ligament insertion to the femur assessed by histology and 3-dimensional volumerendered computed tomography. Arthroscopy 26(9 Suppl):S13–S20

24. Jacobsen K (1977) Osteoarthrosis following insuffi-ciency of the cruciate ligaments in man. A clinical study. Acta Orthop Scand 48(5):520–526

25. Kennedy JC, Weinberg HW, Wilson AS (1974) The anatomy and function of the anterior cruciate ligament. As determined by clinical and morphological studies. J Bone Joint Surg Am 56(2):223–235

26. Kopf S, Musahl V, Tashman S et al (2009) A systematic review of the femoral origin and tibial insertion morphology of the ACL. Knee Surg Sports Traumatol Arthrosc 17(3):213–219

27. Luites JW, Wymenga AB, Blankevoort L et al (2007) Description of the attachment geometry of the anteromedial and posterolateral bundles of the ACL from arthroscopic perspective for anatomical tunnel placement. Knee Surg Sports Traumatol Arthrosc 15(12): 1422–1431

28. Mochizuki T, Muneta T, Nagase T et al (2006) Cadaveric knee observation study for describing anatomic femoral tunnel placement for two-bundle anterior cruciate ligament reconstruction. Arthroscopy 22(4):356–361

29. Mochizuki T, Fujishiro H, Nimura A et al (2014) Anatomic and histologic analysis of the midsubstance and fan-like extension fibers of the anterior cruciate ligament during knee motion, with special reference to the femoral attachment. Knee Surg Sports Traumatol Arthrosc 22(2):336–344

30. Mott HW (1983) Semitendinosus anatomic reconstruction for cruciate ligament insufficiency. Clin Orthop Relat Res 172:90–92

31. Muneta T, Takakuda K, Yamamoto H (1997) Intercondylar notch width and its relation to the configuration and cross-sectional area of the anterior cruciate ligament. A cadaveric knee study. Am J Sports Med 25(1):69–72

32. Muneta T, Sekiya I, Yagishita K et al (1999) Twobundle reconstruction of the anterior cruciate ligament using semitendinosus tendon with endobuttons: operative technique and preliminary results. Arthroscopy 15(6):618–624

33. Norwood LA, Cross MJ (1979) Anterior cruciate ligament: functional anatomy of its bundles in rotatory instabilities. Am J Sports Med 7(1):23–26

34. Odensten M, Gillquist J (1985) Functional anatomy of the anterior cruciate ligament and a rationale for reconstruction. J Bone Joint Surg Am 67(2):257–262

35. Otsubo H, Shino K, Suzuki D et al (2012) The arrangement and the attachment areas of three ACL bundles. Knee Surg Sports Traumatol Arthrosc 20(1):127–134

36. Papachristou G, Sourlas J, Magnissalis E et al (2007) ACL reconstruction and the implication of its tibial attachment for stability of the joint: anthropometric and biomechanical study. Int Orthop 31(4):465–470

37. Petersen W, Tillmann B (2002) Anatomie und Funktion des vorderen Kreuzbandes. Orthopade 31(8):710–718

38. Pujol N, Queinnec S, Boisrenoult P et al (2013) Anatomy of the anterior cruciate ligament related to hamstring tendon grafts. A cadaveric study. Knee 20(6):511–514

39. Purnell ML, Larson AI, Clancy W (2008) Anterior cruciate ligament insertions on the tibia and femur and their relationships to critical bony landmarks using high-resolution volume-rendering computed tomography. Am J Sports Med 36(11):2083–2090

40. Sasaki N, Ishibashi Y, Tsuda E et al (2012) The femoral insertion of the anterior cruciate ligament: discrepancy between macroscopic and histological observations. Arthroscopy 28(8):1135–1146

41. Shino K, Suzuki T, Iwahashi T et al (2010) The resident's ridge as an arthroscopic landmark for anatomical femoral tunnel drilling in ACL reconstruction. Knee Surg Sports Traumatol Arthrosc 18(9):1164–1168

42. Siebold R (2011) The concept of complete footprint restoration with guidelines for single- and doublebundle ACL reconstruction. Knee Surg Sports Traumatol Arthrosc 19(5):699–706

43. Siebold R, Schuhmacher P (2012) Restoration of the tibial ACL footprint area and geometry using the Modifi ed Insertion Site Table. Knee Surg Sports Traumatol Arthrosc 20(9):1845–1849

44. Siebold R, Ellert T, Metz S et al (2008) Femoral insertions of the anteromedial and posterolateral bundles of the anterior cruciate ligament: morphometry and arthroscopic orientation models for double-bundle bone tunnel placement–a cadaver study. Arthroscopy 24(5):585–592

45. Staeubli HU, Adam O, Becker W et al (1999) Anterior cruciate ligament and intercondylar notch in the coronal oblique plane: anatomy complemented by magnetic resonance imaging in cruciate ligament-intact knees. Arthroscopy 15(4):349–359

46. Weiler A, Hoffmann RF, Bail HJ et al (2002) Tendon healing in a bone tunnel. Part II: Histologic analysis after biodegradable interference fit fixation in a model of anterior cruciate ligament reconstruction in sheep. Arthroscopy 18(2):124–135

47. Welsh RP (1980) Knee joint structure and function. Clin Orthop Relat Res 147:7–14

48. Yasuda K, Kondo E, Ichiyama H et al (2004) Anatomic reconstruction of the anteromedial and posterolateral bundles of the anterior cruciate ligament using hamstring tendon grafts. Arthroscopy 20(10): 1015–1025

49. Yasuda K, van Eck CF, Hoshino Y et al (2011) Anatomic single- and double-bundle anterior cruciate ligament reconstruction, part 1: Basic science. Am J Sports Med 39(8):1789–1799

50. Zantop T, Petersen W, Fu FH (2005) Anatomy of the anterior cruciate ligament. Operat Tech Orthop 15(1):20–28

第2章

前交叉韧带中间部分纤维及其扇形延续纤维的解剖学及组织学分析

Tomoyuki Mochizuki, Akimoto Nimura, Kazunori Yasuda, Takeshi Muneta 和 Keiichi Akita 著

方航 曾春 译

目 录

2.1 引言

ACL 在股骨止点的位置及大小尚存争论。一些研究报道 ACL 止于股骨外侧髁一个相对狭小的椭圆形区域[2, 4, 15-16]。而另一些研究则报道 ACL 与外侧髁接触的区域较宽，其后部接触面边缘与关节软骨的边缘相接[3, 6, 9-10, 17]。因此，我们对此进行了一系列的研究，旨在明确这一矛盾[5, 8]。在这些研究中，ACL 止点处股骨的纤维由 2 种不同形状的纤维束组成。其中一种是 ACL 中间部分纤维直接止于股骨的那一部分，另一种是从 ACL 中间部分纤维延伸出来的细小纤维束，像扇形般广泛附着于股骨后髁。这些纤维被称为"扇形延续纤维"[8]。此外，所有构成 ACL 中间部分结构的纤维束都附着于股骨外侧髁相对狭小的椭圆形区

域内[5]。

2.2 前交叉韧带扇形延续纤维的静态与动态观察研究

在膝关节处于伸直位时，ACL 中间部分结构的纤维与其扇形延续纤维均与髁间窝顶相平行而没有发生弯曲（图 2.1a 和 2.2b）。ACL 中间部分结构纤维的止点与扇形延续纤维的止点相比稍有突起（图 2.2a）。而扇形延续纤维则相对较细，与中间部分纤维相比结构较粗糙，与关节软骨的边界相连接（图 2.2b）。当 ACL 中间部分结构的纤维受到张力时，张力常向扇形延续纤维分散。中间部分纤维和扇形延续纤维之间未发现明显可辨的边界。

在膝关节处于 15° 和 30° 屈曲位时，中间部分结构的纤维在外侧髁关节软骨的前方稍有弯曲（图 2.1b，c）。此时，其与扇形延续纤维的边界则变得明显（图 2.3a）。后者因其与骨的表面紧密相连，其相对于股骨髁表面的位置及纤维走向则不发生改变（图 2.3b）。

在膝关节处于 45° 和 60° 屈曲位时，ACL 纤维的弯曲则越发明显并形成皱褶（图 2.1d，e）。在屈曲 90° 时，整个皱褶变得更深，位置大致在髁间边缘的后侧近端出口点与后外侧束中间部分纤维止点的后侧远端边缘之间的连线上（图 2.1f）。当 ACL 中间部分纤维受到张力时，由于皱褶的存在，张力并不向扇形延续纤维分散。

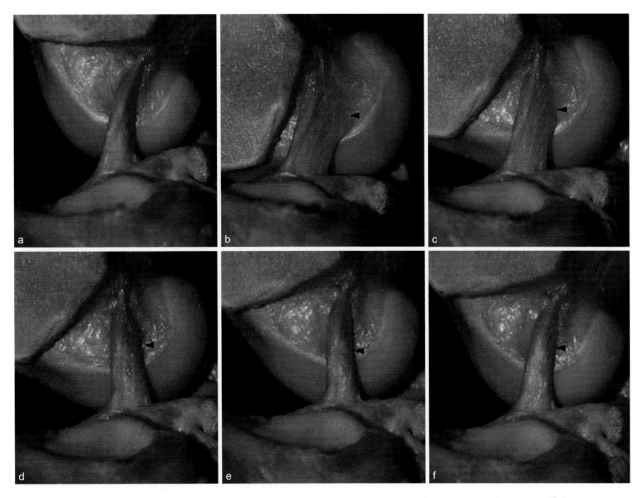

图 2.1　ACL 中间部分纤维及扇形延续纤维在膝关节屈曲 - 伸直运动中的动态观察研究。(a) 膝关节完全伸直时，ACL 中间部分结构的纤维与其扇形延续纤维均与髁间窝顶相平行而没有发生弯曲。(b) 在 15° 屈曲位时，ACL 中间部分结构的纤维大致在其直接止点的近端后缘处稍有弯曲（黑色箭头）（根据膝关节 30° 屈曲位来判断，此时皱褶更加明显）。(c) 在 30° 屈曲位时，ACL 中间部分纤维弯曲的程度进一步增加。(d) 在 45° 屈曲位时，ACL 中间部分纤维的弯曲形成明显的皱褶。(e) 在 60° 屈曲位时，中间部分纤维开始发生扭曲，皱褶在其远端的后部进一步加深。(f) 在 90° 屈曲位时，ACL 中间部分纤维的皱褶在其与股骨髁之间的狭小空间之间进一步加深

2.3　前交叉韧带止点的皱褶位置

沿着 ACL 止点皱褶凹处切开，可见其与 ACL 中间部分纤维的椭圆形股骨止点的长轴相平行（图 2.4）。ACL 中间部分纤维的止点明显较其扇形延续纤维的止点要小。皱褶比例（中间部分纤维止点 / 整个 ACL 的止点）为 63.7%（47.3% ~ 80.2%）。ACL 扇形延续纤维的止点区域大小平均约为其中间部分纤维止点区域的 2 倍。

2.4　前交叉韧带中间部分纤维及其扇形延续纤维走向的组织学观察研究

膝关节完全伸直时，组织学切片（图 2.5a, b）显示 ACL 中间部分纤维的 AM 束附着于邻近髁间窝的近端出口处。止点区的近端后方的边缘与关节软骨的边缘相邻（图 2.5a, b）。图 2.5c 和 d 显示从 PL 束的中间部分纤维变为细小的扇形延续纤维，止于外侧髁近端的后方，并向外侧髁的关节软骨面延伸（图 2.5c, d）。在这些组织切片中，ACL 中间部分纤维的表面有轻度凹陷，但由于这

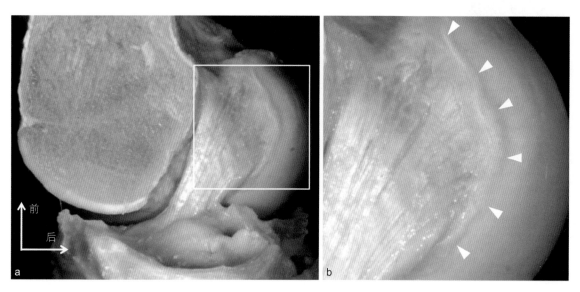

图 2.2　ACL 中间部分纤维及扇形延续纤维在膝关节完全伸直时的静态观察研究。（a）ACL 中间部分纤维及其扇形延续纤维均不发生弯曲，并与髁间窝顶相平行。（b）高倍视野下，股骨外侧髁的内侧壁处的 ACL 纤维形态。扇形延续纤维与关节软骨的边缘处相连（白色箭头），并与内侧壁亦存在连接，在其向关节软骨边缘延伸的过程中纤维逐渐变得稀疏

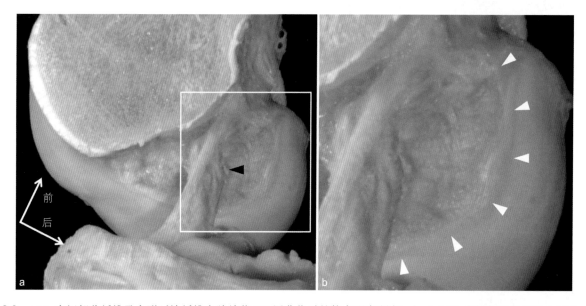

图 2.3　ACL 中间部分纤维及扇形延续纤维在膝关节 30° 屈曲位时的静态观察研究。（a）ACL 中间部分纤维发生扭曲（黑色箭头），且从扇形延续纤维处纤维方向发生改变。（b）高倍视野下的股骨外侧髁内侧壁处的 ACL 纤维。扇形延续纤维与骨表面相连，其纤维的位置与走行相对于骨表面来说没有发生改变，但 ACL 中间部分纤维的走行则在膝关节屈曲时发生改变。白色箭头标记关节的边缘

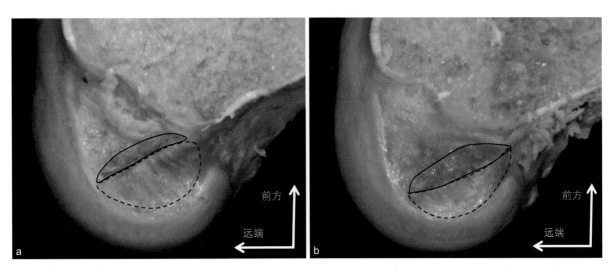

图 2.4 ACL 止点处皱褶位置的测量。横断切开的部位如黑色实线所示，未切开的部位如黑色虚线所示。注意扇形延续纤维黏着于未切开的部位。切开部位所示为中间部分纤维主体纤维的止点，未切开部位则为扇形延续纤维的止点。ACL 止点的两种典型的形态分别如图所示：（a）此图所示未切开的部位远比切开部位面积大得多；（b）而在不同的标本上则可能出现如图所示的切开部位与未切开部位的面积相似

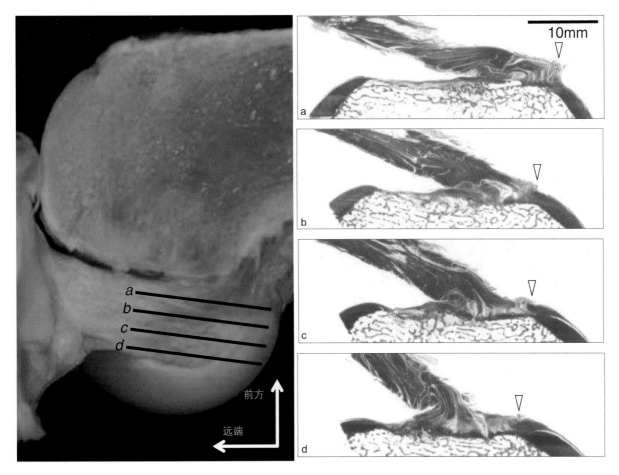

图 2.5 膝关节完全伸直位时对 ACL 中间部分纤维及扇形延续纤维走行的组织学观察。左图示与髁间窝顶平行的四束纤维束走行。髁间窝近端出口处可见 AM 束中间部分纤维（a，b）。纤细的扇形延续纤维从 PL 束中间部分纤维延伸出来，止于外侧髁近端的后方（c，d）。白色箭头显示外侧髁软骨的边界

些纤维走行相同，因此在其表面并未看到皱褶。

在膝关节屈曲 120° 时，ACL 中间部分纤维距骨面几毫米处可见皱褶（图 2.6a-d）。纤细的扇形延续纤维则与膝关节完全伸直时一样，以相同的走行附着于骨面（图 2.6a-d）。扇形延续纤维与ACL 中间部分纤维的夹角为 90° 及以上。

在本研究中，ACL 扇形延续纤维与其中间部分纤维之间在组织学上并无明显的区别，然而它们各自骨性止点的结构则可见较大的差异。也就是说，ACL 中间部分纤维止点处的胶原纤维与骨之间存在一个软骨样的区域；而在扇形延续纤维止点，绝大多数的胶原纤维则直接止于骨，极少见到有类似的软骨组织。

2.5　讨论

由于 ACL 扇形延续纤维止于骨表面，因此不管膝关节屈曲角度如何，其纤维的位置与走行相对于股骨表面不变，而 ACL 中间部分纤维与股骨的位置，则随着膝关节的运动而发生变化。这是本研究最重要的发现。这两种不同的结构在膝关节屈曲时，两者边界处形成皱褶。此前虽然也有一些关于 ACL 扇形延续纤维的解剖学的研究，但都是在膝关节处于完全伸直位时的组织学研究，并没有在膝关节屈曲位置时对其形态研究的相关报道 [7-8, 11]。在 ACL 股骨止点处，其中间

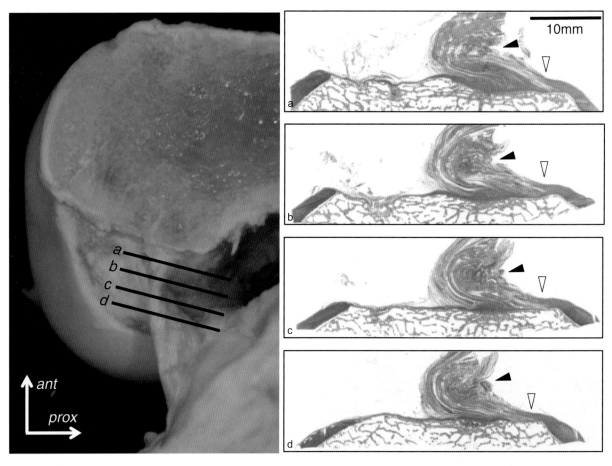

图 2.6　膝关节屈曲 120° 时对 ACL 中间部分纤维及扇形延续纤维走行的组织学观察。左图示斜矢状位切面与髁间窝顶平行的四束纤维束。中间部分纤维与扇形延续纤维交界，距骨表面几毫米的皱褶处（黑色箭头）在显微镜下的形态（a-d）。纤细的扇形延续纤维止于外侧髁的骨面。中间部分纤维的止点（白色箭头，a-d）在骨表面与胶原纤维交接的软骨区域。扇形延续纤维止点则一般无软骨过渡区域

部分纤维与其扇形延续纤维在组织学上存在明显的差异。ACL 中间部分纤维止点处存在一个软骨区域，该部位被认为是 ACL 的直接止点 [12]。另一方面，ACL 扇形延续纤维直接止于骨表面而没有形成软骨过渡区域，该部位被认为是 ACL 的间接止点 [1]。最近，Sasaki 等也报道了关于 ACL 股骨止点相似的发现 [11]。本研究对膝关节不同屈曲角度的 ACL 纤维形态结构进行研究，为我们提供了新的信息。不仅有助于我们了解上述提及的皱褶的形成机制，也对我们探索 ACL 扇形延续纤维的功能非常重要。

本研究结果也发现，在膝关节屈曲时，ACL 中间部分纤维距骨表面几毫米处的近端后侧形成一个较深的皱褶。目前还没有其他的研究对这个现象进行过描述或者研究过其在功能上的重要性。这主要是由于之前对 ACL 纤维的研究均是在膝关节处于伸直位时进行的，而此时该皱褶在膝关节伸直时并不能发现。有趣的是，在之前的膝关节屈曲位时的 ACL 图片中，也偶尔能见到这一皱褶 [2, 9-10, 18]，但报道中并没有对这一现象展开讨论。上述研究的结果提示，ACL 中间部分纤维至其股骨止点的力学传导比我们之前所想象的要复杂得多。当膝关节完全伸直时，一部分的应力向 ACL 扇形延续纤维广泛分布。当膝关节屈曲时，ACL 中间部分纤维的作用比其扇形延续纤维更加重要。

本研究显示，ACL 存在 2 个不同的止点边缘。其中一个呈相对狭小的椭圆形，为其中间部分纤维的止点。另一个止点较宽大，为其扇形延续纤维的止点。因此，本研究显示，之前有关 ACL 止点的报道都在一定程度上是准确的。也就是说，之前的研究都发现了 ACL 的 1 个或者 2 个不同的止点。

对于其临床应用，本研究为后续的临床研究重建 ACL 的中间部分及其扇形延续纤维提供了重要的信息，同时也为后续的生物力学研究阐明 ACL 扇形延续纤维的生物力学特性，以及构建 ACL 数学模型提供了重要的信息。这些研究都有助于阐明 ACL 确切的功能及其损伤机制。确切地说，考虑到 ACL 的相关性，尽管 ACL 中间部分纤维的重建可通过在股骨和胫骨纤维束的末端构造隧道来实现，然而 ACL 扇形延续纤维的功能重建则是非常困难的。最近，有一些研究推荐

通过在 ACL 扇形延续纤维止点处构建股骨隧道，以重建 ACL 的 AM 束 [13-14]。然而，我们不能简单地认为这样的手术可以重建 ACL 扇形延续纤维的正常功能。对于这样的重建手术，将来须对重建纤维的生物力学做进一步的研究。

记忆要点

ACL 扇形延续纤维止于骨表面，不管膝关节屈曲的角度如何，其纤维的位置和方向相对于股骨的表面恒定，而 ACL 中间部分纤维相对于股骨的方向，则随膝关节的活动而改变。这两种不同的结构在其边界处形成一皱褶。ACL 中间部分纤维的止点明显较其扇形延续纤维的止点要小。

本研究阐明了 ACL 中间部分纤维及其扇形延续纤维的解剖学和组织学特点，也为这两种不同的纤维的临床及生物力学的研究提供了重要的信息。确切地说，ACL 中间部分纤维可通过建立股骨及胫骨隧道来重建，而其扇形延续纤维则很难通过相同的方法进行重建。

参考文献

1.　Benjamin M, Evans EJ, Copp L (1986) The histology of tendon attachments to bone in man. J Anat 149:89–100

2.　Edwards A, Bull AMJ, Amis AA (2008) The attachments of the anteromedial and posterolateral fibre bundles of the anterior cruciate ligament. Knee Surg Sports Traumatol Arthrosc 16:29–36

3.　Ferretti M, Ekdahl M, Shen W, Fu FH (2007) Osseous landmarks of the femoral attachment of the anterior cruciate ligament: an anatomic study. Arthroscopy 23:1218–1225

4.　Girgis FG, Marshall JL, Monajem A (1975) The cruciate ligaments of the knee joint. Anatomical, functional and experimental analysis. Clin Orthop Relat Res 106:216–231

5.　Hara K, Mochizuki T, Sekiya I, Yamaguchi K, Akita K, Muneta T (2009) Anatomy of normal human anterior cruciate ligament attachments evaluated by divided small bundles. Am J Sports Med 37:2386–2391

6.　Harner CD, Baek GH, Vogrin TM, Carlin GJ, Kashiwaguchi S, Woo SLY (1999) Quantitative analysis of human cruciate ligament insertions. Arthroscopy 15:741–749

7. Iwahashi T, Shino K, Nakata K et al (2010) Direct anterior cruciate ligament insertion to the femur assessed by histology and 3-dimensional volume- rendered computed tomography. Arthroscopy 26:S13–S20

8. Mochizuki T, Muneta T, Nagase T, Shirasawa S, Akita K, Sekiya I (2006) Cadaveric knee observation study for describing anatomic femoral tunnel placement for two-bundle anterior cruciate ligament reconstruction. Arthroscopy 22:356–361

9. Odensten M, Gillquist J (1985) Functional anatomy of the anterior cruciate ligament and a rationale for reconstruction. J Bone Jt Surg Am 67:257–262

10. Otsubo H, Shino K, Suzuki D et al (2012) The arrangement and the attachment areas of three ACL bundles. Knee Surg Sports Traumatol Arthrosc 20:127–134

11. Sasaki N, Ishibashi Y, Tsuda E et al (2012) The femoral insertion of the anterior cruciate ligament: discrepancy between macroscopic and histological observations. Arthroscopy 28:1135–1146

12. Schneider H (1956) Structure of tendon attachments. Z Anat Entwicklungsgesch 119:431–456 (in German)

13. Shino K, Nakata K, Nakamura N et al (2008) Rectangular tunnel double-bundle anterior cruciate ligament reconstruction with bone-patellar tendonbone graft to mimic natural fi ber arrangement. Arthroscopy 24:1178–1183

14. Suzuki T, Shino K, Nakagawa S et al (2011) Early integration of a bone plug in the femoral tunnel in rectangular tunnel ACL reconstruction with a bonepatellar tendon-bone graft: a prospective computed tomography analysis. Knee Surg Sports Traumatol Arthrosc 19:S29–S35

15. Takahashi M, Doi M, Abe M, Suzuki D, Nagano A (2006) Anatomical study of the femoral and tibial insertions of the anteromedial and posterolateral bundles of human anterior cruciate ligament. Am J Sports Med 34:787–792

16. Yasuda K, Kondo E, Ichiyama H et al (2004) Anatomic reconstruction of the anteromedial and posterolateral bundles of the anterior cruciate ligament using hamstring tendon grafts. Arthroscopy 20:1015–1025

17. Zantop T, Wellmann M, Fu FH, Petersen W (2008) Tunnel positioning of anteromedial and posterolateral bundles in anatomic anterior cruciate ligament reconstruction. Am J Sports Med 36:65–72

18. Ziegler CG, Pietrini SD, Westerhaus BD et al (2011) Arthroscopically pertinent landmarks for tunnel positioning in single-bundle and double-bundle anterior cruciate ligament reconstructions. Am J Sports Med 39:743–752

第 3 章

无后外侧束的前交叉韧带的C形胫骨止点

Rainer Siebold, Peter Schuhmacher, Axel Brehmer, Francis Fernadez,
Robert Śmigielski 和 Joachim Kirsch 著

方 航 曾 春 译

目 录

之前的解剖学研究发现 ACL 的胫骨止点（包括 AM 束和 PL 束在内）呈椭圆形。然而，最近有一些解剖学及组织学的研究发现，扁平带状的 ACL 中间部分纤维的股骨直接止点的形状长而扁平，并沿髁间嵴走行。基于这些发现，本研究的目的是从宏观解剖结构上研究 ACL 的胫骨止点。

的研究者都发现，ACL 在胫骨髁间前区的止点呈椭圆形，AM 束的止点在 ACL 覆盖面的前内侧，并与胫骨内侧棘有直接关联，而 PL 束的止点则在后外侧，靠近胫骨外侧棘，在外侧半月板后角的前方 [7, 16, 31]。ACL 胫骨止点的大小为 $136 \pm 33 \ mm^2$，其中 AM 束的覆盖面大小为 $35 \sim 77 \ mm^2$，而 PL 束的覆盖面大小为 $32 \sim 64 \ mm^{2[16]}$。而该止点在前后方向上约 11 mm 宽、17mm 长 [4, 13-14]。ACL 在半月板横韧带下呈扇形散开，ACL 前方的一些纤维束可与外侧半月板的前方止点相交融，其后方的纤维亦类似，可与外侧半月板的后方止点相交融 [4]。

由上所述，ACL 的胫骨止点似乎已经得到很好的描述。然而，最近有一些研究报道，ACL 的股骨直接止点呈长而扁平状 [19, 23, 29]，其中间部分纤维的形状也与之相似 [22-23]。Smigielski 等也报道了类似的结果 [32]，ACL 呈带状结构，而其胫骨止点呈 C 形 [32]（见第 4 章）。

尸体解剖研究的目的就是对以上这些研究的结果进行验证：即 ACL 中间部分纤维远端的形态及其胫骨的 C 形骨性止点。

3.1　引言

近年来，已有多位研究者对 ACL 的胫骨止点进行描述。尸体解剖也对其在胫骨髁间前区的大小、形状及位置进行了研究。尤其是对"双束"的概念，以及 AM 束与 PL 束的胫骨覆盖面所展开的讨论，更是掀起了解剖学研究的"复兴"。大多数

3.2　材料与方法

本研究共使用 14 具尸体膝关节标本，其中 6 具为新鲜冰冻标本，8 具为石蜡切片。所有的解剖操作均在德国 Erlangen 大学及 Heidelberg 大学的解剖学研究所中，由第一作者操作。解剖的要点是使用放大镜（Carl Zeiss，Jena，Germany）

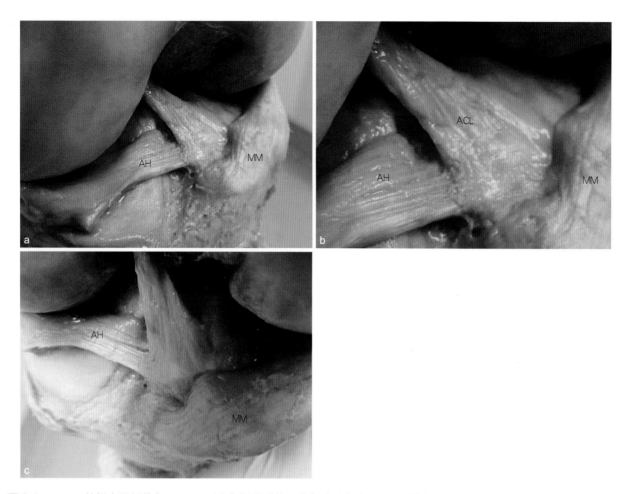

图 3.1 （a–c）外侧半月板前角于 ACL 下方与胫骨连接；内侧半月板在 ACL 正前方右侧与胫骨连接；AA，外侧半月板前角；MM，内侧半月板前角

仔细清除 ACL 胶原纤维周围的滑膜组织（图 3.1a-c）。解剖操作、观察及测量由所有研究者共同完成。使用卡尺以及数字化的图像进行形态学的测量。研究排除有严重骨关节炎改变的膝关节（Outerbridge 分类[28] Ⅲ级和Ⅳ级）。标本的人口学数据信息见表 3.1。

3.3   前交叉韧带胫骨侧的解剖结构

在距 ACL 胫骨骨性止点约 5 mm 处，ACL 中间部分纤维扁平而纤细，呈一平均宽度为 12.2 mm（10.4 ~ 14.0 mm）、平均厚度仅为 3.5 mm（1.8 ~ 4.8 mm）的"带状"韧带结构。

ACL 扁平的中间部分纤维形成一狭小的"C 形"骨性止点，从胫骨内侧棘至外侧半月板前根的前方，位于胫骨髁间前区处（图 3.2a-c）。胫骨后外侧的纤维并不汇入 ACL。

ACL C 形结构后部的纤维沿着胫骨内侧棘的内侧嵌入，被作者称为后内侧纤维束（图 3.2a-c）（见第 5 章和第 29 章）。

外侧半月板的前角与后角的纤维与 ACL "C 形"止点纤维融合（图 3.2a-c）。与外侧半月板一起，ACL 的"C 形"止点构成了一个完整的"雨滴状"的环形结构（图 3.2a-c）。ACL "C 形"止点的平均长度为 13.7 mm（11.5 ~ 16.1 mm）。"C 形"止点最前方部分的平均长度（内外方向）为 8.7 mm（7.8 ~ 10.5 mm）。沿着胫骨内侧髁间棘走行的"C 形"止点的内侧部分的平均长度（前后方向）为 10.8 mm（7.6 ~ 14.5 mm）。"C 形"止点最后方沿

表 3.1　标本供者的详细人口学数据

性别	侧	年龄	身高	BMI	体重	种族
女性 6 个 男性 6 个 未知 2 个 共计 14 个	右侧 11 个 左侧 3 个 共计 14 个	平均 75 岁 （62~90 岁） 共计 12 个	平均 1.66 m （1.55~1.75 m） 共计 10 个	平均 22.8kg/m² （16.3~28.2kg/m²） 共计 9 个	平均 63 kg （50~75 kg） 共计 9 个	高加索人 14 个 共计 14 个

胫骨内侧棘的纤维在内侧髁间结节前方约 2.8 mm 处（1.8～3.8 mm）（表 3.2）。

止点与外侧半月板形成完整的"雨滴状"环状结构（图 3.3b，c）。

3.4　外侧半月板

扁平状的 ACL 中间部分纤维形成一狭小的"C 形"止点，大约在中间靠后外侧的区域，止点从胫骨内侧棘到外侧半月板前根的前方（图 3.2a-c）。外侧半月板前角及后角外部的纤维呈"皮带状"与 ACL 的"C 形"止点融合。"C 形"

ACL 的纤维不嵌入"C 形"止点中间面，也不嵌入胫骨髁间前区的后外侧面。ACL 纤维也不止于胫骨外侧面。"C 形"止点的中间部主要是外侧半月板前根较宽大的骨性止点（图 3.3a-c）。

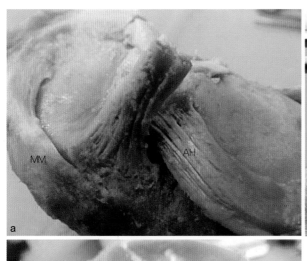
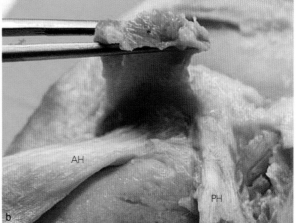
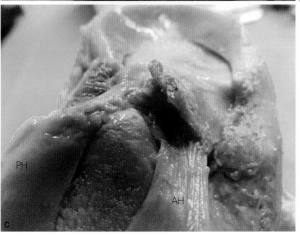

图 3.2　（a-b）清除了 ACL 周围的软组织并切开其中间部分纤维。在该标本中，外侧半月板的前角并没有融入 ACL 中，而是完全地嵌入 ACL"C 形"止点前部的后方。（c）在该标本中，外侧半月板前方的纤维融入 ACL"C 形"止点的前部（更常见）。AH，外侧半月板前角；MM，内侧半月板前角；PH，外侧半月板后角；*ACL

表 3.2　文献报道的 ACL 不同部位的测量数据（股骨止点、中间部分、胫骨止点）

	研究者	平均宽度	平均长度	止点面积
股骨	Smigielski[32]	3.5 mm	16.0 mm	直接止点 女性 52 mm² 男性 55 mm²
	Mochizuki 等 [22]	4.7 mm	15.2 mm	直接止点 65 mm²
	Iriuchishima 等 [18]			直接止点 60.1 mm²
	Mochizuki 等 [23]			直接止点 50.8 mm² 间接止点 91.4 mm² 总止点 142.2 mm²
	Sasaki 等 [29]	5.0 mm	17.7 mm	直接止点 88 mm²
中间部分	Smigielski 等 [32]	3.4 mm	11.4 mm	女性 33 mm² 男性 38 mm²
	Siebold 等（待发表）	3.5 mm	12.2 mm	42.7 mm²
	Harner 等 [16]			40 mm²
	Hashemi 等 [17]			46.8 mm²
	Iriuchishima 等 [18]			46.9 mm²
	Anderson 等 [3]			女性 36.1 mm² 男性 44 mm²
胫骨	Siebold 等（待发表）	3.3 mm	13.7 mm	直接止点 34.6 mm² 间接止点 78.7 mm² 总止点 113 mm²
	Iriuchishima 等 [18]			总止点 123.5 mm²

外侧半月板根部有脂肪覆盖，有 ACL 纤维向前通过（图 3.1a-c 和图 3.2b）。ACL 胫骨止点的 AP 束沿着胫骨内侧棘的前后向长度平均为 10.8 mm（7.6 ~ 14.5 mm），与外侧半月板前角在同一前后向水平面上。

3.5　前交叉韧带胫骨的直接与间接止点

在大体上，ACL 的胫骨止点可分为直接及间接止点两部分。直接止点为 ACL 中间部分纤维呈长而狭小的 C 形止点，而间接止点为前方较宽大的扇形延续纤维的止点（图 3.4 和图 3.3c）。

间接止点从 ACL 中间部分纤维发出，在半月板横韧带下方向胫骨平台的前缘广泛分布。ACL 直接止点的平均面积大小为 34.61 mm²（22.7 ~ 45.0 mm²），而间接止点的平均面积则为 78.7 mm²（64.5 ~ 94.5 mm²）。个止点一起，构成"鸭掌样"的 ACL 骨性覆盖面，总的面积达到

113.03 mm²（85.7 ~ 130.7 mm²）。

3.6　前交叉韧带的纤维束

ACL 中间部分的远端的扁平部分由几个小的纤维束组成（图 3.5a，b）。在宏观上，很难将他们分辨出来。根据我们的观察研究发现，大体上所谓不同的"束"，实际上是由 ACL 从股骨到胫骨之间扭曲的、扁平、带状的纤维结构，以及其止点在关节屈曲时的不同排列所形成的（图 3.6a，b）。

3.7　讨论

本研究最重要的发现是 ACL 中间部分纤维的远端呈扁平带状结构，其在胫骨上的直接止点呈"C 形"。该"C 形"止点自胫骨内侧棘到外侧半月板前根的前方。

之前的许多研究者都把 ACL 胫骨止点分为

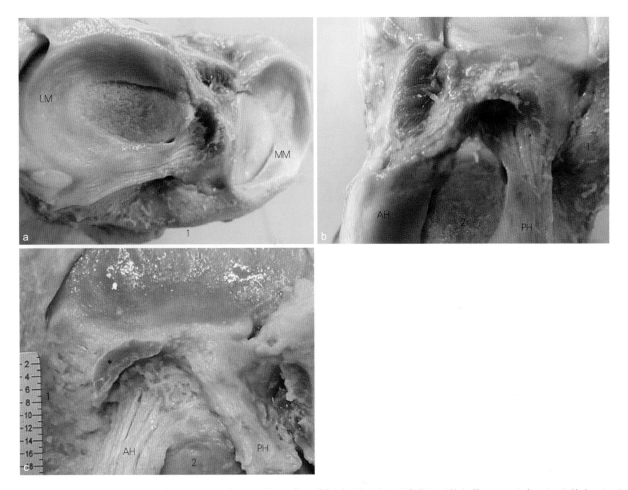

图 3.3　（a-c）在胫骨止点上切断 ACL，见其"C 形"止点。外侧半月板呈"雨滴状"环状包绕 ACL 止点。（1）前方,（2）外侧。AH，外侧半月板前角；MM，内侧半月板前角；PH，外侧半月板后角；*ACL

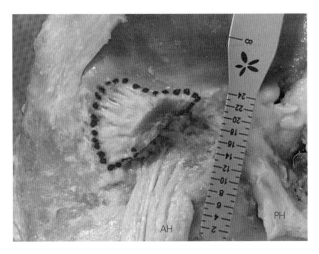

图 3.4　ACL 的胫骨止点，直接止点呈"C 形"，纤维呈"带状"，间接止点的纤维向前扇开，呈"鸭掌样"（红点）。（*）为 ACL

AM 束和 PL 束的覆盖面[9, 16, 21, 31, 33]。与这些报道相反的是，我们的研究中并没有发现 ACL 纤维在胫骨侧存在中间或者后外侧的骨性止点（即外侧半月板前角的骨性止点）。虽然没有发现 PL 束，我们发现了沿着胫骨内侧棘存在一个后内侧束（posteromedial，PM）纤维。之前的研究都报道了 ACL 中间部分纤维呈卵圆形，而我们的观察却发现事实上 ACL 中间部分纤维是扁平状、呈"带状"结构的纤维。它的平均宽度是 12.2 mm，平均厚度仅有 3.5 mm。我们的发现验证了 Smigielski 等的报道[32]（见第 4 章）。

我们发现，ACL 的中间部分纤维形成一狭小的"C 形"骨性止点，从胫骨内侧棘至外侧半月板前根的前方，位于胫骨髁间前区处。后者是外侧半月板前角的骨性止点，其上由脂肪覆盖，ACL 在其上向前跨过。

与 ACL 股骨止点相似[19]，其胫骨止点在宏

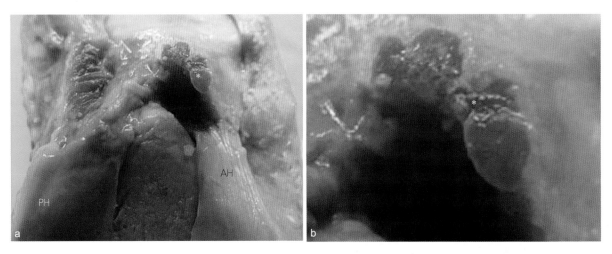

图 3.5 （a，b）ACL 中间部分纤维并不存在明显的前内侧束及后外侧束的区分。然而，在大多数的膝关节标本中，仍可见 ACL 由不同的几束纤维束组成。AH，外侧半月板前角；PH，外侧半月板后角；*ACL

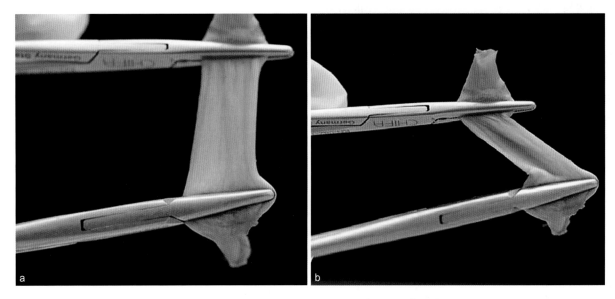

图 3.6 （a，b）ACL "带状" 韧带的腱模型：（a）扁平状，（b）纤维扭曲对纤维束的作用

观上也可分为直接止点和间接止点两部分。直接止点狭小，约 3.3 mm 宽，呈 C 形，约 13.7 mm 长，为 ACL 中间部分纤维的止点。而间接止点部分则为前方扇形延续纤维的止点，从中间部分纤维发出，广泛分布于半月板横韧带下方，走向胫骨平台的前缘。这两个止点构成 "鸭掌状" ACL 骨性覆盖面。这在之前的解剖学研究中已经有研究者发现 [4]。

之前报道的差异，可能与对 ACL 胫骨止点不同的解剖方式有关。我们解剖的第一步是仔细清除外侧半月板前后角的滑膜，并沿着光亮的 ACL 纤维至其髁间前区中部的骨性止点。然后，去除覆盖其上的脂肪组织，显露 ACL 中间部分纤维的 C 形直接止点。将 ACL 扁平状的中间部分纤维仔细从其周围包绕的滑膜组织及脂肪组织中解剖出来，直至其直接止点与间接止点处。ACL 的切断则在关节屈曲位时，并喷以冰雾冰冻 ACL，防止 ACL 纤维丧失其固有的扁平状解剖形态 [32]。

对于 ACL 束与束之间的分离在宏观解剖上是很困难的，且是否存在仍有争议。从我们对 ACL 中间部分纤维的解剖中发现，其扁平的远端部分含有数个小的纤维束。然而，与 Smigielski 的研

究结果相似[32]，胶原纤维之间的分隔不明显。有一些研究者认为，ACL 中间部分纤维实际上是许多独立纤维束的集合，再呈扇形分开成一宽大扁平的区域，在组织学上不存在明确的束与束之间的分界[4, 8-9, 20, 26, 34]。与此相反的是，另外一些研究者则认为 ACL 纤维可分为 2 个[1, 5, 6, 10-13, 15-16, 21, 24, 31, 35]，甚至 3 个不同的 ACL 束[2, 25, 27]。根据 Amis 和 Dawkins 的报道[2]："有时候的确很难将 ACL 分离成 3 个不同的纤维束"，但是，"在膝关节屈曲的时候，ACL 形成的皱褶使其形成 3 个纤维束的形态"。然而，"只有在较老的标本中，ACL 的分束才常常更加明显[2]"。我们同意，ACL 在宏观形态上的所谓"束"可能跟标本的年龄有关，也可能与 ACL 从股骨到胫骨之间扁平的带状结构之间的扭转，或者是其骨性止点在膝关节屈曲时纤维束之间的排列不同所形成[13]。Schutte 等报道，ACL 在其距股骨止点大约 5 mm 处开始发生这种特征性的"扭转"[30]。膝关节的标本在制备时常处于屈曲位，这也人为地增加了 ACL 的扭转，因此，在进行尸体解剖时，这一因素也造成了我们对 ACL 这种"束"的印象。

至于股骨侧止点，扁平的胫骨侧韧带及其扁平且长的"直接" C 形止点则支持 ACL 重建时遵循其扁平覆盖面的形态。Sasaki 等[29]从其对股骨的解剖得出结论，认为尽管间接止点对软组织与骨的动态支撑作用具有较大的作用，使用剪切力的动作成为可能，但是其支撑力量较直接止点弱。Mochizuki 等[23]认为，试图通过骨隧道来达到 ACL 扇形的间接止点的重建是非常困难的，而其中间部分纤维则可以很好地重建。根据我们的解剖研究发现，理想的重建是对 ACL "功能性"的直接止点进行重建（见第 29 章）。我们也建议避免将胫骨隧道的位置置于中间或者后外侧，因为其不是解剖学位置，可能影响其生物力学，也可造成外侧半月板前角的损伤。最有效的 ACL 重建的技术须在一个前瞻性临床研究的长期随访中获得肯定。

本研究的不足之处在于所有的解剖都由第一作者完成。但是，所有的解剖也是在整个研究团队的共同参与下完成的。在所有的解剖操作中均使用了放大镜。对于形态学上的测量，是用卡尺以及在电子影像上完成的。最近的一个解剖学研究也支持我们宏观解剖的结果。

记忆要点

ACL 在胫骨侧的中间部分纤维呈扁平带状，其胫骨直接止点呈"C 形"。直接的"C 形"止点从胫骨内侧棘至外侧半月板前根的前部。"C 形"的中央及后外侧均没有 ACL 纤维，而后外侧为外侧半月板前根的骨性止点。本研究未发现后外侧束结构，而发现了后内侧束纤维。ACL 的直接止点，与其宽大的"间接"止点共同构成一个"鸭掌状"的胫骨覆盖面。

这些新的发现可能改变对 ACL 单束和双束重建及移植物的选择。

参考文献

1. Adachi N, Ochi M, Uchio Y et al (2004) Reconstruction of the anterior cruciate ligament. Single- versus double- bundle multistranded hamstring tendons. J Bone Joint Surg Br 86(4):515–520

2. Amis AA, Dawkins GP (1991) Functional anatomy of the anterior cruciate ligament. Fibre bundle actions related to ligament replacements and injuries. J Bone Joint Surg Br 73(2):260–267

3. Anderson AF, Dome DC, Gautam S et al (2001) Correlation of anthropometric measurements, strength, anterior cruciate ligament size, and intercondylar notch characteristics to sex differences in anterior cruciate ligament tear rates. Am J Sports Med 29(1):58–66

4. Arnoczky SP (1983) Anatomy of the anterior cruciate ligament. Clin Orthop Relat Res 172:19–25

5. Baer GS, Ferretti M, Fu FH (2008) Anatomy of the ACL. In: Fu FH, Cohen S (eds) Current concepts in ACL reconstruction. SLACK, Thorofare, pp 21–32

6. Buoncristiani AM, Tjoumakaris FP, Starman JS et al (2006) Anatomic double-bundle anterior cruciate ligament reconstruction. Arthroscopy 22(9):1000–1006

7. Colombet P, Robinson J, Christel P et al (2006) Morphology of anterior cruciate ligament attachments for anatomic reconstruction: a cadaveric dissection and radiographic study. Arthroscopy 22(9):984–992

8. Dargel J, Pohl P, Tzikaras P et al (2006) Morphometric side-to-side differences in human cruciate ligament insertions. Surg Radiol Anat 28(4):398–402

9. Duthon VB, Barea C, Abrassart S et al (2006) Anatomy of the anterior cruciate ligament. Knee Surg Sports Traumatol Arthrosc 14(3):204–213

10. Edwards A, Bull AM, Amis AA (2007) The attachments of the anteromedial and posterolateral fi bre bundles of the anterior cruciate ligament: Part 1: tibial attachment. Knee Surg Sports Traumatol Arthrosc 15(12):1414–1421

11. Ferretti M, Levicoff EA, Macpherson TA et al (2007) The fetal anterior cruciate ligament: an anatomic and histologic study. Arthroscopy 23(3):278–283

12. Fu FH, Karlsson J (2010) A long journey to be anatomic. Knee Surg Sports Traumatol Arthrosc 18(9): 1151–1153

13. Girgis FG, Marshall JL, Monajem A (1975) The cruciate ligaments of the knee joint. Anatomical, functional and experimental analysis. Clin Orthop Relat Res 106:216–231

14. Gray H, Gross CM (1973) Anatomy of the human body. Lea & Febiger, Philadelphia

15. Hamada M, Shino K, Horibe S et al (2001) Singleversus bi-socket anterior cruciate ligament reconstruction using autogenous multiple-stranded hamstring tendons with endoButton femoral fi xation: a prospective study. Arthroscopy 17(8):801–807

16. Harner CD, Baek GH, Vogrin TM et al (1999) Quantitative analysis of human cruciate ligament insertions. Arthroscopy 15(7):741–749

17. Hashemi J, Mansouri H, Chandrashekar N et al (2011) Age, sex, body anthropometry, and ACL size predict the structural properties of the human anterior cruciate ligament. J Orthop Res 29(7):993–1001

18. Iriuchishima T, Yorifuji H, Aizawa S et al (2014) Evaluation of ACL mid-substance cross-sectional area for reconstructed autograft selection. Knee Surg Sports Traumatol Arthrosc 22:207–213

19. Iwahashi T, Shino K, Nakata K et al (2010) Direct anterior cruciate ligament insertion to the femur assessed by histology and 3-dimensional volumerendered computed tomography. Arthroscopy 26(9 Suppl):S13–S20

20. Jacobsen K (1977) Osteoarthrosis following insuffi - ciency of the cruciate ligaments in man. A clinical study. Acta Orthop Scand 48(5):520–526

21. Luites JW, Wymenga AB, Blankevoort L et al (2007) Description of the attachment geometry of the anteromedial and posterolateral bundles of the ACL from arthroscopic perspective for anatomical tunnel placement. Knee Surg Sports Traumatol Arthrosc 15(12):1422–1431

22. Mochizuki T, Muneta T, Nagase T et al (2006) Cadaveric knee observation study for describing anatomic femoral tunnel placement for two-bundle anterior cruciate ligament reconstruction. Arthroscopy 22(4):356–361

23. Mochizuki T, Fujishiro H, Nimura A et al (2014) Anatomic and histologic analysis of the mid- substance and fan-like extension fi bers of the anterior cruciate ligament during knee motion, with special reference to the femoral attachment. Knee Surg Sports Traumatol Arthrosc 22(2):336–344

24. Muneta T, Sekiya I, Yagishita K et al (1999) Twobundle reconstruction of the anterior cruciate ligament using semitendinosus tendon with endobuttons: operative technique and preliminary results. Arthroscopy 15(6):618–624

25. Norwood LA, Cross MJ (1979) Anterior cruciate ligament: functional anatomy of its bundles in rotatory instabilities. Am J Sports Med 7(1):23–26

26. Odensten M, Gillquist J (1985) Functional anatomy of the anterior cruciate ligament and a rationale for reconstruction. J Bone Joint Surg Am 67(2):257–262

27. Otsubo H, Shino K, Suzuki D et al (2012) The arrangement and the attachment areas of three ACL bundles. Knee Surg Sports Traumatol Arthrosc 20(1):127–134

28. Outerbridge RE (2001) The etiology of chondromalacia patellae. 1961. Clin Orthop Relat Res 389:5–8

29. Sasaki N, Ishibashi Y, Tsuda E et al (2012) The femoral insertion of the anterior cruciate ligament: discrepancy between macroscopic and histological observations. Arthroscopy 28(8):1135–1146

30. Schutte MJ, Dabezies EJ, Zimny ML et al (1987) Neural anatomy of the human anterior cruciate ligament. J Bone Joint Surg Am 69(2):243–247

31. Siebold R, Ellert T, Metz S et al (2008) Tibial insertions of the anteromedial and posterolateral bundles of the anterior cruciate ligament: morphometry, arthroscopic landmarks, and orientation model for bone tunnel placement. Arthroscopy 24(2):154–161

32. Śmigielski R (2012) The ribbon concept of the anterior cruciate ligament. Presentation at ACL Study Group meeting. Jackson Hole, Wyoming

33. Starman JS, Vanbeek C, Armfi eld DR et al (2007) Assessment of normal ACL double bundle anatomy in standard viewing planes by magnetic resonance imaging. Knee Surg Sports Traumatol Arthrosc 15(5):493–499

34. Welsh RP (1980) Knee joint structure and function. Clin Orthop Relat Res 147:7–14

35. Yasuda K, Kondo E, Ichiyama H et al (2004) Anatomic reconstruction of the anteromedial and posterolateral bundles of the anterior cruciate ligament using hamstring tendon grafts. Arthroscopy 20(10):1015–1025

第 4 章

前交叉韧带胫骨止点变异的解剖学研究

Robert Śmigielski, Urszula Zdanowicz, Michał Drwięga, Bogdan Ciszek, Christian Fink 和 Rainer Siebold 著

方 航 曾 春 译

目 录

我们通过 111 例膝关节标本的解剖学研究，对 ACL 胫骨侧中间部分纤维的宏观形态及其胫骨止点进行研究。ACL 在其胫骨止点处呈扁平带状，从胫骨内侧棘到外侧半月板前角的前部。我们从中发现了 3 种变异的止点。外侧半月板前角的骨性止点在 ACL 胫骨止点的中部。外侧半月板前角及后角的纤维与 ACL 在其胫骨止点处相互融合[1]。

4.1 材料与方法

本研究采用来自 81 具尸体的 111 例新鲜冰冻的膝关节标本：男性 45 例（其中 17 例为双膝），女性 36 例（其中 13 例为双膝）。尸体标本来自美国俄勒冈州波特兰 MedCure 组织标本库。排除存在严重骨关节炎改变的膝关节（Outerbridge 分型 Ⅳ型）。标本的详细信息见表 4.1（见第 1 章）

所有的解剖操作都由第一作者完成。暴露膝关节前部后，小心切除并从关节软组织结构中（半月板及横韧带）分离出滑膜组织及 Hoffa 脂肪垫。解剖的要点在于要细致且精确地去除 ACL 胶原纤维周围的滑膜组织。在较好地显露膝关节及 ACL 后，用 VIS 游标卡尺（VIS，Poland）进行测量。图像用佳能 EOS 1 及 24 ~ 70 mm 镜头，由专业摄像人员进行拍摄。

4.2 结果

在所解剖的 111 具膝关节标本中，ACL 从其中间部分至其胫骨止点呈一"带状"（图 4.1 和图 4.2）。胫骨止点呈新月形，由连续的扁平纤维组成。ACL 胫骨覆盖面的纤维包绕外侧半月板前角的止点（图 4.1 和图 4.3a,b）。

我们观察到 3 种主要的胫骨止点类型：C 形（67%）（图 4.4a,b），J 形（24%）（图 4.4c）及 Cc 形（9%）（图 4.4d-h）。

表 4.1 研究标本的详细人口学数据

性别	侧	年龄	身高	BMI	体重	种族
女性 66 个 男性 45 个	右侧 49 个 左侧 62 个	平均 67 岁 （32 ~ 74 岁）	平均 1.7 m （1.50 ~ 1.96 m）	平均 22.6 kg/m² （12.1 ~ 34.7 kg/m²）	平均 64.3 kg （36 ~ 116 kg）	高加索人 104 个 非裔美国人 6 个 印裔美国人 1 个

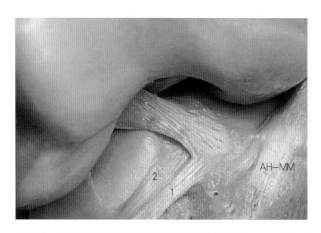

图 4.1 外侧半月板前角的前部纤维（1）与 ACL 相混合，后部纤维（2）止于髁间前区 ACL 胫骨止点的后方。AH-MM 为内侧半月板前角止点

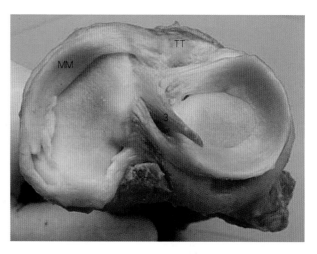

图 4.2 ACL "带状" 中间部分纤维（3），它与外侧半月板前角（AH）及后角（PH）相邻。ACL 与外侧半月板一起，共同形成一个环状结构。TT，胫骨粗隆；MM，内侧半月板；PCL，后交叉韧带

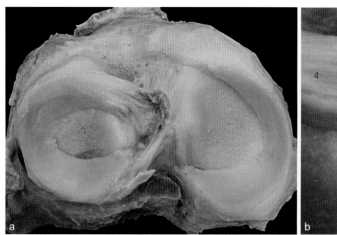

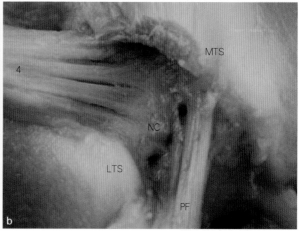

图 4.3 （a）"C 形" 的 ACL 胫骨止点及与它相邻的外侧半月板。外侧半月板最前方及最后方的纤维与 ACL 纤维相混合。ACL 与外侧半月板一起，共同形成一个环状结构。（b）"C 形" 的 ACL 胫骨止点。（4）PF，外侧半月板后部纤维；NC，营养通道；MTS，内侧胫骨棘；LTS，外侧胫骨棘

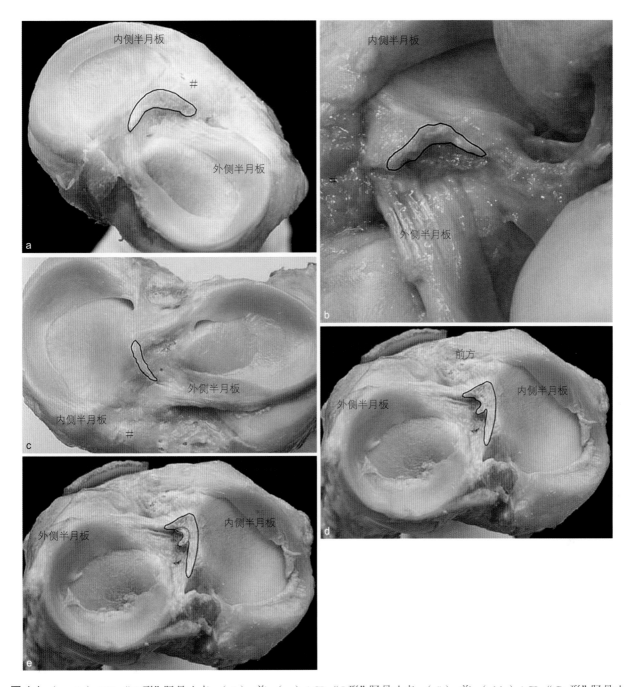

图 4.4 （a，b）ACL "C 形" 胫骨止点，（#），前。（c）ACL "J 形" 胫骨止点，（#），前。（d-h）ACL "Cc 形" 胫骨止点

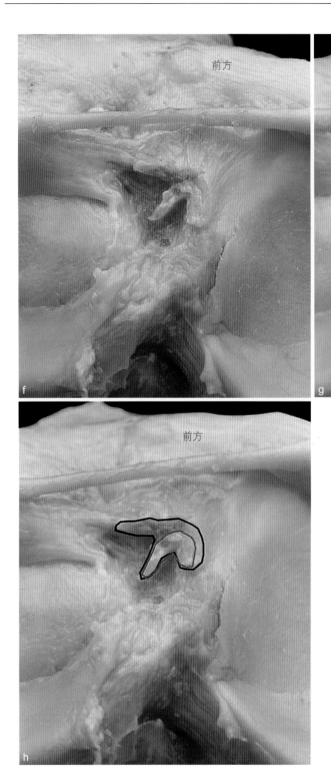

图 4.4 （续）

参考文献

1. Śmigielski R (2012) The ribbon concept of the anterior cruciate ligament. ACL Study Group Meeting, Jackson Hole

第 5 章

前交叉韧带 "C形" 止点的关节镜下形态

Rainer Siebold 和 Robert Śmigielski　著

方　航　曾　春译

对 ACL 胫骨止点在关节镜下的走行的了解是骨隧道建立必不可少的。ACL 最好的定位标志就是 ACL 根部。另一个重要的解剖学标志则是外侧半月板前角、（半月板间）横韧带、胫骨内外侧棘及外侧半月板后角。这些解剖学标志在 ACL 翻修术中尤为重要，因为翻修术时，ACL 残端常常缺如。

在 ACL 急性断裂的患者中，我们用小刨刀对 ACL "C形" 胫骨止点进行细致解剖。关节镜下的图像显示了 ACL 在胫骨侧的解剖及相关的解剖学标志（图 5.1 – 5.4）

记忆要点

外侧半月板前角的前后缘是判断 ACL 胫骨止点前后径的非常好的解剖学标志。ACL 胫骨 "C形" 止点从内侧髁间结节处与胫骨内侧棘平行，向外侧半月板的前缘弯曲。止点前方的 ACL 纤维穿过外侧半月板前角的骨性止点。用腘绳肌行 "C形" ACL 解剖学重建的方法在第 29 章中详细描述。

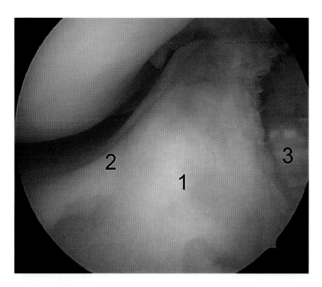

图 5.1　左膝关节 ACL 的镜下图像（1）。明显的解剖学标志有胫骨内侧棘（2）及外侧半月板前角（3）。ACL 止点处的前方纤维束穿过外侧半月板的骨性止点

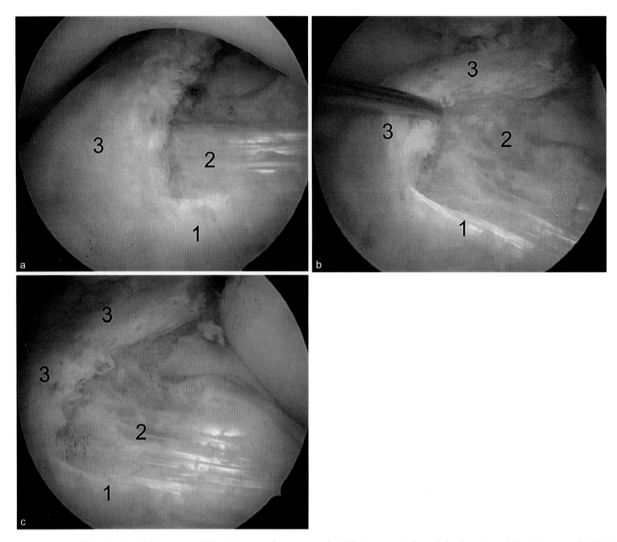

图 5.2　（a-c）外侧半月板前角（2）的前方纤维（1）与 ACL 止点的前部（3）融合。外侧半月板的大部纤维止于膝关节的髁间前区 ACL 胫骨"C 形"止点的中心

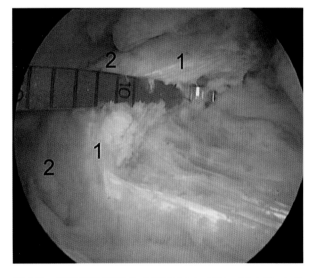

图 5.3　沿着膝关节胫骨内侧棘（2）方向，对 ACL 止点前后向的测量（1）

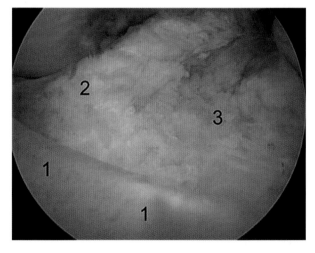

图 5.4　横韧带（1）与 ACL "C 形"止点（2）及外侧半月板（3）的位置关系

第二部分

生物力学

第 6 章

完整的前交叉韧带的膝关节生物力学

Robert Śmigielski, Urszula Zdanowicz, Michał Drwięga, Bogdan Ciszek, Christian Fink 和 Rainer Siebold 著

方 航 曾 春译

目 录

6.1　引言

膝关节是一个复杂的关节，它由内侧及外侧胫股关节、髌股关节和邻近的胫腓关节所组成。膝关节周围有许多韧带来提供其各方向被动活动的稳定性。在我们的日常活动中，膝关节承载了我们大部分的体重，并允许在伸直、屈曲及内、外旋转的大范围的活动。我们认识交叉韧带已经接近 2000 年了，来自帕加马的 Claudius Galen 将其命名[1]。

生物力学是力学的一个分支，主要研究生物材料的力学特性，并让我们对功能以及不同解剖结构的力学关系有更深的理解，如前交叉韧带。到目前为止，已经有成千上万个生物力学研究来探索膝关节周围韧带的功能。我们对正常和重建的 ACL 复杂的功能及结构方面，已经有了更好的了解[2]。

本章节我们将广泛地回顾关于前交叉韧带功能的生物力学研究的最新成果，对其他科学领域也将简略回顾，以有助于对完整以及断裂的 ACL 有更完整的理解。我们的目的是用简明精炼的方法，呈现 ACL 的生物力学知识，并且会使用意义自明的图像阐明研究结果。

6.2　前交叉韧带正常的膝关节生物力学

韧带是由不计其数的小胶原束所组成。为了简单起见，研究前交叉韧带的学者倾向于把其分为 2 或 3 大束（前内侧束、后外侧束、中间束）。这种简化一个十分重要的原因是能够更容易地了解 ACL 的生物力学功能。大部分研究者推荐前交叉韧带结构由 2 束组成，根据胫骨止点的位置主要分为 2 束，即前内侧（AM）束、后外侧（PL）束[1, 3-10]。这两束在膝关节整个弯曲弧度内不断改变它们的长度和张力。这一事实也许能够部分解释前交叉韧带不同的损伤形式，如部分或完全前交叉韧带断裂。

为了能够更好地理解 ACL 生物力学方面的特性，下面我们简单地回顾一下 ACL 的解剖学知识。尽管解剖学研究显示 ACL 束在大小上差异很大，但一般认为 AM 束的平均长度为 28～38 mm；这比 PL 束要长，后者平均长度为 17.8 mm（图6.1）。两束直径相似，总宽度为 7～17 mm（平均为 11 mm）[6, 11-12]。在股骨和胫骨止点的位置，AM 束较 PL 束要粗大[13]。

前交叉韧带横向的形状一般认为是不规则的，既不是圆形或椭圆形，也不是其他简单的几何模

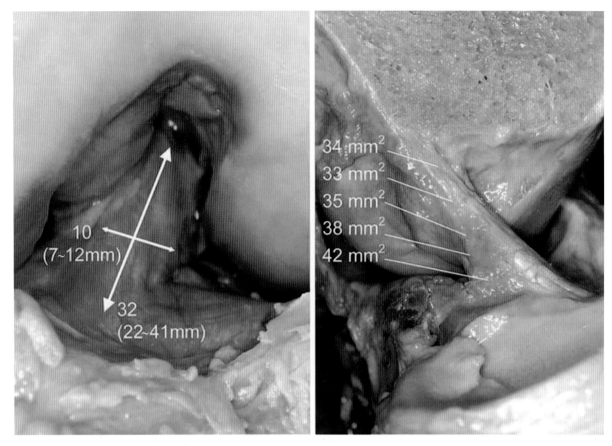

图 6.1   左膝关节 ACL 前面观显示前交叉韧带长度及宽度的测量（左图）。整个 ACL 横断面面积在胫骨止点处最大，最小处位于中间部分旁（右图）（Reprinted with permission from Duthon et al[4]）

型。随着屈曲角度的改变，该形状也会随之变化。横断面面积从股骨侧到胫骨侧增加，中间部分往往最小（图 6.1）。ACL 股骨侧起点最准确地描述应该为半月形，长度和宽度分别为 13～25 mm 和 6～13 mm[7, 14-15]。AM 束和 PL 束大概的止点位置在图 6.2 均已显示出来，ACL 纤维从股骨外侧髁发出，扇形展开止于胫骨[4]。胫骨止点位置直径大约比中间部分大 3.5 倍，是股骨起点处的 1.2 倍。已经有假设认为胫骨止点处比股骨止点处要强有力[4, 6, 9, 11-12, 16-17]。

　　胫骨止点位置大概是在胫骨前缘后方 10～14 mm 处，延伸到胫骨内外侧棘。它通常的形状为三角形或卵圆形，宽度及长度的范围分别是 10～13 mm 和 9～19 mm，然而，这也取决于膝关节的尺寸大小。AM 束及 PL 束平均覆盖范围分别占整个止点区域的 56% 及 44%[9]。

　　在完全伸直时，两束长度之间有着显著性差异，AM 束较 PL 束要长[4, 12]。要说明的是，在膝

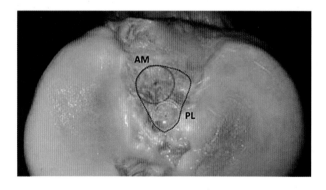

图 6.2   前内侧束及后外侧束胫骨止点（Reprinted with permission from Tsukada et al[18]）

关节屈曲时，AM 束及 PL 束的方向也发生变化。当膝关节屈曲时，AM 束移动到 PL 束后方，并围绕它呈螺旋形。膝关节屈曲角度变化时，两束的长度也随之变化，这说明它们不是等长的。在膝关节屈曲时，AM 束变长收紧，PL 束变短松弛；在膝关节伸直时，AM 束松弛，而 PL 束收

紧，这就说明 AM 束是限制胫骨前移的主要结构[1, 4, 14]。当膝关节屈曲角度大于 90° 时，AM 束及 PL 束水平排成一列[15, 19]。AM 束与髁间窝前部之间的生理性冲击已经被普遍注意到，为避免非生理性冲击，在 ACL 重建时，这点是不被复制的[1, 11, 20]。

　　然而，Friederich 在他的专业论文里指出，ACL 是由超过 1 000 束纤维的多束结构所构成，而这上千束纤维在膝关节整个活动区间内分别被募集。一些研究者则认为把 ACL 分为 AM 束和 PL 束有一定困难，这一事实显示了过度简单化所存在的问题。为了更好地理解以及手术技术上的可行性，骨科学会提出了 2 束或 3 束的概念，考虑到其生物力学特点，更准确地应该称其为多束。

6.2.1　前交叉韧带的特性

　　为了回顾 ACL 的结构特性，我们这里必须介绍下基本的工程学专有名词。当 ACL 处于张力负荷时，负荷 - 伸长曲线代表了 ACL 的结构特性（图 6.3a）。曲线的形状反映了 ACL 的力学特性以及骨性止点。最重要的结构特性是线性刚度、极限负荷、极限变形，以及失效时所吸收的能量（曲线下的面积）。ACL 的力学特性可以从应力紧张度曲线获得（图 6.3b），应力定义为每单位面积的受力（单位为 MPa）。紧张度定义为长度变化数值与初始长度的比值（初始长度的百分比），这些变量均能够从负荷 - 伸长曲线中计算获得。

　　负荷 - 伸长曲线（图 6.3a）能够根据 ACL 的机构特性分为 4 个明显的区域。起始的非线性区域（足尖区域）反映了胶原纤维结构的功能，它能够抵偿低强度轴向力量，这也通常被称作前交叉韧带的 "爬行效应"。

　　足尖区域后面的就是拟线性区域，这里胶原纤维可逆性地变形。负荷作用后，ACL 能够恢复原有长度，并且没有永久性可塑性改变发生。线性区域的斜率可以重复测定韧带的刚度（N/mm），并且相当于作用在前交叉韧带的负荷。在未受损的膝关节，足尖区域以及 ACL 负荷曲线的线性区域代表了一种临床情形，即胫骨在膝关节活动时前移了数毫米。负荷继续增加时，负荷 - 伸长曲线斜率将减小，因为胶原纤维发生了可塑性变形。最终，曲线达到了极限负荷（图 6.3a），导致 ACL 的失效[19]。

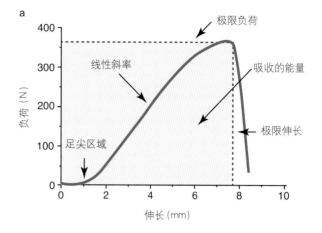

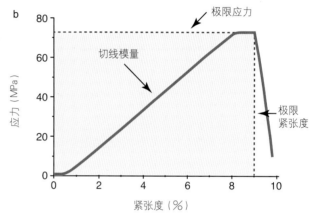

图 6.3　（a）股骨 -ACL- 胫骨复合体（FATC）的结构特性，显示了负荷 - 伸长曲线的变化。（b）ACL 的力学特性从其结构特性以及形态学特点计算得出（Modified from Takeda et al[21]）

　　前交叉韧带的黏弹性可以简化为拟线性黏弹性性状，正如 1993 年 Kwan 等所示的一样[22]。为对数学分析感兴趣的读者准备了一些相似的图，详细解释了韧带的黏弹性。

　　图 6.4 韧带对运动及制动的自我平衡反应，显示了长时间不活动后特性的显著降低以及持续运动后的轻度增高。

6.2.2　前交叉韧带的功能

　　前交叉韧带是限制胫骨相对股骨前移的主要力量，这已经通过 ACL 切片发现了。因此，膝关节前后向松弛度有显著性增加，在伸直位时最大[11-12, 19, 21, 23-26]。

　　膝关节屈曲 0°～90° 之间时，前抽屉试验每有 1° 自由度（freedom，df），ACL 提供 100 N，大约占全部前移限制力的 82%～90%。然而，在

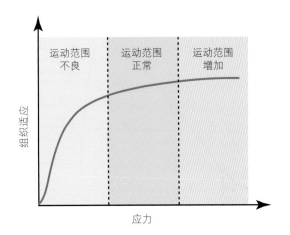

图 6.4　显示了对韧带特性制动效果的估计值，在日常活动以及甚至剧烈运动（右侧）下，特性的变化不是特别大。然而，如长时间不活动，持续一段时间后，韧带特性会迅速恶化

膝关节活动不受约束的 5° df 时，ACL 的限制力将降低到 74%～83%。这说明其他软组织结构协助 ACL 限制胫骨的前向移动[21]。

韧带等长被定义为在完全运动范围内长度及紧张度近似相等。在天然的 ACL，因其各个个体的纤维以及束的不同运动学特性，还有其复杂的几何形状，故没有所谓真的等长[1-2, 12, 21]。

Sakane 等表明在 30° 屈曲时施加于 ACL 的原位应力近似等于施加于胫骨的最大前向力，相似

的现象在膝关节屈曲 15° 时也能观察到[26]。然而当膝关节屈曲角度增加到超过 30° 时，ACL 的原位应力将逐渐减小（曲线变得平坦）[27-28]。在膝关节屈曲 15° 时测到最大的原位应力[29]。Hosseini 等揭示，即使在全体重负荷的情况下，前交叉韧带的紧张度也是在 15° 和 30° 下最大[30]。

在被动屈曲和伸直时，ACL AM 束部分随着膝关节屈曲而伸长，而 PL 束部分变短[1, 6, 12, 21]，PL 束在膝关节屈曲 20° 时为主导[23, 31-32]。

图 6.5 代表膝关节屈曲超过 90°，胫骨受到不同负荷情况下，ACL 两束所受的不同功能性负荷。Kane 强调，在膝关节屈曲的所有角度中，后外侧束所受的原位应力与 ACL 的原位应力相似。相反，AM 束所受的力的分布则有所不同，膝关节屈曲角度越大，前内侧束所受的力越大。

膝关节接近伸直和胫骨前部负荷的情况下，PL 束较 AM 束承载更大的负荷，在膝关节屈曲角度超过 30° 时，AM 束承载更大的负荷[2, 29, 33-35]。负荷在 ACL 两束间的分配催生了一个概念，即"前内侧束和后外侧束的互反函数"。然而，这一概念仅部分被接受，因为一些研究者报道了在膝关节屈曲角度增加时 AM 束长度和紧张度的降低，这和两束间互反函数这一概念相相矛盾（图 6.6）[25, 32, 36-37]。

在 150 N 胫骨前部剪切负荷期间，发现在膝

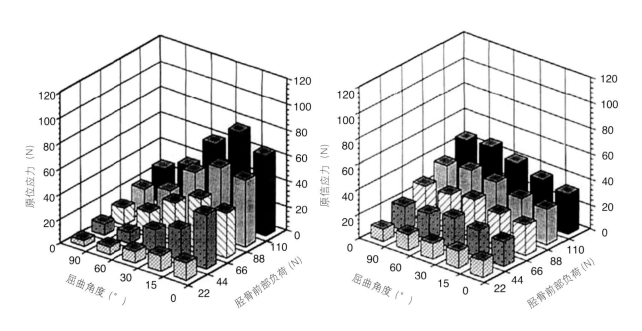

图 6.5　前交叉韧带两束原位应力的变化，AM 束紧张度在膝关节屈曲时增加（左图），而 PL 束在膝关节接近伸直时紧张度更大（右图）（Reprinted with permission from Sakane et al[29]）

关节屈曲 30° 和 90° 时，ACL AM 束紧张度有着显著性的差异。前剪切试验在膝关节屈曲 30° 时较 90° 能产生更强的紧张度 [25, 27, 32]。PL 束紧张度方面也有着类似的模式，这也说明两束间更多的是功能互补（图 6.7）[30, 36]。

Fleming 等进一步研究了体重负荷和外部负荷对 ACL 紧张度的影响 [38]。在无体重负荷的情况下，前剪切负荷以及内部力矩促使 ACL 有更大的紧张度，而外部力矩以及内 - 外翻均不能达到这一效果。

在体重负荷的情形下，ACL 同样也能在外部力矩和内 - 外翻动作中获得紧张度。

牢记这些差异，当膝关节在不同角度屈曲时，

ACL 不同束间力分配的正确模式问题上没有统一意见。大部分研究者同意 PL 束在膝关节角度接近伸直时（最多屈曲 30°）有最大的紧张度。然而，AM 束何时拉紧，以及它代表着整个前交叉韧带紧张度的哪部分仍然是不清楚的。

前交叉韧带的第二个作用是限制胫骨的内旋，这在膝关节伸直时更明显 [11, 21, 39-41]。ACL 在胫骨前向移动时允许其内旋 [19]。这种现象的原因是 ACL 在股骨以及胫骨的止点为斜形排列，从股骨髁后外侧延伸到胫骨前内侧。在非限制性膝关节弯曲试验中，膝关节屈曲角度为 30°、60°、90°，以及 120° 时均能观察到 5 kN 的峰值力。有趣的是，在试验中胫骨内旋直到 ACL 断裂，随后胫骨

图 6.6 在 134 N 胫骨前向力作用下，AM 束以及 PL 束原位应力的反应。在膝关节全部屈曲角度中 PL 束负荷原位应力较 AM 束显著性低，AM 束原位应力在膝关节屈曲时没有增加（Reprinted with permission from Wu et al[37]）

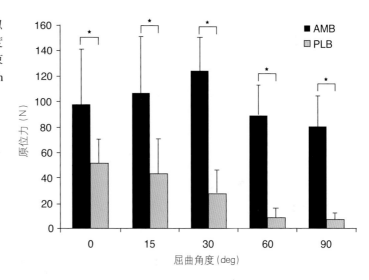

图 6.7 AMR 及 PLB 在全体重负荷下，在膝关节不同屈曲角度时的相对伸长（Reprinted with permission from Hosseini et al[30]）

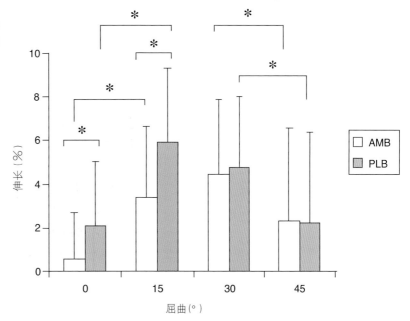

开始外旋[38, 42-43]。在内旋扭转试验中胫骨内旋58°并有外翻20°时，平均最大转矩值为33 Nm[43]。

至于ACL各束，AM束在冠状面上于髁间窝处排列更为垂直，因其分布位置与旋转纵轴接近，故其限制胫骨内-外旋力量很小。相比之下，PL束更多的是水平排列，与胫骨内-外旋转轴距离较远。因此，其较AM束更能限制胫骨旋转[23]。

ACL是否具有辅助限制内-外翻的功能仍不是很清楚。即使ACL存在这种功能，估计作用应该很小，尽管已经有报道表明ACL能够同时辅助限制内-外翻成角以及胫骨内-外旋[34]（图6.8）。

研究已经发现当膝关节同时置于外翻以及胫骨内旋联合作用力时，AM束和PL束在膝关节屈曲15°下近乎均匀地承担负荷。总的来说，更细小的PL束因其股骨附着点更偏外侧，故在控制旋转稳定方面扮演着更重要的角色[2]。

在一篇划时代的文章中，Taylor等联合使用了MRI、双平面荧光透视法，以及标志物为基础的运动捕捉技术来评定在一个步态周期中ACL内部的紧张度[44]。结果显示ACL中间位置相关应变在膝关节接近伸直位时最高，第二高值发生在

摆动相快结束时而足跟尚未着地之前。

6.2.3　前交叉韧带极限失效负荷

对ACL极限强度及负荷失效的深刻认识，对设计预防ACL损伤过程及重建ACL手术都非常重要。有相当多的关于前交叉韧带失效的极限负荷的文献报道，大部分是基于尸体的研究。为了尽可能地达到实际测试情形，对不同膝关节屈曲角度，不同方向施力以及不同的应变率均已做了相关研究。

ACL失效的典型类型分为韧带中间部分撕裂，韧带-骨性止点处某一部分撕裂，以及撕脱骨折。撕脱最经常发生在ACL止点区域相对紧密的皮质骨下面的松质骨[45]。

Woo等在3个年龄群的尸体上研究了ACL的失效负荷，分别为青年组（22~35岁）、中年组（40~50岁），以及老年组（60~97岁）。试验在膝关节屈曲30°时进行。每个尸体其中一个膝关节分别随机分配进行解剖排列方向（沿着ACL轴）和胫骨排列方向（沿着胫骨轴）（表6.1）。在22~35年龄组，在解剖排列方向上，刚度、极限

图6.8　前交叉韧带以及其前内侧束和后外侧束在同时存在的5 Nm的胫骨内部力矩和10 Nm的外翻力矩下的原位应力 (Reprinted with permission from Gabriel et al[34])

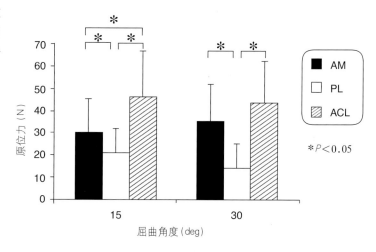

表6.1　标本的年龄和位置对股骨–ACL–胫骨复合体的影响（均值 ± 标准差）

年龄段	标本位置	刚度（N/mm）	极限负荷（N）	吸收能量（Nm）
年轻人（22~35 years）	解剖排列 胫骨排列	242 ± 28 218 ± 27	2 160 ± 157 1 602 ± 167	11.6 ± 1.7 8.2 ± 2.0
中年人（40~50 years）	解剖排列 胫骨排列	220 ± 24 192 ± 17	1 503 ± 83 1 160 ± 104	6.1 ± 0.5 4.3 ± 0.5
老年人（60~97 years）	解剖排列 胫骨排列	180 ± 25 124 ± 16	658 ± 129 495 ± 85	1.8 ± 0.5 1.4 ± 0.3

Modified from Woo et al[28].

负荷以及失效时吸收的能量分别为 242 ± 28 N/mm、2.160 ± 157 N 和 11.6 ± 1.7 Nm。对应的胫骨排列方向的相应值显著降低，分别为 218 ± 27 N/mm、1.602 ± 167 N 和 8.3 ± 2.0 Nm。这些极限失效负荷的样本排列结果在其他两个年龄组中也出现了。据此可以推测，在测试解剖排列方向时增加 ACL 纤维募集，将导致极限失效负荷的增高。

表格中的变量可以用来评估 ACL 的结构特性。

Noyes 等[46] 强调年轻人 ACL 极限失效负荷平均比老年人高 2.4 倍。试验中膝关节屈曲 45°，速度为每秒 1 个韧带长度。该试验同样报告了力学特性。年轻成年人群的 ACL 平均弹性系数是老年人群的 1.7 倍，年轻人群 ACL 的最大应力以及失效时的紧张度分别为老年人群的 2.8 倍和 3.3 倍。

此外，在这些 ACL 中失效模式及失效位置上也有显著性差异。年轻人群中 ACL 失效主要是中间部分断裂，而老年人群为骨性撕脱[46-47]，后者本质上不代表韧带的失效。当老年人群（40 ～ 60岁）ACL 失效位于中间部分时，ACL 极限失效负荷并未较年轻人群低。

再者，用恒河猴进行的 ACL 试验显示关于 ACL 伸长时慢变形率与快变形率时结果相似。然而，在快变形率时 ACL 有更高的极限失效负荷，紧张度也增加，并且在失效前吸收的能量也更多。在慢变形率时，胫骨骨性止点区域是最弱的连接；而在快变形率时，它更接近生理负荷情形，观测到的韧带失效频率也有所增加[45]。

参考文献

1. Petersen W, Zantop T (2007) Anatomy of the anterior cruciate ligament with regard to its two bundles. Clin Orthop Relat Res 454:35–47

2. Woo SL et al (2006) Biomechanics and anterior cruciate ligament reconstruction. J Orthop Surg Res 1:2

3. Cimino F, Volk BS, Setter D (2010) Anterior cruciate ligament injury: diagnosis, management, and prevention. Am Fam Physician 82(8):917–922

4. Duthon VB et al (2006) Anatomy of the anterior cruciate ligament. Knee Surg Sports Traumatol Arthrosc 14(3):204–213

5. Ferretti M et al (2007) The fetal anterior cruciate ligament: an anatomic and histologic study. Arthroscopy 23(3):278–283

6. Giuliani JR, Kilcoyne KG, Rue JP (2009) Anterior cruciate ligament anatomy: a review of the anteromedial and postero-lateral bundles. J Knee Surg 22(2):148–154

7. Steckel H et al (2007) Anatomy of the anterior cruciate ligament double bundle structure: a macroscopic evaluation. Scand J Med Sci Sports 17(4):387–392

8. Tena-Arregui J et al (2003) Arthroscopic study of the knee joint in fetuses. Arthroscopy 19(8):862–868

9. Siebold R et al (2008) Tibial insertions of the anteromedial and posterolateral bundles of the anterior cruciate ligament: morphometry, arthroscopic landmarks, and orientation model for bone tunnel placement. Arthroscopy 24(2):154–161

10. Siebold R, Fu FH (2008) Assessment and augmentation of symptomatic anteromedial or posterolateral bundle tears of the anterior cruciate ligament. Arthroscopy 24(11):1289–1298

11. Bicer EK et al (2010) Current knowledge in the anatomy of the human anterior cruciate ligament. Knee Surg Sports Traumatol Arthrosc 18(8):1075–1084

12. Zantop T et al (2006) Anterior cruciate ligament anatomy and function relating to anatomical reconstruction. Knee Surg Sports Traumatol Arthrosc 14(10):982–992

13. Katouda M et al (2011) Relationship between thickness of the anteromedial bundle and thickness of the posterolateral bundle in the normal ACL. Knee Surg Sports Traumatol Arthrosc 19(8):1293–1298

14. Giron F et al (2006) Femoral attachment of the anterior cruciate ligament. Knee Surg Sports Traumatol Arthrosc 14(3):250–256

15. Steckel H et al (2009) Arthroscopic evaluation of the ACL double bundle structure. Knee Surg Sports Traumatol Arthrosc 17(7):782–785

16. Dargel J et al (2006) Morphometric side-to-side differences in human cruciate ligament insertions. Surg Radiol Anat 28(4):398–402

17. Zantop T, Petersen W, Fu FH (2005) Anatomy of the anterior cruciate ligament. Oper Tech Orthop 15(1):20–28

18. Tsukada H et al (2008) Anatomical analysis of the anterior cruciate ligament femoral and tibial footprints. J Orthop Sci 13(2):122–129

19. Dargel J et al (2007) Biomechanics of the anterior cruciate ligament and implications for surgical reconstruction. Strategies Trauma Limb Reconstr 2(1):1–12

20. Tallay A, Lim MH, Bartlett J (2008) Anatomical study of the human anterior cruciate ligament stump's tibial insertion footprint. Knee Surg Sports Traumatol Arthrosc 16(8):741–746

21. Takeda Y et al (1994) Biomechanical function of the human anterior cruciate ligament. Arthroscopy 10(2):140–147

22. Kwan MK, Lin TH, Woo SL (1993) On the viscoelastic properties of the anteromedial bundle of the anterior cruciate ligament. J Biomech 26(4–5):447–452

23. Amis AA (2012) The functions of the fibre bundles of the anterior cruciate ligament in anterior drawer, rotational laxity and the pivot shift. Knee Surg Sports Traumatol Arthrosc 20(4):613–620

24. Christel PS et al (2012) The contribution of each anterior cruciate ligament bundle to the Lachman test: a cadaver investigation. J Bone Joint Surg Br 94(1):68–74

25. Fleming BC et al (1993) An in vivo comparison of anterior tibial translation and strain in the anteromedial band of the anterior cruciate ligament. J Biomech 26(1):51–58

26. Sakane M et al (1999) Relative contribution of the ACL, MCL, and bony contact to the anterior stability of the knee. Knee Surg Sports Traumatol Arthrosc 7(2):93–97

27. Livesay GA et al (1995) Determination of the in situ forces and force distribution within the human anterior cruciate ligament. Ann Biomed Eng 23(4): 467–474

28. Woo SL et al (1991) Tensile properties of the human femur-anterior cruciate ligament-tibia complex. The effects of specimen age and orientation. Am J Sports Med 19(3):217–225

29. Sakane M et al (1997) In situ forces in the anterior cruciate ligament and its bundles in response to anterior tibial loads. J Orthop Res 15(2):285–293

30. Hosseini A, Gill TJ, Li G (2009) In vivo anterior cruciate ligament elongation in response to axial tibial loads. J Orthop Sci 14(3):298–306

31. Amis AA, Dawkins GP (1991) Functional anatomy of the anterior cruciate ligament. Fibre bundle actions related to ligament replacements and injuries. J Bone Joint Surg Br 73(2):260–267

32. Beynnon B et al (1992) The measurement of anterior cruciate ligament strain in vivo. Int Orthop 16(1):1–12

33. Akgun I et al (2009) Evaluation of the functional effects of anterior cruciate ligament bundles: a cadaveric experiment. J Knee Surg 22(4):317–324

34. Gabriel MT et al (2004) Distribution of in situ forces in the anterior cruciate ligament in response to rotatory loads. J Orthop Res 22(1):85–89

35. Markolf KL et al (2008) Contributions of the posterolateral bundle of the anterior cruciate ligament to anterior-posterior knee laxity and ligament forces. Arthroscopy 24(7):805–809

36. Jordan SS et al (2007) The in vivo kinematics of the anteromedial and posterolateral bundles of the anterior cruciate ligament during weightbearing knee flexion. Am J Sports Med 35(4):547–554

37. Wu JL et al (2010) In situ forces in the anteromedial and posterolateral bundles of the anterior cruciate ligament under simulated functional loading conditions. Am J Sports Med 38(3):558–563

38. Fleming BC et al (2001) The effect of weightbearing and external loading on anterior cruciate ligament strain. J Biomech 34(2):163–170

39. Andersen HN, Dyhre-Poulsen P (1997) The anterior cruciate ligament does play a role in controlling axial rotation in the knee. Knee Surg Sports Traumatol Arthrosc 5(3):145–149

40. Monaco E et al (2010) Navigated knee kinematics after tear of the ACL and its secondary restraints: preliminary results. Orthopedics 33(10 Suppl):87–93

41. Oh YK et al (2012) What strains the anterior cruciate ligament during a pivot landing? Am J Sports Med 40(3):574–583

42. Meyer EG, Haut RC (2005) Excessive compression of the human tibio-femoral joint causes ACL rupture. J Biomech 38(11):2311–2316

43. Meyer EG, Haut RC (2008) Anterior cruciate ligament injury induced by internal tibial torsion or tibiofemoral compression. J Biomech 41(16):3377–3383

44. Taylor KA et al (2013) In vivo measurement of ACL length and relative strain during walking. J Biomech 46(3):478–483

45. Noyes FR, DeLucas JL, Torvik PJ (1974) Biomechanics of anterior cruciate ligament failure: an analysis of strain-rate sensitivity and mechanisms of failure in primates. J Bone Joint Surg Am 56(2):236–253

46. Noyes FR, Grood ES (1976) The strength of the anterior cruciate ligament in humans and Rhesus monkeys. J Bone Joint Surg Am 58(8):1074–1082

47. Jones RS et al (1995) Mechanical properties of the human anterior cruciate ligament.

第 7 章

前交叉韧带的损伤机制

Milos Dordevic 和 Michael T. Hirschmann 著

方　航　曾　春 译

目　录

在美国，每年有超过 20 万因为直接或间接膝关节受力而导致 ACL 损伤的患者。因此，ACL 损伤也成为全世界最常见的膝关节损伤之一 [1-2]。据报道，超过 3/4 的 ACL 损伤为非接触性损伤（膝盖在损伤时没有直接接触），大多数发生在运动时。在团队运动中，50%～80% 的 ACL 损伤为非接触性损伤 [3-6]。非接触性损伤是指在损伤当时膝关节无外物接触 [1, 3, 7]。典型的 ACL 损伤发生在膝关节在接近于伸直位落地、突然减速或侧方转向时 [8]。非接触性 ACL 损伤的可能应力模式为胫骨受前向剪切力，膝关节外展，同时胫骨内旋。由 Levine 等完成的尸体研究，并未发现 ACL 损伤的类型（部分损伤 vs. 完全断裂，股骨止点损伤 vs. ACL 中间部分损伤 vs. 胫骨止点损伤）与落地时不同的应力模式有关系 [9]（图 7.1 ）。

Hewitt 等发现了对 ACL 损伤类型有影响的 4 个部位的生物力学缺陷，分别被称为韧带主导、股四头肌主导，下肢主导及躯干主导 [10]。区分它们的主要目的在于为不同类型的神经肌肉失衡，制订专门的预防措施。

ACL 的主要功能在于限制胫骨的前移，其承载了胫骨前向应力的大约 80% [11-12]。股四头肌收缩可使胫骨前移，从而增加 ACL 的张力 [13]。当膝关节标本屈曲 20° 时，过度刺激股四头肌强力收缩（大约 4 500 N，持续 1 s）可使胫骨平均前

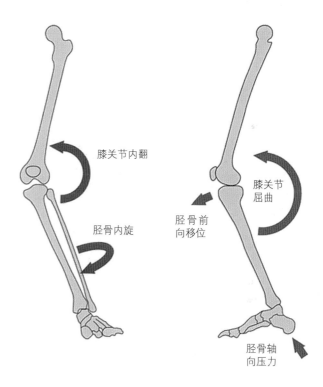

图 7.1　导致 ACL 损伤的多方向应力

膝关节内翻

膝关节屈曲

胫骨内旋

胫骨前向移位

胫骨轴向压力

移 19.5 mm，同时，可使胫骨内旋约 5.5°。因此，股四头肌的强力收缩可能是非接触性 ACL 损伤的重要原因 [1]。一般来说，单纯的股四头肌收缩时，ACL 在膝关节在伸直位到 80° 屈曲位均受到应力作用。反之，当单纯的腘绳肌和腓肠肌收缩时，在膝关节完全运动范围内，直到完全伸直，ACL 受到肌肉的保护作用 [14-15]。根据 ACL 的负荷随着膝关节的伸直而增加，我们至少可以部分解释为什么非接触性 ACL 损伤常发生在减速运动时。这

个时候，股四头肌最大限度地收缩，而膝关节常处于伸直或近于伸直的位置[3,11]。

从上文的发现，我们可以确定什么样的姿势容易导致 ACL 损伤（图 7.2）。再者，在下肢伸直落地时，膝关节须承受 2～18 倍体重，后脚着地容易导致 ACL 撕裂。例如，一个体重为 800 N 的人在落地时，冲击力为 10 G，这样 8 000 N 的垂直地面作用力能带来超过 2 160 N（据报道为 ACL 撕裂的平均负荷）的股四头肌切向力牵拉胫骨。较为安全的姿势为前足着地，此时股骨和胫骨的方向更加垂直，即较大程度地避免上述的损伤。

显然，即使膝关节位于屈曲角度，如果腘绳肌与股四头肌力量不平衡，也比伸直位的膝关节更容易发生 ACL 损伤。然而，现实中并没有标准的受力情形，大多是胫骨受前部胫骨负荷及旋转力矩。由于胫骨所受的额外内部力矩，在伸直位以及过伸位时，ACL 的负荷显著增加。倘若再合并内翻，伸直位和过伸位时，膝关节所受的应力也随之增加，而外翻则是增加屈曲时的应力。胫骨外旋则能够降低膝关节大角度屈曲时的 ACL 应力[16-17]。落地过程若膝外翻同时胫骨内旋，则常使 ACL 所受应力过大而致损伤[18]。此外还有其他导致 ACL 损伤的机制，包括在躯干横向移位时膝关节外展及胫骨旋转增大，股四头肌在落地或转身时收缩的不协调等[5,19-20]。

7.1　部分撕裂

一般来说，导致 ACL 部分撕裂的受伤机制与完全撕裂的机制近乎相同，最大的不同点在于受力方向和力的强度的不同，使 ACL 部分损伤，而不是全部损伤。AM 束部分撕裂常由膝关节受高速暴力时所致，力的方向主要是前向的。相反，PL 束部分撕裂主要发生在低速、较低能量的轴移损伤，主要是旋转力的作用。ACL 的 AM 束及 PL 束部分撕裂大概占 25%[21]。

7.2　体育运动

和跑步相比，ACL 所受的应力在侧跨步运动、轴移运动以及转向运动时显著增加。因为在进行这些运动过程中膝关节发生内翻/外翻及内旋/外旋运动，而这些动作正是 ACL 损伤的原因[2]。Kobayashi 等研究了 1 718 名日本运动员受伤时所参加的体育运动的类型（如表 7.1）。

导致 ACL 损伤发生的最常见的运动是足球、滑雪及体操[2]。尤其是足球运动员对膝关节有着更高的需求，突然变向、突然转向以及轴移运动等均会使膝关节更容易发生 ACL 损伤[23]。

足球运动中发生的典型非接触性损伤机制是

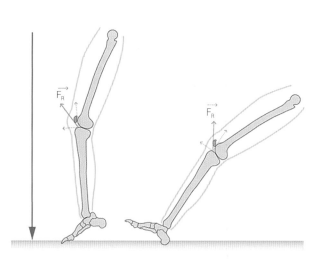

图 7.2　安全（左）危险（右）的着地方式

表 7.1　Sports participation of male and female athletes in Japan who have suffered from ACL injury

男性			女性		
运动	*n*	比例 (%)	运动	*n*	比例 (%)
足球	154	18.3	篮球	333	37.8
滑雪	118	14.1	滑雪	134	15.2
篮球	113	13.5	手球	106	12.0
橄榄球	109	13.0	排球	81	9.2
手球	57	6.8	田径	27	3.1
棒球	50	6.0	柔道	26	3.0
柔道	47	5.6	体操	21	2.4
美式橄榄球	30	3.6	羽毛球	20	2.3
排球	17	2.0	垒球	19	2.2
相扑	16	1.9	网球	14	1.6

Modifi ed Kobayashi et al[22].

变向、转向同时伴有减速、患肢伸直位时落地或患肢伸直位的轴移运动[24]，膝关节过伸和过屈是额外的损伤机制[6, 24]。

　　在高山滑雪运动中所发生的膝关节损伤有 50% 为 ACL 撕裂，其中很多为非接触性损伤。其中的一种机制为在向前降落时膝关节过度伸直并内旋。通常发生在两个滑雪板的尖端交叉或者滑雪板的外缘被雪所阻时[25]。另一机制是雪橇内缘被雪所阻，而使膝关节发生屈曲 - 外翻 - 外旋。第三种机制是所谓的幽灵足现象[16]，当高速下坡跳跃落地时发生后倒，从而发生 ACL 损伤[26]。Ruedl 等指出，自滑板滑雪运动兴起以来，由于雪橇的一边被雪所阻所发生的前向扭转摔伤是最常见的 ACL 损伤机制[27]。

　　滑雪运动中由于股四头肌不协调收缩所致的 ACL 损伤则较罕见[28]，典型情形是膝关节屈曲跳跃水平着地时，股四头肌发生显著压缩。

　　手球和篮球运动中的常见的受伤情形是"停止和转向"的假动作（变向以及晃过对手）或是跳跃后单腿着地。

　　专业的舞者 ACL 损伤往往是在跳跃着地时，此时髋部和脚朝向外侧转，从而对膝关节施加一外翻应力[29]。羽毛球运动员 ACL 的损伤往往是在（a）空中扣球后单脚着地以及（b）固定和转向动作同时侧向跨步或向后方跨步[30]。Wilson 等报道了花样滑冰运动中一个不常见的 ACL 损伤机制，它发生在做贝尔曼旋转时过头顶的非负重膝关节[31]。

参考文献

1. DeMorat G et al (2004) Aggressive quadriceps loading can induce noncontact anterior cruciate ligament injury. Am J Sports Med 32(2):477–483

2. Siegel L, Vandenakker-Albanese C, Siegel D (2012) Anterior cruciate ligament injuries: anatomy, physiology, biomechanics, and management. Clin J Sport Med 22(4):349–355

3. Cimino F, Volk BS, Setter D (2010) Anterior cruciate ligament injury: diagnosis, management, and prevention. Am Fam Physician 82(8):917–922

4. Ali N, Rouhi G (2010) Barriers to predicting the mechanisms and risk factors of non-contact anterior cruciate ligament injury. Open Biomed Eng J 4:178–89

5. Georgoulis AD et al (2010) ACL injury and reconstruction: clinical related in vivo biomechanics. Orthop Traumatol Surg Res 96(8 Suppl):S119–S128

6. Rochcongar P et al (2009) Ruptures of the anterior cruciate ligament in soccer. Int J Sports Med 30(5): 372–378

7. Boden BP et al (2010) Noncontact anterior cruciate ligament injuries: mechanisms and risk factors. J Am Acad Orthop Surg 18(9):520–527

8. Hughes G, Watkins J (2006) A risk-factor model for anterior cruciate ligament injury. Sports Med 36(5): 411–428

9. Levine JW et al (2013) Clinically relevant injury patterns after an anterior cruciate ligament injury provide insight into injury mechanisms. Am J Sports Med 41(2):385–395

10. Hewett TE et al (2010) Understanding and preventing acl injuries: current biomechanical and epidemiologic considerations – update 2010. N Am J Sports Phys Ther 5(4):234–251

11. Dargel J et al (2007) Biomechanics of the anterior cruciate ligament and implications for surgical reconstruction. Strategies Trauma Limb Reconstr 2(1):1–12

12. Karmani S, Ember T (2003) The anterior cruciate ligament—1. Curr Orthop 17(5):369–377

13. Takeda Y et al (1994) Biomechanical function of the human anterior cruciate ligament. Arthroscopy 10(2):140–147

14. Imran A, O'Connor JJ (1998) Control of knee stability after ACL injury or repair: interaction between hamstrings contraction and tibial translation. Clin Biomech (Bristol, Avon) 13(3):153–162

15. Shelburne KB, Pandy MG (1997) A musculoskeletal model of the knee for evaluating ligament forces during isometric contractions. J Biomech 30(2):163–176

16. Krosshaug T et al (2007) Biomechanical analysis of anterior cruciate ligament injury mechanisms: threedimensional motion reconstruction from video sequences. Scand J Med Sci Sports 17(5):508–519

17. Markolf KL et al (1995) Combined knee loading states that generate high anterior cruciate ligament forces. J Orthop Res 13(6):930–935

18. Shin CS, Chaudhari AM, Andriacchi TP (2011) Valgus plus internal rotation moments increase anterior cruciate ligament strain more than either alone. Med Sci Sports Exerc 43(8):1484–1491

19. Jones RS et al (1995) Mechanical properties of the human anterior cruciate ligament. Clin Biomech (Bristol, Avon) 10(7):339–344

20. Pappas E et al (2012) Lessons learned from the last 20 years of ACL-related in vivo-biomechanics research of the knee joint. Knee Surg Sports Traumatol Arthrosc 21(4):755–766

21. Siebold R, Fu FH (2008) Assessment and augmentation of symptomatic anteromedial or posterolateral bundle tears of the anterior cruciate ligament. Arthroscopy 24(11):1289–1298

22. Kobayashi H et al (2010) Mechanisms of the anterior cruciate ligament injury in sports activities: a twentyyear clinical research of 1,700 athletes. J Sports Sci Med 9(4):6

23. Delfi co AJ, Garrett WE Jr (1998) Mechanisms of injury of the anterior cruciate ligament in soccer players. Clin Sports Med 17(4):779–785, vii

24. Alentorn-Geli E et al (2009) Prevention of non- contact anterior cruciate ligament injuries in soccer players. Part 1: mechanisms of injury and underlying risk factors. Knee Surg Sports Traumatol Arthrosc 17(7):705–729

25. Ruedl G et al (2011) ACL injury mechanisms and related factors in male and female carving skiers: a retrospective study. Int J Sports Med 32(10):801–806

26. Gerritsen KG, Nachbauer W, van den Bogert AJ (1996) Computer simulation of landing movement in downhill skiing: anterior cruciate ligament injuries. J Biomech 29(7):845–854

27. Ruedl G et al (2009) Distribution of injury mechanisms and related factors in ACL-injured female carving skiers. Knee Surg Sports Traumatol Arthrosc 17(11):1393–1398

28. Davies H et al (2009) Anterior cruciate ligament injuries in snowboarders: a quadriceps-induced injury. Knee Surg Sports Traumatol Arthrosc 17(9): 1048–1051

29. Meuffels DE, Verhaar JA (2008) Anterior cruciate ligament injury in professional dancers. Acta Orthop 79(4):515–518

30. Kimura Y et al (2010) Mechanisms for anterior cruciate ligament injuries in badminton. Br J Sports Med 44(15):1124–1127

31. Wilson EK, Lahurd AP, Wilckens JH (2012) An unusual mechanism for injury of the anterior cruciate ligament in fi gure skating. Clin J Sport Med 22(2): 160–162

第 8 章

前交叉韧带部分及完全撕裂后的生物力学研究

Milos Dordevic 和 Michael T. Hirschmann 著
方 航 曾 春 译

目 录

　　ACL 破坏不可避免地会导致膝关节发生运动学上的改变，因为只有在膝关节力学稳定时才能有效地传导负荷[1]。

　　ACL 完全撕裂与部分撕裂有显著的差异，后者常只累及 AM 束或 PL 束[2]。在单独的 ACL 撕裂中，前交叉韧带部分撕裂占 5%～28%，与健康人相比，ACL 损伤的患者往往出现步态变化性方面的下降。这种改变预示着 ACL 撕裂患者走路时往往更加"小心仔细"，以避免任何额外动作，因而表现出刻板的运动模式[3]。Waite 等进行的步态分析发现前交叉韧带损伤的膝关节在跑步中站立时间往往较前交叉韧带完整膝关节明显延长，这和 Roberts 等的研究发现一致，后者指出 ACL 损伤的膝关节无股四头肌避让步态。

8.1　前交叉韧带完全撕裂

　　ACL 完全损伤患者 ACL 残余部分在前后以及旋转稳定性方面的生物力学功能，在术中应用基于导航的关节动度测量法可进行测定[4]。在 ACL 残留部分切除前后进行关节动度测量。研究发现在膝关节屈曲 30° 时，ACL 残留部分在损伤后的 1 年内仍可提供前后向的稳定性，但对旋转稳定性则无帮助。

　　ACL 完全撕裂患者，给胫骨施加 134 N 的前向应力，在膝关节位于 30°～90° 屈曲位时，可使内侧副韧带紧张度增加 120%～177%，而后外侧结构的紧张度在膝关节伸直时可增加 123%，屈曲 15° 时则增加 413%[5]。

　　生物力学研究显示，与正常膝关节相比，ACL 损伤的患者在站立相时膝关节屈曲角度更大（图 8.1）[6-7]。

　　ACL 功能不全的膝关节，在其步态周期的站立相终末期也显示显著的胫骨前移（图 8.2）。胫骨外旋的显著增加也与 ACL 功能不全密切相关[8-9]。

　　ACL 最重要的作用是限制胫骨相对股骨的前向运动，ACL 损伤就失去了这种限制作用。腘绳肌以及其他组织向后的拉力无法完全代偿。这一现象得到研究证据的支持，研究发现 ACL 损伤的膝关节与正常膝关节相比较，其腘绳肌肌电图的活动明显增强[6-7, 9-11]。ACL 损伤患者在下蹲的整个弯曲弧度内，患膝关节的胫骨前向移动较正常膝关节明显增加。此外，在轴移运动中，ACL 损伤患者膝关节的胫骨前向移动也增加[12]。

　　腿部压力试验显示 ACL 损伤的膝关节在屈曲 30° 时胫骨前向移动明显较正常膝关节大，而在屈曲 45° 时没有该现象[13]。这说明股四头肌在膝关节屈曲 45° 时牵拉胫骨的力量较膝关节屈曲 30° 时弱，使腘绳肌能够代偿、平衡股四头肌的前向作用力。

　　ACL 完整的膝关节在台阶运动（闭链运动）中使胫骨前向移动的距离较膝关节主动伸直运动

图 8.1 在 ACL 完整及 ACL 损伤情况下，在跑步步态时膝关节站立相的屈伸角度（Reprinted with permission from Chen et al[7]）

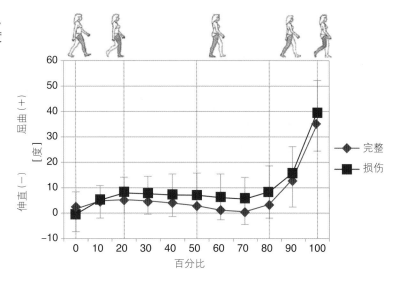

图 8.2 在 ACL 完整及 ACL 损伤情况下，在跑步机上行走时患膝关节胫骨相对于股骨的前后向移动。* 号显示显著统计学差异（P<0.05）（Reprinted with permission from Chen et al[7]）

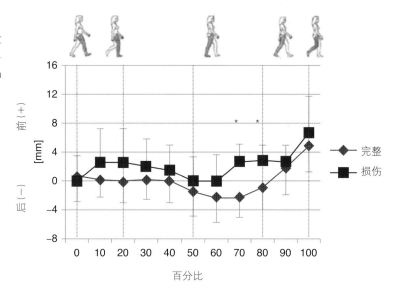

（开链运动）大，而在 ACL 损伤的膝关节，这两种运动结果相似。Kozanek 等进一步报道，在台阶运动中，ACL 损伤的膝关节胫骨前移、内移及外旋均有所增加[14]，然而，这种差异仅在站立相终末期有统计学差异。

在步态分析中，ACL 损伤的膝关节在上楼梯时较 ACL 完整膝关节屈曲度更大，而下楼梯足着地前膝关节屈曲度也更大，从而避免膝关节接近完全伸直[15]。

Shefelbine 等应用 MRI 分析了在轴向负荷下，ACL 损伤患者及正常人群的半月板和胫股关节的运动学[16]。结果发现，在 125 N 施加于足部的压力作用下，分别在膝关节完全伸直和部分屈曲时（45°）采集 MRI 图像。结果显示 ACL 损伤能够导致胫股关节运动学发生显著改变，而半月板运动学则无明显改变。

8.2 前交叉韧带部分撕裂

接近 40%~50% 的 ACL 部分撕裂患者可进展为完全撕裂。

有症状的 AM 束撕裂的患者常常遭受和 ACL 完全撕裂相同的前向不稳定。这些患者在膝关节屈曲 90° 行前抽屉试验往往是阳性的，且 KT-

1000 可检测到两侧的差异 >3 mm。在膝关节屈曲 30° 行 Lachman 试验时，胫骨前向移动则相对较小，轴移试验常为阴性的或弱阳性[17]。相反的，PL 束撕裂患者常诉旋转不稳定，而非前向不稳定。这类患者在参与非轴移活动时往往不受限。轴移试验结果往往是阳性（1+），而前抽屉试验和 Lachman 试验结果往往是阴性或弱阳性，KT-1000 检测两侧的差异往往为 1~3 mm[17]。

参考文献

1. Dargel J et al (2007) Biomechanics of the anterior cruciate ligament and implications for surgical reconstruction. Strategies Trauma Limb Reconstr 2(1):1–12

2. Georgoulis AD et al (2010) ACL injury and reconstruction: clinical related in vivo biomechanics. Orthop Traumatol Surg Res 96(8 Suppl):S119–S128

3. Pappas E et al (2013) Lessons learned from the last 20 years of ACL-related in vivo-biomechanics research of the knee joint. Knee Surg Sports Traumatol Arthrosc 21(4):755–766

4. Nakamae A et al (2010) Biomechanical function of anterior cruciate ligament remnants: how long do they contribute to knee stability after injury in patients with complete tears? Arthroscopy 26(12):1577–1585

5. Kanamori A et al (2000) In-situ force in the medial and lateral structures of intact and ACL-deficient knees. J Orthop Sci 5(6):567–571

6. Beard DJ et al (1996) Gait and electromyographic analysis of anterior cruciate ligament deficient subjects. Gait Posture 4(2):83–88

7. Chen CH et al (2012) Anteroposterior stability of the knee during the stance phase of gait after anterior cruciate ligament defi ciency. Gait Posture 35(3):467–471

8. Fuentes A et al (2011) Gait adaptation in chronic anterior cruciate ligament-defi cient patients: pivot-shift avoidance gait. Clin Biomech (Bristol, Avon) 26(2):181–187

9. Zhang LQ et al (2003) Six degrees-of-freedom kinematics of ACL defi cient knees during locomotioncompensatory mechanism. Gait Posture 17(1): 34–42

10. Andriacchi TP, Dyrby CO (2005) Interactions between kinematics and loading during walking for the normal and ACL defi cient knee. J Biomech 38(2):293–298

11. Liu W, Maitland ME (2000) The effect of hamstring muscle compensation for anterior laxity in the ACLdefi cient knee during gait. J Biomech 33(7):871–879

12. Yamaguchi S et al (2009) In vivo kinematics of anterior cruciate ligament defi cient knees during pivot and squat activities. Clin Biomech (Bristol, Avon) 24(1): 71–76

13. Esfandiarpour F et al (2013) Comparison of kinematics of ACL-defi cient and healthy knees during passive fl exion and isometric leg press. Knee 20(6):505–510

14. Kozanek M et al (2011) Kinematic evaluation of the step-up exercise in anterior cruciate ligament deficiency. Clin Biomech (Bristol, Avon) 26(9):950–954

15. Gao B, Cordova ML, Zheng NN (2012) Threedimensional joint kinematics of ACL-deficient and ACL-reconstructed knees during stair ascent and descent. Hum Mov Sci 31(1):222–235

16. Shefelbine SJ et al (2006) MRI analysis of in vivo meniscal and tibiofemoral kinematics in ACL- deficient and normal knees. J Orthop Res 24(6):1208–1217

17. Siebold R, Fu FH (2008) Assessment and augmentation of symptomatic anteromedial or posterolateral bundle tears of the anterior cruciate ligament. Arthroscopy 24(11):1289–1298

第三部分

前交叉韧带增强术

第 9 章

病史采集、体格检查与影像学诊断

Christophe Hulet, Aude Sebilo 和 Sylvie Collon 著
方 航 曾 春 译

目 录

本章将简要描述 ACL 的解剖结构，包括 AM 束和 PL 束的解剖和生物力学特征；在诊断潜在的 ACL 损伤时依据患者的病史和体格检查结果综合评价，特别是在诊断 ACL 部分断裂时；同时本章还讨论了影像学诊断方法，并将它们与术中发现和检查进行对比，来确定 ACL 部分断裂的最佳的诊断方法。

9.1　引言

ACL 完全断裂是一种常见的损伤；然而，在 ACL 损伤的全部患者中，部分断裂（单独 AM 束或单独 PL 束的断裂）据报道，发生率为 5%～28%[9, 14]。ACL 部分断裂可能是由于 ACL 的 2 个分束在膝关节不同屈曲角度，具有协同而又截然不同的生物力学功能。

随着对 ACL AM 束和 PL 束在稳定膝关节中的独特作用认识的增加，我们能够更好地了解 ACL 单束断裂患者可能存在的持续膝关节不稳定。随着影像学技术的不断进步，特别是 MRI，也增强了我们诊断这些 ACL 部分断裂患者的能力。不稳定的 ACL 部分断裂可能会导致膝关节动力学的改变、半月板损伤和关节软骨早期退行性改变，最终导致创伤后骨关节炎（osteoarthritis，OA）[12]。由于传统 ACL 重建术存在的问题，最近，越来越多的学者认为，对于单束断裂的患者，行 ACL 单束增强术比行传统 ACL 重建术效果可能更佳，它有能力恢复膝关节本体感受及生物力学功能[1, 17, 25]。

ACL 部分断裂有很多定义。在本章中，ACL 部分断裂将被定义为 ACL 的 AM 束或 PL 束的断裂。ACL 部分断裂的诊断须依靠病史采集、体格检查和影像学检查结果，并且须靠关节镜术中的发现最后进行确认。外科医生还必须区分有功能和无功能的 ACL。有功能的 ACL 是指部分断裂持续一定时间后，可能会出现临床症状，并且相对于未受伤的膝关节，患膝可能出现前向移动的明显增加，然而，轴移试验结果为阴性。无功能的 ACL 部分断裂持续一定时间会出现上述情况，并且轴移试验结果为阳性[3-4]。当出现上述情况时，外科医生必须高度怀疑患者为 ACL 部分断裂，此外，必须在麻醉状态下进行全面检查，接着是关节镜检查，包括镜下肉眼观察、探查和术中进行旋转和平移试验。

9.2   解剖学与生物力学

ACL 由 2 个功能束组成，即基于胫骨近端的止点划分的 AM 束和 PL 束。肌束在股骨止于股骨外侧髁的内侧面，外侧髁间嵴的后方[24]。AM 束在 PL 束近端，并且由分叉嵴分成 2 束[2]。2 束在膝关节屈曲时呈交叉形态，而膝关节完全伸直时平行[2, 27]。

AM 束是限制胫骨前移的主要约束结构，在膝关节屈曲时呈紧张状态。PL 束在膝关节伸直时呈紧张状态，主要限制胫骨内旋[18]。医生在采集患者病史和进行体格检查时要认真考虑这些生物力学概念。

9.3   患者情况评估

准确诊断 ACL 损伤，首先要采集包括特定损伤机制在内的患者病史的每个细节，并进行全面的体格检查。外科医生在诊断 ACL 部分断裂时须通过 X 线片和 MRI，并最终结合术中所见进行诊断。骨外科医生面对的挑战是要使用所有这些现有的工具，综合所有检查结果为每个患者制订个性化治疗方案[11]。

9.3.1   病史

详细的病史应该从患者本人处获得。问诊中的重要问题包括受伤时间、受伤时正在进行的运动、患膝既往有无外伤史。这些问题将有助于判断患者的基本情况及损伤的严重程度。虽然 ACL 部分断裂的患者与完全断裂的表现相似，但也并非绝对。通常，ACL 部分断裂的患者伤后能够返回到运动或活动中，不会存在膝关节不稳定的情况，但会有膝关节反复疼痛和肿胀[19]。这与 ACL 完全断裂患者受伤时可以清楚地听到"啪"的声响，并即刻出现膝关节大面积肿胀的情况截然不同。ACL 完全断裂患者通常伤后无法返回到竞技运动中，并且存在膝关节不稳定。

确定损伤的力学机制同样重要。这是一个接触性损伤还是非接触性损伤？多数 ACL 损伤是由非接触性损伤引起的。对损伤机制的详尽了解，甚至有助于确定可能是哪一束发生断裂。AM 束断裂经常发生于高能量的创伤，而 PL 束可在相对更轻微的旋转运动中发生断裂。外科医生在发现损伤机制可疑时，应当怀疑是否发生骨折。

进一步问诊必须确定膝关节是否疼痛、疼痛的位置，以及患者是否能够走动。临床医生也必须警惕合并伤，例如其他韧带损伤、半月板撕裂（经常同铰锁症状同时出现）或关节软骨的损伤。

9.3.2   体格检查

详细的体格检查将有助于区分 ACL 部分断裂和完全断裂。完整的膝关节体格检查的叙述超出了本章的篇幅，但是，必须仔细注意检查的几个关键点。首先，必须明确是否存在关节积液或关节血肿。关节积液的存在高度提示膝关节内病变。

其次，进行 Lachman 试验时须仔细比较对侧膝。在单独 AM 束或 PL 束发生断裂的情况下，相对于另一侧膝关节，患膝 Lachman 试验将有可能增加（0 到 1+），但仍在一定限度以内，结果差异有时可能难以确定[19]。一项研究发现，至少横断 75% 的 ACL（这包括全部 PL 束和一半的 AM 束）才能够检测到胫骨前移的显著差别。在同一研究中，只有 18 个检查中的 2 个能够提示 ACL 部分横断。

前抽屉试验是评估 ACL 的完整性的另一重要试验。然而，由于不能消除来自次要膝关节稳定结构[10]的干扰，前抽屉试验不能完全成为诊断膝关节前向松弛的可靠检查手段。检查者必须牢记，在单纯 AM 束断裂的情况下，前抽屉试验更可能会被影响；而 Lachman 试验在单纯 PL 束断裂的情况下更可能出现阳性。

另一个重要检查是轴移试验。在麻醉下进行的轴移试验，经常可以比 Lachman 试验提供更多的信息，因此常认为该体格检查对于具有临床意义的膝关节不稳定或称为膝关节"功能性"不稳定的诊断具有重要的指导意义。在 ACL 部分断裂时，由于剩余的完整分束影响，膝关节轴移试验可为阴性或弱阳性（0 到 1+）[23]。一些医生认为，双侧膝关节对比轴移试验出现任何差异都应认为是 ACL 完全损伤[3]。

将来，可定量的轴移试验将有助于提高其灵敏度和特异度，或许可以让我们区分单纯 AM 束断裂和 PL 束断裂。为量化这些细微差异，Zaffagnini 等在轴移试验[26]的复位相使用无创惯性传感器测量胫骨的加速度。Nishizawa 等使用电磁跟踪显示技术证实两侧的加速度差异（3.0 vs.

1.2 mm/S^2）可提示 ACL 部分损伤[13]。使用最简单的图像分析技术，通过一个 iPad 的应用程序，Hoshino 等证实，轴移试验评分之间的差异可以被检测到，并进行定量分析[8]。

此外，还可以使用其他仪器对 ACL 损伤患者的胫骨前移程度进行量化测量。KT-1000（MEDmetric，San Diego，CA）通常能够发现 ACL 部分断裂时双侧胫骨前移 3 mm 之内的差异[19]。Telos$^©$ 装置可施加下肢前方应力并进行放射学检查，已被证明在检测和区分 ACL 完全断裂和部分断裂时具有很高的价值。Panisset 等最近发现，能通过体格检查区分 ACL 完全断裂和部分断裂，使用 Telos$^©$ 装置应力放射学检查可以证实这点，而使用 Rolimeter$^©$ 装置则不能证实。所有的结果都在术中得到证实[16]。

9.3.3　影像学检查

根据临床诊断，MRI 可确诊 ACL 损伤，并被认为是 ACL 断裂诊断的"金标准"，同时可检测膝关节内伴发的病变。X 线片常用于排除骨折，并用于确定患者损伤前是否存在关节间隙变窄及其程度。同时还有其他多项检查手段对 ACL 部分断裂诊断有帮助。

9.3.4　磁共振成像

虽然"常规"的冠状面和矢状面上的 T1 加权像或 T2 加权像能够观察 ACL，特殊 MRI 序列，如在斜冠状面及斜矢状面上的 T2 加权像可以明确 ACL 部分断裂[19, 21]（图 9.1 和 9.2）。作者所在机构对疑似 ACL 损伤患者常规进行斜面 MRI 检查。这种方法简单易行，并且只增加 5 min 扫描时间。此外，这些层面也能够清晰地显示半月板前角和后角[21]。

Starman 等对 MRI 诊断 ACL 部分断裂的可靠性进行了评估，结果发现在大多数情况下使用常规层面能够显示 AM 束，然而，PL 束经常无法清楚显示。他们的结论是，标准冠状面和矢状面对 ACL 单束撕裂的诊断足够可靠[20]。Steckel 等如上所述评估采用斜冠状面和斜矢状面 MRI 扫描诊断 ACL 部分断裂。他们证实，在常规层面上，AM 束较易见，同时斜冠状面是观察 AM 束和 PL 束最佳的层面。同时使用两种斜型层面时，诊断 AM 束断裂的准确率达 90%，单独使用斜冠状面

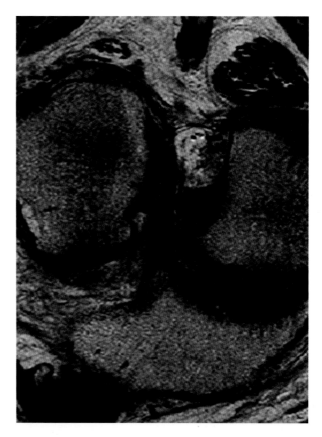

图 9.1　膝关节在 MRI 斜冠状面 显示完整的 AM 束

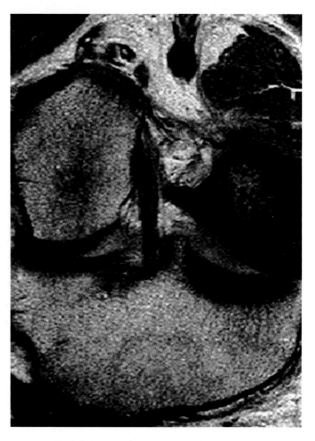

图 9.2　膝关节在 MRI 斜冠状面显示完整的 PL 束

诊断单纯 PL 束断裂准确率为 80%，单独使用斜矢状面诊断准确率则仅为 67%。他们认为 ACL 部分断裂可以使用斜面以及 3T 技术进行诊断[22]。

几种其他类型的 MRI 可能对诊断 ACL 部分断裂也有所帮助。Okazaki 等发现，通过在开放式 MRI 中将患者膝关节摆放为 Slocum 前外侧旋转不稳定试验（Anterolateral Rotatory Instability test，ALRI 试验）中膝关节的体位，可以基于外侧隔室前移程度进行轴移试验评分[15]。Haughom 等还发现，运用动态 MRI 能够探测到 ACL 功能缺失的膝关节胫骨旋转中的微小变化。即对膝关节进行连续 MRI 扫描同时施加内旋和外旋应力[6]。

9.3.5 三维计算机断层扫描

最近出现的 3D CT 技术对于确切定位 ACL 止点，特别是股骨端止点有很好的帮助。3D CT 上不仅可以看到髁间嵴，而且还可以准确定位分开 AM 束和 PL 束的分叉嵴。最近，Forsythe 等通过一种象限系统，对 8 具膝关节标本胫骨和股骨进行 AM 束和 PL 束隧道钻孔，并进行测量。然后根据象限系统量化这些隧道的位置。因此，在 ACL 部分断裂行 ACL 增强术前进行 3D CT 可以获得更多 AM 束或 PL 束重建位置的信息[5]。

9.4 术中发现和术前检查参照

案例 1：单纯 PL 束撕裂，AM 束完整。

患者，男性，23 岁，发生摩托车事故。检查发现 Lachman 试验 2A（5 mm vs 2 mm），轴移试验 1+，前抽屉试验 1+，屈曲 30° 时在内翻应力下膝关节间隙 5mm（图 9.3-9.8）。

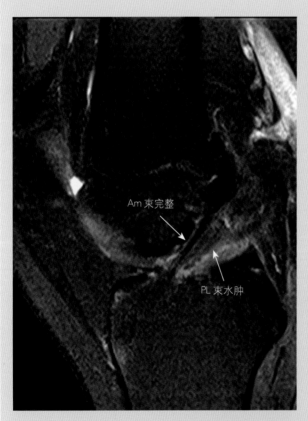

图 9.3 该患者 MRI 斜矢状面显示 AM 束完整，PL 束撕裂、水肿

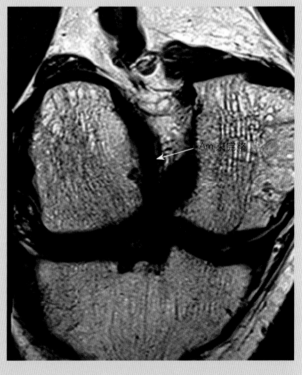

图 9.4 同一患者 MRI 斜冠状面显示 AM 束完整

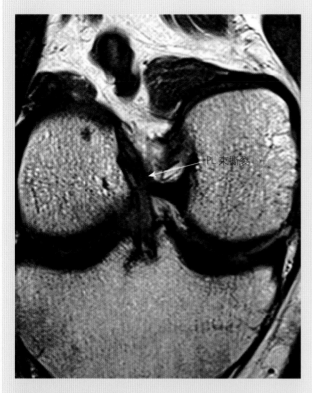

图 9.5 同一患者 MRI 斜冠状面显示 PL 束撕裂、水肿

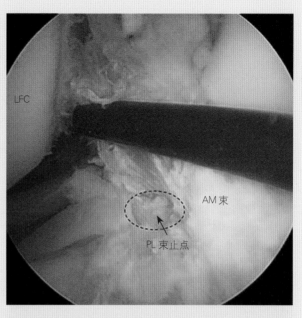

图 9.7 关节镜下使用探针探查发现 AM 束完整，PL 束于股骨外侧髁止点撕裂。LFC，股骨外侧髁

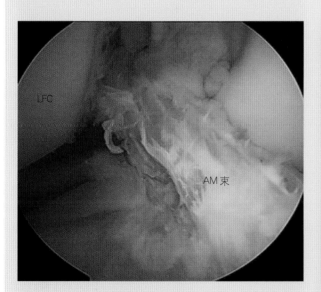

图 9.6 该 23 岁患者行关节镜检查，术中可见 AM 束完整。LFC，股骨外侧髁

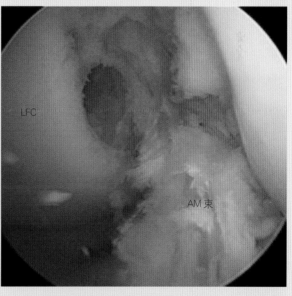

图 9.8 同一患者髁间窝可见 AM 束完整，为重建 PL 束建立骨隧道。LFC，股骨外侧髁

案例 2：单纯 PL 束撕裂，AM 束完整。

患者，男性，15 岁，足球运动时发生膝关节扭伤。体格检查发现 Lachman 试验 1B，前抽屈试验 1+，后抽屈试验阴性，轴移试验 1+（图 9.9-9.14）。

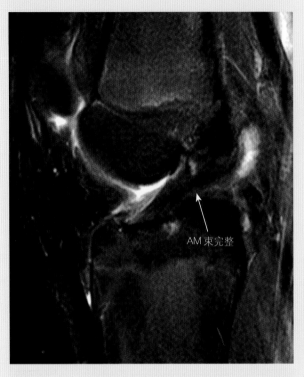

图 9.9　该患者 MRI 斜矢状面示 AM 束完整

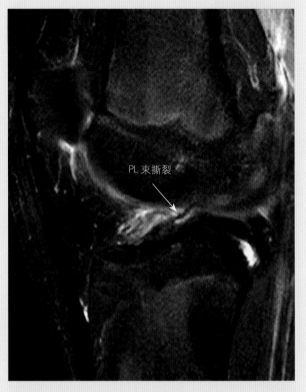

图 9.10　该患者 MRI 斜矢状面示 PL 束撕裂

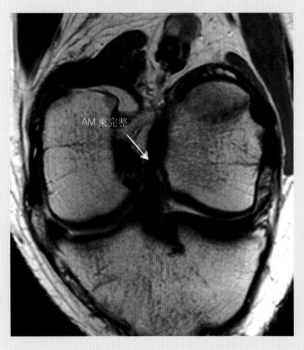

图 9.11　该患者 MRI 斜冠状面示 AM 束完整

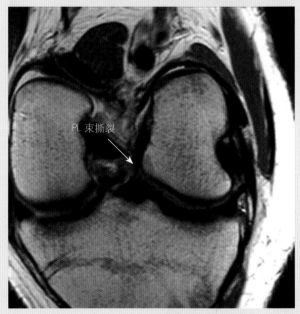

图 9.12　该患者 MRI 斜冠状面示 PL 束撕裂

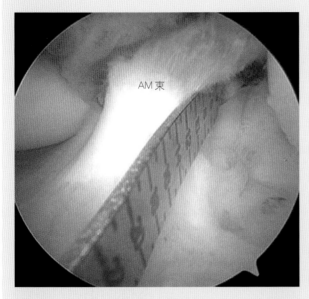

图 9.13　此患者接受关节镜评估显示其 AM 束完整

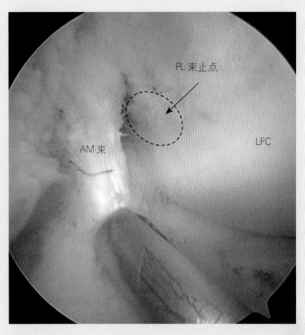

图 9.14　关节镜下显示该患者 AM 束完整，PL 束于股骨止点撕裂（图片右上方）LFC，股骨外侧髁

案例 3：AM 束断裂，PL 束完整。

患者，男性，37 岁，排球运动时发生跌伤。

检查发现 Lachman 试验 1B，轴移试验 1+，前抽屉试验 1+（图 9.15-9.19）。

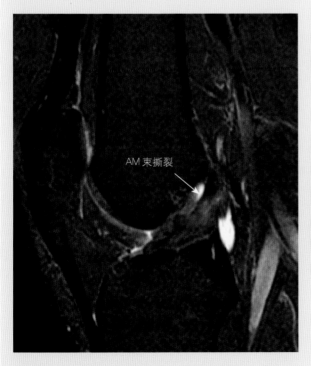

图 9.15　该患者 MRI 斜矢状面示 AM 束撕裂

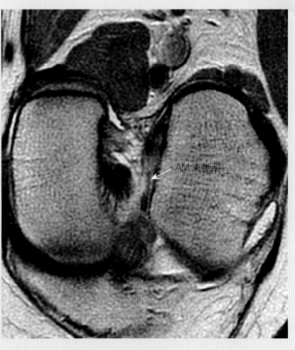

图 9.16　同一患者 MRI 斜冠状面示 AM 束撕裂

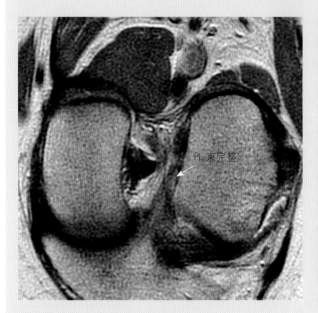

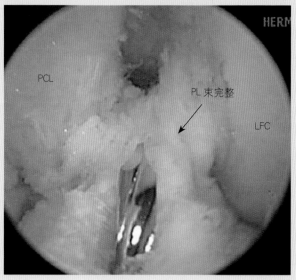

图 9.19 同一患者关节镜下示 PL 束完整，AM 束断裂。导针在 AM 束胫骨止点内。LFC，股骨外侧髁；PCL，后交叉韧带

图 9.17 MRI 斜冠状面示 PL 束完整

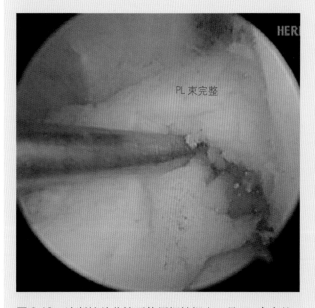

图 9.18 诊断性关节镜下使用探针探查，见 PL 束完整

记忆要点

　　ACL 部分断裂的诊断是有挑战性的，有赖于医生不同的处理工具与方法。由于表现的症状有可能与典型的 ACL 断裂表现不同，因此须进行完整的病史采集。其次，必须进行详细的检查，包括 Lachman 试验和轴移试验。MRI 对 ACL 部分断裂的诊断具有很大价值，尤其是斜矢状面和斜冠状面。因此，对怀疑 ACL 部分断裂的患者，必须结合关节镜术中所见予以证实。最终，ACL 部分重建手术的目的应当着重于改善患者的预后。

参考文献

1. Adachi N, Ochi M, Uchio Y, Sumen Y (2000) Anterior cruciate ligament augmentation under arthroscopy. A minimum 2-year follow-up in 40 patients. Arch Orthop Trauma Surg 120(3–4):128–133

2. Amis AA, Beynnon B, Blankevoort L, Chambat P, Christel P, Durselen L, Friederich N, Grood E, Hertel P, Jakob R, Müller W, O'Brien M, O'Connor J (1994) Proceedings of the ESSKA scientifi c workshop on reconstruction of the anterior and posterior cruciate ligaments. Knee Surg Sports Traumatol Arthrosc 2(3):124–132

3. Bach BR Jr, Warren RF, Flynn WM, Kroll M, Wickiewiecz TL (1990) Arthrometric evaluation of knees that have a torn anterior cruciate ligament. J Bone Joint Surg Am 72(9):1299–1306

4. DeFranco MJ, Bach BR Jr (2009) A comprehensive review of partial anterior cruciate ligament tears. J Bone Joint Surg Am 91(1):198–208

5. Forsythe B, Kopf S, Wong AK, Martins CA, Anderst W, Tashman S, Fu FH (2010) The location of femoral and tibial tunnels in anatomic double-bundle anterior cruciate ligament reconstruction analyzed by threedimensional computed tomography models. J Bone Joint Surg Am 92(6):1418–1426

6. Haughom BD, Souza R, Schairer WW, Li X, Ma CB (2012) Evaluating rotational kinematics of the knee in ACL-ruptured and healthy patients using 3.0 Tesla magnetic resonance imaging. Knee Surg Sports Traumatol Arthrosc 20(4):663–670

7. Hole RL, Lintner DM, Kamaric E, Moseley JB (1996) Increased tibial translation after partial sectioning of the anterior cruciate ligament. The posterolateral bundle. Am J Sports Med 24(4):556–560

8. Hoshino Y, Araujo P, Irrgang JJ, Fu FH, Musahl V (2012) An image analysis method to quantify the lateral pivot shift test. Knee Surg Sports Traumatol Arthrosc 20(4):703–707

9. Jacquot L, Selmi TAS, Servien E, Neyret P (2003) Lésions ligamentaires récentes du genou. Encyclopédie medico-chirurgicale appareil locomoteur 14(080):20

10. Lubowitz JH, Bernardini B, Reid JB 3rd (2008) Current concepts review: comprehensive physical examination for instability of the knee. Am J Sports Med 36(3):577–594

11. Musahl V, Kopf S, Rabuck S, Becker R, van der Merwe W, Zaffagnini S, Fu FH, Karlsson J (2012) Rotatory knee laxity tests and the pivot shift as tools for ACL treatment algorithm. Knee Surg Sports Traumatol Arthrosc 20(4):793–800

12. Nakamae A, Ochi M, Deie M, Adachi N, Kanaya A, Nishimori M, Nakasa T (2010) Biomechanical function of anterior cruciate ligament remnants: how long do they contribute to knee stability after injury in patients with complete tears? Arthroscopy 26(12): 1577–1585

13. Nishizawa Y, Kuroda R, Matsushita T, Kubo S, Nagamune K, Kurosaka M (2012) Preoperative and postoperative biomechanical analysis of the knee with partial anterior cruciate ligament disruption: quantitative evaluation using an electromagnetic measurement system. Abstract only. ESSKA Congress, Geneva, 2–5 May 2012

14. Noyes FR, Bassett RW, Grood ES (1980) Arthroscopy in acute traumatic hemarthrosis of the knee. Incidence of anterior cruciate tears and other injuries. J Bone Joint Surg Am 62:687–695, 757

15. Okazaki K, Tashiro Y, Izawa T, Matsuda S, Iwamoto Y (2012) Rotatory laxity evaluation of the knee using modifi ed Slocum's test in open magnetic resonance imaging. Knee Surg Sports Traumatol Arthrosc 20(4):679–685

16. Panisset JC, Ntagiopoulos PG, Saggin PR, Dejour D (2012) A comparison of Telos stress radiography versus Rolimeter in the diagnosis of different patterns of anterior cruciate ligament tears. Orthop Traumatol Surg Res 98(7):751–758

17. Petersen W, Zantop T (2006) Partial rupture of the anterior cruciate ligament. Arthroscopy 22(11):1143–1145

18. Sakane M, Fox RJ, Woo SL, Livesay GA, Li G, Fu FH (1997) In situ forces in the anterior cruciate ligament and its bundles in response to anterior tibial loads. J Orthop Res 15(2):285–293

19. Siebold R, Fu FH (2008) Assessment and augmentation of symptomatic anteromedial or posterolateral bundle tears of the anterior cruciate ligament. Arthroscopy 24(11):1289–1298

20. Starman JS, Vanbeek C, Armfi eld DR, Sahasrabudhe A, Baker CL 3rd, Irrgang JJ, Fu FH (2007) Assessment of normal ACL double bundle anatomy in standard viewing planes by magnetic resonance imaging. Knee Surg Sports Traumatol Arthrosc 15(5): 493–499

21. Steckel H, Vadala G, Davis D, Fu FH (2006) 2D and 3D 3-tesla magnetic resonance imaging of the double bundle structure in anterior cruciate ligament anatomy. Knee Surg Sports Traumatol Arthrosc 14(11): 1151–1158

22. Steckel H, Vadala G, Davis D, Musahl V, Fu FH (2007) 3-T MR imaging of partial ACL tears: a cadaver study. Knee Surg Sports Traumatol Arthrosc 15(9):1066–1071

23. van Eck CF, Schreiber VM, Liu TT, Fu FH (2010) The anatomic approach to primary, revision and augmentation anterior cruciate ligament reconstruction. Knee Surg Sports Traumatol Arthrosc 18(9): 1154–1163

24. Wang JH, Kim JG, Ahn JH, Lim HC, Hoshino Y, Fu FH (2012) Is femoral tunnel length correlated with the intercondylar notch and femoral condyle geometry after double-bundle anterior cruciate ligament reconstruction using the transportal technique? An in vivo computed tomography analysis. Arthroscopy 28(8): 1094–1103

25. Yagi M, Kuroda R, Nagamune K, Yoshiya S, Kurosaka M (2007) Double-bundle ACL reconstruction can improve rotational stability. Clin Orthop Relat Res 454:100–107

26. Zaffagnini S, Lopomo N, Signorelli C, Marcheggiani Muccioli GM, Bonanzinga T, Grassi A, Visani A, Marcacci M (2013) Innovative technology for knee laxity evaluation: clinical applicability and reliability of inertial sensors for quantitative analysis of the pivot-shift test. Clin Sports Med 32(1):61–70

27. Zantop T, Herbort M, Raschke MJ, Fu FH, Petersen W (2007) The role of the anteromedial and posterolateral bundles of the anterior cruciate ligament in anterior tibial translation and internal

第 10 章

前交叉韧带部分撕裂的关节镜下评估

Rainer Siebold 著

方 航 曾 春 译

目 录

ACL 是一个由多个分束组成的连续的纤维。基于解剖学和生物力学的研究结果，它被分为 2 个主要束——AM 束和 PL 束 [5-11, 13-17, 20, 24]。组织学研究显示，AM 束和 PL 束被一个隔膜 [11] 分开。最近有越来越多的解剖学研究证据表明，ACL 是扁平状的，而 ACL 胫骨止点是一个 C 形纤维，沿胫骨内侧棘插入 AM 与后内侧（PM，由作者命名，见第 1 章）。这一新发现对于定位 PM 胫骨隧道位置具有重要的作用。

10.1 前交叉韧带部分撕裂或伸长的关节镜下评估

ACL 是一个由被隔膜分开的多个分束组成的连续的纤维。因此，无法找到一个真正的单纯单束撕裂。ACL 部分撕裂通常混合了前部和后部纤维的部分撕裂。Zantop 等 [23] 报道了 AM 和 PL 不同的损伤模式概述。在大多数情况下，ACL 的不同分束撕裂（图 10.1a-c，图 10.2）发生于股骨

止点。另一束仍然完好或部分撕裂。ACL 韧带内的部分撕裂或胫骨止点的部分撕裂相对较少见。ACL 部分撕裂的诊断常较困难，应该结合患者的病史、临床检查、MRI 和关节镜下表现进行综合判断。

10.1.1 前交叉韧带不同分束的检查

在手术时应首先在患者麻醉状态下进行检查。其中有 2 个检查是必不可少的，Lachman 试验和轴移试验，它们在麻醉状态下检查的结果更加稳定、准确 [4]。轴移试验通常表现为阴性或出现轴移，而轴移试验的阳性则是 ACL 部分撕裂的特征之一 [18]。

关节镜下在不同屈膝角度时，使用探针探查 ACL 前部和后部纤维不同部分的不同牵拉模式。在屈膝时，AM 纤维原位应力保持在相对恒定的水平上 [1-3, 12, 19, 21-22]，因此最好在膝关节屈曲 90° 时使用关节镜探查。关节镜下可视化的前抽屉试验有助于确立诊断。Lachman 试验和轴移试验都难以在关节镜下进行。

与此相反，与最近发现的 PL 纤维的特点相似 [1-3, 12, 19, 21-22]，PM 纤维在膝关节屈曲 0°～30° 之间具有较高的原位应力。在膝关节接近伸直时，髁间窝无法进行关节镜下观察。这些纤维最好在膝关节"4"体位时用探针进行探查。此时，PM 纤维被拉伸，股骨 PM 覆盖面被旋转并在股骨外侧髁间壁的浅侧露出。

10.1.2 股骨止点部分撕裂

为评估损伤类型（图 10.1a，b），在关节镜下

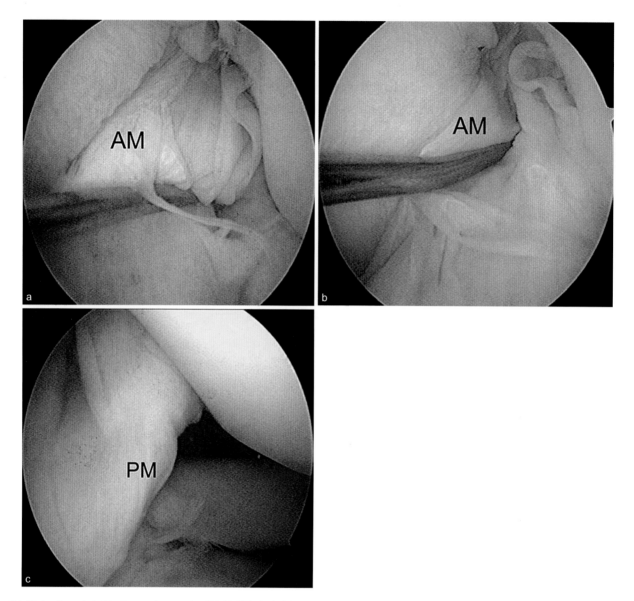

图 10.1 （a-c）左膝：（a，b）AM 束近端断裂伴脂肪变性；（c）同一患者，PM 纤维完整

对 ACL 股骨止点进行全面的检查尤为重要。在急性损伤或当撕裂纤维回缩时，暴露股骨外侧髁间壁，诊断相对容易（图 10.2）。当慢性损伤出现瘢痕组织的情况下，撕裂可能只能通过使用探针探查股骨止点才能观察到。股骨 AM 或 PM 纤维撕裂在膝关节屈曲时最易于探查。"4"体位可能对探查 PM 纤维有所帮助。

10.1.3　韧带内的部分撕裂

ACL 韧带部纤维性撕裂较少发生，但由于其

位置通常易于显露，诊断较容易。慢性损伤伴有瘢痕组织则诊断较困难，须全面探测 ACL 的每个部分。

10.1.4　胫骨止点部分撕裂

由于 AM 纤维在胫骨止点的前方，因此从胫骨止点的撕裂在关节镜下较易观察。相反，从 ACL 止点的后内侧的 PM 纤维断裂，因为靠近胫骨内侧棘，被 AM 纤维遮挡，因此在关节镜下观察较困难。这两种类型的撕裂是相当罕见的。

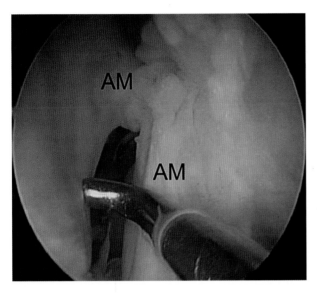

图 10.2　右膝：由内侧入路观察。PM 纤维断裂，探针显示 PM 止点；AM 束近端部分撕裂，但稳定性尚可

记忆要点

　　根据不同的止点，ACL 的不同纤维分束在维持膝关节整体稳定性时功能相对独立[1-3, 12, 19, 21-22]。ACL 部分撕裂的诊断是有难度的，应该结合患者的病史、临床检查、MRI 和关节镜下表现进行综合判断。充分了解牵拉模式下 ACL 解剖结构的关节镜下表现，对正确诊断 ACL 部分撕裂非常有帮助。

参考文献

1. Amis AA, Dawkins GP (1991) Functional anatomy of the anterior cruciate ligament. Fibre bundle actions related to ligament replacements and injuries. J Bone Joint Surg Br 73(2):260–267

2. Amis AA, Zavras TD (1995) Isometricity and graft placement during anterior cruciate ligament reconstruction. Knee 2(1):5–17

3. Bach JM, Hull ML (1998) Strain inhomogeneity in the anterior cruciate ligament under application of external and muscular loads. J Biomech Eng 120(4):497–503

4. Bach BR Jr, Warren RF, Wickiewicz TL (1988) The pivot shift phenomenon: results and description of a modified clinical test for anterior cruciate ligament insufficiency. Am J Sports Med 16(6):571–576

5. Chhabra A, Starman JS, Ferretti M et al (2006) Anatomic, radiographic, biomechanical, and kinematic evaluation of the anterior cruciate ligament and its two functional bundles. J Bone Joint Surg Am 88(Suppl 4):2–10

6. Colombet P, Robinson J, Christel P et al (2006) Morphology of anterior cruciate ligament attachments for anatomic reconstruction: a cadaveric dissection and radiographic study. Arthroscopy 22(9):984–992

7. Dodds JA, Arnoczky SP (1994) Anatomy of the anterior cruciate ligament a blueprint for repair and reconstruction. Arthroscopy 10(2):132–139

8. Duthon VB, Barea C, Abrassart S et al (2006) Anatomy of the anterior cruciate ligament. Knee Surg Sports Traumatol Arthrosc 14(3):204–213

9. Edwards A, Bull AM, Amis AA (2007) The attachments of the anteromedial and posterolateral fi bre bundles of the anterior cruciate ligament: Part 1: tibial attachment. Knee Surg Sports Traumatol Arthrosc 15(12):1414–1421

10. Edwards A, Bull AM, Amis AA (2008) The attachments of the anteromedial and posterolateral fi bre bundles of the anterior cruciate ligament. Part 2: femoral attachment. Knee Surg Sports Traumatol Arthrosc 16(1):29–36

11. Ferretti M, Levicoff EA, Macpherson TA et al (2007) The fetal anterior cruciate ligament: an anatomic and histologic study. Arthroscopy 23(3):278–283

12. Gabriel MT, Wong EK, Woo SL et al (2004) Distribution of in situ forces in the anterior cruciate ligament in response to rotatory loads. J Orthop Res 22(1):85–89

13. Girgis FG, Marshall JL, Monajem A (1975) The cruciate ligaments of the knee joint. Anatomical, functional and experimental analysis. Clin Orthop Relat Res (106):216–231

14. Giron F, Cuomo P, Aglietti P et al (2006) Femoral attachment of the anterior cruciate ligament. Knee Surg Sports Traumatol Arthrosc 14(3):250–256

15. Harner CD, Baek GH, Vogrin TM et al (1999) Quantitative analysis of human cruciate ligament insertions. Arthroscopy 15(7):741–749

16. Mochizuki T, Muneta T, Nagase T et al (2006) Cadaveric knee observation study for describing anatomic femoral tunnel placement for two-bundle anterior cruciate ligament reconstruction. Arthroscopy 22(4):356–361

17. Odensten M, Gillquist J (1985) Functional anatomy of the anterior cruciate ligament and a rationale for reconstruction. J Bone Joint Surg Am 67(2):257–262

18. Panisset JC, Duraffour H, Vasconcelos W et al (2008) Clinical, radiological and arthroscopic analysis of the ACL tear. A prospective study of 418 cases. Rev Chir Orthop Reparatrice Appar Mot 94(8 Suppl):362–368

19. Sakane M, Fox RJ, Woo SL et al (1997) In situ forces in the anterior cruciate ligament and its bundles in response to anterior tibial loads. J Orthop Res 15(2):285–293

20. Siebold R, Ellert T, Metz S et al (2008) Tibial insertions of the anteromedial and posterolateral bundles of the anterior

cruciate ligament: morphometry, arthroscopic landmarks, and orientation model for bone tunnel placement. Arthroscopy 24(2):154–161

21. Woo SL, Debski RE, Withrow JD et al (1999) Biomechanics of knee ligaments. Am J Sports Med 27(4):533–543

22. Yagi M, Wong EK, Kanamori A et al (2002) Biomechanical analysis of an anatomic anterior cruciate ligament reconstruction. Am J Sports Med 30(5):660–666

23. Zantop T, Brucker PU, Vidal A et al (2007) Intraarticular rupture pattern of the ACL. Clin Orthop Relat Res 454:48–53

24. Zantop T, Petersen W, Sekiya JK et al (2006) Anterior cruciate ligament anatomy and function relating to anatomical reconstruction. Knee Surg Sports Traumatol Arthrosc 14(10):982–992

第 11 章

保守治疗与手术治疗

Jürgen Höher 和 Christoph Offerhaus 著

方　航　曾　春　译

目　录

11.1　引言

ACL 撕裂非常常见，且多发生于运动员非接触性轴向损伤，如突然转向或减速等运动。美国每年发病约 200 000 例，其中至少 100 000 例行关节镜下重建术[2]。ACL 部分撕裂占 10%～35%，其中 5%～10% 的病例出现临床症状[3, 24]。

近日，一项设计良好的临床综述报道，若 ACL 部分撕裂患者不选择系统重建手术，保守治疗也是一个有效的治疗选择[7]。然而，38% 的部分损伤可能在随后演变成完全撕裂，在之后需要 ACL 重建。临床证据表明，早期行保留韧带残端的 ACL 增强术在生物力学、血运和本体感觉方面均具有优势[22, 24]。

在本章节中，我们旨在让外科医生对 ACL 断裂的保守治疗和手术治疗有一个科学的认识，并提供一个判断原则，帮助医生决定患者的治疗方式应选择非手术治疗、ACL 增强术或标准 ACL 重建术。

11.2　文献学习

由于 ACL 具有对抗胫骨前向应力的作用，因此当 ACL 失去功能时会导致膝关节前外侧不稳定，而使患者经常出现"脱膝感"的症状。PL 束在膝关节伸直时保持紧张，AM 束在膝关节屈曲时保持紧张。不同分束在关节不同的位置起到关节稳定作用，因此膝关节在不同位置下可能会出现不同分束的部分撕裂。AM 束在膝关节屈曲时主要对抗胫骨前移运动，而 PL 束在膝关节接近完全伸直时起稳定作用，尤其是对抗旋转运动。因此，单纯 AM 束撕裂时前抽屉试验比 Lachman 试验效果更加明显，而单纯 PL 束撕裂时相反。PL 束撕裂导致旋转不稳定，轴移试验通常为阳性。单纯 AM 束撕裂，轴移试验通常为阴性[26]。

经常被引用的"关节级联"描述了慢性不稳定的膝关节的骨关节炎改变。几项研究表明，ACL 功能缺失若未行处理，膝关节半月板损伤的发生率升高[6, 15, 25]。半月板功能的丧失，以及高剪切力和压缩力在轴移运动时会导致继发软骨损伤[15]。因此，通常推荐 ACL 损伤后进行手术重建，以防止半月板继发损伤，并降低高运动量需求的运动员发生退行性骨关节炎的风险。然而，保守治疗对于不太参与运动的高龄患者仍然是一个有效治疗的选择。

目前，远期看来，没有循证医学证据表明 ACL 重建可以预防骨关节炎[7, 12]。几项长期病例随访研究显示，未经治疗的 ACL 断裂患者出现 X 线表现异常的概率增高，由 24% 上升到 86% [4, 21, 25]。至少随访 5 年的研究显示，ACL 重建术后患者出现 X 线表现异常的概率为 10% ~ 71% [9, 16, 19]。这些研究中骨关节炎的发病率差异较大的原因主要是研究人群的年龄、活动水平、伴随损伤，以及放射摄像技术和骨关节炎分类标准存在差异。在一些研究中，早期重建的患者的 X 线片上的骨关节炎程度甚至比保守治疗的患者更高，而这些保守治疗的患者 Tegner 评分显著较低 [10]。这些研究的另一个偏倚可能是韧带重建的患者与非手术治疗的患者相比，受伤前的活动水平更高。虽然两组之间膝关节退行性病变发病率都随时间而升高，Fink 等的研究表明 ACL 重建后的患者参与体育运动，与保守治疗的患者相比，水平更高 [9]。然而，手术治疗并不是参与体育运动的前提，也不能保证手术能恢复高水平的体育能力。除了膝关节生物力学的情况以外，患者的心理状况也是重返伤前运动水平的另一个重要因素 [14]。

相反，普遍认为，半月板部分切除术是继发性骨关节炎的一个危险因素。即使是具有完整 ACL 的膝关节，半月板部分切除术后 20 年后，患者发生关节退行性病变的概率是对侧未受伤的膝关节的 3 ~ 7 倍 [23]。研究显示 ACL 断裂后无论是手术治疗还是保守治疗，伴有半月板损伤的 ACL 断裂患者发生骨关节炎影像学改变的概率更高 [29]。ACL 断裂行保守治疗，与手术治疗相比，继发半月板损伤的风险显著升高 [8]。尽管有些作者提到，手术治疗患者半月板继发损伤减少未必是因为手术重建，而是因为术后患者减少了高扭转活动，或是因为在 ACL 损伤进行重建的同时更激积地治疗半月板的小的损伤 [7, 12]。

2010 年 Frobell 等公布的一项关于 ACL 急性撕裂的治疗研究，该研究是包括 121 名年轻活跃的成年人的随机对照试验（randomized controlled trial，RCT）。它研究早期进行 ACL 重建配合术后结构性康复训练的患者，与早期康复训练后延迟性韧带重建患者的疗效对比 [12]。59 名患者进行早期康复训练后再决定是否行延期 ACL 重建，23 名仅行延迟性 ACL 重建手术，而另外 36 名只进行了康复训练。该研究显示，延期重建的策略，可减少 61% 的患者行韧带重建术，且 2 组患者随访 2 年的结果无显著差异。但是，客观的膝关节稳定性试验表明早期手术组效果更好，且半月板

切除率较低。

有许多研究尝试区分"高风险"和"低风险"的患者，"高风险"的患者应该早手术，而"低风险"的患者应该进行保守治疗。众所周知，Daniel 等研究的手术风险因子（surgical risk factor，SURF）评分标准，根据患者的活动水平和双侧松弛度对比来评估患者 [6]。根据这个评分标准，高运动水平和（或）双侧松弛度对比差异大的患者应手术治疗。另一项研究发现，患者在 ACL 断裂后 3 个月，清醒状态下轴移试验阳性，是 ACL 重建的最强预测因子 [20]。然而一些研究者证明，膝关节松弛度测量结果不能区分"潜在可恢复伤前运动者"和"不可恢复伤前运动者"。与使用 SURF 评分标准通过患者活动水平和双侧松弛度对比评估相比，他们发现了更有效的手术决策评估方法，即通过临床体格检查，诸如跳跃试验等检测神经肌肉适应性评估，并对患者是否应接受手术做出决策 [17-18]。

相较于 ACL 完全断裂，对 ACL 部分断裂预后的研究相对较少。一项 Pujol 等的 meta 分析的结论是，尽管长期随访丢失，保守治疗确保 ACL 部分断裂患者有良好的功能预后 [27]，须行延迟性 ACL 重建（8%）和继发半月板切除术（7%）的平均概率较低。然而，保守治疗的患者仅有 30% ~ 50% 恢复到了受伤前的运动水平 [1, 27]。Noyes 等报道，在 7 年的随访中，38% 的 ACL 部分撕裂患者进展为 ACL 功能完全丧失 [24]。对这部分患者是否会进展为 ACL 功能完全丧失，有几个预测因素，包括细微的初始前向移动增加、继发二次损伤及脱膝感的发生和初始韧带撕裂的程度。因此，1/2 和 3/4 ACL 撕裂的患者较常进展为功能完全丧失（50% 和 86%），而仅 1/4 撕裂的患者很少进展为完全的 ACL 功能丧失。如果 ACL 部分断裂的患者有手术指征，则可考虑行 ACL 增强术。相对于标准的 ACL 重建，ACL 增强术有几个优势：ACL 残端的保留能更好保留其血液供应，可以维持本体感觉神经分布，并对愈合过程有帮助 [3, 5, 22]。在术后早期，ACL 增强术可通过保留的完整分束保证机械强度，进而允许更早进行康复锻炼和早期恢复运动。最后，保留的完整分束可以使关节镜下定位更准确，进而提高骨隧道的精确性。

记忆要点

　　没有循证医学证据表明 ACL 重建可降低骨关节炎的发病率。无论是选择手术或保守治疗，进一步发生关节退行性病变的风险仍然很高。尽管研究结果不一致，手术患者恢复运动的概率更高，且继发半月板损伤的风险似乎较低。ACL 损伤的保守治疗仍是一个被忽视的有效替代治疗方法。医生应准确地根据临床评估，以确定"潜在可恢复伤前运动者"。通过结构性康复训练，如果有需要，仍可之后行 ACL 重建术来治疗。对于 ACL 部分撕裂患者，从中期随访结果来看，保守治疗的效果都较好，特别是当患者限制体育活动时。有症状的部分撕裂或须参加轴移运动的运动员可能须进行韧带重建手术。若如此，ACL 增强术能够保持残留的完好分束，具备血管、本体感觉和生物力学上的优势。因此 ACL 部分撕裂手术适应证与完全撕裂相同。

11.3　前交叉韧带急性损伤患者的临床路径

　　对疑似有 ACL 急性损伤的患者，医生须进行全面的临床评估，并制订合理的治疗方案。首先应当询问患者受伤病史，有时可通过病史总结出损伤机制。在治疗前询问病史后，应当进行全面的临床检查（图 11.1）。

　　除了如关节运动范围、关节积液和关节线压痛等一般检查外，ACL 最关键的 2 个试验为 Lachman 试验和轴移试验[11]。Lachman 试验有 2 个特点：与健侧对比，患侧胫骨相对于股骨的移动范围，及前移活动是否存在终点，提示在运动极限时 ACL 是否存在残留纤维（图 11.2）。同时利用检测工具能够对 Lachman 试验进行半客观的量化，进而帮助评估损伤程度。KT-1000 是最先用于测量的工具。随后我们诊所开始使用 Rolimeter 设备，因为证据显示它能够获得类似的测量结果[13]，且在易用性及多功能性方面具有强大优势（在每个诊室均可配备），同时它还耐用。然而，使用该设备检查时最为重要的是，要有一个固定可靠的地方放置患者的大腿，以使每次检查时膝关节屈曲角度一致（图 11.3）。此外，MRI 通常可用，且可进一步对 ACL 损伤的诊断分类。

　　根据患者的病史，临床检查和 MRI 的发现，ACL 损伤可以分为无撕裂、部分撕裂（AM 束或 PL 束）和完全撕裂。若患者为完全撕裂，则必须考虑是单纯 ACL 撕裂或是有需要手术的合并损伤，如半月板、关节软骨或其他韧带损伤。

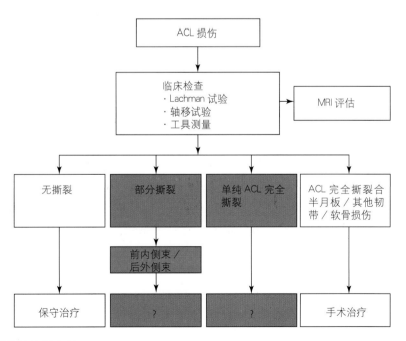

图 11.1　急性 ACL 损伤的诊断流程

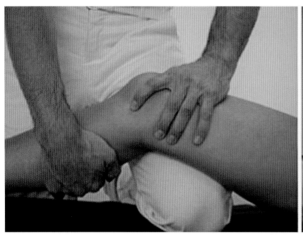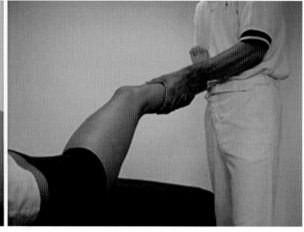

图 11.2   改良 Lachman 试验（左）、轴移试验（右）是 ACL 损伤临床评估的重要步骤

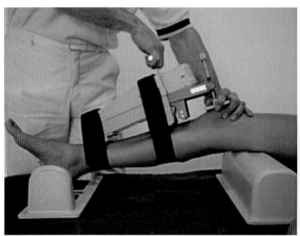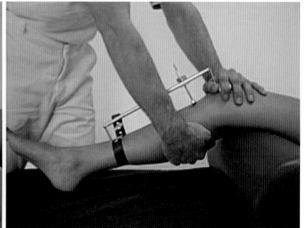

图 11.3   使用工具测量关节松弛度（左，KT-1000；右，Rolimeter）→临床评估 ACL 损伤的关键步骤

ACL 损伤按照上述方式尽可能详尽评估后，与患者面对面的问诊对选择合适的治疗方案至关重要（图 11.4）。在问诊过程中，重要的是要了解患者所参与的体育活动、职业、对治疗效果的期望和是否还想恢复之前的体育运动，或者能否接受运动习惯的改变（表 11.1）。考虑到患者的运动量，可根据 Tegner 运动量量表（范围 0-10）[28] 或 IKDC 对患者运动量的高低进行分级（1 至 4 级）（图 11.5）。在问诊的最后，医生应能够针对不同患者提出理想的治疗方案，并向患者充分解释（图 11.6 和 11.7）。如果出现 ACL 部分撕裂或单纯的

ACL 完全撕裂，首先应当考虑进行保守治疗。保守治疗包括物理治疗，对某些患者来说，包括改变生活方式和避免参与接触性运动。在图 11.6 和 11.7，2 个典型患者展示了对于 ACL 撕裂进行保守治疗或手术治疗。

对已开始进行保守治疗的患者，通常建议定时对患者情况进行重新评估。我们推荐在损伤后 3 个月、6 个月及 1 年进行。当患者主诉或临床检查显示膝关节松弛度增加或轴移试验阳性时，应考虑进行延迟性 ACL 重建手术。

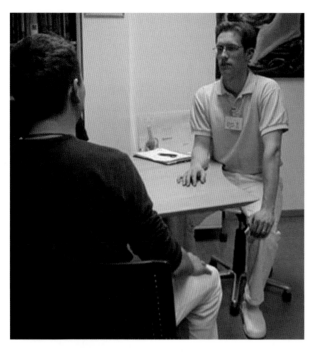

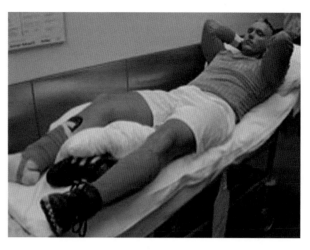

图 11.6　典型高运动量需求的运动员，19 岁男性，3 级联赛足球运动员，Lachman 试验阳性，无明显终止点，无 ACL 撕裂保守治疗指征

图 11.4　与患者面对面问诊，是个性化制订 ACL 损伤后治疗方案的关键

图 11.5　ACL 损伤治疗流程（部分撕裂 / 单纯完全撕裂）

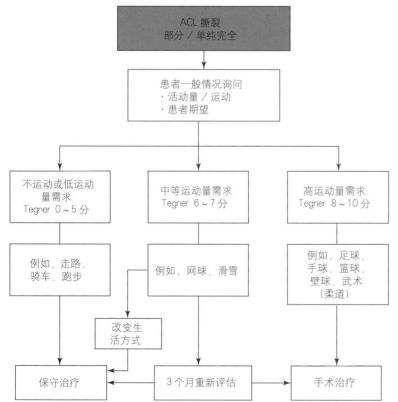

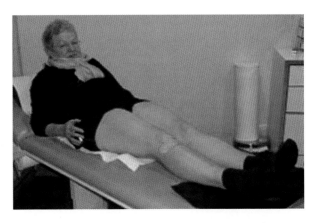

图 11.7 典型低运动量需求患者，59 岁女性，攀登喜马拉雅山时撕裂 ACL，Lachman 试验阳性，有明显终止点，轴移试验阴性，期望恢复登山运动（Tegner 4 分，在不平整路面上行走）。适合行 ACL 撕裂的保守治疗

表 11.1 门诊时应分析的变量

参与体育运动情况（种类和水平）
对治疗效果期望（是否希望恢复体育运动？）
康复积极性
职业
社会生活环境

记忆要点

部分撕裂或单纯 ACL 完全撕裂患者可以进行保守治疗或手术治疗。在尽可能详尽的评估后，与患者面对面问诊对于了解其体育活动运动量，对治疗效果期望等至关重要。应对已经进行保守治疗的患者进行临床的再评估，以确定损伤是否能够代偿。

参考文献

1   Bak K, Scavenius M, Hansen S et al (1997) Isolated partial rupture of the anterior cruciate ligament. Longterm follow-up of 56 cases. Knee Surg Sports Traumatol Arthrosc 5:66–71

2.   Beynnon BD, Johnson RJ, Abate JA et al (2005) Treatment of anterior cruciate ligament injuries, part I. Am J Sports Med 33:1579–1602

3.   Borbon CA, Mouzopoulos G, Siebold R (2012) Why perform an ACL augmentation? Knee Surg Sports Traumatol Arthrosc 20:245–251

4.   Casteleyn PP, Handelberg F (1996) Non-operative management of anterior cruciate ligament injuries in the general population. J Bone Joint Surg Br 78:446–451

5.   Colombet P, Dejour D, Panisset JC et al (2010) Current concept of partial anterior cruciate ligament ruptures. Orthop Traumatol Surg Res 96:S109–S118

6.   Daniel DM, Stone ML, Dobson BE et al (1994) Fate of the ACL-injured patient. A prospective outcome study. Am J Sports Med 22:632–644

7.   Delince P, Ghafi l D (2012) Anterior cruciate ligament tears: conservative or surgical treatment? Knee Surg Sports Traumatol Arthrosc 20:48–61

8.   Dunn WR, Lyman S, Lincoln AE et al (2004) The effect of anterior cruciate ligament reconstruction on the risk of knee reinjury. Am J Sports Med 32:1906–1914

9.   Fink C, Hoser C, Hackl W et al (2001) Long-term outcome of operative or nonoperative treatment of anterior cruciate ligament rupture–is sports activity a determining variable? Int J Sports Med 22:304–309

10.   Fithian DC, Paxton EW, Stone ML et al (2005) Prospective trial of a treatment algorithm for the management of the anterior cruciate ligament-injured knee. Am J Sports Med 33:335–346

11.   Frank CB, Jackson DW (1997) The science of reconstruction of the anterior cruciate ligament. J Bone Joint Surg Am 79:1556–1576

12.   Frobell RB, Roos EM, Roos HP et al (2010) A randomized trial of treatment for acute anterior cruciate ligament tears. N Engl J Med 363:331–342

13.   Ganko A, Engebretsen L, Ozer H (2000) The rolimeter: a new arthrometer compared with the KT-1000. Knee Surg Sports Traumatol Arthrosc 8:36–39

14.   Gobbi A, Francisco R (2006) Factors affecting return to sports after anterior cruciate ligament reconstruction with patellar tendon and hamstring graft: a prospective clinical investigation. Knee Surg Sports Traumatol Arthrosc 14:1021–1028

15.   Hawkins RJ, Misamore GW, Merritt TR (1986) Followup of the acute nonoperated isolated anterior cruciate ligament tear. Am J Sports Med 14:205–210

16.   Hertel P, Behrend H, Cierpinski T et al (2005) ACL reconstruction using bone-patellar tendon-bone pressfi t fi xation: 10-year clinical results. Knee Surg Sports Traumatol Arthrosc 13:248–255

17.   Hurd WJ, Axe MJ, Snyder-Mackler L (2008) A 10-year prospective trial of a patient management algorithm and screening examination for highly active individuals with anterior cruciate ligament injury: part 1, outcomes. Am J Sports Med 36:40–47

18.   Hurd WJ, Axe MJ, Snyder-Mackler L (2008) A 10-year prospective trial of a patient management algorithm and screening examination for highly active individuals with anterior cruciate ligament injury: part 2, determinants of dynamic knee

stability. Am J Sports Med 36:48–56

19. Kessler MA, Behrend H, Henz S et al (2008) Function, osteoarthritis and activity after ACL-rupture: 11 years follow-up results of conservative versus reconstructive treatment. Knee Surg Sports Traumatol Arthrosc 16:442–448

20. Kostogiannis I, Ageberg E, Neuman P et al (2008) Clinically assessed knee joint laxity as a predictor for reconstruction after an anterior cruciate ligament injury: a prospective study of 100 patients treated with activity modifi cation and rehabilitation. Am J Sports Med 36:1528–1533

21. Meunier A, Odensten M, Good L (2007) Long-term results after primary repair or non-surgical treatment of anterior cruciate ligament rupture: a randomized study with a 15-year follow-up. Scand J Med Sci Sports 17:230–237

22. Mifune Y, Ota S, Takayama K et al (2013) Therapeutic advantage in selective ligament augmentation for partial tears of the anterior cruciate ligament: results in an animal model. Am J Sports Med 41: 365–373

23. Neyret P, Donell ST, Dejour H (1993) Results of partial meniscectomy related to the state of the anterior cruciate ligament. Review at 20 to 35 years. J Bone Joint Surg Br 75:36–40

24. Noyes FR, Mooar LA, Moorman CT 3rd et al (1989) Partial tears of the anterior cruciate ligament. Progression to complete ligament defi ciency. J Bone Joint Surg Br 71:825–833

25. Noyes FR, Mooar PA, Matthews DS et al (1983) The symptomatic anterior cruciate-defi cient knee. Part I: the long-term functional disability in athletically active individuals. J Bone Joint Surg Am 65: 154–162

26. Petersen W, Zantop T (2006) Partial rupture of the anterior cruciate ligament. Arthroscopy 22: 1143–1145

27. Pujol N, Colombet P, Cucurulo T et al (2012) Natural history of partial anterior cruciate ligament tears: a systematic literature review. Orthop Traumatol Surg Res 98:S160–S164

28. Tegner Y, Lysholm J (1985) Rating systems in the evaluation of knee ligament injuries. Clin Orthop Relat Res 198:43–49

29. Von Porat A, Roos EM, Roos H (2004) High prevalence of osteoarthritis 14 years after an anterior cruciate ligament tear in male soccer players: a study of radiographic and patient relevant outcomes. Ann Rheum Dis 63:269–273

第 12 章

前交叉韧带增强术的原因

Philippe Colombet 和 Rainer Siebold 著

方 航 曾 春 译

目 录

12.1 生物力学稳定性

　　首先，由于移植物的强度主要取决于固定装置，因此，残留的 ACL 连接胫骨和股骨，可即刻增强重建术后移植物的生物力学强度。在术后早期阶段，ACL 完整的残留部分纤维束对增强术有保护作用，有助于加速康复，早日重返运动。

　　Crain 等报道了不同类型的 ACL 残留部分[10]。在大多数的情况下，ACL 股骨侧断端附着于后交叉韧带（posterior cruciate ligament，PCL）。但是在某些情况下，残留的 ACL 韧带连接了股骨和胫骨，其直径减小，且股骨止点与正常解剖起始点略有不同。在某种程度上，这种类型的 ACL 残留部分有助于防止膝关节前向松弛。相比之下，ACL 残留部分附着在 PCL 上，对于稳定 ACL 损伤的膝关节并无帮助。作者使用 KT-1000 膝关节动度计对 48 例 ACL 残留部分清理术患者，于术前及术后，进行膝关节前后向松弛度检查，发现 ACL 残留部分会在髁间窝顶表面产生瘢痕（8% 的概率），或髁间窝外侧壁或股骨外侧髁的内侧壁产生瘢痕（12% 的概率，总计 20% 的概率）。这些瘢痕有助于预防胫骨前向松弛。他们得出的结

论是，ACL 残留部分在生物力学上能够起到对前向移动的约束。

　　Liu 等用模型研究 ACL 部分损伤，也再次证明 ACL 残留部分的重要性，他们在 2002 年运用计算机模拟 KT-2000 测试方法，对 ACL 部分损伤进行建模[15]。其中数字模型中的矢状面用来模拟 AM 束或 PL 束撕裂的不同水平。结果表明前向的不稳定性与局部 ACL 损伤程度有关，且残留部分可增加损伤膝关节的术后机械稳定性。

　　Bak 等的研究也显示了 ACL 残留部分在保守治疗中的重要性。他们研究了 ACL 部分撕裂伤后 5 年的自然病程。34 例膝关节中，73% 呈 Lachman 试验阴性，27% 出现 Lachman 试验阳性 1+ 或 2+。对 24 例膝关节使用松弛度检查装置进行测试发现，相对于健侧膝关节，患侧出现不大于 2 mm 的松弛。两侧松弛度差异最大为 4.5 mm，然而，在膝关节功能评分上，仅有 62% 为功能良好或非常好，且均出现运动范围的显著下降。因而他们得出结论，ACL 残留部分通过在移植物愈合过程中提供额外的生物力学强度，在术后早期康复过程中起重要作用。

12.2 血管生成

　　保留残留部分的另一重要优势在于 ACL 残留部分可以在移植物愈合过程中为其提供血液供应。在 Bray 等的动物实验中，他们通过手术构建标准化的兔 ACL 部分损伤，伤后 4 个月对 ACL 取材并与对照组进行比较。结果显示直接损伤可以显著提高血流量和血管容量。

　　Dodds 等研究人类 ACL 自然的血管生成，结果显示，完整的 ACL 周围被富含血管的滑膜组织

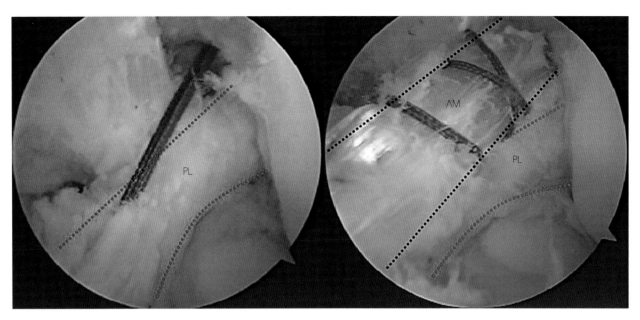

图 12.1　ACL 增强术：PL 束完整，重建 AM 束

包绕，韧带周围血管能够横穿韧带并与韧带内血管吻合形成纵行血管网。残留的自然 ACL 组织能够加强 ACL 增强术的血管生成。研究人员还表明了交叉韧带末端的血管密度更高，近端的血管生成程度比远端高。

　　Falconiero 等的研究描述了关节镜下 ACL 重建术后移植物的愈合和重塑时间间隔[13]。他们对48 例患者，从术后 3 个月到术后 10 年，进行了不同时间段的浅层与深层组织活检，并在光学显微镜下观察。作者得出的结论是，使用自体肌腱进行重建术的患者韧带的再血管化与韧带化发生于术后 12 个月内，在 1 年左右移植物的成熟度达到最大程度。1 年后移植物的成熟度接近正常的 ACL。此外，从观察的 4 个参数中的 2 个——血管化及纤维模式来看，统计学分析显示移植物成熟发生于更早的术后 6～12 个月。

12.3　本体感受

　　保留 ACL 残留部分还可以保持 ACL 的本体感受的神经分布。关节位置感觉的提高可以使患者更快、更安全地恢复体育运动。

　　Schultz 等的研究显示 ACL 滑膜之下的机械感受器类似于高尔基腱器[16]。他们最先发表了关于人 ACL 机械感受器的详细描述，并且认为其可

能具有本体感受的功能。Schutte 等的研究显示神经广泛分布于人的 ACL，并且约 1% 的韧带区域由神经元构成[17]。一直以来，膝关节的本体感受的测量有许多方法，例如 Co 等[7] 和 Corrigan[9] 提出的关节位置觉测试和 Barrack 等提出的检测被动运动阈值的方法[3]，以及 Beard 等提出的引起腘绳肌反射性收缩的潜在因素。有报告称 ACL 损伤的膝关节的本体感受功能较 ACL 正常膝关节的差。

　　Adachiet 等做了一项意义重大的研究[1]。他们证明了 ACL 的本体感受功能与 ACL 中机械感受器的数量有关。作者通过对 29 个膝关节进行测试，从而得到机械感受器数量和关节位置觉的准确性的关系。有趣的是，他们还发现患者身体中的机械感受器在 ACL 损伤和手术治疗之间有一段很长的间期，并得出结论认为外科医生在 ACL 重建术中应该考虑保留 ACL 残留部分。

　　这些研究发现被 Georgoulis 等再度证实[14]。他们提出断裂的 ACL 残留部分中的神经机械感受器的存在，可能是 ACL 自体移植物神经再支配的来源。他们选择了 17 名 ACL 损伤后 3 个月至3.5 年进行 ACL 重建的患者，对他们的 ACL 撕裂的残端进行组织学研究。他们记录了全部患者的神经结局。当患者 ACL 残留部分与 PCL 融合后，机械感受器在受伤后能够保存长达 3 年之久。作

者还指出假设 ACL 的神经再支配可以恢复本体感受，那么保留 ACL 残留部分也许对患者有潜在的益处。

Ochi 等认为膝关节功能的恢复不仅是由于手术重建 ACL 恢复机械约束作用，还因为 ACL 重建后的感觉再支配[5]。他们发现研究的 ACL 残留部分中大约 50% 会潜在地诱发躯体感觉，从而证实了 ACL 残留部分中某种程度上保留了原始感觉神经。患者出现的这些表现意味着 ACL 残留部分可能是移植物神经化的重要来源。Denti 等[11] 和 Barrack[3] 等在动物实验中使用骨 - 腱 - 骨移植物重建术后 3 ~ 6 个月恢复了神经再支配也再度证明了这些发现。

12.4　关节镜下的定位

最后，Siebold 等[19] 发现完整的纤维还有助于将骨隧道定位于 ACL 止点。分束还有重建术中的导向及移植物定位的参考作用。

记忆要点
在 ACL 增强术或选择性分束重建（图 12.1）时保留完整的 ACL 残留部分在生物力学、血管及本体感觉方面有优势[8, 18]。

参考文献

1. Adachi N, Ochi M, Uchio Y et al (2002) Mechanoreceptors in the anterior cruciate ligament contribute to the joint position sense. Acta Orthop Scand 73(3):330–334

2. Bak K, Scavenius M, Hansen S et al (1997) Isolated partial rupture of the anterior cruciate ligament. Long- term follow-up of 56 cases. Knee Surg Sports Traumatol Arthrosc 5(2):66–71

3. Barrack RL, Buckley SL, Bruckner JD et al (1990) Partial versus complete acute anterior cruciate ligament tears. The results of nonoperative treatment. J Bone Joint Surg Br 72(4):622–624

4. Beard DJ, Kyberd PJ, Fergusson CM et al (1993) Proprioception after rupture of the anterior cruciate ligament. An objective indication of the need for surgery? J Bone Joint Surg Br 75(2):311–315

5. Boisgard S, Levai JP, Geiger B et al (1999) Study of the variations in length of the anterior cruciate ligament during fl exion of the knee: use of a 3D model reconstructed from MRI sections. Surg Radiol Anat 21(5):313–317

6. Bray RC, Leonard CA, Salo PT (2002) Vascular physiology and long-term healing of partial ligament tears. J Orthop Res 20(5):984–989

7. Co FH, Skinner HB, Cannon WD (1993) Effect of reconstruction of the anterior cruciate ligament on proprioception of the knee and the heel strike transient. J Orthop Res 11(5):696–704

8. Colombet P, Dejour D, Panisset JC et al (2010) Current concept of partial anterior cruciate ligament ruptures. Orthop Traumatol Surg Res 96(8 Suppl): S109–S118

9. Corrigan JP, Cashman WF, Brady MP (1992) Proprioception in the cruciate defi cient knee. J Bone Joint Surg Br 74(2):247–250

10. Crain EH, Fithian DC, Paxton EW et al (2005) Variation in anterior cruciate ligament scar pattern: does the scar pattern affect anterior laxity in anterior cruciate ligament-defi cient knees? Arthroscopy 21(1): 19–24

11. Denti M, Monteleone M, Berardi A et al (1994) Anterior cruciate ligament mechanoreceptors. Histologic studies on lesions and reconstruction. Clin Orthop Relat Res (308):29–32

12. Dodds JA, Arnoczky SP (1994) Anatomy of the anterior cruciate ligament: a blueprint for repair and reconstruction. Arthroscopy 10(2):132–139

13. Falconiero RP, DiStefano VJ, Cook TM (1998) Revascularization and ligamentization of autogenous anterior cruciate ligament grafts in humans. Arthroscopy 14(2):197–205

14. Georgoulis AD, Pappa L, Moebius U et al (2001) The presence of proprioceptive mechanoreceptors in the remnants of the ruptured ACL as a possible source of re-innervation of the ACL autograft. Knee Surg Sports Traumatol Arthrosc 9(6):364–368

15. Liu W, Maitland ME, Bell GD (2002) A modeling study of partial ACL injury: simulated KT-2000 arthrometer tests. J Biomech Eng 124(3):294–301

16. Schultz RA, Miller DC, Kerr CS et al (1984) Mechanoreceptors in human cruciate ligaments. A histological study. J Bone Joint Surg Am 66(7): 1072–1076

17. Schutte MJ, Dabezies EJ, Zimny ML et al (1987) Neural anatomy of the human anterior cruciate ligament. J Bone Joint Surg Am 69(2):243–247

18. Siebold R (2008) One-bundle anterior cruciate ligament augmentation using the anatomic reconstruction concept. Oper Tech Sports Med 16(3):148–156

19. Siebold R, Fu FH (2008) Assessment and augmentation of symptomatic anteromedial or posterolateral bundle tears of the anterior cruciate ligament. Arthroscopy 24(11):1289–1298

第 13 章

手术技术

Bertrand Sonnery-Cottet, Philippe Colombet, Rainer Siebold, Pooler Archbold, Pierre Chambat, Jacopo Conteduca 和 Mathieu Thaunat 著
方　航　曾　春译

目　录

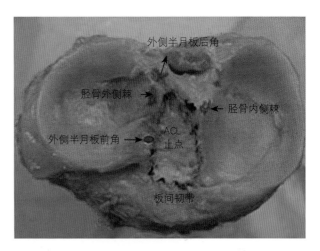

图 13.1 ACL 胫骨附着点的大体解剖及其与解剖学标志的关系

13.1　胫骨隧道钻孔

13.1.1　引言

　　大量研究已确定了 ACL 胫骨隧道的理想位置，同时提出了保留 ACL 残留部分的益处[1-11]。基于上述发现，我们认为保留 ACL 残留部分细胞与神经血管功能，对于发展 ACL 重建方面的更多生物学技术是有益的[12-13]。以下技术可以帮助实现这点。

13.1.2　解剖

　　对 ACL 胫骨止点区域以及 ACL 于股骨髁间窝顶的方向关系的准确掌握是关节内 ACL 重建术成功的先决条件（图 13.1）。一些研究描述了 ACL 胫骨止点覆盖面[14-20]，这些止点范围较为广。

远端止点位于胫骨髁间前区。矢状面上，远端止点大部分临近半月板横韧带[21]。

　　止点内侧边界临近内侧胫骨平台软骨边缘；止点外侧边界临近外侧胫骨平台关节软骨。同时，ACL 大部分后方纤维止于髁间隆起后 1/3 处的上行斜坡的髁间区域的前方。

　　有许多解剖学标志能够帮助导针及骨隧道定位准确。这包括内外侧半月板前角后缘、胫骨内侧棘、ACL 断端、PCL 前缘、髁间窝顶和位于 PCL 前端的胫骨平台斜坡的"过顶位"位置。Jackson 和 Gasser 提出进行胫骨隧道定位时参照 4 个解剖学标志：外侧半月板前角后缘、胫骨内侧棘，PCL 和 ACL 断端[22]。另一个重要的解剖学参照为半月板横韧带[23-25]，关节镜下在 ACL 胫骨覆盖面前缘可辨认出横韧带。

13.1.3　手术技术

13.1.3.1 关节镜入路

　　关节镜入路的正确定位对于简化手术操作并成功进行手术至关重要。前外侧入路应位于髌骨下缘水平、髌韧带外侧尽可能高的位置。这一位置能够让手术医生避开髌下脂肪垫（infrapatellar fat pad，IPFP），并能获得宽阔的术野，以便更清楚地观察关节内结构，特别是髁间窝。前内侧入路应位于髌骨下缘下方的最高位置，距离髌韧带内侧缘 4 mm 处[26]。首先在膝关节屈曲 90° 时经髁间窝前方使关节镜进入关节腔内。首先观察到的是黏膜韧带，切除之。切除黏膜韧带后，IPFP 会因关节腔内液体压力向前方推挤（图 13.2）。

　　IPFP 可能会阻碍放置胫骨定位器时的视野。当把胫骨定位器的目标挂钩钩住 ACL 覆盖面时，关节镜会进入 IPFP，从而影响视野。为避免这一问题，应屈曲膝关节呈 40°。这将有助于将髌韧带连同 IPFP 向前从关节镜视野下移开（图 13.3）。

13.1.3.2 胫骨隧道定位与建立

　　膝关节屈曲 30° 时可以对 ACL 胫骨侧残留部分进行检查。如果残留部分附着于 PCL 或股骨髁上非解剖位点，应仔细地将它游离，以保护其完

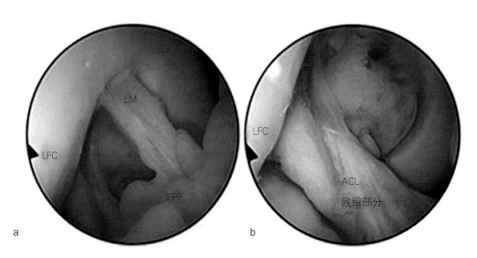

图 13.2　关节镜下观察膝关节。黏膜韧带（LM）从髌下脂肪垫（IPFP）覆盖到髁间窝顶点，并阻碍视野（a）。切除黏膜韧带后，不进行额外的髁间窝清创，髁间窝视野显著提高（b）。LFC，股骨外侧髁

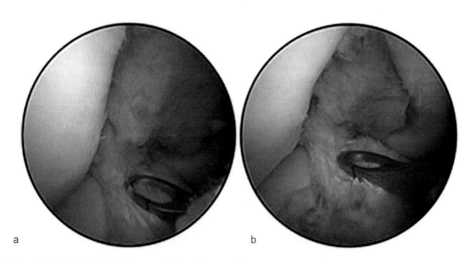

图 13.3　关节镜视野下胫骨定位器的放置。（a）膝关节屈曲 90°。（b）保持膝关节屈曲 40° 能将 IPFP 向前方推挤从而能够获得清晰观察 ACL 足迹的视野（不需要进一步的刨削）（Reprinted with permission from the Orthopaedic Traumatology Surgery Research Journal , Inc[26]）

整滑膜及胫骨止点。从前内侧入路置入胫骨定位器，使定位环将 ACL 胫骨残端分开（图 13.4a）或置于其中心位置（图 13.4b）。如定位满意，逐步使用扩大直径钻头钻孔，在穿透胫骨平台骨质后立即停止。为保留残留组织应严格将钻孔控制在残留部分处。将刨刀从胫骨隧道置入，刨削直至 ACL 胫骨残留部分上缘，从而使移植物能够从残留部分的路径中穿出。去除内部的滑膜袖，以避免髁间窝组织过多，而导致的前方组织撞击和膝关节伸直受限（图 13.4b）。

技巧要点

- 使用前方有环状结构的定位器，从而轻易观察到穿出 ACL 残端的定位针。
- 在隧道钻取并扩大的同时，要确保钻头顶端穿过关节内骨皮质。钻头应维持在低转速，并使 ACL 残端保持震动。
- 在使用扩大直径钻头扩大胫骨隧道前，应手动在隧道中复位定位针，并将它推着穿过全部的 ACL 残端。

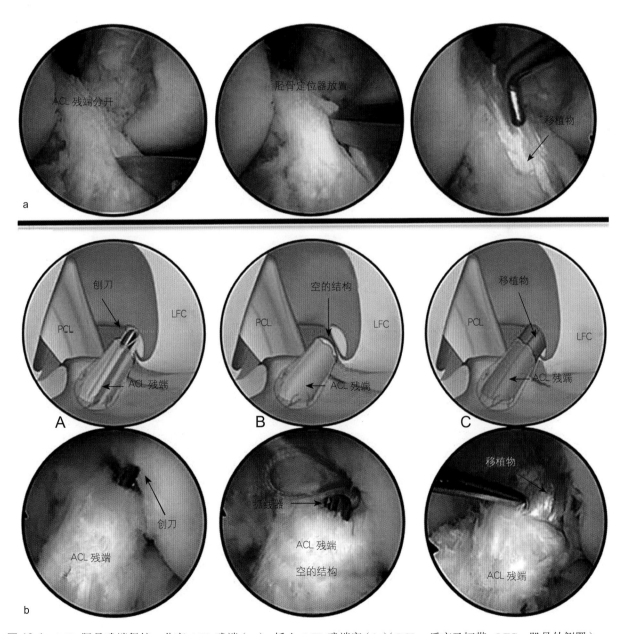

图 13.4 ACL 胫骨残端保护：分离 ACL 残端（a），插入 ACL 残端窝（b）（PCL，后交叉韧带；LFC，股骨外侧髁）

避免失误

- 使用扩大直径钻头扩大胫骨隧道应使用低转速。这样可以避免钻头突然钻入关节腔，造成后续的关节内损伤。

13.1.3.3 部分撕裂

ACL 部分撕裂非常多见，占全部 ACL 损伤的 10% ~ 28%。将膝关节置于"4"位时，可以观察到 ACL 从股骨到胫骨止点的全长[27]。单纯 AM 束或 PL 束的增强术与传统的 ACL 单束重建术方法相似，只是保留了完整的 ACL 组织。在仔细保护完整的 ACL 纤维的情况下，AM 束或 PL 束的残留组织可以作为胫骨隧道定位的有效的标志。如 AM 束得到保留，则胫骨隧道应置于该束的解剖覆盖面位点。在 PL 束重建中，胫骨隧道应位于前内侧束胫骨止点的后外侧（图 13.5）。

13.1.3.4 记忆要点

ACL 重建的胫骨隧道最佳位置仍存在很大争议。然而，本章讲述的技术可以满足许多标准，从而达到最佳定位。使用 ACL 残留部分的技术能够重建正常解剖结构，并可以运用于单束重建、双束重建及部分重建技术。同时保留残留部分还能够提高本体感觉，促进移植物血管生成及融合。

技巧要点

- 使用合适的移植物尺寸：在完整 AM 束或 PL 束存在的情况下，避免使用直径过大的移植物（>8 mm）。

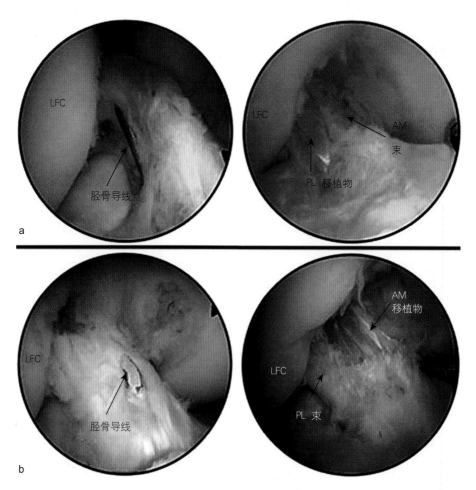

图 13.5 ACL 部分撕裂增强术胫骨隧道。PL 束重建的导线放置于 ACL 覆盖面的后外侧面（a），AM 束重建的导线放置于 ACL 覆盖面的前内侧面（b）

13.2　前内侧束和后内侧束重建

该手术方式除了在移植物选择、髁间窝清理、隧道定位和钻孔方面有些许区别，基本与标准的 ACL 重建术非常相似。保留髁间窝残留的 ACL 纤维会阻挡术者对于骨性标志结构的视野，从而容易导致失误，在隧道定位时该情况尤为突出。

患者居于经典体位，可根据术者习惯选择是否使用下肢支持器。由于该手术对于技术有一定要求，因此经验不足的医生应使用自己习惯的解剖学标志做参照。关节镜入路不变，前外侧入路临近髌韧带，前内侧器械入路距髌韧带内侧 15 mm。一些术者提出应当增加一个低位前内侧入路，以使 PM 束重建过程更加简单[10]（见 1.3 章）。

ACL 增强术对髁间窝手术视野的要求很高，因此手术开始时应将膝关节置于接近伸直位（屈曲 20°～30°）。这能使术者最大程度地对髁间窝前方和 ACL 胫骨止点进行观察。仔细使用刨刀移除部分髌下脂肪垫，可清晰地观察 ACL 胫骨止点及蜷缩于半月板间韧带下方的 AM 束残端。应注意 Hoffa 脂肪垫会产生瘢痕组织，导致出现术后问题，因此不应移除过多脂肪垫。

下一步为评估 ACL 残留纤维。评估胫骨侧 ACL 残留纤维通常较为容易，因为关节镜视野较好，且 ACL 断裂通常发生于近股骨侧。以下为 2 种常见情况：①其中一束撕裂，而另一束保持完整或仅被拉伸，位于髁间窝外侧壁解剖学位置；②双束均被撕裂，ACL 残留纤维愈合于髁间窝某处（附着于 PCL 或股骨髁）。我们无法对每个确切的损伤都制订统一的手术方案，因此术者对于 ACL 覆盖面解剖结构的知识尤为重要[14]。

不要在转换入路和使用关节镜以扩大髁间窝外侧壁的视野上犹豫。刨刀对于分离 AM 束或 PL 束并确认损伤类型有帮助。但是使用刨刀连续模式和高转速时应小心操作。对于清理分离残留纤维时应轻柔，并且吸引应通过轻微触碰。如术者经验不足时，应当选择破坏性小的无动力器械。

接下来评估不同分束的力学性能。首先使用探针钩拉残留纤维。判断它们是否足够坚韧，力学性能如何，是否值得冒着隧道定位失败的风险来保留这些残留纤维。图 13.6 将患者膝关节摆放为 "4" 非常有用，这样可以使 PM 束保持紧张状态，易于使用探针进行检查[28]。

还有以下 2 点应注意：①保证每个纤维束的血液供应，这有助于移植物愈合[1, 29]；②髁间窝的宽度。可以使用关节镜测量尺[30]对止点及残留部分进行测量，来匹配移植物。髁间窝撞击，尤其是顶部，可能导致术后膝关节伸直功能受损[27]。

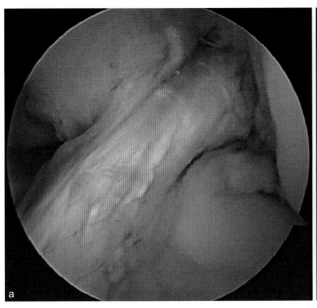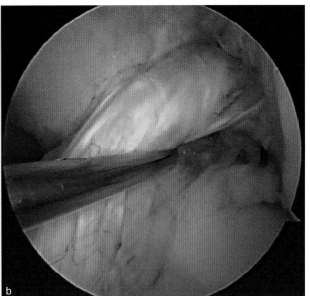

图 13.6（a，b）"4" 体位下使用探针钩拉近端 PM 束

13.2.1 移植物的选择

移植物的选择可以根据术者的经验决定。使用无骨块的移植物则使手术更简单易行。该重建手术常选择腘绳肌作为韧带移植物。如使用骨-腱-骨移植物,让移植物通过髁间窝和第二隧道的止点(无论从胫骨隧道穿向股骨髓道,或是反方向)将会比较困难。移植物的尺寸也是另一个须考虑的问题。值得注意的是,直径过大的移植物将会导致髁间窝撞击。通常直径 7~8 mm 的移植物相对于除去完整纤维束的剩余的髁间窝空间比较适宜[4,27](图 13.7)。

13.2.2 前内侧束重建

AM 束重建占大多数[27,31-32]。进行清创时应谨慎,以避免损伤 PM 束。在胫骨侧,残留部分损伤的风险多发生于向髁间窝钻隧道时,因此应在感觉到接近胫骨平台皮质骨时降低钻头转速。在钻取胫骨隧道时使用比常规钻头更为保守的刨削器更加安全(图 13.8)。

Siebold 和 Fu 推荐将胫骨隧道定位器置于60°,隧道起始于胫骨粗隆内侧 1.5 cm 处。解剖标志结构较明显易找。它代表 ACL 原始覆盖面的前内侧部分。建议保留 3~4 mm 的 ACL 残端以助于移植物愈合,也有助于封闭胫骨隧道关节内口防止隧道内的关节液渗出。因股骨侧 AM 束覆盖面位于 PL 束后方,导致骨性标志结构不易观察,因此股骨髓道的完成较胫骨隧道困难。参考标志结构为股骨外侧髁后部。技巧是将刨刀伸入由髁间窝、PCL 和 PM 束组成的三角形结构,使用高

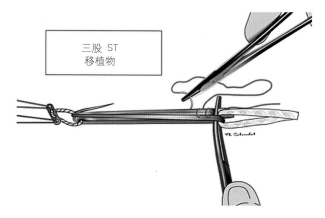

图 13.8 3 折腘绳肌肌腱移植物制备

转速连续磨削。直接接触股骨外侧髁,并修整出一个圆形槽。这将有助于术者在膝关节屈曲位置将 K-环稳定在一个较好的位置。

使用"内-外"技术时,膝关节屈曲90°,将股骨 K-环插入。再将膝关节屈曲至 130°,将 K-环穿过股骨外侧髁。小心钻取股骨 K-环,注意避免损伤最终的移植物直径外周的 ACL 残留部分。

使用"外-内"技术时需要特殊瞄准器。运用反向钻头制备最终的定位槽。在从内向外钻取定位槽时应使用套管保护 PM 束,并使用刨削器、铰刀或冲击器以保护 PL 纤维。

技巧和窍门

由于 ACL 增强术的关节镜视野较小,因此控制股骨髓道的位置非常重要。可在最终进行隧道钻取前行侧位 X 线片,来确定解剖学位置(见 18 章)。

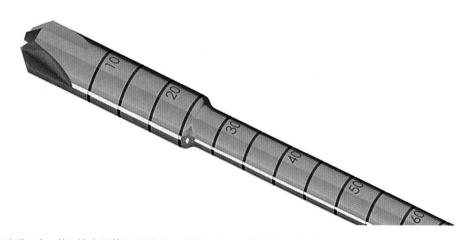

图 13.7 股骨髓道"内-外"技术所使用的钻头,它是一个可以保护残留部分的安全工具

13.2.3 后内侧束重建

后内侧（PM，见 1 章）束重建与前内侧束重建相反的是，股骨侧操作简单，而胫骨侧则要困难得多，这是因为 PM 胫骨侧止点位于 AM 束后方。胫骨隧道外侧孔道应位于胫骨粗隆内侧 3.5 cm 处[10]。关节内骨性标志结构靠近胫骨内侧棘，一般位于 AM 束止点与 PCL 中间。

股骨侧隧道定位应临近关节软骨，且在膝关节屈曲 90° 时位于 AM 束的前下方。我们建议膝关节充分屈曲时标记位置，并使用 Chondropic 保持位置。Siebold[10] 推荐位置为股骨外侧髁的浅层关节软骨后方平均 5 mm 处。在最终进行隧道钻取前，行侧位荧光透视检查来确定解剖学位置（见 18 章）。为方便进行股骨隧道钻取，可以在内侧半月板前角上方制备一个前内侧辅助入路。钻取隧道时应注意保护股骨内侧髁关节软骨，因为它在积极地钻孔时容易被损伤。因此可以使用刨削器或铰刀，也可以配合使用"外 - 内"定位器，以确保不会造成股骨髁破坏。

13.2.4 移植物的固定

许多术者[2, 8, 10, 33] 使用如微孔钢板系统（Smith and Nephew，Andover，USA）进行悬吊式固定作为股骨移植物的固定方式，而在胫骨侧使用可吸收螺钉进行固定。固定方式的选择并非特定的，具体选择取决于手术方式与技术。PM 束应在膝关节屈曲 20° 时固定，而 AM 束固定时膝关节角度无需一致。但是根据我们的经验，依然建议在膝关节屈曲 20° 时进行固定。固定前，调适这 2 种移植物都建议先将膝关节在运动范围内反复屈伸至少 20 次。在移植物固定后，使用关节镜观察排除软组织与髁间窝撞击后方可结束手术。

记忆要点

关节镜下残留部分的评估是了解 ACL 纤维撕裂的具体分束的基础。检测残留纤维力学功能。合理选择入路，如有必要可以使用内侧辅助入路。为保存残留纤维应合理选择手术器械。股骨髁间窝尺寸对于移植物与剩余空间的匹配至关重要。在最终进行隧道钻取前行侧位荧光透视检查，来确定解剖学位置。

参考文献

1. Adachi N, Ochi M, Uchio Y, Iwasa J, Ryoke K, Kuriwaka M (2002) Mechanoreceptors in the anterior cruciate ligament contribute to the joint position sense. Acta Orthop Scand 73:330–334

2. Adachi N, Ochi M, Uchio Y, Sumen Y (2000) Anterior cruciate ligament augmentation under arthroscopy. A minimum 2-year follow-up in 40 patients. Arch Orthop Trauma Surg 120:128–133

3. Arnoczky SP, Tarvin GB, Marshall JL (1982) Anterior cruciate ligament replacement using patellar tendon. An evaluation of graft revascularization in the dog. J Bone Joint Surg Am 64:217–224

4. Buda R, Ferruzzi A, Vannini F, Zambelli L, Di Caprio F (2006) Augmentation technique with semitendinosus and gracilis tendons in chronic partial lesions of the ACL: clinical and arthrometric analysis. Knee Surg Sports Traumatol Arthrosc 14:1101–1107

5. Crain EH, Fithian DC, Paxton EW, Luetzow WF (2005) Variation in anterior cruciate ligament scar pattern: does the scar pattern affect anterior laxity in anterior cruciate ligament–deficient knees? Arthroscopy 21:19–24

6. Lee BI, Min KD, Choi HS, Kwon SW, Chun DI, Yun ES, Lee DW, Jin SY, Yoo JH (2009) Immunohistochemical study of mechanoreceptors in the tibial remnant of the ruptured anterior cruciate ligament in human knees. Knee Surg Sports Traumatol Arthrosc 17:1095–1101

7. Murray MM, Martin SD, Martin TL, Spector M (2000) Histological changes in the human anterior cruciate ligament after rupture. J Bone Joint Surg Am 82:1387–1397

8. Ochi M, Adachi N, Uchio Y, Deie M, Kumahashi N, Ishikawa M, Sera S (2009) A minimum 2-year followup after selective anteromedial or posterolateral bundle anterior cruciate ligament reconstruction. Arthroscopy 25:117–122

9. Ochi M, Iwasa J, Uchio Y, Adachi N, Sumen Y (1999) The regeneration of sensory neurones in the reconstruction of the anterior cruciate ligament. J Bone Joint Surg Br 81:902–906

10. Siebold R, Fu F (2008) Assessment and augmentation of symptomatic anteromedial or posterolateral bundle tears of the anterior cruciate ligament. Arthroscopy 24:1289–1298

11. Sonnery-Cottet B, Lavoie F, Scussiato RG, Kidder JF, Ogassawara R, Chambat P (2010) Selective anteromedial bundle reconstruction in partial ACL tears: a series of 36 patients with mean 24 months followup. Knee Surg Sports Traumatol Arthrosc 18:47–51

12. Gohil S, Annear PO, Breidahl W (2007) Anterior cruciate ligament reconstruction using autologous double hamstrings: a comparison of standard versus minimal debridement techniques using MRI to assess revascularisation. A randomised prospective study with a 1-year follow-up. J Bone Joint Surg Br 89: 1165–1171

13. Lee BI, Kwon SW, Kim JB, Choi HS, Min KD (2008) Comparison of clinical results according to amount of preserved remnant in arthroscopic anterior cruciate ligament reconstruction using quadrupled hamstring graft. Arthroscopy 24:560–568

14. Colombet P, Robinson J, Christel P, Franceschi JP, Djian P, Bellier G, Sbihi A (2006) Morphology of anterior cruciate ligament attachments for anatomic reconstruction: a cadaveric dissection and radiographic study. Arthroscopy 22:984–992

15. Cuomo P, Edwards A, Giron F, Bull AM, Amis AA, Aglietti P (2006) Validation of the 65 degrees Howell guide for anterior cruciate ligament reconstruction. Arthroscopy 22:70–75

16. Dargel J, Pohl P, Tzikaras P, Koebke J (2006) Morphometric side to-side differences in human cruciate ligament insertions. Surg Radiol Anat 28:398–402

17. Heming JF, Rand J, Steiner ME (2007) Anatomical limitations of transtibial drilling in anterior cruciate ligament reconstruction. Am J Sports Med 35:1708–1715

18. Kasten P, Szczodry M, Irrgang J, Kropf E, Costello J, Fu FH (2010) What is the role of intra-operative fluoroscopic measurements to determine tibial tunnel placement in anatomical anterior cruciate ligament reconstruction? Knee Surg Sports Traumatol Arthrosc 18:1169–1175

19. Purnell ML, Larson AI, Clancy W (2008) Anterior cruciate ligament insertions on the tibia and femur and their relationships to critical bony landmarks using high-resolution volume-rendering computed tomography. Am J Sports Med 36:2083–2090

20. Tállay A, Lim MH, Bartlett J (2008) Anatomical study of the human anterior cruciate ligament stump's tibial insertion footprint. Knee Surg Sports Traumatol Arthrosc 16:741–746

21. Arnoczky SP (1983) Anatomy of the anterior cruciate ligament. Clin Orthop Relat Res 172:19–25

22. Jackson DW, Gasser SI (1998) Tibial tunnel placement in ACL reconstruction. Arthroscopy 10: 124–131

23. Ferretti M, Doca D, Ingham SM, Cohen M, Fu FH (2012) Bony and soft tissue landmarks of the ACL tibial insertion site: an anatomical study. Knee Surg Sports Traumatol Arthrosc 20:62–68

24. Kongcharoensombat W, Ochi M, Abouheif M, Adachi N, Ohkawa S, Kamei G, Okuhara A, Shibuya H, Niimoto T, Nakasa T, Nakamae A, Deie M (2011) The transverse ligament as a landmark for tibial sagittal insertions of the anterior cruciate ligament: a cadaveric study. Arthroscopy 27:1395–1399

25. Nelson EW, LaPrade RF (2000) The anterior intermeniscal ligament of the knee. An anatomic study. Am J Sports Med 28:74–76

26. Sonnery-Cottet B, Archbold P, Zayni R, Thaunat M, Bortolletto J, Fayard JM, Chambat P (2011) High lateral portal for sparing the infrapatellar fat-pad during ACL reconstruction. Orthop Traumatol Surg Res 97: 870–873 13 Surgical Technique

27. Sonnery-Cottet B, Barth J, Graveleau N, Fournier Y, Hager JP, Chambat P (2009) Arthroscopic identification of isolated tear of the posterolateral bundle of the anterior cruciate ligament. Arthroscopy 25:728–732

28. Sonnery-Cottet B, Chambat P (2007) Arthroscopic identification of the anterior cruciate ligament posterolateral bundle: the figure-of-four position. Arthroscopy 23(10):1128.e1121–1123

29. Georgoulis AD, Pappa L, Moebius U et al (2001) The presence of proprioceptive mechanoreceptors in the remnants of the ruptured ACL as a possible source of re-innervation of the ACL autograft. Knee Surg Sports Traumatol Arthrosc 9(6):364–368

30. Siebold R (2011) The concept of complete footprint restoration with guidelines for single- and double- bundle ACL reconstruction. Knee Surg Sports Traumatol Arthrosc 19(5):699–706

31. Ochi M, Adachi N, Deie M et al (2006) Anterior cruciate ligament augmentation procedure with a 1- incision technique: anteromedial bundle or posterolateral bundle reconstruction. Arthroscopy 22(4):463. e461–465

32. Panisset JC, Duraffour H, Vasconcelos W et al (2008) Clinical, radiological and arthroscopic analysis of the ACL tear. A prospective study of 418 cases. Rev Chir Orthop Reparatrice Appar Mot 94(8 Suppl):362–368

33. Colombet P, Dejour D, Panisset JC et al (2010) Current concept of partial anterior cruciate ligament ruptures. Orthop Traumatol Surg Res 96(8 Suppl): S109–S118

第 14 章

文献结果

Bertrand Sonnery-Cottet, Jacopo Conteduca, Pooler Archbold 和 Mathieu Thaunat 著

方 航 曾 春 译

目 录

14.1 引言

　　虽然 ACL 部分损伤已经历了近 50 年的研究，然而最佳的治疗仍然是一个颇有争议的问题。其中的问题包括 ACL 保留残留部分后使用移植物将其增大与残留部分清理后使用标准重建术孰胜孰劣。

　　越来越多的临床证据表明，保留残留部分的 ACL 增强术有益于血管形成、本体感觉和运动力学的恢复。鉴于此点，许多外科医生开创了 ACL 部分撕裂的完整 ACL 韧带增强技术或在完全撕裂中通过保留 ACL 残留部分提高标准重建术的生物性。本章的目的是确定 ACL 增强术的临床预后。

14.1.1 检索与研究选择

　　使用 "ACL 重建和残留部分" "部分 ACL 重建术" 和 "ACL 增强术" 进行文献检索。2012

年 12 月 29 日 在 PubMed（http://www.ncbi.nlm.nih.gov/pubmed）、Cochrane 数 据 库（http://www.cochrane.org/）和 Medline 数据库进行英文刊物检索。在第一次检索中，检索出 816 篇文章。获得全文版本，以纳入或排除后进行研究。随后对选定文章的参考文献目录进行人工审查，以发现电子检索可能漏掉的文章。最后获得所有的期刊和所有相关的文章。对保留残留部分的 ACL 增强术的患者的临床状况进行研究。最终，13 篇与本主题相关的文章纳入本研究（表 14.1）。

　　672 例行 ACL 增强术的患者纳入本研究。分析的 13 个研究中，只有 3 个包括未行 ACL 增强术的对照组[1, 5, 13]，其他研究报道单一技术的术后结果。研究的范围普遍较小，只有 2 个研究报告纳入超过 60 例患者[12, 13]。

　　PL 束重建研究更少。672 例患者中，只有 106 例报道了单独的 PL 束重建（16%），并且没有研究表明这种单独 PL 增强技术的治疗效果（图 14.1）。

14.2 临床预后

　　所有选定的研究都以主观和客观的测试显示了 ACL 手术的临床效果。最常用的临床预后评估方法是 IKDC 评分（9 项研究）、轴移试验（7 项研究）、Lysholm 评分（6 项研究）、Lachman 试验（4 项研究）和 Tegner 评分（3 项研究）。KT-1000、KT-2000、Telos 和 Rolimeter 用来评价膝关节前后向的松弛度。

　　在所有研究中，ACL 增强术的客观和主观评分有明显改善[1-13]。在 3 项包括了标准 ACL 重建术的研究中[1, 5, 13]，使用设备检测双侧松弛度，对

表 14.1　临床研究

研究	技术	患者	评估	主要结果	并发症
Adachi 等[1]	增强术。股骨：过顶位。标准 ACLR。ST, STG 移植物 + 5个异体阔筋膜	40 例在增强术组 40 例在标准 ACLR 组	末次随访 > 2年。临床评价 + MRI（n=38），JPS，1.5 年时再检查（n=12）	用 KT2000 测量和 JPS 发现增强术组 > 对照组，P<0.05。其他客观检查和主观评价没有差异。良好的滑膜覆盖。再次关节镜检查：移植物无法与残留部分区别。MRI 检查：移植物无法与残留部分区别	没有报道过并发症
Ahn 等[2]	保存残留部分的股骨移植物	53 例患者	末次随访 > 2年。6个月时临床评价 + MRI（n=48）。JPS，1 年时再检查（n=33）	主观评分明显提高 P<0.001。患者术前用 KT2000 测量为 5.6±2.7；术后为 1.8±2，P<0.001。MRI 检查：移植物植入较好（27），差（21），独眼龙样病变（12）。再次关节镜检查：移植物绷紧（27），轻度松弛（6），部分撕裂（3）。从损伤到手术，重建中移植物的融合与植物覆盖随时间的变化有关。	无症状性独眼龙样的巨大病变。移植物在 3 个月时破坏
Buda 等[3]	部分撕裂的增强术。股骨：过顶位。STG 移植物。	28 例患者：12 例 AMB 撕裂，16 例 PLB 撕裂	末次随访 27±9.2 个月。磁共振成像研究及临床评价（n=33）	客观 IKDC：25 例 A 级，1 例 B 级，2 例 C 级。主观 IKDC，25 例优秀，3 例较好。磁共振成像：胫骨隧道有连续性（1级 Yamato）；移植物轻度扩大，22 例减小，25 例减小（Howell）；20 例 1 级，5 例 2 级，2 例 3 级，1 例 4 级。在磁共振成像中，良好的临床结果与隧道大小减少和正常移植物表现相关	在磁共振成像中，有 1 次移植失败
Buda 等[4]	部分撕裂的增强术。股骨：过顶位。STG 移植物。	47 例患者：12 例 AM 病变和 35 例 PL 病变	末次随访 5 年。临床评价	末次随访时的 IKDC：31 例 A 级，14 例 B 级，2 例 C 级。损伤前的 Tegner 评分为 6.8，末次随访时为 6.1。KT 2000 测量，41 例 <3 mm；6 例为 3～5 mm。AMB 和 PLB 组无差异。5 年内无移植物破裂	没有报道过并发症
Demirag 等[5]	增强术组（PL 束重建）和标准 ACLR。STG 移植物	前瞻性随机研究。40 例患者中，每 20 例为一组	末次随访 24.3 个月。临床评价。纤维化发生率。隧道扩大	在临床疗效、纤维化发生率和股骨隧道扩大方面有差异。增强组胫骨隧道扩大较少（P=0.001）	在增强术组有 1 例独眼龙样综合征
Gobbi 等[6]	急性部分撕裂行刺激骨髓的一期修复	26 例运动员，关节镜检查证实是部分撕裂	末次随访 25.3 个月。临床评价。6 个月行 MRI 和末次随访。再次关节镜检查（n=4）	末次随访时 IKDC：23 例 A 级，2 例 B 级，1 例 D 级。末次随访时 Rolimeter 检查，双侧松弛度左异从 3.7 mm 提高到 1.3 mm。损伤前 Tegner 评分与末次随访 Tegner 评分类似。末次随访时的 MRI：9 例正常，6 例正常植入和局部水肿，7 例肥大，3 例慢性破裂和 1 例 ACL 损伤。再次关节镜检查发现（n=6）良好的愈合和稳定的牵引力。在选定的患者中有效	没有报道过并发症

作者	技术	病例	随访 / 评估	结果	并发症
Jung 等[7]	增强术 + 残留部分牵拉（1 组）/ 单独的增强术（2 组）。的增强术 STG 移植物	33 例在残留部分牵拉组，43 例单独的增强术组	末次随访 >24 个月。临床评估	临床评分明显改善。两者没有区别。KT 1000 测量双侧差异最终为 1.8 mm	3 例患者关节纤维粘连（2 例在牵拉组，1 例在单纯残留部分保留组）
Ochi 等[8]	部分撕裂的增强术。ST 移植物	45 例患者：其中 37 例行 AM 重建，8 例行 PL 重建	末次随访最短为 2 年。临床评估 JPS，MRI	43 例轴移试验阴性，2 例滑动。KT 1000 测量随访时从 3.4 mm 提高到 0.5 mm。在末次位置觉明显提高。磁共振成像，20 例类似于 1 束，9 例为 2 束	没有报道过并发症
Ohsawa 等[9]	部分撕裂的增强术。ST 移植物	19 例患者：5 例行 AM 重建，14 例行 PL 重建	末次随访为 40.9 个月。临床评估。在 12.4 个月行再次关节镜检查	末次随访时客观 IKDC：10 例 A 级，9 例 B 级。17 例轴移试验结果一致，2 例滑动。再次关节镜检查，13 例移植物绷紧，4 例轻度松弛，2 例松弛，2 例部分撕裂，没有独眼龙综合征	没有报道过并发症
Serrano-Fernandez 等[10]	部分撕裂的增强术。股骨：过顶位。ST 移植物	24 例患者：20 例行 AM 重建，4 例行 PL 重建。	末次随访为 6.2 年（最短为 2 年）。临床评估	末次随访时 IKDC：16 例 A 级，8 例 B 级，1 例 C 级，1 例 D 级，无残端轴移。KT 1000 测量的双侧差异：11 例无差异，10 例有 1 mm 的差异，3 例有 2 mm 的差异	没有报道过并发症
Sonnery-Cottet 等[11]	ACL AM 束撕裂的增强术。多中心研究。ST 和股骨隧道。ST，STG 移植物。	36 例患者	末次随访为 24 个月。临床评估	末次随访时的 IKDC（n = 33）：24 例 A 级，8 例 B 级，1 例 C 级。Rolimeter 检查，双侧松弛度从 4.8mm 提高到 0.8mm	2 例独眼龙综合征（大移植物），1 例急性移植物破裂
Sonnery-Cottet 等[12]	ACL AM 束撕裂的增强术。多中心研究。ST 和中心 STG 移植物（n=108），PT 移植物（n=55）和 QT 移植物（n=5）	168 例患者	末次随访为 26 个月。临床评估	末次随访时的 IKDC：114 例 A 级，40 例 B 级，6 例 C 级，8 例 D 级。客观、主观 IKDC 和 Lysholm 评分明显提高。13% 的患者测量的双侧松弛度从 5.5 mm 提高到 1.1 mm。术后疼痛与术后膝关节屈曲相关（大 PT 移植物）	13% 的患者有残留部分疼痛。9 例独眼龙综合征。3% 的患者移植失败
Yoon 等[13]	ACL AM 束撕裂的增强术。STG 移植物和标准 ACLR	82 例患者行标准 ACLR：40 例患者行 AM 增强术，42 例患者行 PL 增强术	末次随访为 24.3 个月。临床评估。术前 MRI 诊断的正确性	3 组间术后 ROM、轴移试验、前抽屉试验、松弛度和客观评分无显著差异。磁共振成像用于部分撕裂诊断。AM 撕裂与较高的 MCL 撕裂发生率相关	标准重建组的 1 例和 AM 重建组的 1 例患者的 ROM 受限

ST，半腱肌；STA，半腱肌股薄肌；PT，髌腱；GT，股四头肌肌腱；JPS，关节位置觉

比发现双侧膝关节松弛度在 ACL 增强术组中显著降低。在对照研究中的临床预后没有报告明显差异。我们发现只有一个多中心研究包含 168 例 AM 束部分重建，同时有 PL 束保留。这表明，不管用什么移植物和技术，ACL 选择性重建 AM 束能够恢复膝关节稳定性和功能。

有趣的是，在一项研究中，对 ACL 部分破坏的纤维做缝合处理，同时行骨髓刺激促进其愈合，临床效果满意。然而这是仅有的有关这种治疗方案的研究。结果似乎具有很好的应用前景，但是暂无足够的数据，尚不足以充分评估这种技术。

14.3　磁共振成像评估

5 项研究报道了术后 MRI 评估 [1-3, 6, 8]。在不同的研究中，MRI 的方案和评价的时间点有明显差异。在一个研究报告中，报道了最小限度的隧道扩大和临床表现与 MRI 发现之间的相关性 [3]。

在手术过程中移植物覆盖和 MRI 随访中移植物融合与无临床症状的"独眼龙样"损伤发生率的增加之间的相关性在另一个研究中报道。一种具体的术前 MRI 序列可以认为是诊断 ACL 部分撕裂的有效的工具 [12]。

14.4　再次关节镜检查

3 项研究报道了 64 个患者再次行关节镜检查评估 ACL 增强术 [1, 2, 9]。58 例患者报告膝关节完整的滑膜覆盖，6 例患者报告膝关节覆盖较差。在 2 个研究中，共有 52 个膝关节 [2, 9] 再次进行关节镜检查，评估移植物张力和连续性。36 例移植物评估为绷紧，10 例为轻度松弛，2 例为松弛。49 例移植物完整，3 例观察到部分移植物撕裂。

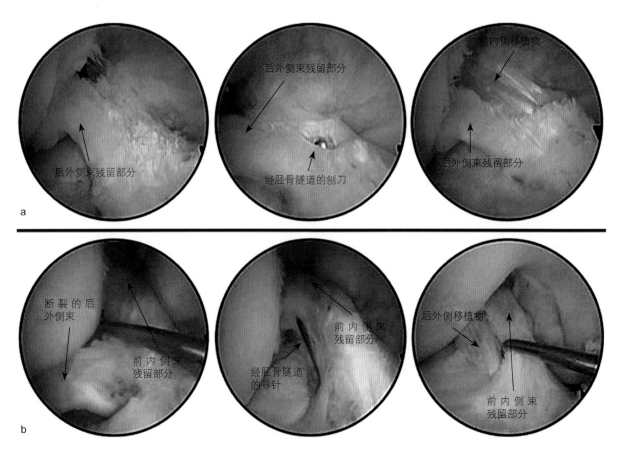

图 14.1　单独前内侧束重建（a）与单独后外侧束重建（b）

14.5 关节位置觉

为了评估术后膝关节本体感觉功能，2 个研究报道了关节位置觉 [1, 8]。ACL 增强术后，关节位置觉显著改善 [8]。在一项对照研究 [8] 中，关节位置觉在 ACL 增强组中比标准重建组更好。

14.6 并发症

在 3 个研究中的增强术报道了膝关节伸直障碍相关的独眼龙综合征 [5, 11, 12]。在一项最大规模的 ACL 增强术研究中，共报道有 9 个独眼龙综合征 [12]。在这项研究中，独眼龙病变与髌腱移植物较大显著相关，因此一些术者建议限制移植物的大小，来避免在髁间窝出现过多的组织 [4, 11-12]。

Jung 等报道残留部分保留与残留部分拉紧技术对照研究中的 76 例患者，有 3 例出现术后关节纤维化。

在 3 项研究中报道了移植物断裂 [2, 11-12]。2 例在术后早期（<4 个月）发生创伤性移植物断裂 [2, 11]。在最大规模的 ACL 增强术研究报道中，移植物断裂的发生为 3% [12]。

> **记忆要点**
>
> 在保留 AM 或 PL 束的患者中 ACL 增强术的临床预后是令人鼓舞的。然而，由于缺乏对照研究，因此与标准 ACL 重建术相比需要更有力的评价方法。此外，只用临床评分评估保留 ACL 残留部分的优点是很难的。用标准化的和经过验证的评估工具测量移植物融合和本体感觉功能将是有益处的。

参考文献

1. Adachi N, Ochi M, Uchio Y, Sumen Y (2000) Anterior cruciate ligament augmentation under arthroscopy. A minimum 2-year follow-up in 40 patients. Arch Orthop Trauma Surg 120:128–33

2. Ahn JH, Wang JH, Lee YS, Kim JG, Kang JH, Koh KH (2011) Anterior cruciate ligament reconstruction using remnant preservation and a femoral tensioning technique: clinical and magnetic resonance imaging results. Arthroscopy 27:1079–89

3. Buda R, Di Caprio F, Giuriati L, Luciani D, Busacca M, Giannini S (2008) Partial ACL tears augmented with distally inserted hamstring tendons and over-thetop fi xation: an MRI evaluation. Knee 15:111–6

4. Buda R, Ferruzzi A, Vannini F, Zambelli L, Di Caprio F (2006) Augmentation technique with semitendinosus and gracilis tendons in chronic partial lesions of the ACL: clinical and arthrometric analysis. Knee Surg Sports Traumatol Arthrosc 14:1101–7

5. Demirağ B, Ermutlu C, Aydemir F, Durak K (2012) A comparison of clinical outcome of augmentation and standard reconstruction techniques for partial anterior cruciate ligament tears. Eklem Hastalik Cerrahisi 23:140–4

6. Gobbi A, Bathan L, Boldrini L (2009) Primary repair combined with bone marrow stimulation in acute anterior cruciate ligament lesions results in a group of athletes. Am J Sports Med 37:571–8

7. Jung YB, Jung HJ, Siti HT, Lee YS, Lee HJ, Lee SH, Cheon HY (2011) Comparison of anterior cruciate ligament reconstruction with preservation only versus remnant tensioning technique. Arthroscopy 27:1252–8

8. Ochi M, Adachi N, Uchio Y, Deie M, Kumahashi N, Ishikawa M, Sera S (2009) A minimum 2-year followup after selective anteromedial or posterolateral bundle anterior cruciate ligament reconstruction. Arthroscopy 25:117–22

9. Ohsawa T, Kimura M, Kobayashi Y, Hagiwara K, Yorifuji H, Takagishi K (2012) Arthroscopic evaluation of preserved ligament remnant after selective anteromedial or posterolateral bundle anterior cruciate ligament reconstruction. Arthroscopy 28:807–17

10. Serrano-Fernandez JM, Espejo-Baena A, Martin- Castilla B, De La Torre-Solis F, Mariscal-Lara J, Merino-Ruiz ML (2010) Augmentation technique for partial ACL ruptures using semitendinosus tendon in the over-the-top position. Knee Surg Sports Traumatol Arthrosc 18:1214–8

11. Sonnery-Cottet B, Lavoie F, Ogassawara R, Scussiato RG, Kidder JF, Chambat P (2010) Selective anteromedial bundle reconstruction in partial ACL tears: a series of 36 patients with mean 24 months follow-up. Knee Surg Sports Traumatol Arthrosc 18:47–51

12. Sonnery-Cottet B, Panisset JC, Colombet P, Cucurulo T, Graveleau N, Hulet C, Potel JF, Servien E, Trojani C, Djian P, Pujol N, French Arthroscopy Society (SFA) (2012) Partial ACL reconstruction with preservation of the posterolateral bundle. Orthop Traumatol Surg Res 98:S165–70

13. Yoon KH, Bae DK, Cho SM, Park SY, Lee JH (2009) Standard anterior cruciate ligament reconstruction versus isolated single-bundle augmentation with hamstring autograft. Arthroscopy 25:1265–74

第四部分

前交叉韧带单束重建术

第 15 章

诊断

Rainer Siebold, Volker Musahl, Yuichi Hoshino, Christopher D. Murawski 和
Georgios Karidakis 著

黄广鑫 赵 畅 方 航 曾 春 译

目 录

15.1 前交叉韧带断裂的临床症状及发现

15.1.1 引言

ACL 断裂是最常见的膝关节韧带损伤。随着人民参与运动及其他娱乐活动积极性的提高，发生 ACL 断裂风险的人群也随之扩大。尽管近年来影像学技术有了很大的进展，但是临床评估（包括详细的病史询问及体格检查）始终是准确诊断 ACL 损伤的第一步。

15.1.2 病史

膝关节临床评估的第一步是获得患者的完整病史以及详细的受伤机制。50%～80% 的 ACL 损伤是非接触性[1-3]。因此，患者通常会描述是在突然减速或膝关节处于过伸位时产生轴移损伤[2]

症状取决于创伤后评估的时间：急性损伤的患者可能会有跛行甚至患肢无法站立的情况。膝关节常因关节疼痛和渗出（渗出液超过关节的最大容量）而出现轻度屈曲固定，也可因侧副韧带损伤而呈屈曲固定。患者亦可有关节屈伸受限、活动疼痛、关节紧绷感，有时候也可出现关节固定于某个角度。慢性 ACL 功能不全的患者通常可行走，但有不同程度的关节不稳定。这种关节不稳定可发生在正常行走时，亦可仅在某些特定情况下（如下楼梯或做轴移动作时）才出现。患者可有间歇性的关节渗出、疼痛，尤其是在体育活动后出现。病史采集通常也包括患肢及健肢既往受伤情况的询问。

15.1.3 体格检查

体格检查通常应包括患侧及健肢，首先是视诊：患者可有跛行，或者在没有辅助工具（如拐杖）的情况下无法行走。膝关节可有明显的渗出，尤其是在急性期患者多见，这类患者常有关节枳血。而慢性损伤患者通常有明显的肌肉萎缩。应详细记录膝关节主动运动范围，如果可能，包括是否存在完全屈伸的受限等，并在触诊时通过检查关节被动运动范围，并进行对比。其次是触诊，触诊时应记录关节周围各骨性标志及半月板关节线处是否存在压痛等。

15.1.4 特殊检查

异常的胫骨前移是临床诊断 ACL 损伤的基础。常通过 Lachman 试验和前抽屉试验或者利用相关的测量仪器如 KT-1000、KT-2000 膝关节动度计（MEDmetric，San Diego，CA）或 Rolimeter 等来评估（Aircast Europa，Neubeuern，Germany）[4]。

ACL 是限制股骨上胫骨前移最主要的韧带，而且在膝关节屈曲 30° 时，其作用最大[5]。在一个体内研究中[6]，Beynnon 等发现，当对胫骨施加一个向前的力时，ACL 在膝关节屈曲 30° 时所受的应力比屈曲 90° 时大。当切断 ACL 后，屈膝 30° 时胫骨前移的距离最大。而切断内侧副韧带（medial collateral ligament，MCL）后，胫骨前移的距离的增加仅发生在屈膝 90° 的时候。这提示屈膝 30° 时的 Lachman 试验对诊断 ACL 损伤具有较好的特异性[7]。因此，Lachman 试验是临床上检查 ACL 损伤较好的选择，而前抽屉试验（屈膝 90°）对 ACL 施加的应力较少。然而，在膝关节急性损伤时，这两个检查（尤其是前抽屉试验）都可能因关节积血，以及患者的疼痛与抵抗而失去其价值。De Haven[8] 发现，ACL 急性断裂后，Lachman 试验的阳性率在患者麻醉前是 80%，而麻醉后则几乎达到 100%。与 Lachman 试验相比，前抽屉试验在患者麻醉前的阳性率为 10%，麻醉后亦仅为 50%。这两个检查在慢性 ACL 功能不全的患者都具有更高的诊断价值。

15.1.4.1 Lachman-Noulis 试验

如 Pässler 和 Michel 所提到的，Lachman-Noulis 试验最早是在 1875 年，由 Georgios K. Noulis（1849 — 1919）在其就读巴黎大学期间的博士论文 "Entorse du genou（膝关节扭伤）" 中首次描述。随后，由 Joesph Torg 医生进行详细描述，为了纪念其导师——宾夕法尼亚州 Temple 大学骨科主任、教授——John Lachman 医生，Joesph Torg 将该检查命名为 Lachman 试验，并从此广为人知。虽然一开始作者建议检查时膝关节位于伸直位和 15° 屈曲位之间，但现在通常在膝关节 30° 屈曲位时进行该检查。检查时胫骨应处于旋转中立位，胫骨的内旋或者外旋都会激活关节辅助稳定器，从而影响对 ACL 的准确评估。另外值得注意的是，检查时胫骨不能有向后的半脱位，从而避免 PCL 损伤导致的假阳性。Lachman 试验具有很高的灵敏度及特异度（约 95%）[11]。虽然有数据显示，膝关节内其他的结构损伤并不会改变该检查的灵敏度[12]，但是在伴有半月板桶柄样撕裂并胫骨移位的患者中也可能出现假阴性结果[10]。

行 Lachman 试验检查时，患者仰卧位，膝关节屈曲 30°、检查者用一手固定股骨远端的前外侧，另一手在胫骨近端的后方处施加一个向前的力，尝试使胫骨向前脱位。如果胫骨相对股骨前移明显且前移终点"松软"，代表 Lachman 试验阳性[10]。对该试验结果可进行定量或定性的描述：与健侧膝关节对比，若胫骨前移的距离在 1 ~ 5 mm 之间，为 Ⅰ 级松弛，6 ~ 10 mm 为 Ⅱ 级松弛，>10 mm 为 Ⅲ 级松弛。胫骨前移终点的性质通常以牢固、松软或缺失来描述[13]。Lachman 试验的检查方法见图 15.1。检查者手与患者的腿大小不相称时，可采用变化的检查方式，如图 15.2 所示的检查方法。检查者将膝置于患者股骨远端的下方，一手向下按住股骨远端，使患膝关节屈曲 30° 固定，再通过另一手检查胫骨前移。

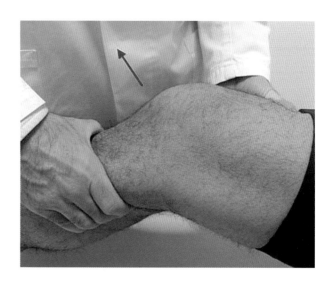

图 15.1　Lachman 试验

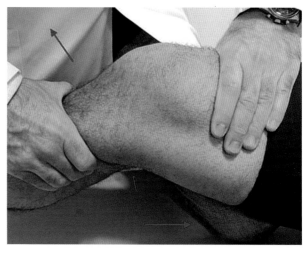

图 15.2　腿部支撑下的 Lachman-Noulis 试验

15.1.4.2 前抽屉试验

如前所述，前抽屉试验有许多局限性。因为检查时膝关节在90°屈曲位，而此时ACL并不是限制胫骨前移的主要结构。再者，半月板后角以及骨性轮廓也可能会对该试验产生干扰。此外，急性损伤或者关节肿胀明显的膝关节可能无法屈曲90°。虽然在慢性损伤的患者中，该检查的准确性较高，但其灵敏度在患者清醒状态下有较大的差异性。根据不同的报道为22% ~ 95%，而在麻醉状态下则提高到50% ~ 90%[11-12, 14]。

检查时患者仰卧位，膝关节屈曲90°，胫骨位于旋转中立位。检查前必须确保患者的胫骨不存在向后的半脱位，以避免在PCL损伤的患者中误诊。同时，应嘱咐患者完全放松腘绳肌，以减少其对胫骨前移的限制。检查者双手抓住患者胫骨的近端，双手拇指置于关节线的前方。与健侧对比，胫骨向前移位距离增大，与健侧对比终点柔软提示试验阳性，分级与Lachman试验类似（图15.3）。

15.1.4.3 轴移试验

膝关节的轴移既是导致膝关节"脱膝感"的一个临床征象，也是一个可以通过体格检查时发现的阳性体征。主要表现是膝关节伸直位时外侧胫骨平台相对于股骨髁的向前半脱位随着关节的屈曲而复位。有数个专门针对该检查在ACL损伤诊断中的灵敏度及特异度的研究，结果发现，在患者麻醉状态下，轴移试验的灵敏度为84% ~ 98.4%，特异度＞98%，而在清醒患者中则可低至35%[11, 12, 15]。

患者仰卧位，尽可能放松腿部肌肉，膝关节伸直。检查者一手抓住患肢足部并对胫骨施加内旋的力，另一手置于患膝关节外侧并施加外翻压力，并逐渐屈曲患膝关节。在ACL损伤的情况下，外侧胫骨平台一开始（屈曲小于30°）处于半脱位状态，而随着膝关节继续屈曲而复位。复位可由手触及，有时也可听见复位的声音（图15.4和图15.5）。轴移试验的结果通常分为4级：0级为正常，Ⅰ级代表胫骨平稳滑动时有轻度的移位，Ⅱ级代表胫骨复位时有中度移位；Ⅲ级代表复位时出现一个突然的大的移位。

15.1.4.4 人工测量系统

上述检查是在临床上评估ACL断裂使用最广泛的方法。理论上说，检查者应尽可能对这

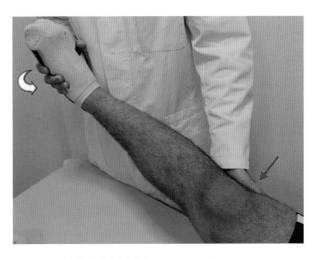

图15.4 轴移试验起始姿势

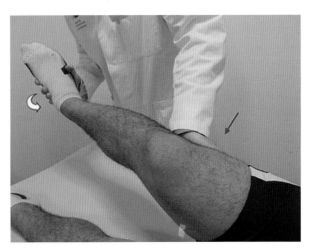

图15.5 轴移试验结束姿势

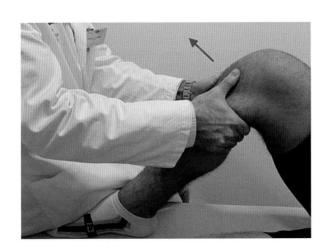

图15.3 前抽屉试验

些检查做定量及定性的描述，但这些方法并非总适用或准确。而且由于施加外力的强度、方向及速率等存在差异，不同的外科医生对同一患者的检查结果可能也存在较大的差异。对更高精确度检查的需求催生了各种各样的关节测量仪及测量系统。最先出现的这一类设备是由 Dale Daniel 和 Larry Malcolm 开发的 KT-1000 膝关节韧带动度计（MEDmetric，San Diego，CA）[16]。最新的型号是 KT-2000。随后出现了其他的许多同类的产品，如 Rolimeter（Aircast Europa，Neubeuern，Germany）、CA-4000 电子测角器（OSI，Hayward，CA）[17]、Genucom 膝关节分析系统（FARO Medical Technologies，Montreal，Ontario Canada）[18]、Kneelax3（Monitored Rehab Systems，Haarlem，the Netherlands）[19]，以及 Stryker 关节松弛度测量仪（Stryker，Kalamazoo，MI）[20]。

KT-1000 和 KT-2000 关节动度计

这两个设备都广泛用于定量测量胫骨的前移。它们可提供关节前向松弛度的客观测量数据，并具有很好的准确性及可靠性[21]。与 Lachman 试验和前抽屉试验一样，测量时要求患者处于放松状态、体位正确，同时施加一个前向的力[16]。

患者仰卧位，大腿支撑使膝关节屈曲30°，足跟放于脚踏板上以确保其位于旋转中立位。动度计置于待测膝关节处（通常先测量健侧膝关节），动度计的箭头指向关节线，测量板用固定带分别固定于胫骨粗隆和髌骨上。牢靠固定后，大拇指放在测量板上，注意不要施加向前的力，其余四指置于大腿外侧，通过对手柄交替施加前向和后向的力来设定零调定点。调定点确定后，通过对测量仪手柄施加 3 种不同强度的前向力，测量胫骨前移的距离。首先施加 67 N 的前向力，可听到一个起始音。随后，施加 89 N 的前向力，可听到一个不同的音。最后，像进行 Lachman 试验检查一样，在胫骨近端后方施加一个尽可能大的前向力。当双侧的差异>3 mm 或者胫骨最大移位>10 mm，或者前 2 个力（67 N 和 89 N）的胫骨前移距离差异>2 mm，即可提示 ACL 损伤。KT-1000 的使用方法如图 15.6、图 15.7 和图 15.8 所示。

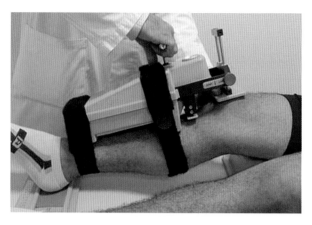

图 15.6　KT-2000 起始姿势

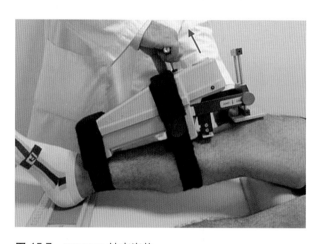

图 15.7　KT-2000 结束姿势

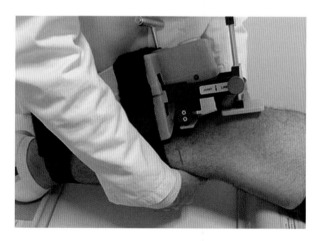

图 15.8　KT-2000，手动操作

Rolimeter

Rolimeter 是另一种关节动度计，用于对关节前向松弛度的客观测量，并与 KT-1000/2000 具有相似的准确性和可靠性[4, 23]。此外，检查者内及检查者间也具有较高的可靠性[24]，而且其价格较便宜、可消毒、使用简便。患者仰卧位，大腿支撑使膝关节屈曲 30°，Rolimeter 的髌骨垫置于髌骨中部，并以胫骨固定带固定。随后滑动手柄使其位于胫骨粗隆的中心并固定，白色指示圆钮向调节旋钮滑动进行矫正。检查者用一手固定 Rolimeter 髌骨垫，另一手对胫骨近端施加前向的力，在指示针上读取胫骨前移的距离。

15.1.4.5 其他检查方法

除了 Lachman 试验、前抽屉试验以及轴移试验用于评估 ACL 损伤引起的膝关节前后向不稳定外，还有其他的检查方法用于评估 ACL 损伤后膝关节的旋转不稳定。

屈曲 - 旋转抽屉试验是在 Lachman 试验的基础上，检查膝关节屈曲 15°～30° 时胫骨的活动及股骨的旋转[25]。检查者用一侧腋窝夹住被检查者的足部来固定下肢，膝关节先屈曲 15°，以一手给胫骨施加一个前向的力使胫骨向前半脱位。然后继续屈曲膝关节，可观察到胫骨复位及股骨内

旋，并听到明显的响声。该检查如图 15.9 和图 15.10 所示。

下面提到的几个检查主要基于胫骨相对于股骨的前外侧向移位，但在 ACL 急性损伤时检查困难。

Jerk 试验检查时先使膝关节屈曲。检查者一手握住被检查者的足部并施加内旋的力，另一手置于膝关节外侧，并用拇指对腓骨头施加一个向前的力，而其他手指施加一个外翻的压力。这些力使胫骨外侧平台向前半脱位，然后逐渐伸直膝关节，检查者可感觉到胫骨复位时的弹响（图 15.11 和图 15.12）。

Losee 试验与 Jerk 试验类似。检查者以相同的方式握住被检查者的下肢（膝关节屈曲并施加

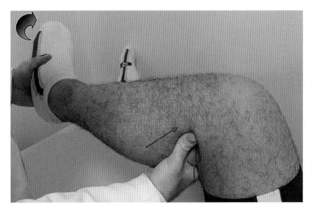

图 15.11 Jerk 试验起始姿势

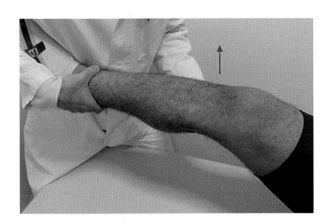

图 15.9 屈曲 - 旋转抽屉试验起始姿势

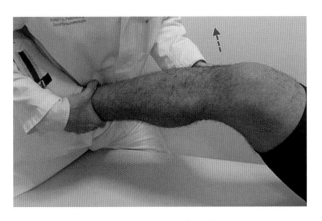

图 15.10 屈曲 - 旋转抽屉试验结束姿势

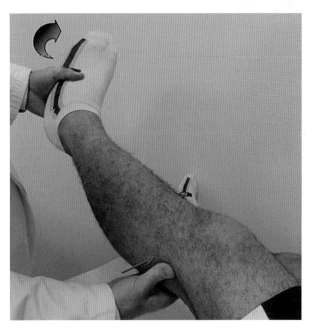

图 15.12 Jerk 试验结束姿势

外翻压力），但使胫骨一开始处于外旋状态。然后逐渐伸直膝关节，胫骨逐渐内旋，检查者可感觉到胫骨复位时的弹响（图 15.13 和图 15.14）。

ACL 股四头肌活性试验，检查时膝关节屈曲30°，嘱患者收缩股四头肌。在腿的下部开始伸直前可以先观察到股四头肌牵拉胫骨向前轻度移位（图 15.15）。

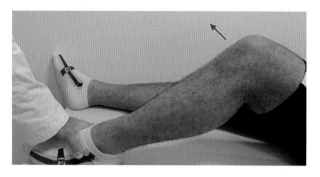

图 15.15　股四头肌活性试验

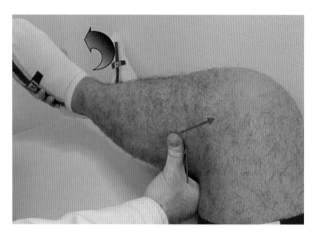

图 15.13　Losee 试验起始姿势

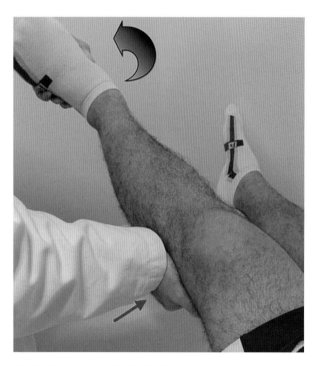

图 15.14　Losee 试验结束姿势

记忆要点

临床评估对 ACL 断裂的诊断是必不可少的。应首先从详细询问病史开始，随后进行细致的体格检查，包括特殊的临床试验。然而也应注意到这些检查也存在一定的局限性，尤其是对急性损伤的患者。全面细致的临床检查并不是任何时候都可行，也不可能保证绝对准确。由于检查者施加外力的强度、方向、速度都各不相同，检查结果在不同的检查者之间可能存在较大的差异。对更高精确度测量的需求催生了各种各样实用的关节动度计和测量系统。然而，目前仍缺乏可评估膝关节多个方向的松弛度及稳定性（包括膝关节轴移试验）的测量工具。

15.2　前交叉韧带断裂的影像学表现

15.2.1　引言

ACL 重建术是在膝关节内植入单束 ACL 移植物，以复制正常 ACL 的结构。尽管 ACL 双束重建由于能够模拟正常 ACL 的 2 个不同功能束而流行，但单束重建仍然是目前 ACL 重建最常用的技术[28]。然而，传统的 ACL 重建术式（如经胫骨术式）已经被证明可导致膝关节动力学异常[29-30]以及远期的关节退行性病变[31]。ACL 移植物的非解剖学位置植入可能与部分患者临床疗效不满意有一定的关系[32-33]。最新的影像学方法显示，传统单束植入技术无法达到解剖学重建。这些影像学技术为实现 ACL 移植物的植入提供了有用的解剖学信息。

15.2.2　前交叉韧带断裂的影像学表现

15.2.2.1 X 线平片

ACL 断裂通常不能在普通 X 线片上看到，但 X 线片有利于发现 ACL 损伤伴随的骨损伤。

9% 的 ACL 损伤的患者[37]可发生胫骨平台外侧的撕脱骨折，也称 Segond 骨折[36]。典型的 Segond 骨折通常位于外侧半月板与胫骨连接处中部的 1/3，由外侧关节囊韧带在此处的牵拉所致[38]。

股骨外侧髁与外侧胫骨平台的后方在 ACL 损伤、弓起膝盖时常发生撞击。在 MRI 上可见这一骨性挫伤[39]。而只有当股骨髁的可见凹陷大于 1.5 mm 时才可在 X 线平片上见到，这种情况相对少见[40-41]。

ACL 断裂通常发生在其韧带部，但也可发生胫骨止点的撕脱骨折，特别是在儿童患者中[42]。

15.2.2.2 计算机断层扫描

三维 CT 可提供与临床密切相关的解剖学信息。Purnel 等发现，三维 CT 重建可清楚显示外侧髁间嵴（也称住院医生嵴），可认为其为正常 ACL 止点的前缘[43]。再者，Feretti 等[46]发现，外侧壁的下 1/3 的分叉嵴将 ACL 的 AM 束及 PL 束分开[46]，分叉嵴在三维 CT 影像上亦可见（图 15.16）[47]。虽然

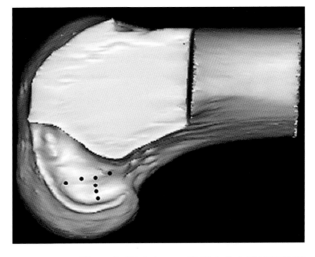

图 15.16　三维 CT 扫描显示 ACL 股骨止点在髁间窝外侧壁的解剖学标志。水平虚线标记外侧髁间嵴，垂直虚线则标记外侧分叉嵴

这些小的骨性嵴在关节镜下并非总是可见[48]，它们能够作为骨性标志，为 ACL 原始止点的确定及 ACL 的解剖学重建提供重要的信息[44,47,49-50]。

15.2.2.3 MRI

MRI 对软组织的显示能力及其分辨率的提高，在很大程度上促进了其在 ACL 止点的解剖学研究中的应用。MRI 可确定完整的 ACL，且双膝之间的差异非常小[51-52]（图 15.17）。因此，通过健

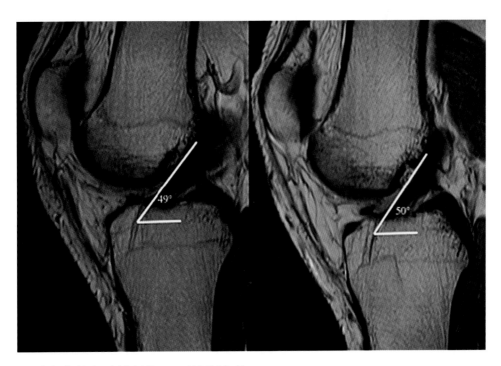

图 15.17　MRI T1 加权像所示双侧完好的 ACL 的倾斜角度

侧膝关节的 MRI 分析 ACL 覆盖面，可为患侧膝关节 ACL 移植物植入的位置提供真正的解剖学参照。然而，MRI 上所提示的 ACL 的原始位置如何在关节镜下重现，仍有待进一步研究。如何利用术前 MRI 获得的解剖学信息来指导术中 ACL 移植物的解剖学植入还需要更多的研究，以及更好的技术支持。

15.2.3 前交叉韧带移植物植入位置的术后评估

15.2.3.1 X 线平片

普通 X 线平片一直被用于评估 ACL 骨隧道的位置。股骨隧道的位置的确定在影像学上常采用"表盘"参照法 [53] 和象限法 [54]。这两种方法都可单独作为固定的及通用的定标法，用于描述 ACL 止点及移植物植入的解剖学位置。"表盘"参照法通常用于在冠状面评估 ACL 止点及移植物的位置 [55-56]。该参照法也可在关节镜图像上应用 [53]。然而，"表盘"参照法也常受到批判，其可靠性现在也受到质疑 [57-59]。另一方面，由 Bernard 等 [54] 提出的象限法仍广泛应用于股骨远端侧位 X 线片上 ACL 隧道位置的评估 [60-62]。该参照系统可在计算机导航系统中使用。在计算机导航的帮助下，术者可准确定位某一固定的位置 [63]（图 15.18）。然而，根据该参照系统所确定的 ACL 的解剖学位置在不同患者中均有所不同 [60-62]。导航系统所提示的移植物植入的位置是经过计算的平均位置，因此对于不同的患者，并非总能够确定其真正的解剖学位置。该方法所采用的坐标参照系统在很大程度上依赖于 Blumesaat 线，因此其临床应用也受到一定的质疑。因为该参照线并不总是清楚可辨 [64]，而且容易受到解剖变异的影响 [65]。而且，需要使用昂贵的荧光透视设备及技术才能在术中获得股骨远端真正的侧位影像。

关于 ACL 在胫骨处的位置，通常有 2 种参照方法可用于确定 ACL 前后方向上的位置：其中一种是 Amis 和 Jacob 法 [53]，另一种是 Staubli 和 Rauschning 法 [66]。2 种方法的不同主要在于参照线选择的不同。Amis 和 Jacob 线根据胫骨平台确定，而 Saubli 和 Rauschning 线则由胫骨轴线确定。2 种参照方法都可以在得到了胫骨的侧位片后应用。目前还没有有效的参照方法能够在术中

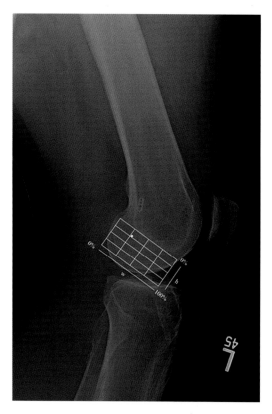

图 15.18 在侧位 X 线片上，基于 Blumensaat 线，用象限法评估 ACL 股骨隧道位置。隧道的位置在象限 23% 高（h）和 28% 宽（w）的象限位置

对 ACL 胫骨止点在水平方向上的位置进行确定。但在研究中，常通过计算止点与胫骨平台边缘的距离或其比例来显示 ACL 止点的位置 [67]。

影像学方法也经常用于术后评估 ACL 移植物的位置。通过正位的 X 线平片评估移植物的走行，有助于发现在股骨长轴上的非解剖学位置的 ACL 隧道 [68]（图 15.19）。该方法无法作为 ACL 移植物植入选择的术前参考，然而却是术后评估解剖学植入的可靠方法。该评估方法发现，使用经胫骨技术所建立的 ACL 股骨隧道常常在解剖学位置之外 [68]。

15.2.3.2 计算机断层扫描

CT 有其特殊优势，可对图像进行三维重建，通过三维图像的旋转获得标准化方向，从而得到一致的 ACL 隧道位置的图像 [69]（图 15.20）。CT 扫描可对 ACL 重建后移植物隧道位置进行准确且可重复的分析。CT 影像技术从二维到三维的发展为 ACL 解剖学研究做出了重要贡献。Kopf [35] 也

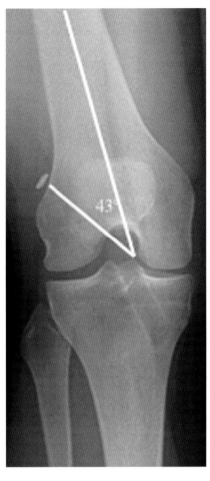

图 15.19　正位 X 线片示单束 ACL 重建术后股骨隧道与股骨长轴的夹角。股骨隧道夹角 >32° 提示隧道在解剖学位置上 [59]

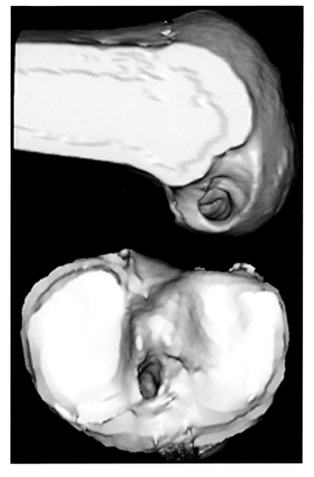

图 15.20　单束 ACL 重建术后行三维 CT 重建可见隧道在股骨（上）和胫骨（下）的解剖学位置

发现，传统的经胫骨技术无法使 ACL 移植物进入解剖学位置 [35]。

15.2.3.3 磁共振成像

　　与 CT 扫描的结果相似，最近的研究采用三维 MRI 也发现，经胫骨技术重建 ACL 后，移植物的位置通常都不在原有的解剖学位置上 [34,70]。正常 ACL 或其移植物的倾斜角可通过 MRI 的矢状面图像测量，从而用来评估 ACL 移植物解剖学方向是否准确 [68]（图 15.21）。尽管利用影像学评估 ACL 移植物位置的方法已经取得较大进展，但是其主要还是作为术后评估的手段。根据我们的了解，通过术前 CT 扫描发现骨性标志，可为术中移植物的解剖学植入提供临床指导。然而 ACL 覆盖面存在个体的解剖差异，未来的研究可通过 MRI 扫描健侧完整的 ACL 的位置，从而进行 ACL 的个体化重建。

> **记忆要点**
>
> 　　由于临床上对 ACL 解剖学植入的需求，影像学技术及其在 ACL 重建中的应用不断发展。ACL 解剖学重建的目标是让移植物植入的位置能够达到精准，且使手术个性化。因此，普通的 X 线片仅能显示二维图像，无法反应个体的解剖学差异，因此已基本被淘汰。三维 CT 扫描可获取有用的骨性标志，并在 ACL 的解剖学植入的关节镜手术中作为解剖学参考。再者，MRI 将健侧膝关节的影像数据作为患侧膝关节 ACL 覆盖面的解剖学参考，在 ACL 个体化解剖重建中也具有很大的潜力。

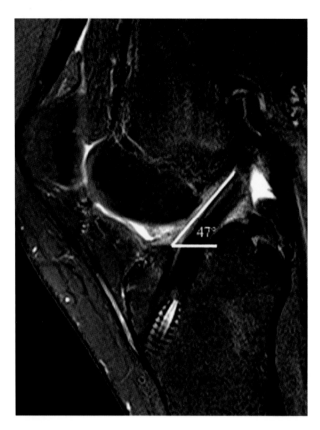

图 15.21   MRI T2 加权像矢状面图像显示自体股四头肌肌腱行 ACL 单束重建术后 7 个月的患者膝关节状态。移植物的倾斜角度为 47°

参考文献

1. Arendt EA, Agel J, Dick R (1999) Anterior cruciate ligament injury patterns among collegiate men and women. J Athl Train 34(2):86–92

2. Boden BP, Dean GS, Feagin JA Jr et al (2000) Mechanisms of anterior cruciate ligament injury. Orthopedics 23(6):573–578

3. Cochrane JL, Lloyd DG, Buttfield A et al (2007) Characteristics of anterior cruciate ligament injuries in Australian football. J Sci Med Sport 10(2):96–104

4. Balasch H, Schiller M, Friebel H et al (1999) Evaluation of anterior knee joint instability with the Rolimeter. A test in comparison with manual assessment and measuring with the KT-1000 arthrometer. Knee Surg Sports Traumatol Arthrosc 7(4): 204–208

5. Butler DL, Noyes FR, Grood ES (1980) Ligamentous restraints to anterior-posterior drawer in the human knee. A biomechanical study. J Bone Joint Surg Am 62(2):259–270

6. Beynnon B, Howe JG, Pope MH et al (1992) The measurement of anterior cruciate ligament strain in vivo. Int Orthop 16(1):1–12

7. Haimes JL, Wroble RR, Grood ES et al (1994) Role of the medial structures in the intact and anterior cruciate ligament-deficient knee. Limits of motion in the human knee. Am J Sports Med 22(3):402–409

8. DeHaven KE (1980) Diagnosis of acute knee injuries with hemarthrosis. Am J Sports Med 8(1):9–14

9. Paessler HH, Michel D (1992) How new is the Lachman test? Am J Sports Med 20(1):95–98

10. Torg JS, Conrad W, Kalen V (1976) Clinical diagnosis of anterior cruciate ligament instability in the athlete. Am J Sports Med 4(2):84–93

11. Katz JW, Fingeroth RJ (1986) The diagnostic accuracy of ruptures of the anterior cruciate ligament comparing the Lachman test, the anterior drawer sign, and the pivot shift test in acute and chronic knee injuries. Am J Sports Med 14(1):88–91

12. Donaldson WF 3rd, Warren RF, Wickiewicz T (1985) A comparison of acute anterior cruciate ligament examinations. Initial versus examination under anesthesia. Am J Sports Med 13(1):5–10

13. Lubowitz JH, Bernardini BJ, Reid JB 3rd (2008) Current concepts review: comprehensive physical examination for instability of the knee. Am J Sports Med 36(3):577–594

14. Jonsson T, Althoff B, Peterson L et al (1982) Clinical diagnosis of ruptures of the anterior cruciate ligament: a comparative study of the Lachman test and the anterior drawer sign. Am J Sports Med 10(2): 100–102

15. Lucie RS, Wiedel JD, Messner DG (1984) The acute pivot shift: clinical correlation. Am J Sports Med 12(3):189–191

16. Daniel DM, Malcom LL, Losse G et al (1985) Instrumented measurement of anterior laxity of the knee. J Bone Joint Surg Am 67(5):720–726

17. Kvist J (2004) Sagittal plane translation during level walking in poor-functioning and well-functioning patients with anterior cruciate ligament deficiency. Am J Sports Med 32(5):1250–1255

18. Oliver JH, Coughlin LP (1987) Objective knee evaluation using the Genucom knee analysis system. Clinical implications. Am J Sports Med 15(6):571–578

19. Benvenuti JF, Vallotton JA, Meystre JL et al (1998) Objective assessment of the anterior tibial translation in Lachman test position. Comparison between three types of measurement. Knee Surg Sports Traumatol Arthrosc 6(4):215–219

20. Boniface RJ, Fu FH, Ilkhanipour K (1986) Objective anterior cruciate ligament testing. Orthopedics 9(3): 391–393

21. Myer JW, Schulthies SS, Fellingham GW (1996) Relative and absolute reliability of the KT-2000 arthrometer for uninjured knees. Testing at 67, 89, 134, and 178 N and manual maximum forces. Am J Sports Med 24(1):104–108

22. Bach BR Jr, Warren RF, Flynn WM et al (1990 Arthrometric evaluation of knees that have a torn anterior cruciate ligament. J Bone Joint Surg Am 72(9):1299–1306

23. Ganko A, Engebretsen L, Ozer H (2000) The rolimeter: a new

arthrometer compared with the KT-1000. Knee Surg Sports Traumatol Arthrosc 8(1):36–39

24. Muellner T, Bugge W, Johansen S et al (2001) Interand intratester comparison of the Rolimeter knee tester: effect of tester's experience and the examination technique. Knee Surg Sports Traumatol Arthrosc 9(5):302–306

25. Nett MP, Pedersen HB, Roehrig GJ et al (2006) Clinical examination of the knee. Surgery of the knee. I. A. Scott. Elsevier Churchill Livingstone, New York, pp 47–61

26. Losee RE, Johnson TR, Southwick WO (1978) Anterior subluxation of the lateral tibial plateau. A diagnostic test and operative repair. J Bone Joint Surg Am 60(8):1015–1030

27. Daniel DM, Stone ML, Barnett P et al (1988) Use of the quadriceps active test to diagnose posterior cruciateligament disruption and measure posterior laxity of the knee. J Bone Joint Surg Am 70(3):386–391

28. Yasuda K, van Eck CF, Hoshino Y, Fu FH, Tashman S (2011) Anatomic single- and double-bundle anteriorcruciate ligament reconstruction, part 1: basic science. Am J Sports Med 39(8):1789–1799

29. Tashman S, Collon D, Anderson K, Kolowich P, Anderst W (2004) Abnormal rotational knee motion during running after anterior cruciate ligament reconstruction. Am J Sports Med 32(4):975–983

30. Ristanis S, Giakas G, Papageorgiou CD, Moraiti T, Stergiou N, Georgoulis AD (2003) The effects of anterior cruciate ligament reconstruction on tibial rotation during pivoting after descending stairs. Knee Surg Sports Traumatol Arthrosc 11(6):360–365

31. Lohmander LS, Ostenberg A, Englund M, Roos H (2004) High prevalence of knee osteoarthritis, pain, and functional limitations in female soccer players twelve years after anterior cruciate ligament injury. Arthritis Rheum 50(10):3145–3152

32. Marchant BG, Noyes FR, Barber-Westin SD, Fleckenstein C (2010) Prevalence of nonanatomical graft placement in a series of failed anterior cruciate ligament reconstructions. Am J Sports Med 38(10):1987–1996

33. Aglietti P, Buzzi R, Giron F, Simeone AJ, Zaccherotti G (1997) Arthroscopic-assisted anterior cruciate ligament reconstruction with the central third patellar tendon. A 5-8-year follow-up. Knee Surg Sports Traumatol Arthrosc 5(3):138–144

34. Abebe ES, Moorman CT 3rd, Dziedzic TS, Spritzer CE, Cothran RL, Taylor DC, Garrett WE Jr, DeFrate LE (2009) Femoral tunnel placement during anterior cruciate ligament reconstruction: an in vivo imaging analysis comparing transtibial and 2-incision tibial tunnel-independent techniques. Am J Sports Med 37(10):1904–1911

35. Kopf S, Forsythe B, Wong AK, Tashman S, Anderst W, Irrgang JJ, Fu FH (2010) Nonanatomic tunnel position in traditional transtibial single-bundle anterior cruciate ligament reconstruction evaluated by three-dimensional computed tomography. J Bone Joint Surg Am 92(6):1427–1431

36. Milch H (1936) Cortical avulsion fracture of the lateral tibial condyle. J Bone Joint Surg Am 18:159–164

37. Hess T, Rupp S, Hopf T, Gleitz M, Liebler J (1994) Lateral tibial avulsion fractures and disruptions to the anterior cruciate ligament. A clinical study of their incidence and correlation. Clin Orthop Relat Res 303:193–197

38. Goldman AB, Pavlov H, Rubenstein D (1988) The Segond fracture of the proximal tibia: a small avulsion that reflects major ligamentous damage. AJR Am J Roentgenol 151(6):1163–1167

39. Kaplan PA, Walker CW, Kilcoyne RF, Brown DE, Tusek D, Dussalt RG (1992) Occult fracture patterns of the knee associated with anterior cruciate ligament tears: assessment with MR imaging. Radiology 183:835–838

40. Warren RF, Kaplan N, Bach BR (1988) The lateral notch sign of anterior cruciate ligament insufficiency. Am J Knee Surg 1:119–124

41. Pao DG (2001) The lateral femoral notch sign. Radiology 219:800–801

42. Kendall NS, Hsu SY, Chan KM (1992) Fracture of the tibial spine in adults and children-a review of 31 cases. J Bone Joint Surg Br 74:848–852

43. Purnell ML, Larson AI, Clancy W (2008) Anterior cruciate ligament insertions on the tibia and femur and their relationships to critical bony landmarks using high-resolution volume-rendering computed tomography. Am J Sports Med 36(11):2083–2090

44. Shino K, Suzuki T, Iwahashi T, Mae T, Nakamura N, Nakata K, Nakagawa S (2010) The resident's ridge as an arthroscopic landmark for anatomical femoral tunnel drilling in ACL reconstruction. Knee Surg Sports Traumatol Arthrosc 18(9):1164–1168

45. Hutchinson MR, Ash SA (2003) Resident's ridge: assessing the cortical thickness of the lateral wall and roof of the intercondylar notch. Arthroscopy 19(9):931–935

46. Ferretti M, Ekdahl M, Shen W, Fu FH (2007) Osseous landmarks of the femoral attachment of the anterior cruciate ligament: an anatomic study. Arthroscopy 23(11):1218–1225

47. Fu FH, Jordan SS (2007) The lateral intercondylar ridge–a key to anatomic anterior cruciate ligament reconstruction. J Bone Joint Surg Am 89(10):2103–2104

48. van Eck CF, Morse KR, Lesniak BP, Kropf EJ, Tranovich MJ, van Dijk CN, Fu FH (2010) Does the lateral intercondylar ridge disappear in ACL deficient patients? Knee Surg Sports Traumatol Arthrosc 18(9):1184–1188

49. Ziegler CG, Pietrini SD, Westerhaus BD, Anderson CJ, Wijdicks CA, Johansen S, Engebretsen L, LaPrade RF (2011) Arthroscopically pertinent landmarks for tunnel positioning in single-bundle and double-bundle anterior cruciate ligament reconstructions. Am J Sports Med 39(4):743–752

50. Iwahashi T, Shino K, Nakata K, Otsubo H, Suzuki T, Amano H, Nakamura N (2010) Direct anterior cruciate ligament in-

sertion to the femur assessed by histology and 3-dimensional volume-rendered computed tomography. Arthroscopy 26(9 Suppl):S13–S20

51. Scanlan SF, Lai J, Donahue JP, Andriacchi TP (2012) Variations in the three-dimensional location and orientation of the ACL in healthy subjects relative to patients after transtibial ACL reconstruction. J Orthop Res 30(6):910–918

52. Jamison ST, Flanigan DC, Nagaraja HN, Chaudhari AM (2010) Side-to-side differences in anterior cruciate ligament volume in healthy control subjects. J Biomech 43(3):576–578

53. Amis AA, Jakob RP (1998) Anterior cruciate ligament graft positioning, tensioning and twisting. Knee Surg Sports Traumatol Arthrosc 6(Suppl 1): S2–S12

54. Bernard M, Hertel P, Hornung H, Cierpinski T (1997) Femoral insertion of the ACL. Radiographic quadrant method. Am J Knee Surg 10(1):14–21; discussion 21-22

55. Loh JC, Fukuda Y, Tsuda E, Steadman RJ, Fu FH, Woo SL (2003) Knee stability and graft function following anterior cruciate ligament reconstruction: 15 Diagnosticscomparison between 11 o'clock and 10 o'clock femoral tunnel placement. Arthroscopy 19(3):297–304

56. Rue JP, Ghodadra N, Bach BR Jr (2008) Femoral tunnel placement in single-bundle anterior cruciate ligament reconstruction: a cadaveric study relating transtibial lateralized femoral tunnel position to the anteromedial and posterolateral bundle femoral origins of the anterior cruciate ligament. Am J Sports Med 36(1):73–79

57. Fu FH (2008) The clock-face reference: simple but nonanatomic. Arthroscopy 24(12):1433; author reply 1434

58. Colvin AC, Shen W, Musahl V, Fu FH (2009) Avoiding pitfalls in anatomic ACL reconstruction. Knee Surg Sports Traumatol Arthrosc 17(8):956–963

59. Azzam MG, Lenarz CJ, Farrow LD, Israel HA, Kieffer DA, Kaar SG (2011) Inter- and intraobserver reliability of the clock face representation as used to describe the femoral intercondylar notch. Knee Surg Sports Traumatol Arthrosc 19(8):1265–1270

60. Colombet P, Robinson J, Christel P, Franceschi JP, Djian P, Bellier G, Sbihi A (2006) Morphology of anterior cruciate ligament attachments for anatomic reconstruction: a cadaveric dissection and radiographic study. Arthroscopy 22(9):984–992

61. Takahashi M, Doi M, Abe M, Suzuki D, Nagano A (2006) Anatomical study of the femoral and tibial insertions of the anteromedial and posterolateral bundles of human anterior

cruciate ligament. Am J Sports Med 34(5):787–792

62. Zantop T, Wellmann M, Fu FH, Petersen W (2008) Tunnel positioning of anteromedial and posterolateral bundles in anatomic anterior cruciate ligament reconstruction: anatomic and radiographic fi ndings. Am J Sports Med 36(1):65–72

63. Kawakami Y, Hiranaka T, Matsumoto T, Hida Y, Fukui T, Uemoto H, Doita M, Tsuji M, Kurosaka M, Kuroda R (2012) The accuracy of bone tunnel position using fl uoroscopic-based navigation system in anterior cruciate ligament reconstruction. Knee Surg Sports Traumatol Arthrosc 20(8):1503–1510

64. Farrow LD, Chen MR, Cooperman DR, Goodfellow DB, Robbin MS (2008) Radiographic classifi cation of the femoral intercondylar notch posterolateral rim. Arthroscopy 24(10):1109–1114

65. Berg GE, Ta'ala SC, Kontanis EJ, Leney SS (2007) Measuring the intercondylar shelf angle using radiographs: intra- and inter-observer error tests of reliability. J Forensic Sci 52(5):1020–1024

66. Staubli HU, Rauschning W (1994) Tibial attachment area of the anterior cruciate ligament in the extended knee position. Anatomy and cryosections in vitro complemented by magnetic resonance arthrography in vivo. Knee Surg Sports Traumatol Arthrosc 2:138–146

67. Doi M, Takahashi M, Abe M, Suzuki D, Nagano A (2009) Lateral radiographic study of the tibial sagittal insertions of the anteromedial and posterolateral bundles of human anterior cruciate ligament. Knee Surg Sports Traumatol Arthrosc 17(4):347–351

68. Illingworth KD, Hensler D, Working ZM, Macalena JA, Tashman S, Fu FH (2011) A simple evaluation of anterior cruciate ligament femoral tunnel position: the inclination angle and femoral tunnel angle. Am J Sports Med 39(12):2611–2618

69. Forsythe B, Kopf S, Wong AK, Martins CA, Anderst W, Tashman S, Fu FH (2010) The location of femoral and tibial tunnels in anatomic double-bundle anterior cruciate ligament reconstruction analyzed by threedimensional computed tomography models. J Bone Joint Surg Am 92(6):1418–1426

70. Bowers AL, Bedi A, Lipman JD, Potter HG, Rodeo SA, Pearle AD, Warren RF, Altchek DW (2011) Comparison of anterior cruciate ligament tunnel position and graft obliquity with transtibial and anteromedial portal femoral tunnel reaming techniques using high-resolution magnetic resonance imaging. Arthroscopy 27(11):1511–1522

第 16 章

前交叉韧带重建时机：循证医学证据？

Michael E. Hantes 和 Alexander Tsarouhas 著

黄广鑫 赵 畅 方 航 曾 春 译

目 录

确定 ACL 重建手术的最佳时机对于患者、治疗医生乃至整个医疗系统来说都非常重要。在伤后一周内 ACL 重建、关节肿胀、运动范围（range of movement，ROM）的不足，以及康复方案对临床预后的影响大于手术时机的选择的影响。越来越多的证据提示，ACL 损伤时间与软骨及内侧半月板的继发性损伤之间有显著的联系。尽管目前仍缺乏前瞻性研究的数据，但是绝大多数骨科医生都建议在受伤后 6 个月内行 ACL 重建，以避免其他损伤发生的风险。骨骼系统发育未成熟的 ACL 损伤患者也有同样的继发性损伤的风险，因此对于这类患者也应考虑采用合适的、不影响骨骺发育的手术技术行 ACL 重建术。

16.1 引言

ACL 重建的最佳时机目前仍存争议。如何选择最早的重建时机而保证安全，以及如何推迟重建的时机而不增加继发性膝关节损伤的风险，已有大量的文献对此进行了讨论。早在 21 世纪初期，针对英国骨外科医生的一项全国调查显示[6]，81% 的术者支持手术应在伤后 1~6 个月内进行。然而在英国国家医疗服务体系（National Health Service，NHS）的医院中，仅有 35% 患者是在这个时间段内行 ACL 重建术。另外，对于儿童及青少年患者，在半月板及软骨继发性损伤与手术引起的骨骺损伤风险之间孰轻孰重，也应更谨慎地考虑。因此，确定 ACL 重建最佳的时机对于患者以及治疗医生来说都非常重要。除了优先考虑患者的需要之外，对成本以及成本效益问题的考虑，有助于在有限的资源与大量等待手术的患者之间取得最佳平衡。

16.2 前交叉韧带重建的最早时机

在 Shelbourne 等[16] 的重要研究中发现，与伤后 3 周内行 ACL 重建的患者相比，ACL 损伤 3 周后再行重建的患者发生关节纤维化的风险显著降低。手术干预的推迟可使术前膝关节 ROM 恢复至伤前水平，同时也有利于关节周围软组织的修复。此外它还给患者提供一个机会，让其有时间可考虑不行韧带重建术是否影响其生活。

与之相反，支持早期手术治疗的医生则认为，恢复胫股关节的稳定性可最大程度降低半月板及软骨继发损伤的风险。尽管缺乏专门的成本效益的研究，早期手术重建可缩短患者重返运动以及日常工作、生活的时间，从而带来可观的经济效益。此外，早期重建还可防止股四头肌的明显萎缩及肌肉力量的下降，这也是目前被认为影响临床预后以及术后再断裂风险的主要因素[5, 12]。在一个具有一级循证医学证据的前瞻性研究中，Bottoni 等[1] 发现采用自体腘绳肌肌腱，在伤后立即进行 ACL 重建可获得非常好的临床疗效。然而，作者并不支持所有的 ACL 重建均在伤后立即进行。在最近的一个 meta 分析中，Smith 等[18] 共分析了 370 例 ACL 重建病例，结果发现早期重建（平均重建时间在伤后 3 周左右）与延期重建（至少在伤后 6 周），在术后关节功能评分、胫股关节的松弛度、膝关节的稳定性，以及关节运动范围方面并没有显著差别。然而作者也提示该 meta 分析中所采用的不同研究之间存在着显著的异质性和方法学上的局限性。

最近的研究则把焦点集中在可影响损伤早期 ACL 重建的临床预后的其他因素上。Mayr 等[11] 回顾性地分析了 156 个 ACL 重建术后关节纤维化的病例，发现关节纤维化的发生与伤后关节刺激、积液及肿胀程度具有显著的联系。类似的研究还有 Cosgarea 等[3] 发现关节纤维化的发生与患者术前存在 10° 甚至更大的关节活动受限相关。在最近的一份调查报告中发现，大概 993 位美国骨科运动医学学会的（American Orthopaedic Society for Sports Medicine，AOSSM）医生认为膝关节 ROM 及肿胀程度是确定 ACL 重建时机最重要的因素[5]。加速康复方案的应用也显著地影响关节纤维化的发生[1, 16]。康复策略的改进以及 ACL 重建技术的发展可能已经限制了早期重建手术对关节僵硬以及关节纤维化发生的影响，这也部分解释了不同研究结果之间存在多样性的原因。最近的一个 meta 分析将现代的加速康复方案的影响考虑在内，结果发现，早期重建与延期重建（多个时间点的比较，1～20 周）之间临床不良预后的发生风险并没有显著的差别。因此作者认为，如果使用现代的手术技术以及加速康复方案，患者在伤后第 1 周即行 ACL 重建是安全的[10]。

16.3　前交叉韧带重建的最晚时机

ACL 损伤与半月板及软骨病理学之间的关系早已明确。大量研究发现，急性损伤的患者多发生外侧半月板撕裂。而随着时间的推移，内侧半月板撕裂的概率增加。损伤的复杂性也在慢性期增加，修复的可能性随之降低[2]。

临床以及影像学的研究显示，内侧半月板损伤的概率与 ACL 断裂后的时间有明确的联系[14, 21]。目前尚不清楚继发性半月板损伤究竟是胫股关节松弛、移位合并关节动力的长期改变引起的，还是仅仅是初始外伤所导致的，并随时间而逐渐加重。相反，外侧半月板撕裂的概率并不随着时间而增加[9, 19]，这提示外侧半月板的损伤可能是初始外伤所致。

许多研究一致发现随着受伤时间的推移，软骨损伤的部位逐渐增多、程度逐渐加重[9, 20]。股骨内侧髁的受累最常见。这些损伤可能是起始于首次胫股关节半脱位造成的关节软骨的轻度损伤，随后由于反复的关节不稳定和伴随的半月板撕裂导致的磨损而逐渐加重。伴随半月板撕裂的患者中，软骨损伤的发生率是单纯 ACL 损伤患者的 2 倍，反之亦然。

尽早恢复膝关节稳定性可显著降低继发半月板及软骨损伤的风险，这方面已达成共识。而 ACL 重建的最佳时机则直到最近才有所阐述。大型回顾性队列研究以及国家登记系统数据有利于研究者使用不同的时间点进行比较分析。Kennedy 等[9] 对同一名外科医生的 300 例患者的研究发现，受伤 6 个月后行 ACL 重建的患者，其内侧半月板撕裂的概率显著增高；而在 1 年后才行重建的患者，其出现膝关节退行性病变的概率也显著增高。在挪威国家膝关节韧带登记系统的一个大型回顾性队列研究中，Granan 等[7] 发现成年人膝关节软骨损伤的概率，从受伤至手术期间每个月增加将近 1%。Sri-ram 等[19] 在最近的研究中回顾了 5 086 例 ACL 重建的病例，发现与伤后 5 个月内即行重建手术的患者相比，伤后 5 个月后行手术的患者须修复内侧半月板的概率增加 1 倍，而在伤后 12 个月之后手术的患者则增加 5 倍。而且受伤后超过 5 个月的患者，软骨损伤的概率也显著增高。与之相反，外侧半月板撕裂的概率并不随着时间的增加而增加。因此作者认为，理想的 ACL 重建不应超过伤后 5 个月。

然而，我们必须认识到，相关的这些数据都是仅仅从回顾性的病例分析得来的。目前尚没有，也很难进行前瞻性的随机对照研究。此外，来自国家登记系统和多中心队列研究的数据也存在着明显的观察者间差异。不同外科医生对软骨及半月板损伤的位置、大小、深度的判断都可能存在很大的差异。最重要的是，尽管早期干预对于半月板及软骨具有保护作用，大多数作者都认为，ACL 重建术对保护软骨退行性病变的远期效果与非手术治疗患者之间是否有差别目前尚无证据。

除了受伤的时间，其他因素也影响 ACL 损伤后继发半月板及软骨损伤的发生。这些因素包括患者的性别、年龄、既往手术史以及伤前的活动水平，它们可能与手术时机有潜在的交互影响。男性患者半月板撕裂及软骨损伤的严重性和频率都较女性高[15,17]。然而，女性患者发生半月板损伤的风险随着时间推移而以较高的速率上升[13]。类似地，患者年龄的增加也是内侧半月板及 3 和 4 度软骨损伤的一个显著的预测因素。

16.4　骨骼系统发育未成熟患者的前交叉韧带重建

儿童及青少年的 ACL 损伤通常认为最好先采用保守治疗，待骨骼系统发育成熟后再考虑手术重建。推迟手术的好处主要是使患者有较好的骨骼及心理成熟度。这一方面可增加手术重建的选择，另一方面可减少因手术导致的生长停滞风险，同时也使患者更容易遵照康复方案进行康复训练。然而最新的证据显示，韧带重建的手术时间若推迟太久，会使患者因关节不稳定而继发半月板或软骨损伤的风险增加。Dumont 等[4] 在 370 例行 ACL 重建的儿童患者的研究中发现，伤后超过 150 天后才进行治疗的患者，其内侧半月板损伤的概率显著升高。此外，软骨损伤也与同侧膝关节隔室的半月板损伤显著相关。Sri-ram 等[19] 在一个年龄在 17 岁以下的 431 例患者的研究中也发现，当手术时间推迟到伤后 5 ~ 12 个月时，内侧半月板损伤的概率翻倍，而如果手术时间在伤后 12 个月后，内侧半月板损伤的概率上升至 4 倍。作者认为对这一年龄段的患者也应早期行韧带重建，恢复膝关节稳定性。随着不影响骨骺的技术在 ACL 重建术中的应用，在不对患者骨骺生长造成显著影响的情况下恢复胫股关节的稳定性，在理论上是可行的[8]。

记忆要点

如果 ACL 重建在伤后 1 周内进行，关节肿胀、ROM 的不足，以及康复方案对临床预后的影响大于手术时机的选择。越来越多的证据提示，ACL 损伤时间的长短与软骨或内侧半月板的继发性损伤之间有显著的联系。尽管目前仍缺乏前瞻性研究的数据，但是绝大多数骨科医生都建议在受伤后 6 个月内行 ACL 重建，以避免其他损伤发生的风险。骨骼系统发育未成熟的 ACL 损伤患者也有同样的继发性损伤的风险。因此对于这类患者，也应考虑采用合适的、不影响骨骺发育的手术技术行 ACL 重建。

参考文献

1. Bottoni CR, Liddell TR, Trainor TJ, Freccero DM, Lindell KK (2008) Postoperative range of motion following anterior cruciate ligament reconstruction using autograft hamstrings: a prospective, randomized clinical trial of early versus delayed reconstructions. Am J Sports Med 36(4):656–662

2. Chhadia AM, Inacio MC, Maletis GB, Csintalan RP, Davis BR, Funahashi TT (2011) Are meniscus and cartilage injuries related to time to anterior cruciate ligament reconstruction? Am J Sports Med 39(9): 1894–1899

3. Cosgarea AJ, Sebastianelli WJ, DeHaven KE (1995) Prevention of arthrofi brosis after anterior cruciate ligament reconstruction using the central third patellar tendon autograft. Am J Sports Med 23(1):87–92

4. Dumont GD, Hogue GD, Padalecki JR, Okoro N, Wilson PL (2012) Meniscal and chondral injuries associated with pediatric anterior cruciate ligament tears: relationship of treatment time and patientspecifi c factors. Am J Sports Med 40(9)

5. Duquin TR, Wind WM, Fineberg MS, Smolinski RJ, Buyea CM (2009) Current trends in anterior cruciate ligament reconstruction. J Knee Surg 22(1):7–12

6. Francis A, Thomas RD, McGregor A (2001) Anterior cruciate ligament rupture: reconstruction surgery and rehabilitation. A nation-wide survey of current practice. Knee 8(1):13–18

7. Granan LP, Bahr R, Lie SA, Engebretsen L (2009) Timing of anterior cruciate ligament reconstructive surgery and risk of cartilage lesions and meniscal tears: a cohort study based on the Norwegian National Knee Ligament Registry. Am J Sports Med 37(5):955–961

8. Hui C, Roe J, Ferguson D, Waller A, Salmon L, Pinczewski L (2012) Outcome of anatomic transphyseal anterior cruciate ligament reconstruction in Tanner stage 1 and 2 patients with open physes. Am J Sports Med 40(5):1093–1098

9. Kennedy J, Jackson MP, O'Kelly P, Moran R (2010) Timing of reconstruction of the anterior cruciate ligament in athletes and the incidence of secondary pathology within the knee. J Bone Joint Surg Br 92(3):362–366

10. Kwok CS, Harrison T, Servant C (2013) The optimal timing for anterior cruciate ligament reconstruction with respect to the risk of postoperative stiffness. Arthroscopy 29(3):556–565. doi: 10.1016/j. arthro.2012.09.005 , S0749-8063(12)01730-6 [pii]

11. Mayr HO, Weig TG, Plitz W (2004) Arthrofibrosis following ACL reconstruction–reasons and outcome. Arch Orthop Trauma Surg 124(8):518–522

12. Myer GD, Paterno MV, Ford KR, Hewett TE (2008) Neuromuscular training techniques to target defi cits before return to sport after anterior cruciate ligament reconstruction. J Strength Cond Res 22(3):987–1014

13. O'Connor DP, Laughlin MS, Woods GW (2005) Factors related to additional knee injuries after anterior cruciate ligament injury. Arthroscopy 21(4): 431–438

14. Papastergiou SG, Koukoulias NE, Mikalef P, Ziogas E, Voulgaropoulos H (2007) Meniscal tears in the ACL-defi cient knee: correlation between meniscal tears and the timing of ACL reconstruction. Knee Surg Sports Traumatol Arthrosc 15(12)

15. Rotterud JH, Sivertsen EA, Forssblad M, Engebretsen L, Aroen A (2011) Effect of gender and sports on the risk of full-thickness articular cartilage lesions in anterior cruciate ligament-injured knees: a nationwide cohort study from Sweden and Norway of 15 783 patients. Am J Sports Med 39(7):1387–1394

16. Shelbourne KD, Wilckens JH, Mollabashy A, DeCarlo M (1991) Arthrofibrosis in acute anterior cruciate ligament reconstruction. The effect of timing of reconstruction and rehabilitation. Am J Sports Med 19(4):332–336

17. Slauterbeck JR, Kousa P, Clifton BC, Naud S, Tourville TW, Johnson RJ et al (2009) Geographic mapping of meniscus and cartilage lesions associated with anterior cruciate ligament injuries. J Bone Joint Surg Am 91(9):2094–2103

18. Smith TO, Davies L, Hing CB (2010) Early versus delayed surgery for anterior cruciate ligament reconstruction: a systematic review and meta-analysis. Knee Surg Sports Traumatol Arthrosc 18(3):304–311

19. Sri-Ram K, Salmon LJ, Pinczewski LA, Roe JP (2013) The incidence of secondary pathology after anterior cruciate ligament rupture in 5086 patients requiring ligament reconstruction. Bone Joint J 95-B(1):59–64

20. Tandogan RN, Taser O, Kayaalp A, Taskiran E, Pinar H, Alparslan B et al (2004) Analysis of meniscal and chondral lesions accompanying anterior cruciate ligament tears: relationship with age, time from injury, and level of sport. Knee Surg Sports Traumatol Arthrosc 12(4):262–270

21. Yoo JC, Ahn JH, Lee SH, Yoon YC (2009) Increasing incidence of medial meniscal tears in nonoperatively treated anterior cruciate ligament insufficiency patients documented by serial magnetic resonance imaging studies. Am J Sports Med 37(8): 1478–1483

第 17 章

移植物的获取与准备

Juan Carlos Monllau, Wolf Petersen, Christian Fink, Sven U. Scheffl er, Pablo Eduardo Gelber 和 Christian Hoser 著

黄 广 鑫 赵 畅 方 航 曾 春 译

目 录

17.1 腘绳肌

　　恢复 ACL 损伤后膝关节的稳定性有许多不同的方法，其中标准的治疗方法是 ACL 自体组织关节内重建。传统观点曾认为骨 - 髌腱 - 骨（bone-patellar tendon-bone，BPTB）自体移植物是移植物最佳选择。然而，为了减少移植物获取部位的并发症，半腱肌肌腱（semitendinosus tendon，ST）

和股薄肌肌腱（gracilis tendon，GT）在 ACL 重建的应用逐渐增加。双束的 ST 及 GT 移植物与 BPTB 移植物相比，具有更好的机械强度[22]，且移植物获取部位的并发症也较少[26]。事实上，采用腘绳肌肌腱行 ACL 重建的患者术后较少出现髌股关节疼痛或膝关节伸直受限，股四头肌力量的恢复也较好[14, 29, 34]。还有一个优势是采用腘绳肌肌腱也能保证腘绳肌肌肉的力量，膝关节伸膝装置的力量也基本可完全恢复[34]。这可能与 75% 的患者在取腘绳肌肌腱后都能很好地再生有关（虽然其横断面并没有完全恢复）[3]。取腘绳肌肌腱自体移植物也有其自身的缺点，那就是肌腱大小及长度有限。因此，为了使移植物的粗细以及强度足以用于重建，其中一个办法就是将肌腱编成三股。

　　尽管具有很高的可重复性，然而熟知 ST 及 GT 解剖是成功获取移植物、避免肌腱断裂的基本要求。此外，为了达到患者的期望，取腘绳肌肌腱的技术也越来越微创。这种通过小切口对腘绳肌肌腱进行盲取的技术也带来神经损伤的风险，有可能发生在游离附属肌腱的止点时的直接横断，或者是在膝关节内侧的Ⅰ层和Ⅱ层之间使用剥离器取肌腱时所造成的钝性创伤[28]。对于取半腱肌 - 股薄肌肌腱切口的最佳皮肤切口也存在争议。

　　牢记这几点，本章将逐步介绍一种简便的、可重复的微创手术方法获取腘绳肌肌腱，并详细介绍如何编制双股或三股的腘绳肌移植物。

17.1.1 腘绳肌移植物的获取
17.1.1.1 皮肤切口

　　首先必须确定 ST 及 GT 的近端及远端的位置。

最简单的方式是通过在胫骨粗隆的内侧进行触诊。然而许多时候常由于患者皮下组织较厚或者是肌腱的直径较小，导致无法准确触及。因此，有 3 个标志可帮助判断（图 17.1）：

- 关节线远端约 2～3 个手指的宽度
- 在与 TT 下半部平行的区域内
- 在与腓骨颈垂直的线上

鉴于肌腱从内至外的走向，怎样的皮肤切口是获取肌腱的最佳选择仍然存在争议[35]。大多数的研究都推荐采用斜切口，使神经损伤的风险最小化。这些研究通过对长（3～4 cm）而垂直的切口与斜切口进行比较，结果发现，纵向的垂直切口刚好经过分布于髌下和下肢前部等区域的神经。这些神经的分支来自隐神经（称为隐神经的髌下支，infrapatellar branch of saphenous nerve，IPSBN）和股内侧皮神经（感觉神经的缝匠肌分支，sartorial branch of sensory nerve，SBSN）[20, 24]。斜切口造成 IPSBN 横断的概率较小，而 SBSN 损伤的概率与所使用的切口类型无关[27]。无论如何，据我们的观察，这些感觉的改变对患者的日常生活并不会或者仅有轻微的影响[21]。此外，尽管取 ST 和 GT 并不是造成这些感觉神经损伤的主要原

因[20]，然而，在使用肌腱剥离器获取肌腱时也不能忽视其可能造成的神经损伤。在部分患者身上，肌腱剥离器的使用可能是造成 SBSN 及 IPBSN 近端损伤的原因[28]。由于神经分支在髌下区及下肢前部分布的解剖变异非常复杂，不管哪种膝关节切口，都不可能找到绝对安全的切口位置来避免神经损伤[20]。基于前面的一些考虑，并尽可能地减少皮肤瘢痕，一旦明确了标志，我们推荐采用 TT 内侧约 2 cm 的纵向切口，大概可容纳 1 个示指（图 17.2）。切开皮肤后，仔细对皮下血管进行低强度的电凝止血，利用示指打开小腿筋膜与皮下组织之间的间隙。助手站在患者的外侧面，利用 2 个小拉钩（例如 2 个 Senn-Müller 拉钩）帮助暴露术野。

17.1.1.2 肌腱的辨认

GT 在胫骨的止点位于 ST 的近端，因此可以通过使用金属器械自近端向远端滑动来确定。当滑动过程中感觉到一个软性包块时，即提示股薄肌就在缝匠肌或者小腿筋膜下面（图 17.3）。随后沿肌腱的纤维走向平行的方向，分离缝匠肌的膜性止点（图 17.4）。用拉钩提起缝匠肌筋膜，即通过手术窗可见 GT 和 ST。GT 和 ST 在胫骨粗隆顶点的内侧约 2.25 cm 处形成共同止点，随后在该止点的近端约 1.8 cm 处分开形成各自的结构（胫骨粗隆内侧约 4 cm 处[23]）。当在这个部位无法很

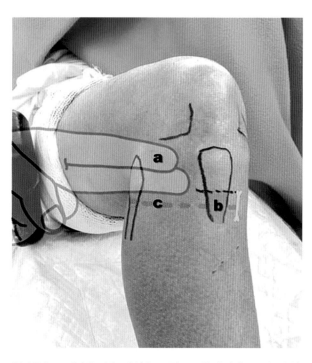

图 17.1　3 个标记用于判断 ST 及 GT 的准确位置：（a）关节线远端约 2～3 个手指的宽度，（b）在与 TT 下半部平行的区域内，（c）在与腓骨颈垂直的线上

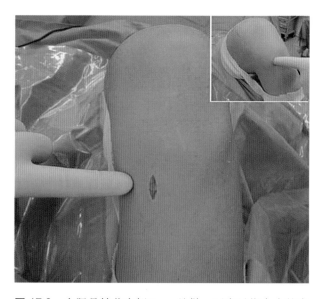

图 17.2　在胫骨结节内侧 2 cm 处做一可容示指大小的皮肤切口

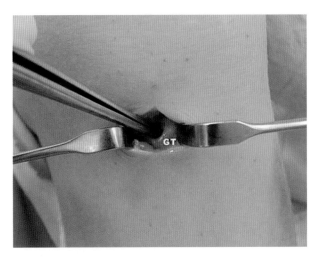

图 17.3　工具沿缝匠肌筋膜从近端向远端滑动，可感受到软组织物，其下方即为股薄肌

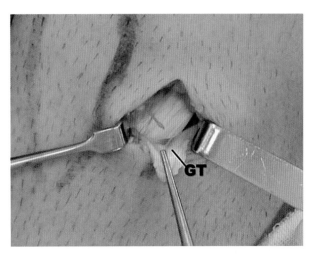

图 17.5　若发现沿缝匠肌筋膜的水平切口难以寻找股薄肌，可做一竖形切，使肌腱经倒"L"形切口可以更好显露

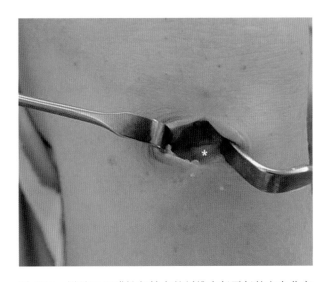

图 17.4　沿缝匠肌膜性起始点的纤维走行平行的方向分离

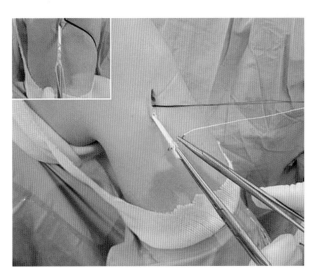

图 17.6　在切断半腱肌与股薄肌的胫骨止点后，使用高强度号线分别对游离端做一个 30 mm 的缝合

好地分辨这两条肌腱时，可以在内侧副韧带的浅层后方轻易地对其进行定位，在该处可触及不同的圆形、独立的结构。如果外科医生仍然发现两者不好鉴别时，我们建议在缝匠肌筋膜切口线的近端内侧做一倒"L"形切口，以更好地显露肌腱（图 17.5）。

17.1.1.3 通过闭合肌腱剥离器获取肌腱

首先，将肌腱从足部游离下来并剥离至肌腹处：第一步须先找到 GT 并将其从肌腹中分离，用小 90° 弯曲解剖器用力将其拉起。随后，将其从其胫骨止点处松解，游离端用高阻抗、可耐受大力负荷的 2 号缝线缝合约 30 mm（图 17.6）[25]。

缝线也便于在后面的操作中作肌腱牵拉，从而避免因使用 Kocher 钳牵拉所造成的肌腱损伤。在牵拉这些缝线时，利用 Metzenbaum 剪将 GT 与其上的少量的腱性筋膜连接分离。然后利用闭合肌腱剥离器越过肌腱插入，并向近端游离。如果肌腱剥离器取腱时阻力较大，可用示指深入切口帮助游离肌腱的止点，以便顺利取下肌腱。

对 ST 的位置时刻警觉是非常重要的：一旦取下 GT，由于其与 ST 之间的黏附松解，ST 即向远端回缩，增加了其获取的难度。因此，其中一个简单的方法是在取下 GT 前，先用 1 号 Vicryl 线缝合 ST，对其进行标记并分离。在获取 GT 后，再通过切口用缝线向上提起半腱肌（图 17.7）。

获取 ST 腱的方法类似，但通常较 GT 难获取。当分离肌腱时，要避免肌腱被肌腱剥离器不成熟地切断，须松解至少 5 个附属的肌腱分支或止点。这些止点比较恒定的位置是在从 ST 上和 GT 交汇点（距 TT 约 7 cm）至腓肠肌内侧头的连接处的近端约 5.5 cm[31]。当 ST 在其止点处松解下来后，其受到肌腹的张力通常远比 GT 要大。因此，为了防止 ST 向近端回缩，在游离时，止点内侧 4 cm 的位置用 Kocher 钳钳夹，并施加一个对抗的力，这是获取 ST 的一个重要的步骤（图 17.8）。

肌腱获取后即对其附着的肌肉纤维及软组织进行清理（图 17.9）。

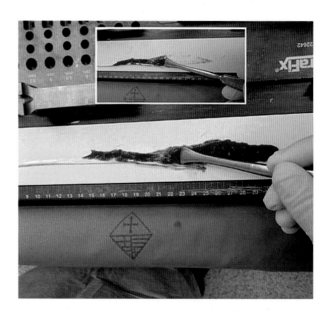

图 17.9 骨膜剥离器有助于去除肌腱上的肌肉及脂肪组织，且可避免对肌腱造成损伤

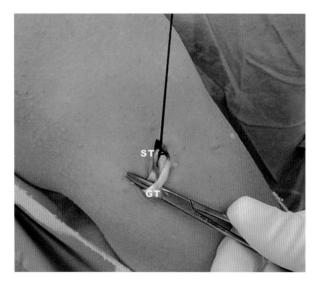

图 17.7 在游离股薄肌前，半腱肌前用 1 号线标志。这对半腱肌的获取有很大帮助

17.1.1.4 开放肌腱剥离器获取肌腱

首先将肌腱从肌腹取下并从足部游离，随后分别找到肌腱的位置。用上述方法切断其附属分支后，使用开放肌腱剥离器从肌肉上剥离 ST 和 GT。

技巧要点
- 在腓骨颈的垂线上找到腘绳肌肌腱。
- 为避免意外损伤肌腱，应在可触及的 GT 边界的近端约 5 mm 处切开缝匠肌筋膜。
- 在内侧副韧带浅层的后方定位腘绳肌肌腱相对比较容易。
- 必要的时候可在内侧做一倒 "L" 形切口，切开缝匠肌筋膜，以改善肌腱的暴露。
- 腘绳肌肌腱获取后即缝合缝匠肌筋膜，避免遗漏。

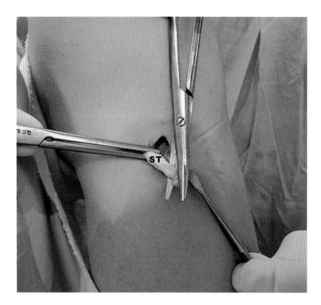

图 17.8 为避免半腱肌游离后向近端回缩可用 Kocher 钳在止点内侧 4 cm 处钳夹

17.1.2 移植物的准备

17.1.2.1 四股腘绳肌肌腱移植物

用高强度 2 号线分别缝合 2 条肌腱的两端约 30 mm 的长度。不同肌腱用不同颜色的缝线区分，同一肌腱的两端用同一颜色的缝线，使最后在胫骨端固定时便于区分牵拉肌腱。随后，GT 和 ST 都各编成两股。当使用纽扣钢板做皮质外固定时，肌腱在纽扣袢处对折。而当使用股骨螺钉固定时，肌腱则在其牵拉线处对折（图 17.10）。准备移植物的最后，移植物两端的半径通过测量板测量，每次直径增加 0.5 mm。我们通常要求四股腘绳肌移植物的测量直径不小于 9 mm。

17.1.2.2 多股腘绳肌移植物

为获得直径更大的韧带移植物，也可将 ST 和（或）GT 编成三股。例如，五股肌腱（三股 ST+

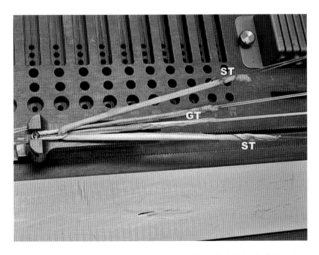

图 17.10　四股腘绳肌移植物。2 种颜色的缝线分别对 2 条肌腱末端进行缝合。图中股薄肌与半腱肌绕过皮质外固定的袢重叠，形成四股肌腱移植物

两股 GT）或者六股肌腱（ST 和 GT 均三股）。作者几乎在所有患者身上都采用六股腘绳肌移植物。

使用腘绳肌肌腱作为自体移植物的其中一个缺点是肌腱的总量有限。尽管通过超声或者 MRI 都可以较准确地测量出腘绳肌肌腱的直径 [4]，但是有时候在获取肌腱的时候才发现其直径较小。因此将肌腱都编成三股是一个有效的解决办法，能够提供韧带移植物所需的机械强度和直径。研究发现，腘绳肌肌腱的强度和韧性随着其股数的增加而增加 [11, 18]，而 ACL 重建术后胫骨前移的范围与韧带移植物的直径成反比关系 [9]。另一方面，最近有一些质疑声音认为，如果不能将第三股肌腱牢固与另两股肌腱联合，可能反而会降低移植物的强度。再者，在起始时双股与三股肌腱的总体特性本身就没有显著的差异 [30]。此外，怎样编织三股肌腱才能获得最好的悬垂的移植物结构，目前也还不清楚 [19]。

在采用三股编织的方法处理肌腱移植物时，肌腱的长度至少要达到 21 cm，才能将其编成三股 7 cm 的移植物。操作的步骤在图 17.11a-c 中详述。

第二条肌腱也通过相同的方法加入，要么采用双股，要么采用三股，以获取五股或者六股的移植物。而移植物两端的直径则在最后测量，近端的直径应最多比远端直径小 1 mm，此时则要求采用相应的不同直径大小的股骨及胫骨隧道。

编织好的移植物应放置于无菌的纱布中，以 5 mg/ml 的万古霉素溶液浸泡。万古霉素溶液以每 500 mg 万古霉素粉溶解于 100 ml 无菌生理盐水中制备。对腘绳肌肌腱自体移植物进行预防性万古霉素浸泡可显著降低感染率。由于肌腱血供很差，因此预防性静脉输注抗生素很难在肌腱处达到其对葡萄球菌的最低抑菌浓度 [13]。

移植物的预拉伸

研究显示，由于 ST 伸长时存在 4% ~ 8% 的不可复率及 10% 的断裂率 [37]，术后反复活动所致的不同限制机制可导致腘绳肌移植物发生继发性松弛。降低移植物术后继发性松弛的发生有许多方法，其中被多数骨科医生所采用的是在术中对移植物进行预拉伸，以使肌腱所有股受到的张力相似，从而达到结构上的平衡，并使各股肌腱之间以及其与缝线之间的接触更加紧密。

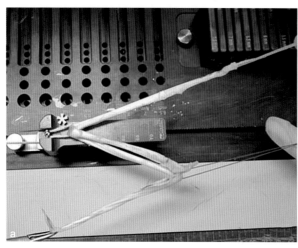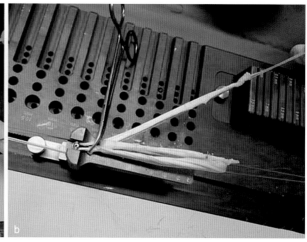

图 17.11 （a, b）肌腱的三股编织方法。2 cm 长的肌腱末端绕过皮质外固定的襻后，用 2-0 高强度不可吸收线锁边缝合，固定于肌腱较长的部分。肌腱的另一端（厚端）再次绕过襻，形成三股肌腱移植物。游离末端用 2 号高强度不可吸收线锁边缝合。不可吸收缝合带绕过肌腱襻。远端的肌腱襻及游离末端调节至同样长度后，进行预拉伸。最后，在固定襻处用 2-0 不可吸收线做 3 cm 的锁边缝合

然而，是否对肌腱进行预拉伸也存在争议。扫描电子显微镜检查法（scanning electron microscopy，SEM）发现，预拉伸后的肌腱胶原纤维超结构出现显著改变，包括胶原纤维的结合性、完整性及平行性均受到破坏[10]。因此，目前还没有结论性的数据支持对肌腱进行预拉伸有益处。

> **技巧要点**
> - 如果将 ST 和 GT 编成四股后，移植物的直径小于 9 mm，则将腘绳肌肌腱编成三股，增加移植物的胶原成分。
> - 将移植物在无菌纱布中以浓度为 5 mg/ml 的万古霉素溶液浸泡，降低感染率[36]。
> - 如果手术时间不够，可不对移植物进行预拉伸，因为目前尚无相关科学证据。

17.2 骨 - 髌腱 - 骨移植物

本章主要从不同方面讨论获取髌腱移植物的微创手术方法

17.2.1 骨–髌腱–骨的获取

髌腱的获取可采用髌腱内侧单独的小纵向切

> **记忆要点**
> 为了减少移植物供区的并发症，越来越多的骨科医生采用 ST 和 GT 作为 ACL 重建移植物的选择。把 ST 及 GT 都编成两股后，与骨 - 髌腱 - 骨复合体相比，前者的机械强度更大。2 条肌腱都是在足部通过一个小切口获取。术中必须小心松解肌腱所有的附属分支，已避免肌腱被肌腱剥离器不成熟地切断。绝大多数的骨科医生都使用四股腘绳肌移植物进行 ACL 重建。然而，根据移植物的直径，可将其中一条或两条肌腱编成三股，以增强移植物的强度。

口，或 2 个水平切口。当采用经胫骨技术进行重建时，一般喜欢做 2 个水平的切口，此时胫骨隧道的位置可在更内侧的位置建立。我们则更倾向于采用小的纵向切口，因为股骨隧道是经前内侧入路建立的。纵向切口的位置在远端髌骨极和胫骨粗隆之间（图 17.12a）。横断腱旁组织后即可暴露髌韧带。根据髌韧带的宽度，通常用手术刀切下 8 ~ 10 mm 宽的肌腱作为移植物（图 17.12b）。肌腱的中间、外侧或者内侧 1/3 均可被获取（图 17.13）。在临床实践中常取髌腱内侧 1/3。

随后，锯下 15 ~ 20 mm 的胫骨骨块。当在

关节镜下用 BPTB 在前内侧入路进行 ACL 重建时，我们通常取 15 mm 胫骨块，越小的骨块越便于关节内的操作。首先，用手术刀越过骨块切开肌腱组织，用小摆锯切下胫骨粗隆的皮质骨（图 17.12c），在骨块的远端 1/3 钻一个 2 mm 的小孔后，用骨凿取下骨块（图 17.12d）。

如果肌腱足够长（加上胫骨骨块后大约 75 ~ 80 mm），可不连同髌骨骨块获取。这可能可以降低供区的并发症。如果肌腱较短，则须再切下髌骨骨块。

获取髌骨骨块时，应切开髌前滑囊以暴露肌腱。随后根据需要，切下合适的髌骨骨块，得到

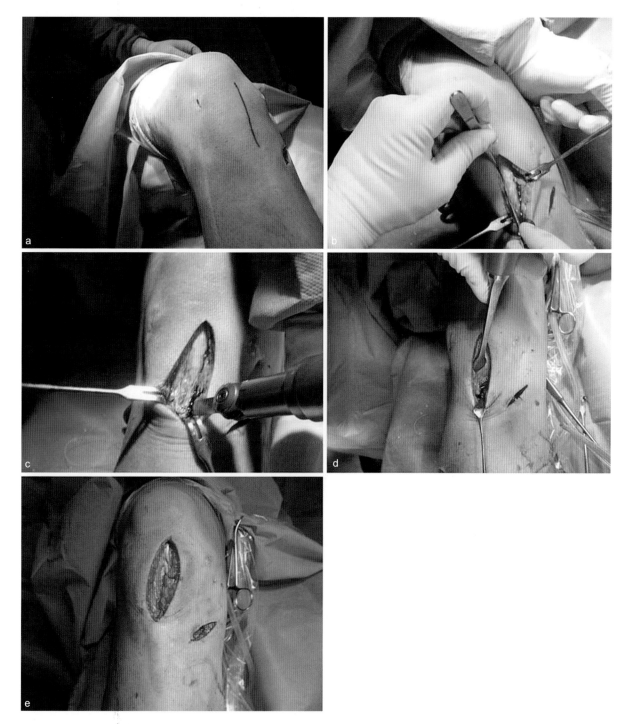

图 17.12（a）远端髌骨极与胫骨粗隆之间做一纵向切口，（b）用手术刀切下宽度为 8 ~ 10 mm 的移植物，（c）用小摆锯锯下胫骨粗隆的皮质骨，（d）用骨凿取下骨块，（e）获取肌腱移植物后缝合腱旁组织

腱组织。如果采用胫骨压配技术，骨块应比移植物的宽度稍宽（图 17.14）。应小心确保取骨部位缺损表面平坦，以最小化供区并发症的发生概率。

骨缺损的部位可以用建立骨隧道时获取的自体骨或者用骨水泥填补。

17.3 股四头肌肌腱获取

虽然有许多骨科医生使用股四头肌肌腱（quadriceps tendon, QT）作为 ACL 翻修手术的移植物，但是其在初次 ACL 重建中的应用尚未被广泛接受。我们认为，尽管从已有文献上看，用股四头肌移植物重建 ACL 可获得很好的临床疗效。但是其获取技术要求较高，以及患者较难接受大腿处的瘢痕，是其不常用于初次重建的主要原因[1-2, 7-8, 16-17]。在 20 世纪 90 年代末，来自瑞士的 HU Stäubli 发表了有关 QT 的解剖及生物力学的详细研究，并首次支持在初次 ACL 重建中应用 QT[32-33]。在 ACL 翻修手术中，QT 同样具有很好的临床疗效[6]。

QT 的功能多样，可获得不同宽度、不同厚

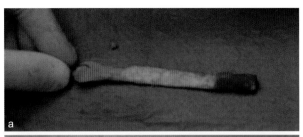
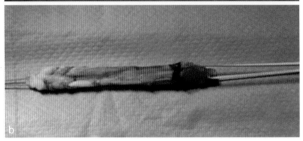

图 17.14 （a）带有 2 个骨块的 BPTB 移植物。（b）仅带有胫骨骨块的 BPTB 移植物

度、不同长度的带或不带骨块的移植物。它既可以用开放性手术获取，也可以使用新的微创方式获取[5]。如果有术前的 MRI，也有助于评估股四头肌肌腱的厚度。遵循基本的原则，QT 的获取是

图 17.13 （a）中央区的 BPTP 移植物，（b）内侧 BPTP 移植物，（c）圆锥形髌骨骨块，（d）扁平髌骨骨块，（e）圆锥形胫骨粗隆骨块

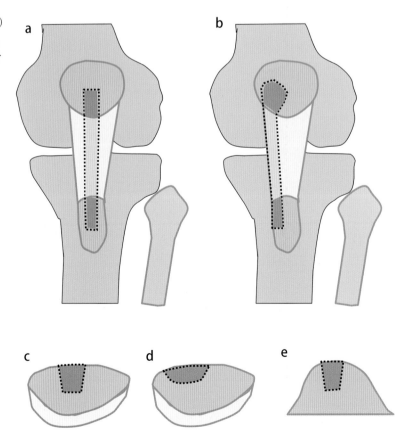

安全的，且移植物供区的并发症很少[12]。

17.3.1 开放性手术获取股四头肌肌腱

1. 采用 5 ~ 6 cm 的纵向切口，从髌骨上缘远端约 1 cm 处沿大腿中线向上（图 17.15a）。

2. 仔细暴露 QT，纵向切开髌前滑囊，并在之后获取骨块后予以缝合。

3. QT 通常取 8 ~ 12 mm，切口大致与髌骨平行，从中间或者中间稍外侧开始。应注意不可切得过深，防止关节开放。

4. QT 腱的厚度（通常 5 ~ 9 mm）在其骨性止点的近端 1 cm 处确定。穿过一根线（图 17.16a）后向近端拉线，随后用刀沿着线小心地剥离肌腱（图 17.16b）。获得理想长度（带骨块则 6 cm，不带骨块则 7 ~ 8 cm）的移植物后，在近端切下肌腱（图 17.16c）。

5. 如果 QT 连同骨块一起作为移植物，剥离肌腱时将肌腱拉高，并向远端剥离至其骨性止点。骨块的尺寸与相应肌腱的宽度一致，长度大约为

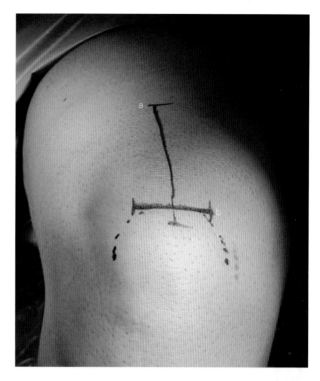

图 17.15 开放性技术的皮肤切口（a）及微创手术的皮肤切口（b）

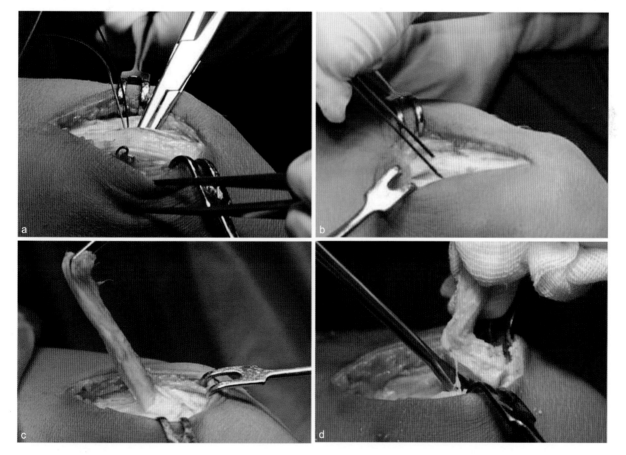

图 17.16 开放性手术获取 QT。（a）在纵行切开肌腱后，移植物的厚度用带线袢的止血钳确定。（b）缝线向近端牵拉，小心松解移植物。（c）在移植物的近端将其切下并提起。（d）用摆锯锯下骨块后，再用骨凿将骨块取下

1.5 cm，大概轮廓经标记后，使用摆锯开始切割，随后将肌腱移植物提起，根据所需的骨块的厚度，从近端向远端方向将骨块锯下。最后用骨凿取下骨块（图 17.16d）。该方法可避免过多地使用骨凿及锤子获取骨块，从而降低髌骨骨折的风险（图 17.17）。

　　6. 将股四头肌肌腱取腱处缺损连续缝合，缝线应在肌腱的表层，以避免肌腱的缩短（扇形缝合）（图 17.18a，b）。如果取肌腱时不慎打开关节囊（若严格按照步骤进行，损伤关节囊的概率很小），应先仔细对缺损予以缝合。髌前滑囊也在应仔细缝合，覆盖取骨部位的缺损。

17.3.2　微创手术获取股四头肌肌腱

1. 屈膝 90°，在髌骨上缘做一个 2.5 ~ 3 cm 的横

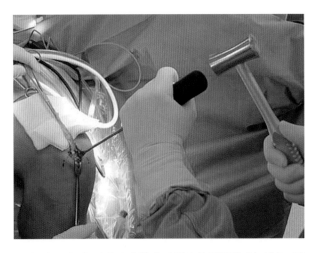

图 17.17　切勿过多地直接在髌骨上使用骨凿（红线）。因髌骨较硬，此操作造成髌骨骨折的风险很高

行切口。纵行切开髌前滑囊，暴露股四头肌肌腱（图 17.19a）。

2. 用 Langenbeck 拉钩，在髌骨近端皮下暴露股四头肌肌腱。

3. 在髌骨上缘的中间或稍外侧，使用 8 ~ 12 mm 宽的双刃刀（KARL STORZ, Tuttlingen）向上至少切 6 cm（如果使用骨块移植物用于 ACL 重建，若用于 PCL 重建，则需 8 cm）（图 17.19b）。

4. 通过另一把特制的刀（KARL STORZ, Tuttlingen）确定移植物的厚度（5 ~ 6 mm）。向近端切至相同的位置（图 17.19c）

5. 最后，在皮下通过一特制的肌腱切割器（KARL STORZ, Tuttlingen）切下肌腱条状物。

6. 用小摆锯，与开放性术式相同，切下约 1.5 cm 长的骨块（图 17.20a–c）。

7. 再用 Langenbeck 拉钩暴露肌腱缺损处，并予缝合，缝线应在肌腱的表层，以避免发生肌腱缩短（扇形缝合）。髌前滑囊也在应仔细缝合，覆盖取骨部位的缺损。

> **记忆要点**
>
> 　　不管采用开放性或者微创手术方式，股四头肌肌腱的获取都是安全可靠的。然而，利用特殊的手术器械经微创方式取腱，手术时间更短，比较美观（图 17.21）

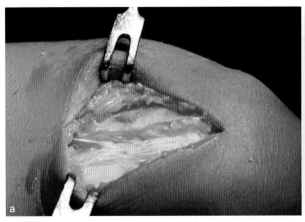
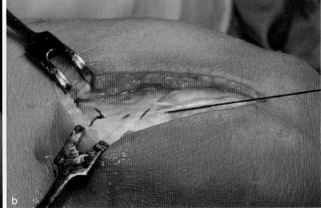

图 17.18　股四头肌肌腱取腱处缺损（a）在表层连续缝合下闭合（b）

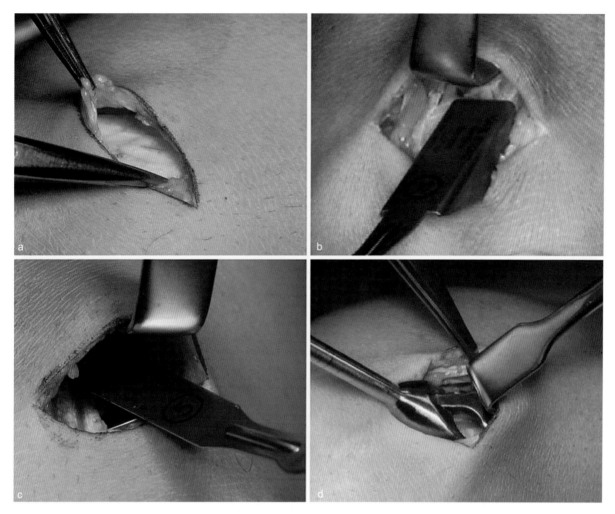

图 17.19　微创手术获取 QT。(a) 做一个 2.5 ~ 3 cm 的横行皮肤切口，小心暴露股四头肌肌腱。(b) 用双刃刀（KARL STORZ，Tuttlingen）在髌骨上缘的中间或稍外侧开始向上切。(c) 用特制刀（KARL STORZ，Tuttlingen）确定移植物的厚度。(d) 在皮下用特制的肌腱切割器（KARL STORZ，Tuttlingen）切下肌腱条状物

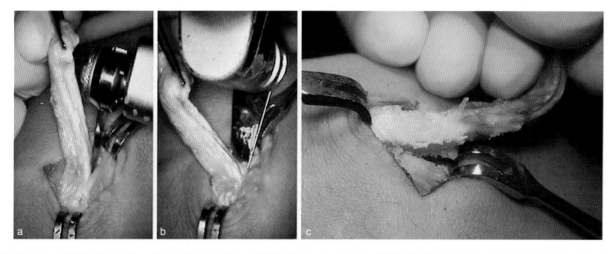

图 17.20　用摆锯锯下骨块。首先从纵向及横向上切割骨块（a）。随后，根据所需的骨块厚度，从近端向远端切割（b），最后，将骨块取下（c）

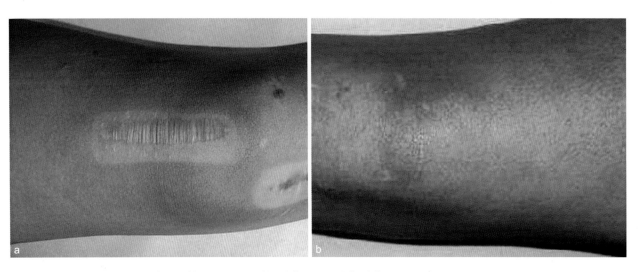

图 17.21　术后 12 个月的手术切口外观。(a)开放性手术。(b)微创手术

17.4　腓骨长肌肌腱前半部分移植物

Sven U.Scheffler　著

在翻修手术或者复杂膝关节损伤的韧带重建中，外科医生常常面对患者自体肌腱移植物来源不足的问题。

这个问题在无法获得异体肌腱的情况下更显迫切。腓骨长肌肌腱可作为我们常用的髌腱、股四头肌肌腱以及腘绳肌肌腱移植物的替代。该移植物可采用整个腓骨长肌肌腱，也可仅取其前半部分。

在 2008 年，Kerimoglu 首次报道使用腓骨长肌腱作为膝关节重建手术的移植物来源。从 1997 年即开始应用该肌腱移植物[15]。Zhao 等报道了一种新的手术方法，仅取腓骨长肌肌腱的前半部分（anterior half of the peroneus longus tendon，AHPLT）用于 ACL、PCL 和内侧髌股韧带（medial patellofemoral ligament，MPFL）的重建，因此可保留腓骨长肌的功能[38]。他们发现，AHPLT 的生物力学特性与 ST 和 GT 相似，且供区总体的并发症很少[38]。

本章的作者从 2010 年开始常规使用 AHPLT 用于 ACL、PCL 及 MPFL 重建。获取肌腱移植物的手术技巧将会在后面详细介绍。

17.4.1　腓骨长肌肌腱的解剖

腓骨长肌有 3 个起点：腓骨头及腓骨近端 2/3 的外侧面、肌筋膜深面及腓骨与小腿前方与后方肌肉之间的肌间隔。腓总神经走行于其与腓骨头及腓骨体止点之间的小间隙中，向小腿的前方走行。腓骨长肌逐渐延伸为长肌腱，走行于外踝后方腓骨短肌肌腱上部的沟槽中。沟槽在腓骨上支持带处变为通道，内有肌腱由此经过，外覆黏膜鞘。腓骨长肌肌腱向远端延伸，位于跟骨滑车突起及腓骨短肌肌腱之下，其上由腓骨下支持带覆盖。腓骨长肌肌腱跨过骰骨外侧面，斜行经足底走行，止于第一跖骨外侧基底及内侧楔骨的外侧。腓骨长肌负责胫距关节的跖屈及距下关节的外翻。

17.4.2　患者体位

患者必须仰卧，同时从中间位置跖屈并后旋踝关节。在该体位下，腓骨长肌肌腱可在外踝近端约 2 cm 处找到（图 17.22）。

17.4.3　皮肤切口

从距外踝远端约 2 cm 向近端延伸约 3 cm 做的切口，切口下方即为腓骨长肌肌腱（图 17.23）

17.4.4　腓骨长肌肌腱的准备

腓骨长肌肌腱在切口下可清楚辨认。肌腱周围包绕着一黏膜鞘（图 17.24）。黏膜鞘用剪刀沿纤维走向剪开。然后用一小血管钳将腓骨长肌肌腱与下方的腓骨短肌肌腱分离。在腓骨长肌肌腱的中部做一锐性切口，并沿纤维走行向近端延伸约 1 cm。用另一把小钳子将线绕过 AHPLT（图 17.25 ）。

17.4.5　腓骨长肌肌腱前半部分的远端松解

踝关节跖曲并外翻，以便于 AHPLT 远端的显露。用手术刀在距外踝 1 cm 处松解 AHPLT，以保持腓骨上支持带的连续性，防止腓骨长肌肌腱的半脱位。松解 AHPLT 远端后，游离端可用缝线牵拉或者专门的肌腱钳钳住（图 17.26 ）。

将 AHPLT 的游离端放置于开放或闭合的取腱器中（图 17.27 ）。抓紧 AHPLT 的游离端维持张力，取腱器在皮肤下向 AHPLT 近端推进。在轻柔的压力下，取腱器向近端移动并最终可感觉到肌腱的松解。游离的 AHPLT 经远端的皮肤切口取出（图 17.28 ）

17.4.6　关闭切口

剩余的腓骨长肌肌腱及腓骨短肌肌腱周围的黏膜鞘用 3-0 可吸收缝线关闭（图 17.29 ）。随后做皮下及皮肤的缝合（图 17.30 ）。

17.4.7　AHPLT的优点

AHPLT 的主要优点在于即使患者较肥胖也十分容易获取。由于肌腱就位于皮下，因此移植物的准备与获取都很简单。仅需 2 ~ 3 cm 长的切口，手术瘢痕很小。与腘绳肌肌腱和髌腱相

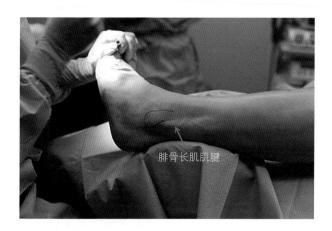

图 17.22　患者体位

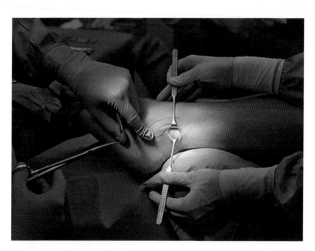

图 17.23　皮肤切口

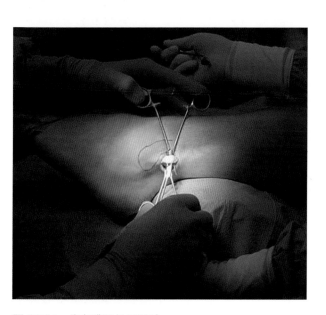

图 17.24　分离腓骨长肌肌腱

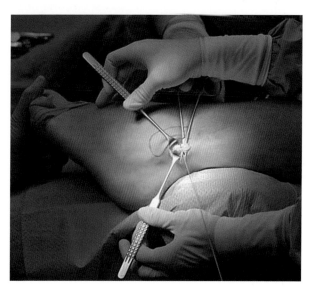

图 17.25　AHPLT 的准备

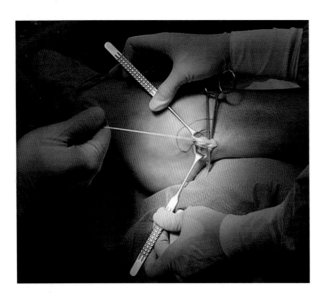

图 17.26　AHPLT 远端松解并用缝线牵拉

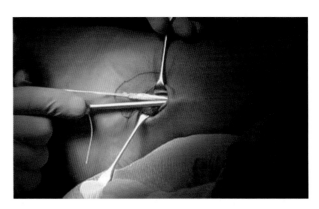

图 17.27　AHPLT 的获取

图 17.28　AHPLT

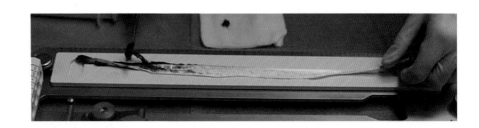

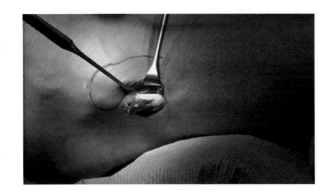

图 17.29　剩下完整的腓骨长肌肌腱的后半部分

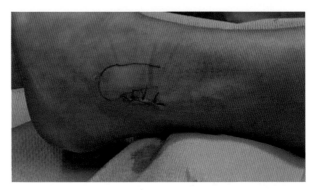

图 17.30　关闭皮肤切口

比，AHPLT 的获取不会引起神经感觉功能的刺激。肌腱近端与腓深神经分支的平均距离为 4.6 ～ 10.4 cm[38]。肌腱的长度通常为 24 ～ 28 cm，因而适用于 MPFL、ACL 或 PCL 的重建。而腓骨长肌的功能由于其后半部仍完整而影响不大，因而可早期全负重。

17.4.8　AHPLT的缺点及取腱的并发症

　　局部的血肿较常见。切口部位短暂的皮肤感觉异常亦可见，通常术后 1 ～ 3 周即逐渐改善。取腱时应注意避免将整条肌腱松解，而影响腓骨长肌的功能。另外还应避免造成腓骨上支持带的损伤，否则可能会造成余下的腓骨长肌肌腱的后半部分的半脱位，甚至全脱位。

参考文献

1. Chen CH, Chuang TY, Wang KC et al (2006) Arthroscopic anterior cruciate ligament reconstruction with quadriceps tendon autograft: clinical outcome in 4–7 years. Knee Surg Sports Traumatol Arthrosc 14:1077–1085

2. Eriksson E (2007) Patellar tendon or quadriceps tendon grafts for ACL reconstruction. Knee Surg Sports Traumatol Arthrosc 15:1283

3. Eriksson K, Hamberg P, Jansson E et al (2001) Semitendinosus muscle in anterior cruciate ligament surgery: morphology and function. Arthroscopy 17:808–817

4. Erquicia J, Gelber PE, Doreste JL et al (2013) How to improve the prediction of quadruple semitendinosus and gracilis autograft sizes with magnetic resonance imaging and ultrasonography. Am J Sports Med 41:1857–1863

5. Fink C, Hoser C (2013) Einzelbündeltechnik: Quadrizepssehne in Portaltechnik. Arthroskopie 26: 35–41

6. Garofalo R, Djahangiri A, Siegrist O (2006) Revision anterior cruciate ligament reconstruction with quadriceps tendonpatellar bone autograft. Arthroscopy 22:205–214

7. Geib TM, Shelton WR, Phelps RA et al (2009) Anterior cruciate ligament reconstruction using quadriceps tendon autograft: intermediate-term outcome. Arthroscopy 25:1408–1414

8. Gorschewsky O, Klakow A, Putz A et al (2007) Clinical comparison of the autologous quadriceps tendon (BQT) and the autologous patella tendon (BPTB) for the reconstruction of the anterior cruciate ligament. Knee Surg Sports Traumatol Arthrosc 15:1284–1292

9. Grood ES, Walz-Hasselfeld KA, Holden JP et al (1992) The correlation between anterior-posterior translation and cross-sectional area of anterior cruciate ligament reconstructions. J Orthop Res 10:878–885

10. Guillard C, Lintz F, Odri GA et al (2012) Effects of graft pretensioning in anterior cruciate ligament reconstruction. Knee Surg Sports Traumatol Arthrosc 20:2208–2213

11. Hamner DL, Brown CH Jr, Steiner ME et al (1999) Hamstring tendon grafts for reconstruction of the anterior cruciate ligament: biomechanical evaluation of the use of multiple strands and tensioning techniques. J Bone Joint Surg Am 81:549–557

12. Hoeher J, Balke M, Albers M et al (2012) Anterior cruciate ligament (ACL) reconstruction using a quadriceps tendon autograft and press-fit fixation has equivalent results compared to a standard technique using semitendinosus graft: a prospective matchedpair analysis after 1 year. Knee Surg Sports Traumatol Arthrosc 20:147

13. Judd D, Bottoni C, Kim D et al (2006) Infections following arthroscopic anterior cruciate ligament reconstruction. Arthroscopy 22:375–384

14. Kartus J, Movin T, Karlsson J (2001) Donor-site morbidity and anterior knee problems after anterior cruciate ligament reconstruction using autografts. Arthroscopy 17:971–980

15. Kerimoğlu S, Aynaci O, Saraçoğlu M, Aydin H, Turhan AU (2008) Anterior cruciate ligament reconstruction with the peroneus longus tendon. Acta Orthop Traumatol Turc 42:38–43

16. Kim SJ, Kumar P, Oh KS (2009) Anterior cruciate ligament reconstruction: autogenous quadriceps tendon-bone compared with bone-patellar tendonbone grafts at 2-year follow-up. Arthroscopy 25: 137–144

17. Lee S, Seong SC, Jo H et al (2004) Outcome of anterior cruciate ligament reconstruction using quadriceps tendon autograft. Arthroscopy 20:795–802

18. Ma CB, Keifa E, Dunn W et al (2010) Can preoperative measures predict quadruple hamstring graft diameter? Knee 17:81–83

19. Maeda E, Asanuma H, Noguchi H et al (2009) Effects of stress shielding and subsequent restressing on mechanical properties of regenerated and residual tissues in rabbit patellar tendon after resection of its central one-third. J Biomech 42:1592–1597

20. Mochizuki T, Akita K, Muneta T et al (2003) Anatomical bases for minimizing sensory disturbance after arthroscopically-assisted anterior cruciate ligament reconstruction using medial hamstring tendons. Surg Radiol Anat 25:192–199

21. Mochizuki T, Muneta T, Yagishita K et al (2004) Skin sensory change after arthroscopically-assisted anterior cruciate ligament reconstruction using medial hamstring tendons with a vertical incision. Knee Surg Sports Traumatol Arthrosc 2:198–202

22. Noyes FR, Butler DL, Grood ES et al (1984) Biomechanical analysis of human ligament grafts used in knee-ligament repairs and reconstructions. J Bone Joint Surg 66:344–352

23. Pagnani MJ, Warner JJP, O'Brien SJ et al (1993) Anatomic considerations in harvesting the semitendinosus and gracilis tendons and a technique of harvest. Am J Sports Med 21:565–571

24. Papastergiou SG, Voulgaropoulos H, Mikalef P et al (2006) Injuries to the infrapatellar branch(es) of the saphenous nerve in anterior cruciate ligament reconstruction with four-strand hamstring tendon autograft: vertical versus horizontal incision for harvest. Knee Surg Sports Traumatol Arthrosc 14:789–793

25. Petri M, Ettinger M, Drtzidis A et al (2012) Comparison of three suture techniques and three suture materials on gap formation and failure load in ruptured tendons: a human cadaveric study. Arch Orthop Trauma Surg 132:649–654

26. Rosenberg TD, Deffner KT (1997) ACL reconstruction: semitendinosus tendon is the graft of choice. Orthopedics 20:396–398

27. Sabat D, Kumar V (2012) Nerve injury during hamstring graft harvest: a prospective comparative study of three different incisions. Knee Surg Sports Traumatol Arthrosc. doi: 10.1007/s00167-012-2243-8

28. Sanders B, Rolf R, McClelland W et al (2007) Prevalence of saphenous nerve injury after autogenous hamstring harvest: an anatomical and clinical study of sartorial branch injury. Arthroscopy 23:956–963

29. Shaieb MD, Kan DM, Chang SK et al (2002) A prospective randomized comparison of patellar tendon versus semitendinosus and gracilis tendon autografts for anterior cruciate ligament reconstruction. Am J Sports Med 30:214–220

30. Snow M, Cheung W, Mahmud J (2012) Mechanical assessment of two different methods of tripling hamstring tendons when using suspensory fixation. Knee Surg Sports Traumatol Arthrosc 20:262–267

31. Solman CG Jr, Pagnani MJ (2003) Hamstring tendon harvesting. Reviewing anatomic relationships and avoiding pitfalls. Orthop Clin North Am 34:1–8

32. Stäubli H, Bollmann C, Kreutz R et al (1999) Quantification of intact quadriceps tendon, quadriceps tendon insertion, and suprapatellar fat pad: MR arthrography, anatomy, and cryosections in the sagittal plane. Am J Roentgenol 173:691–698

33. Stäubli H, Schatzmann L, Brunner P et al (1999) Mechanical tensile properties of the quadriceps tendon and patellar ligament in young adults. Am J Sports Med 27:27–34

34. Tashiro T, Kurosawa H, Kawakami A et al (2003) Influence of medial hamstring tendon harvest on knee fl exor strength after anterior cruciate ligament reconstruction. Am J Sports Med 31:522–529

35. Tillet E, Madsen R, Rogers R et al (2004) Localization of the semitendinosus-gracilis tendon bifurcation point relative to the tibial tuberosity: an aid to hamstring tendon harvest. Arthroscopy 20:51–54

36. Vertullo CJ, Quick M, Jones A et al (2012) A surgical technique using presoaked vancomycin hamstring graft to decrease the risk of infection after anterior cruciate ligament reconstruction. Arthroscopy 28:337–342

37. Wang JH (2006) Mechanobiology of tendon. J Biomech 39:1563–1582

38. Zhao J, Huangfu X (2012) The biomechanical and clinical application of using the anterior half of the peroneus longus tendon as an autograft source. Am J Sports Med 40:662–671

第 18 章

胫骨隧道的建立（术中荧光透视辅助及关节镜下）

Christophe Hulet, Goulven Rochcongar 和 Valentin Chapus 著

黄广鑫 赵 畅 方 航 曾 春译

目 录

18.1 引言

胫骨隧道位置的选择对 ACL 重建的预后有重要的影响。这个问题很重要，手术最常见的错误就是由不恰当的隧道位置选择导致的旋转不稳定、移植物应力的增加以及非解剖学重建的早期失败[1]。在 ACL 单束重建术中，移植物的植入对膝关节生物力学特性以及移植物的存活非常关键。然而，要明确胫骨隧道是不是处于最佳位置，最重要的一点是要定义什么样的隧道是"最佳的胫骨隧道"。Karlson 提出 ACL 解剖重建的 4 条主要原则：恢复韧带止点的解剖学位置；从功能上恢复 ACL 的两束韧带，也可以通过 ACL 单束移植物重建实现解剖学重建；恢复原始 ACL 的张力活动；为每个患者准备个体化的手术方式。

Kato[2] 比较了 ACL 单束重建的 3 种不同隧道位置（AM-AM，PL-PL，PL- 高 AM）与参考位置 MID-MID 在生物力学上的差别。结果发现，AM-AM 隧道位置的移植物，在外在负荷下，不同的屈曲角度都表现出较高的原位应力。再者，AM-AM 具有更好的旋转稳定性，而 MID-MID 重建则没有大的缺点。对于 ACL 解剖学单束重建来说，隧道的位置都选取 AM 及 PL 覆盖面的中点（MID-MID 重建）。获得最佳的隧道位置可以增加 ACL 重建的临床成功率。现在的关注点也转变为如何在 ACL 原始覆盖面中选择隧道位置进行解剖学重建[1, 3]。

18.2 胫骨隧道的建立

对正常 ACL 止点的基本认识以及术中解剖标志的识别是必不可少的[3]。对人体膝关节的解剖学研究，使我们能准确地描述 ACL 在胫骨的止点[4]。其位置在胫骨内侧棘、胫骨外侧棘与其他骨性标志之间[5]。胫骨平台也有 ACL 覆盖面的特异性骨性标志，并可通过轴位、矢状位以及模拟关节镜视角鉴别。这些边界都比较恒定：外侧髁间结节、ACL 胫骨嵴、胫骨内侧髁间嵴、内侧髁间结节、髁间隆起（胫骨内侧棘）。有时在 ACL 胫骨覆盖面前方可见骨性突起，是内侧半月板前脚及 ACL 内侧纤维的汇合处。该突起被解剖学家称为"Parsons 突起"，而被放射学家称为"第三髁间结节"[6]（图 18.1）。

ACL 止点是一个宽的椭圆形区域，或者呈鸭足印形（三角区域）[7]。Ferretti[8] 发现，ACL 胫骨止点的长度为 18.1 ± 2.8 mm，宽度为 10.7 ± 1.9 mm。通过对 8 个膝关节的研究发现，ACL 胫骨止点处的横断面面积为 206.2 ± 10.3 mm^2。在一个有 50 个尸体膝关节的大型研究中，Siebold[9] 发现 ACL 胫骨止点的平均宽度为 10 ± 2 mm（7 ~ 15 mm^2），平均长度为 14 ± 2 mm，止点的平均面积为 114 ± 36 mm^2（67 ~ 259mm^2）（图 18.2）。

通过 X 线或三维 CT 等放射学评估方法进一

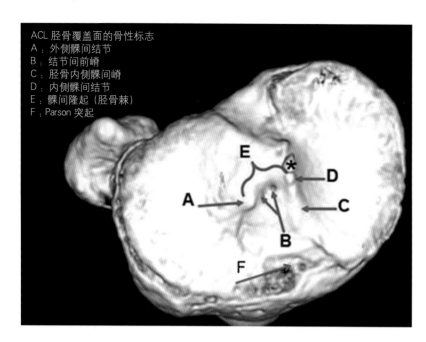

ACL 胫骨覆盖面的骨性标志
A：外侧髁间结节
B：结节间前嵴
C：胫骨内侧髁间嵴
D：内侧髁间结节
E：髁间隆起（胫骨棘）
F：Parson 突起

图 18.1 ACL 胫骨覆盖面的骨性标志（Courtesy R. Seil）

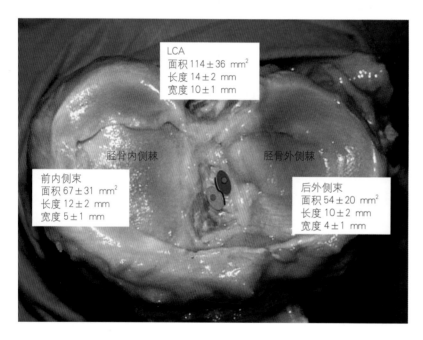

LCA
面积 114±36 mm²
长度 14±2 mm
宽度 10±1 mm

胫骨内侧棘　　　胫骨外侧棘

前内侧束
面积 67±31 mm²
长度 12±2 mm
宽度 5±1 mm

后外侧束
面积 54±20 mm²
长度 10±2 mm
宽度 4±1 mm

图 18.2 Siebold 所作 ACL 胫骨覆盖面前内侧束与后外侧束止点的形态测量

步了解 ACL 胫骨覆盖面的解剖学中心，并发现关节镜下 ACL 重建常规可用的标志非常重要[10]。

有些研究利用放射学对 AM 及 PM 的位置及其胫骨止点的变异进行了研究[11-14]。

对于 Amis 和 Jakob 线，Colombet[11] 在 7 个尸体膝关节研究中发现，AM 及 PL 的中心分别位于该线上者占 36% 和 52%。而 Zantop 对 20 个尸体膝关节的研究中得出的数据，则分别为 30% 和 44%[13]。Iriuchishima[14] 通过膝关节正、侧位片测量 20 个尸体膝关节的 AM 及 PM 的隧道位置，结果发现正位片上分别位于 Amis 和 Jakob 线上者为 31%±3% 及 50%±3%，侧位片上分别有 49%±4% 和 47%±3% 的比例落在胫骨内侧缘上。

在 67 个患者进行体内荧光透视测量，Kasten[12] 发现，AM 束在 Amis 和 Jakob 线前后距离的 35%±4%（23%～42%），而 PL 束则在 48%±4%（39%～58%）。当把两者看做 1 束的时候，其胫骨覆盖面的中心的前后距离相对于内侧关节线在 42%±6.7%（35%~56%），而相对于 Amis 和 Jakob 线在 41%±4.4%（37%~52%）。

最近，利用三维 CT 扫描，有 3 篇文献评估了胫骨隧道在前后位的位置及其在胫骨平台从内侧到外侧的方向[15-17]。

	前后径	内外径
Lertwanich[15] (3D CT n= 52)	38.7±11.1% (12.4~66.1)	49.1%±3.2% (39.2~55.8)
Ahn[16] (3 D CT n= 69)	35.7%	51.45%
Forsythe[17] (3D CT n = 8)	AM: 25%±2.8% PL: 46.4%±3.7%	AM: 50.5%±4.2% PL: 52.4%+2.5 %
Pietrini[18] X-rays, n=12	AM: 36%±3.8% PL: 51%±4%	AM: 44.2%±3.4% PL: 50.1%±2.1%

在 Pietrini 的研究中，他测量了 AM 及 PL 两束的前缘及后缘。因此，胫骨覆盖面的中心在侧面的概率为 44.1%。

术中的关节镜下评估非常重要。但是，由于目前用于确定 ACL 胫骨覆盖面的标志具有异质性[10]，因此关于怎样才是隧道的最佳选择还存在争议。Ferretti 认为[8]，ACL 的中心在半月板间韧带的后方 9.1%±1.5%，在内侧胫骨棘顶点投影前方 5.7%±1.1%。胫骨隆起与 ACL 胫骨止点中心的关系比较恒定。Morgan[19] 在 MRI 的解剖学研究中发现，当膝关节屈曲 90° 的时候，在髁间窝矢状位上，ACL 矢状位止点的中心在 PCL 矢状位的前缘前方约 7 mm 处。另一方面，Hutchinson[20] 发现，ACL 的中心在 PCL 前缘约 10.4±2.4 mm，而 ACL 的胫骨覆盖面后缘在 PCL 前方的 6.7±1.2 mm 处。Ziegler[21] 也评估了 ACL 中心在胫骨的位置。ACL 止点中心在外侧半月板前角内侧约 7.5 mm，在向后隆起嵴前方约 13.0 mm，在 PCL 前方约 15.7 mm。Hwang[10] 做出总结，ACL 胫骨覆盖面的中心位于 PCL 前方 7~15 mm 的位置，在内侧髁间隆起距外侧髁间隆起距离的 2/5 处。

在进行重建手术前，在关节镜下对整个膝关节进行全面的检查时，治疗软骨缺损是必要的，同时须保留半月板[3, 7]。在操作过程中，关节镜至少采用 3 个入路。关节镜的标准入路及高外侧入路可看清 ACL 的覆盖面[22]。内侧入路及副内侧入路则可用于研究髁间窝的整个外侧壁。再者，内侧入路也与 ACL 的胫骨止点位置的分析相关[7]。

一旦股骨处的起始点通过尖钻确立后，解剖学的胫骨隧道的确立就通过关节镜下的标志及荧光透视下完成[6, 10]（图 18.3）。

事实上，在 ACL 单束重建中，一个好的胫骨隧道的目的在于与 ACL 原来的胫骨止点匹配，使本体感受器得以保留，并有好的等体积结构。

在胫骨表面 ACL 覆盖面处软组织的后方常作为建立胫骨隧道的标志。同时，也应注意外侧半月板前脚的后部以及半月板间韧带。此外，通过尺子测量原始 ACL 止点处的长度及宽度，作为钻隧道时合适直径的参考（图 18.4）。

我们尽可能地保留剩余的 ACL 残留组织。

Borbon[23] 认为，在 ACL 重建时保留 ACL 残留组织有 4 个主要作用：保留完整的残留组织在术后早期对移植物机械强度有重要作用；保留了血供，可能对移植物修复过程有帮助；有证据表明，保留本体感受神经的支配，有助于患者主观的预后及重返运动；有助于术中关节镜的方位及止点位置骨隧道的最佳选择。在关节镜下，应确认 ACL 在胫骨的覆盖面的残留部分，并作为胫骨隧道定向的参考。

通过内侧入路放入隧道定位器，并利用包括 PCL 前缘、外侧半月板前角后缘及胫骨平台棘突间区域等标志做定位（图 18.5）。

Morgan[21] 认为在屈膝 120° 时，ACL 胫骨止点的位置在 PCL 前缘前方约 7 mm 处。而 Staübli[24] 则认为关节内的胫骨隧道孔应在胫骨前后长度的 44.3% 处。Jackson[25] 认为，胫骨隧道的位置应位于外侧半月板前脚向后方的延伸部、胫骨内侧嵴，以及 PCL 的前方止点三者之间。因此，胫骨隧道的面应能盖住 PCL[25]。Kongcharosombat[26] 发现，在矢状面，横韧带与 ACL 胫骨覆盖面的前缘一致。横韧带是很容易辨认的解剖结构，与 ACL 胫骨覆盖面的止点的前缘非常接近。

在胫骨皮质侧，定位器的起始点有一些参照物。胫骨的隧道并不仅仅只须考虑皮质侧的入口与关节内的出口，隧道的方向及长度也是非常重要的因素[7, 27-28]（图 18.6）。

手术技术通常推荐使用隧道定位器（关节内、关节外），在胫骨隧道钻孔之前植入导针时使用[7]。通常隧道定位器的角度为 55°~65°。一旦导针被置入，隧道的方向也就确定了。但此时，隧道还

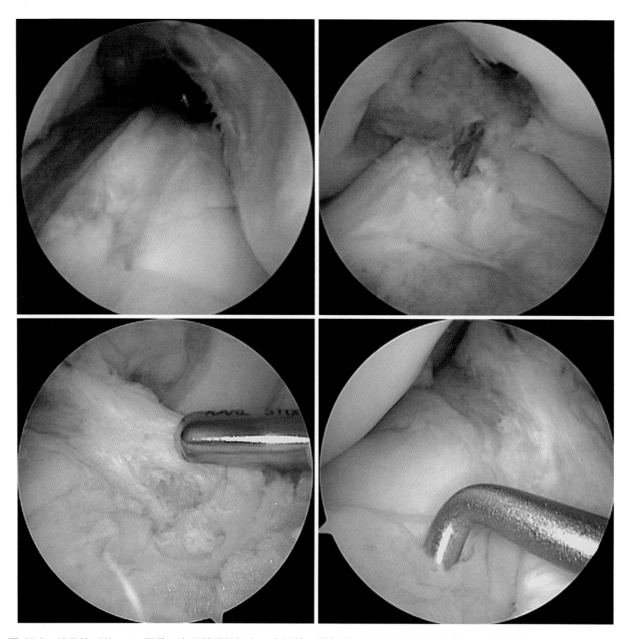

图 18.3　关节镜下的 ACL 胫骨止点及其骨性标志：内侧棘、外侧棘、外侧半月板前角及 PCL（左膝）

未钻孔。Morgan[21] 认为，好的胫骨隧道，位置应该起始于足部止点上缘约 1 cm 处，冠状面上应在胫骨粗隆内侧缘的后内侧约 1.5 cm 处，并沿着足部表面的上缘，或者在关节边缘下约 4.5 cm 处。

　　为了避免隧道扩大的风险以及前方定位的错误，隧道的长度及角度也应该重点考虑。长度通过导针可以确定，通常理想的隧道长度为 4~5 cm。如果隧道的长度小于 4 cm，就可能导致 2 个问题：一是低角度的隧道及方形的出口可能导致隧道的扩大；二是隧道短意味着关节内的

位置可能过前，可导致髁间顶撞击、移植物松弛及关节屈曲障碍。Hulet 认为，好的隧道方向应在中间位置上，相对于垂直面有 25° 左右的倾斜角度，相对于水平面有 40°~60° 的倾斜角度。从患者的表现方面，Howell[29, 30] 发现，当隧道前后位的倾斜度超过 65°，患者会出现关节不稳及屈曲障碍。

　　胫骨隧道的方向也决定关节内隧道口。事实上，出口的大小在一个方向上通常较隧道的直径要大。Kopf[27] 发现，胫骨隧道定位器的角度与隧

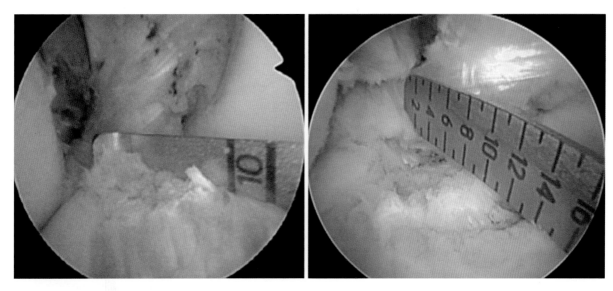

图 18.4　关节镜下胫骨 ACL 覆盖面的测量

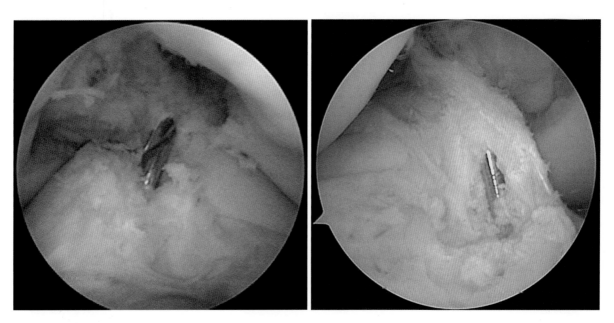

图 18.5　隧道定位器的位置及屈膝时导针在胫骨的位置

道口的大小有重要的关系。当使用 9 mm 的钻头在 45° 隧道定位器的引导下钻孔，隧道口的面积约 90 mm²。当定位器的角度从 65° 缩小到 30° 时，隧道口的面积增加了 81%。隧道的方向更水平，隧道口的面积更大。当隧道的出口远大于隧道直径时，移植物弯曲的位点则在隧道内，移植物无法与隧道壁完全接触。隧道出口处的活动性可导致影像学上的隧道扩大，以及移植物的松弛。

同样地，如果你改变隧道定位器在横断面上的位置，也将增加隧道口与 ACL 胫骨覆盖面的理论区域的错配面积。当定位器与水平面呈 15° 及 45° 时，错配的面积分别为 15.3% 和 45%。如果隧道过于水平，则其在关节内的出口则呈椭圆形，移植物与隧道的接触面也不恒定，且很可能会出现隧道扩大和移植物的松弛。

导针的位置可以通过术中的正、侧位透视进行评估 [24, 31, 32]（图 18.7）。在侧位片上，导针应位于胫骨平台前中 1/3 的交界。在伸直位，隧道应在 Blumensaat 线延长线的后方，且隧道的前方须与胫骨棘的前倾面的延长线一致。在屈曲位，

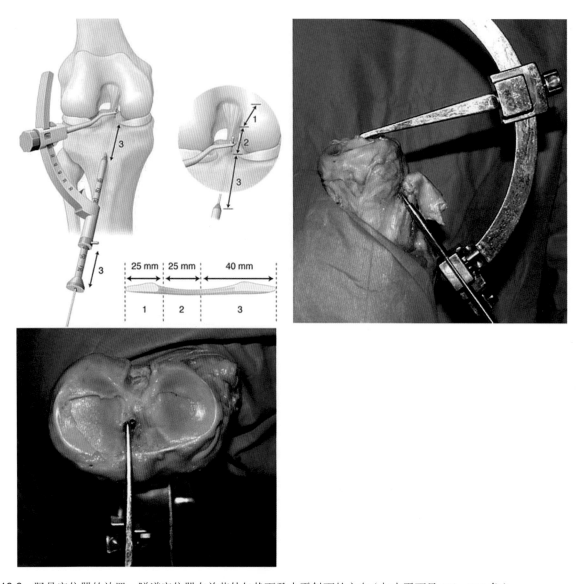

图 18.6 胫骨定位器的放置：隧道定位器在关节外矢状面及水平斜面的方向（与水平面呈 10°~20° 角）

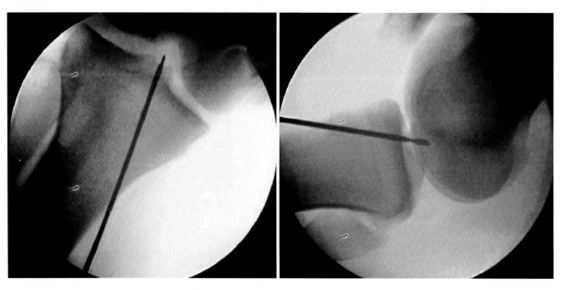

图 18.7 胫骨隧道钻孔的术中正、侧位荧光透视

隧道应与 Blumensaat 线的顶端的放射线投影重叠。再者，这种透视成像系统可在隧道钻孔前使用导针进行判断。在伸直的膝关节的侧位 X 线片上，导针的延长线必须在 Blumensaat 线的后方，且与其平行。

在正位片上，导针的位置应深入至胫骨内侧棘斜下方的关节位置。

导针定位后，应伸直膝关节，检查导针与髁间窝是否存在撞击[30,33]（图 18.8）。

评估导针相对于板间韧带及外侧半月板前角的位置也有有趣的发现。如果觉得位置不好，可将导针移动 3~5 mm 以达到正确的位置，这时就能用空心铰刀获得合适大小的隧道（图 18.9）。

术中，应用刮匙置于关节内、导针末端的部

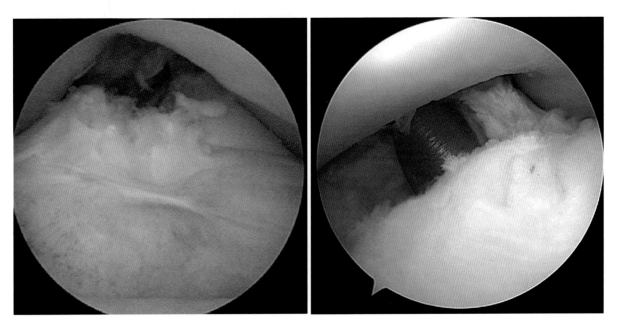

图 18.8　在隧道钻孔前完全伸直膝关节检查是否撞击。同时导针也应不会碰到内侧髁或外侧髁。外侧半月板前角是可靠的标记

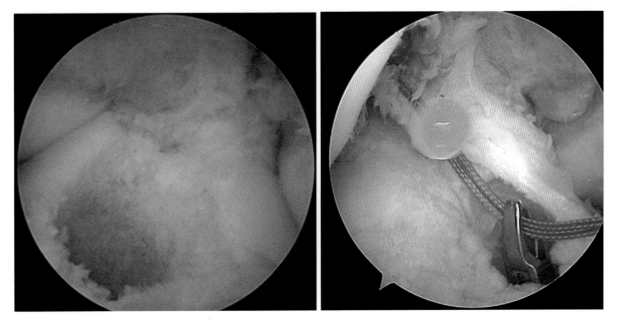

图 18.9　胫骨隧道口的位置及形状

位，防止在钻孔适度的情况下导针移动误伤组织。同时，也应保护 PCL、髁间窝的后壁以及股骨外侧髁。

利用空心环锯打钻胫骨隧道，也可以获取骨块，用于填补采用 BTB 移植物时髌骨或者胫骨的缺损。这个骨块在使用腘绳肌移植物时，对胫骨的修复也很有用。

胫骨隧道通过与移植物一样大小或者小 1 mm 的空心铰刀钻取。置入最终的扩张器，伸直膝关节，在髁间窝放入空心扩张器以检查是否存在撞击。若有撞击的可能，应用合适的技术进行髁间窝成形术（图 18.10）。

关节隧道的边缘应通过刨刀或者锉刀修理平整。利用探针，屈曲及伸直位的撞击均可控制。探针还可用于确定股骨隧道的目标点（图 18.11）。

操作后应采用如 Aglietti 推荐的可靠技术，通过 X 线评估来控制隧道最佳的位置，以达到解剖学重建[32]。

在文献报道中，有许多研究对股骨隧道的位置感兴趣。但是胫骨隧道与膝关节运动学是否良好关系密切，也对手术的成功与否具有重要的影响。这点不论采用什么移植物进行韧带重建都适用（图 18.12）。

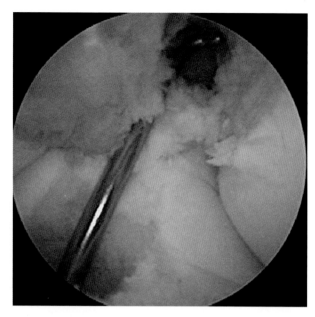

图 18.11 胫骨隧道建立完成后，就可检查是否可在股骨覆盖面处建立股骨隧道

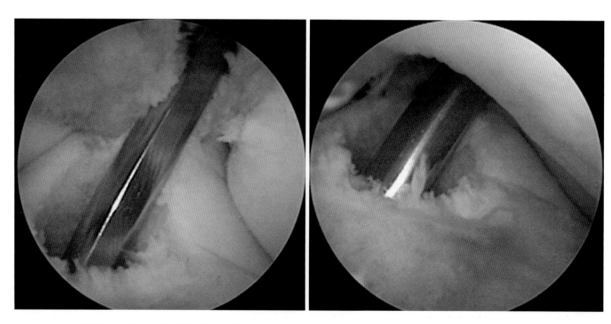

图 18.10 空心铰刀用于检查膝关节半屈曲及完全伸直时是否存在撞击

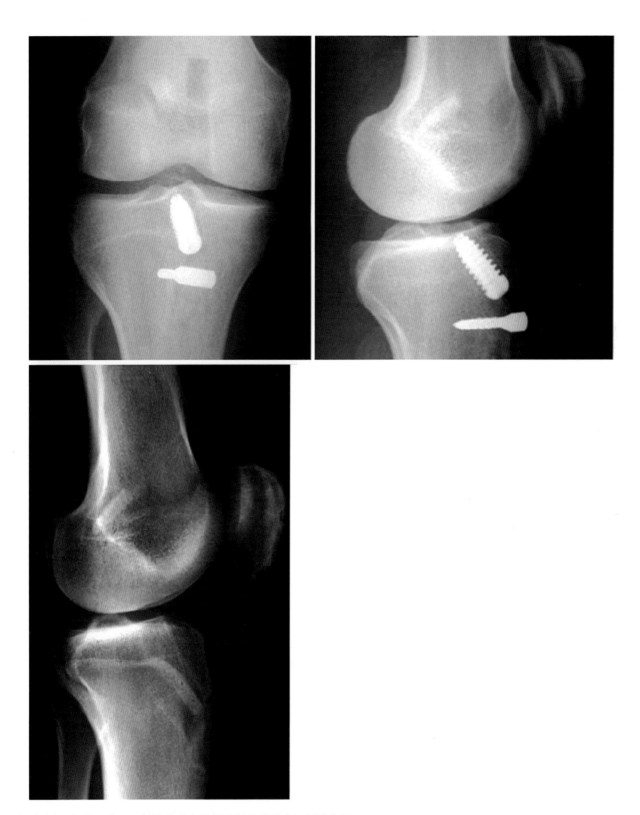

图 18.12　术后 X 线正、侧位片观察股骨及胫骨隧道的解剖学位置

参考文献

1. Yasuda K, van Eck CF, Hoshino Y, Fu FH, Tashman S (2011) Anatomic single-and double-bundle anterior cruciate ligament reconstruction. Part 1: Basic science. Am J Sports Med 39:1789–1799

2. Kato Y, Maeyama A, Lertwanich P, Wang JH, Ingham SJ, Kramer S, Martins CQ, Smolinski P, Fu FH (2013) Biomechanical comparison of different graft positions for single-bundle anterior cruciate ligament reconstruction. Knee Surg Sports Traumatol Arthrosc 21:816–823

3. Karlsson J, Irrgang JJ, van Eck CF, Samuelsson K, Mejia HA, Fu FH (2011) Anatomic single- and double- bundle anterior cruciate ligament reconstruction. Part 2: Clinical application of surgical technique. Am J Sports Med 39:2016–2026

4. Purnell ML, Larson AI, Clancy W (2008) Anterior cruciate ligament insertions on the tibia and femur and their relationships to critical bony landmarks using high-resolution volume-rendering computed tomography. Am J Sports Med 36:2083–2090

5. Berg EE (1993) Parsons' knob (tuberculum intercondylare tertium). A guide to tibial anterior cruciate ligament insertion. Clin Orthop Relat Res 292:229–231

6. Kopf S, Musahl V, Tashman S, Szczodry M, Shen W, Fu FH (2009) A systematic review of the femoral origin and tibial insertion morphology of the ACL. Knee Surg Sports Traumatol Arthrosc 17:213–219

7. Hulet C, Lebel B, Colombet P, Pineau V, Locker B (2011) Traitement chirurgical des lésions du ligament Croisé antérieur. EMC (Elsevier Masson SAS, Paris), Techniques chirurgicales-Orthopedie traumatologie, pp 44–780

8. Ferretti M, Doca D, Ingham SM, Cohen M, Fu FH (2012) Bony and soft tissue landmarks of the ACL tibial insertion site: an anatomical study. Knee Surg Sports Traumatol Arthrosc 20:62–68

9. Siebold SR, Ellert T, Metz S, Metz J (2008) Tibial insertions of the anteromedial and posterolateral bundles of the anterior cruciate ligament: morphometry, arthroscopic landmarks, and orientation model for bone tunnel placement. Arthroscopy 24:154–161

10. Hwang MD, Piefer JW, Lubowitz JH (2012) Anterior cruciate ligament tibial footprint anatomy: systematic review of the 21st century literature. Arthroscopy 28:728–734

11. Colombet P, Robinson J, Christel P, Franceschi JP, Djian P, Bellier G, Sbihi A (2006) Morphology of anterior cruciate ligament attachments for anatomic reconstruction: a cadaveric dissection and radiographic study. Arthroscopy 22:984–992

12. Katsen P, Szczodry M, Irrgang J, Kropf E, Costello J, Fu FH (2010) What is the role of intra operative fluoroscopic measurements to determine tibial tunnel, placement in anatomical anterior cruciate ligament reconstruction? Knee Surg Sports Traumatol Arthrosc 18:1169–1175

13. Zantop T, Wellmann M, Fu FH, Peterson W (2008) Tunnel positioning of anteromedial and posterolateral bundles in anatomic anterior cruciate ligament reconstruction: anatomic and radiographic fi ndings. Am J Sports Med 36:65–72

14. Iriuchishima T, Ingham SJ, Tajima G et al (2010) Evaluation of the tunnel placement in the anatomical double-bundle ACL reconstruction: a cadaver study. Knee Surg Sports Traumatol Arthrosc 18:1226–1231

15. Lertwanich P, Martins CA, Asai S, Ingham SJ, Smolinski P, Fu FH (2011) Anterior cruciate ligament tunnel position measurement reliability on 3- dimensional reconstructed computed tomography. Arthroscopy 27:391–398

16. Ahn JH, Jeong HJ, Ko CS, Ko TS, Kim JH (2013) Three-dimensional reconstruction computed tomography evaluation of tunnel location during singlebundle anterior cruciate ligament reconstruction: a comparison of transtibial and 2-incision tibial tunnelindependent techniques. Clin Orthop Surg 5:26–35

17. Forsythe B, Kopf S, Wong AK, Martins CAQ, Anderst W, Tashman S, Fu FH (2010) The location of femoral and tibial tunnels in anatomic double-bundle anterior cruciate ligament reconstruction analyzed by threedimensional computed tomography models. J Bone Joint Surg Am 92:1418–1426

18. Pietrini SD, Ziegler CG, Anderson CJ, Wijdicks CA, Westerhaus BD, Johansen S, Engebretsen L, LaPrade RF (2011) Radiographic landmarks for tunnel positioning in double-bundle ACL reconstructions. Knee Surg Sports Traumatol Arthrosc 19:792–800

19. Morgan CD, Kalman VR, Grawl DM (1995) Definitive landmarks for reproducible tibial tunnel placement in anterior cruciate ligament reconstruction. Arthroscopy 11:275–288

20. Hutchinson MR, Bae TS (2001) Reproducibility of anatomic tibial landmarks for anterior cruciate ligament reconstructions. Am J Sports Med 29:777–780

21. Ziegler CG, Pietrini SD, Westerhaus BD, Anderson CJ, Wijdicks CA, Johansen S, Engebretsen L, LaPrade RF (2011) Arthroscopically pertinent landmarks for tunnel positioning in single-bundle and double-bundle anterior cruciate ligament reconstructions. Am J Sports Med 39:743–752

22. Sonnery-Cottet B, Archbold P, Zayni R, Thaunat M, Bortoletto J, Fayard JM, Chambat P (2011) High lateral portal for sparing the infrapatellar fat-pad during ACL reconstruction. Orthop Traumatol Surg Res 97:870–873

23. Borbon CA, Mouzopoulos G, Siebold R (2012) Why perform an ACL augmentation? Knee Surg Sports Traumatol Arthrosc 20:245–251

24. Stäubli HU, Rauschning W (1994) Tibial attachment area of the anterior cruciate ligament in the extended knee position. Knee Surg Sports Traumatol Arthrosc 2:138–146

25. Jackson DW, Gasser SI (1994) Tibial tunnel placement in ACL reconstruction. Arthroscopy 10:124–131

26. Kongcharoensombat W, Ochi M, Abouheif M, Adachi N, Ohkawa S, Kamei G, Okuhara A, Shibuya H, Niimoto T, Nakasa T, Nakamae A, Deie M (2011) The transverse ligament as a landmark for tibial sagittal insertions of the anterior cruciate ligament: a cadaveric study. Arthroscopy 27:1395–1399

27. McConkey MO, Amendola A, Ramme AJ, Dunn WR, Flanigan DC, Britton CL, MOON Knee Group, Wolf BR (2012) Arthroscopic agreement among surgeons on anterior cruciate ligament tunnel placement. Am J Sports Med 40:2737–2746

28. Kopf S, Martin DE, Tashman S, Fu FH (2010) Effect of tibial drill angles on bone tunnel aperture during anterior cruciate ligament reconstruction. J Bone Joint Surg Am 92:871–881

29. Howell SM, Gittins ME, Gottlieb JE, Traina SM, Zoellner TM (2001) The relationship between the angle of the tibial tunnel in the coronal plane and loss of flexion and anterior laxity after anterior cruciate ligament reconstruction. Am J Sports Med 29:567–574

30. Howell SM, Taylor MA (1993) Failure of reconstruction of the anterior cruciate ligament due to impingement by the intercondylar roof. J Bone Joint Surg Am 5:1044–1055

31. Sullivan JP, Matava MJ, Flanigan DC, Gao Y, Britton CL, Amendola A, MOON Group, Wolf BR (2012) Reliability of tunnel measurements and the quadrant method using fluoroscopic radiographs after anterior cruciate ligament reconstruction. Am J Sports Med 40:2236–2241

32. Aglietti P, Zaccherotti G, Menchetti PPM, De Biase P (1995) A comparison of clinical and radiological parameters with two arthroscopic techniques for anterior cruciate ligament reconstruction. Knee Surg Sports Traumatol Arthrosc 3:2–8

33. Scheffel PT, Henninger HB, Burks RT (2013) Relationship of the intercondylar roof and the tibial footprint of the ACL: implications for ACL reconstruction. Am J Sports Med 41:396–401

第 19 章

股骨隧道的建立（术中荧光透视辅助及关节镜下）

Tim Spalding, Curtis Robb 和 Charles H. Brown Jr. 著
黄广鑫 赵 畅 方 航 曾 春 译

目 录

19.1 引言

　　实现 ACL 股骨隧道的解剖学定位对 ACL 重建的成功及临床预后至关重要[1-11]。ACL 单束解剖学重建的定义是：股骨及胫骨隧道的位置都分别在原始 ACL 在股骨及胫骨止点的中心[1, 3, 12-13]。而 ACL 隧道未达到解剖学位置是 ACL 重建术失败并导致关节不稳定复发的最常见的技术错误[2, 4-11]。ACL 股骨隧道的准确定位至关重要。因为 ACL 移植物的长度及张力受 ACL 股骨隧道位置的影响最大[14-18]。ACL 股骨隧道的错误定位可导致移植物张力过大或过松，进而引起膝关节活动障碍或者病理性松弛[2, 4-11, 15-18]。因此，ACL 重建术中的股骨隧道准确定位是手术过程的重要部分。对 ACL 股骨止点解剖的深入了解对于隧道的正确建立非常重要，ACL 的解剖在本书的另外章节中已做了详细阐述。总结起来，ACL 股骨止点呈椭圆形，位于股骨外侧髁的内侧壁下 1/3 处[13-14, 19-26]。股骨止点由 2 个骨性嵴——外侧髁间嵴及外侧分叉嵴定义[13, 20, 22-24, 26-27]（图 19.1）。ACL 止于外侧髁间嵴的下方（关节镜下）或后方（解剖学描述），因此外侧髁间嵴也是重要的解剖学标志[3, 20, 22-24, 26-28]（图 19.1）。88% 的亚急性和慢性 ACL 损伤的患者在关节镜下均可见外侧髁间嵴，因此其可作为外科医生术中判断 ACL 股骨隧道位置的解剖学标志[29]。48% 的亚急性和慢性 ACL 损伤的患者在关节镜下可见外侧分叉嵴，其与外侧髁间嵴垂直，将 ACL 的股骨止点分为 PL 束和 AM 束两个区域[3, 12, 13, 20, 22, 24, 26]（图 19.1）。ACL 股骨止点的中心在外侧分叉嵴的深面或近端约 1.7 mm 处，以及在股骨外侧髁下方或者后方关节软骨边缘的上面或前方约 7.3 ~ 8.5 mm[21, 26]。在 ACL 单束解剖学重建中，通常选择 ACL 股骨止点的中心作为股骨隧道的入口[1, 3, 5, 12-13, 30-32]。生物力学及临床研究均发现，与 ACL 股骨隧道的"等张"重建、其他的

ACL 解剖重建方式或者传统的主要重建 AM 束纤维等手术方式相比，在 ACL 股骨及胫骨止点的中心位置重建韧带能更好控制胫骨前移、前移及内旋的复合运动（模拟轴移试验），膝关节力学特性的恢复也更接近正常膝关节[1, 6, 30-38]。

19.2　手术操作流程

为了获得 ACL 股骨止点的准确位置以便使股骨隧道位于该止点的中心，我们推荐下列的规范操作流程。本节详细介绍 ACL 单束解剖学重建的股骨隧道建立的手术技巧。

1. 患者体位
2. 入路
3. 髁间窝的准备
4. ACL 股骨止点中心的确定
5. 术中荧光透视的应用
6. 股骨隧道的建立
7. 隧道的评估

19.3　患者体位

当通过 AM 入路或者辅助前内侧（accessory anteromedial，AAM）入路建立 ACL 股骨隧道时，

使膝关节完全、未限制的屈曲非常重要。膝关节的过屈可避免股骨导针退出外侧软组织时过于靠后。如果股骨导针的位置过于靠后，则在出针的时候有损伤腓神经和后侧神经血管组织的风险。如果手术使用下肢支持器，而手术台倾斜时，在钻孔股骨隧道要求膝关节屈曲达到120°时，可能会遇到困难。保持手术台的水平，并使用臀垫或1~2个脚垫使膝关节屈曲不受限制，可便于 ACL 股骨隧道的钻孔。患者仰卧体位，足部接近手术台的边缘。记录手术开始时间，校对手术肢体、部位以及手术的方式。非术侧的肢体用泡沫的足跟保护垫保护。术侧肢体备皮、在高处垫止血带。臀垫固定在手术台术侧的扶手处，与止血带平齐。非术侧肢体臀部与臀垫相对，使患者的骨盆固定在手术台上，避免在施加外翻压力打开内侧隔室的时候发生骨盆在手术台上滑动的情况。同时使用到的 2 个脚垫也固定在手术台上，远端脚垫保持术侧膝关节在取肌腱及准备髁间窝时在 90° 屈曲位。近端脚垫使膝关节至少在120°屈曲位。这2 个脚垫可使手术过程中术肢的体位固定不须借助外力（图 19.2）。为避免 ACL 股骨隧道后壁爆裂，获得可接受的隧道长度，同时避免股骨导针弯曲以及腓神经损伤，在通过 AM 入路或 AAM 入路钻孔股骨隧道时，必须使下肢保持最大屈曲。

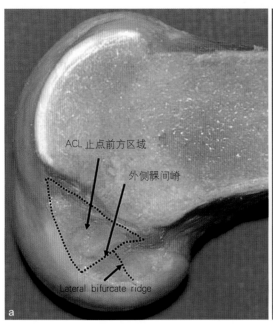
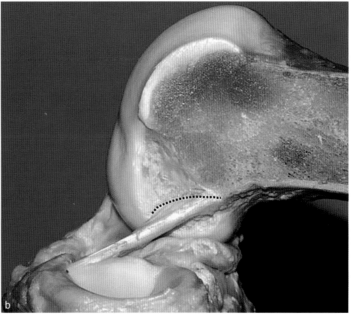

图 19.1　右膝。人体尸体标本。内侧股骨已移除。（a）ACL 股骨止点的位置在股骨外侧髁内壁的下 1/3 处。（b）原始 ACL 通常在外侧髁间嵴的下方附着

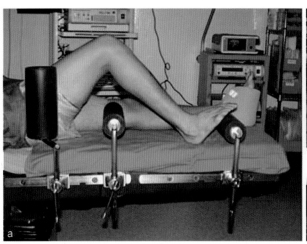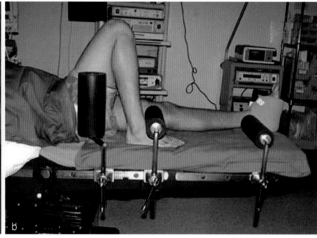

图 19.2 （a）远端脚垫保持术侧膝关节在取肌腱及准备髁间窝时在 90° 屈曲位。（b）近端脚垫使术肢在建立 ACL 股骨隧道时可保持过屈位

19.4　入路

　　合适的关节镜入路对手术的成功至关重要。通过 3 个关节镜入路可使 ACL 股骨隧道解剖学定位，而通过辅助前内侧入路可钻孔股骨隧道[3, 12, 39-41]（图 19.3）。

- 前外侧（anterolateral，AL）入路——作为诊断性关节镜手术及半月板手术的主要观察入路
- AM 入路——作为确定 ACL 股骨止点的主要观察入路
- AAM 入路——作为将器械置入髁间窝以及建立 ACL 股骨隧道的工作入路

　　这 3 个入路分别有以下优点：

1. 另外的内侧入路可使在通过辅助前内侧入路将器械置入髁间窝时，通过 AM 入路能观察到 ACL 的股骨止点。下面将会讨论到，AM 入路是观察 ACL 股骨止点的最佳入路。
2. 经 AAM 入路建立 ACL 股骨隧道，与经内侧入路相比，可增加隧道相对于髁间窝外侧壁的斜度，获得比 AM 入路钻孔更长的股骨隧道和更椭圆的股骨隧道口[41-42]。

19.4.1　前外侧入路的建立

　　高的前外侧入路在髌骨下极水平，尽可能靠近髌腱的外侧缘，以 11 号手术刀建立入路。高的前外侧入路可使关节镜在髌下脂肪垫最宽的部位

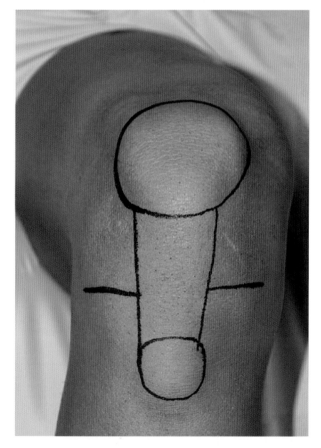

图 19.3　3 个关节镜入路及其与髌骨下极、内外侧髌腱缘、内外侧关节线（已标注）的关系。AL，高的前外侧入路；AM，高的前内侧入路；AAM，辅助前内侧入路

以上，从而减少当膝关节处于过屈位的时候对髁间窝视野的影响。高的前外侧入路同时也提供了更好地对 ACL 胫骨止点 "俯瞰" 视野。

19.4.2 前内侧入路的建立

在内侧关节线之上的正确位置建立 AM 入路极其重要。如果入路太靠近内侧关节线，在准备髁间窝以及钻孔胫骨隧道时同时使用 AM 及 AAM 入路时器械之间会非常拥挤。30° 关节镜通过前外侧入路进入膝关节行诊断性关节镜检查。膝关节屈曲在 70° 和 90° 之间，直视下使用 18 号腰椎穿刺针进针建立 AM 入路。腰椎穿刺针尽可能靠近髌韧带的内侧缘，并直接指向髁间窝顶部。腰椎穿刺针在内侧关节线上的高度根据需要进行调整，以保证其与髁间窝的顶部平行。通常腰椎穿刺针的位置位于髌骨下极水平或者稍高。该进针位置的选择可保证 AM 入路及随后建立的 AAM 入路之间有足够的距离，也使 AM 入路的位置在髌下脂肪垫之上。如果穿刺针进入关节的水平低于髁间窝顶部，或者穿过脂肪垫，则进针位置太低。AM 入路在内侧关节线上的位置太低，将导致关节镜穿过脂肪垫，并使关节镜套筒将部分脂肪垫组织带入而影响视野。在观察 ACL 股骨止点的建立以及胫骨隧道钻孔时，同时使用 AM 及 AAM 入路，器械之间的空间会非常拥挤。电动刨刀通过 AM 入路进入膝关节，清除滑膜皱襞。该步骤可松解脂肪垫并暴露髁间窝，使必要的半月板或

软骨手术可顺利进行。

19.4.3 辅助前内侧入路的建立

恰当的辅助前内侧入路也是手术成功的关键，更重要的是，它是影响 ACL 股骨隧道长度的最重要的因素。AAM 入路的位置（内侧或外侧）决定了 ACL 股骨隧道的长度以及隧道股骨侧的口的形状。若将 AAM 的位置向内侧移，则导致隧道相对于髁间窝外侧壁的位置更垂直，同时也使股骨隧道更短，隧道在股骨侧的口更圆[41-42]（图 19.4）。然而，过于偏内侧的 AAM 入路，在钻孔股骨隧道的时候可引起股骨内侧髁的损伤。AAM 入路的位置若更靠外侧，向髌韧带内侧缘靠近，则相对于髁间窝外侧壁来说，隧道的位置更倾斜、长度更长、隧道口更加椭圆[41-42]（图 19.5）。

AAM 入路的位置根据不同的 ACL 移植物类型以及股骨端的固定方式进行调整，以获取理想长度的 ACL 股骨隧道。例如，在使用骨 - 髌腱 - 骨 ACL 移植物及界面螺钉固定股骨骨块时，股骨隧道的长度要求在 20 ～ 25 mm，使 20 mm 的骨块能完全插入股骨窝中。这种情况下，AAM 入路可在更靠内侧处建立。在使用腘绳肌移植物通过股骨皮质悬吊股骨技术重建 ACL 时，股骨隧道的理想长度为 40 mm，隧道最短也应有 35 mm。在使用 15 mm 聚酯环做皮质悬吊植入物时，股骨隧道允许腘绳肌肌腱移植物有 20 ～ 25 mm 长度在股骨窝内。

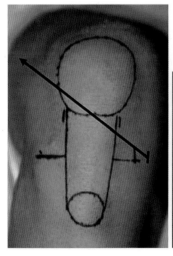
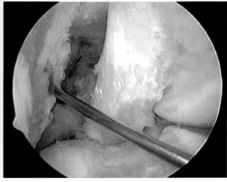
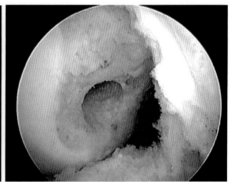

图 19.4 更靠内侧的 AAM 入路使腰椎穿刺针相对于髁间窝外侧壁的位置更垂直，同时也产生入口更圆、长度更短的 ACL 股骨隧道

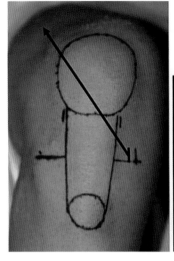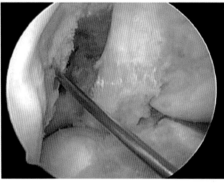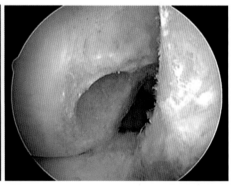

图 19.5 更靠外侧的 AAM 入路使腰椎穿刺针相对于髁间窝外侧壁的位置更倾斜，同时也产生入口更椭圆、长度更长的 ACL 股骨隧道

AAM 入路的最佳位置常通过 18 号腰椎穿刺针来定位。其位置应在内侧关节线上方尽可能靠下处，同时避开内侧半月板的前角。30° 关节镜旋向内侧，以确定腰椎穿刺针进针位置是否太靠近股骨内侧髁，并同时进行调节。入路同样以 11 号手术刀建立，刀锋从内侧半月板前角面向外侧。随后以 Metzenbanm 剪或小血管钳的尖端通过 AAM 入路进入膝关节，将器械的尖端沿路径伸入。这个方式能便于器械顺利通过该入路。

19.5 髁间窝的准备

髁间窝通过 AL 入路进行检查，撕裂的 ACL 残留组织用钻孔机和电动刨刀经 AM 入路进行清除。部分股骨及胫骨止点的原始 ACL 组织予以保留，以便于 ACL 股骨和胫骨隧道位置的确立。为使重建韧带的生物愈合及本体感受加强，并为其提供额外的生物力学支持，术中应尽可能保留长的 ACL。在用电动刨刀清除 PCL 周围部分的脂肪组织之后，可以看到残留组织和从股骨到胫骨的完整纤维，并确认 PCL 外侧界的位于髁间窝中间的垂直纤维。PCL 外侧界与髁间窝外侧壁之间的距离应通过 ACL 尺予以测量，保证有足够的空间容纳 ACL 移植物（图 19.6）。在 ACL 移植物较粗大而髁间窝较窄的情况下，应进行有限度的壁成形术。然而，对髁间窝壁的处理应在股骨隧道钻孔之后进行，以避免清除患者原有的 ACL 残留部分，以及有助于定位股骨隧道的骨性标志。如果有必要进行壁成形术，仅去除髁间窝狭窄区域的骨组织，可以避免损伤 ACL 股骨隧道区域的骨组织。去除股骨隧道周围的骨会导致隧道的位置偏外侧，从而改变了 ACL 移植物的旋转轴线。

髁间窝以及 ACL 股骨止点的视野因关节镜入路的不同而有显著的不同[3, 12, 39-40]。通过 AM 入路观察 ACL 股骨止点可获得髁间窝外侧壁的矩形视野，使 ACL 股骨隧道从浅表到深部，从高处到低处的定位均准确（图 19.7）。因此，AM 入路是观察 ACL 在股骨的解剖学止点的最佳入路。再者，通过 AM 入路观察 ACL 股骨止点也可减少为改善关节镜视野而常规行髁间窝成形术的需要。应避免一开始就使用刮匙、电动刨刀或磨钻行髁间窝成形术或完全去除髁间窝外侧壁残留的原始软组织，以致损伤原始的 ACL 残留的组织以及其下的骨性标志。

AM 入路置入关节镜，膝关节呈 90° 屈曲位，明确 ACL 股骨止点位置。对 ACL 股骨止点位置的判断可通过保持膝关节屈曲 90° 的情况下将膝关节摆 "4" 字体位。该体位将打开外侧隔室，使股骨抬离胫骨及外侧半月板，从而获得更好的关节软骨下界的视野，该位置是原始 ACL 止点下界的解剖学标志。"4" 字体位同时也可在建立 ACL 股骨隧道时，保护外侧半月板后角发生损伤（图 19.8）。

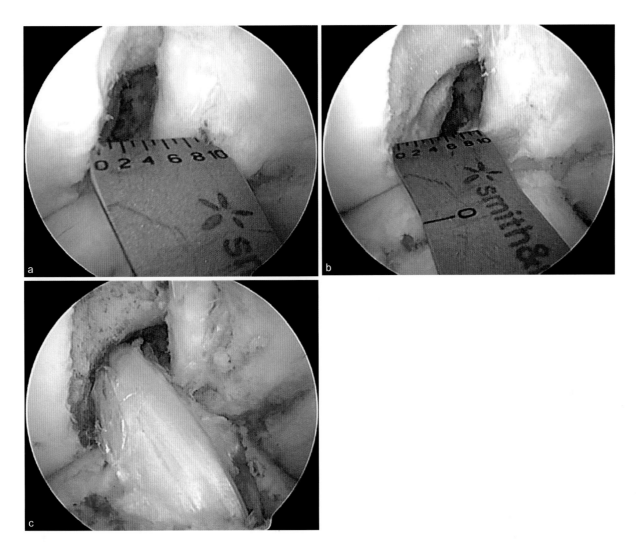

图 19.6 （a）ACL 慢性损伤合并狭窄的髁间窝。ACL 外侧界与髁间窝外侧壁之间的距离为 5 mm。（b）在 ACL 股骨隧道钻孔后行髁间窝壁成形术。注意：髁间窝外侧壁的 ACL 股骨隧道处的深处与 PCL 外侧界的距离并没有改变，而 PCL 外侧界与髁间窝外侧壁的距离增宽至 10 mm，以适应 8.5 mm 粗的五股腘绳肌肌腱移植物。（c）五股 8.5 mm 粗的 ACL 腘绳肌肌腱移植物。髁间窝外侧壁与 PCL 之间无撞击

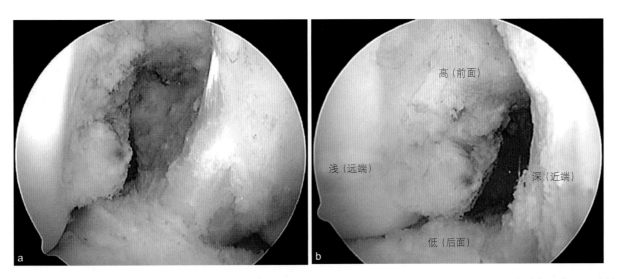

图 19.7 （a）右膝屈曲 90°。经 AM 入路观察。该入路提供 ACL 股骨止点的一个切面视野。（b）膝关节屈曲 90° 时的 AM 入路。原始的 ACL 股骨覆盖面在髁间窝外侧壁下 1/3 处可见。在关节镜的术语中，沿着髁间窝外侧壁的方向定义为高/上或低/下和浅/深。根据解剖学描述，方向（括号中）代表膝关节伸直位时的前面、后面、远端及近端[3, 14]

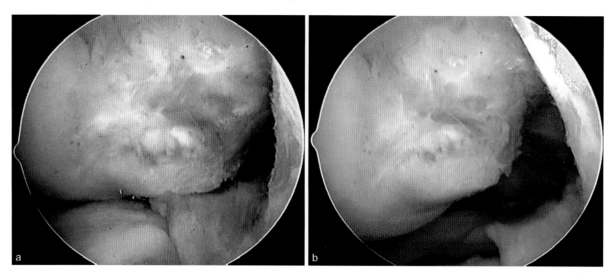

图 19.8   右膝关节。(a)膝关节屈曲 90°，经 AM 入路观察 ACL 股骨止点。可见 ACL 残留组织在外侧髁间嵴的下方。(b)膝关节屈曲 90° 并处于"4"字位，经前内侧入路观察 ACL 股骨止点。可见外侧隔室打开，股骨抬离外侧半月板。该体位为观察 ACL 股骨止点的下方及深面提供更好的视野

19.6   前交叉韧带股骨止点中心的确定

虽然时钟表盘参照法常用于 ACL 股骨隧道位置的详细描述，但是该方法存在几个缺陷：首先它忽略了髁间窝的深度；其次，对于 3 点钟及 9 点钟的位置并没有达成共识的参照；再者，它并不以已知的解剖学标记作为参照；最后，在通过 AM 入路观察 ACL 股骨止点时无法使用该方法[3, 12]。基于上述的缺陷，ACL 股骨隧道位置通过时钟表盘参照法并不能准确的定位。更准确的定位和具体的方法如下所述：

19.6.1   原始ACL覆盖面

在多数情况下，都可以通过原始 ACL 残留组织来帮助判断 ACL 股骨隧道的解剖学位置（图 19.9 ）。

根据原始 ACL 覆盖面来判断隧道位置的方法，则以 30° 关节镜通过 AM 入路观察髁间窝外侧壁。同时在 AAM 入路置入 90° 热探针以标记 ACL 止点的边界。然后，在 AM 入路置入直角微骨折锥钻，标记 ACL 股骨止点的中心。这个"眼球"技术对确定移植物的高低位置相当准确。然而，由于 30° 关节镜存在视野的扭曲作用，因此

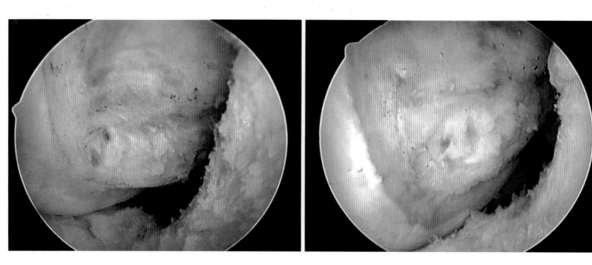

图 19.9   屈膝 90°，AM 入路。原始的 ACL 股骨覆盖面清晰可见

使用视觉上的线索作为半段 ACL 股骨止点位置的选择常使用直角微骨折锥钻的位置比真正的 ACL 股骨止点的中心浅表。更准确地判断 ACL 股骨止点的中心可通过前外侧入路使用 ACL 尺沿着 ACL 股骨止点的长轴进行测量。为获得更准确的轴线以便测量，通常膝关节屈曲 110°~120°，使 ACL 股骨止点的长轴与胫骨平台平行。ACL 在股骨侧的覆盖面长度从其深界（近端）到其浅界（远端），沿着其长轴及中点的位置进行测量，并通过直角微骨折锥钻经 AAM 入路插入进行标记（图19.10）。

19.6.2　外侧髁间嵴及分叉嵴

当原始 ACL 残留组织已被完全吸收，其下方的 ACL 股骨止点的骨形态可为 ACL 股骨解剖学隧道位置的确定提供有用的解剖学标志。外侧髁间嵴，当它存在时，是非常重要的解剖学标志。因为原始 ACL 常止于该嵴的下方，因此可用于帮助判断 ACL 股骨隧道的解剖学位置[3, 20, 22-24, 26-28]。

因此，外侧髁间嵴标记着 ACL 股骨止点的上缘。在部分患者的膝关节，可能可以见到第二个骨性嵴：外侧分叉嵴。该嵴将 AM 束及 PL 束的纤维止点分开[3, 12-13, 20, 24, 26, 29]（图 19.11）。我们应该记住，不同的患者，其 PL 束和 AM 束纤维的横断面积常常不同。因此，当存在分叉嵴的时候，并不代表其就是 ACL 股骨止点的中心。

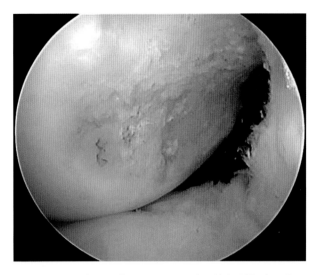

图 19.11　膝关节屈曲 90°，AM 入路。外侧髁间嵴及分叉嵴清晰可见

关节镜由 AM 入路进入膝关节，直角热探针或电动刨刀经 AAM 入路，清理髁间外侧壁下 2/3 的软组织。膝关节屈曲 90°，确定关节软骨的下界（后界）。前面提到，关节软骨的下界在膝关节位于"4"字征位时最便于观察。当并沿着髁间外侧壁的上方在关节软骨下界开始分离时，外侧髁间嵴便可非常容易地进行鉴别。当热探针的尖端接触嵴时，经常会遇到不同的终点。ACL 股骨止点位于外侧髁间嵴或 ACL 覆盖面上界与关节软骨的下界之间的中点（图 19.12）。基于解剖学的研

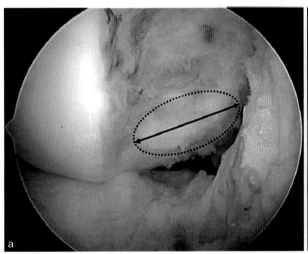
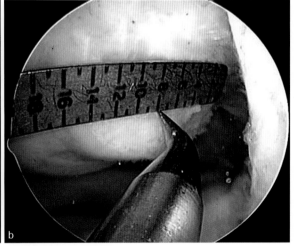

图 19.10　（a）膝关节屈曲 90°，AM 入路。原始 ACL 覆盖面的边界如图点状椭圆所示。膝关节屈曲到 110°，经 ACL 股骨止点的长轴（黑线）对其进行测量。（b）经 AM 入路置入 ACL 尺，经 AAM 入路置入直角微骨折锥钻。在该患者中，ACL 股骨止点的长度为 14 mm，因此 ACL 股骨隧道的中心在 7 mm 处

究，该距离在 7.3 ~ 8.6 mm 之间 [8, 21, 23, 28]。根据 Ziegler 等的研究，ACL 股骨隧道在浅 - 深（近端 - 远端）方向的中心在外侧分叉嵴的深面（近端）1.7 mm 处 [26]。当外侧分叉嵴不存在或不可见的时候，ACL 股骨隧道在深 - 浅方向的位置则通过 ACL 尺经下面所述的方法来确定。

19.6.3 前交叉韧带尺

ACL 尺的应用，使膝关节外科医生可根据不同患者的解剖结构个体化患者的 ACL 股骨隧道位置。该方法使术者可对患者实行"菜单式"或个体化的手术方式，而不是使用补偿 ACL 股骨瞄准器的同质化手术方式。该方法对于 ACL 翻修重建手术尤其有用。因为 ACL 翻修重建的患者通常没有原始 ACL 残留组织的存在，且骨性标志可能由于前次手术的髁间窝成形或者之前的 ACL 股骨隧道建立而遭破坏。膝关节屈曲 90° 时，使用 30° 关节镜经 AM 入路观察 ACL 股骨止点。将可塑的 ACL 尺在 24 mm 标志处折弯约 45°，以使其可紧贴髁间窝的外侧壁进行测量。ACL 尺常以 AL 入路或 AAM 入路进入髁间窝（图 19.13）。经 AL 入路置入 ACL 尺可使直角锥钻经 AAM 入路置入，术者即可同时测量并标记 ACL 股骨止点的位置。然而，由于 AM 入路位置在关节线上较高，部分患者可能会存在 ACL 尺较难下到髁间窝外侧壁的外侧髁间嵴位置的情况。这个缺点通常可通过将膝关节屈曲到 120° 或者位于"4"字姿势改善。

如果这些方法都失败了，那么 ACL 尺应经 AAM 入路置入。该入路较低的位置使其可使尺轻易达到 ACL 的股骨止点处。

在已无原始 ACL 残留组织存在的情况下，应将 ACL 尺的下缘与外侧髁间嵴平行，并使 ACL 尺刚好在其上方。该方法使整个 ACL 股骨止点可清楚观察，有助于确定股骨隧道在上下方向的位置。或者，也可将 ACL 尺的上缘与外侧髁间嵴平行，并使 ACL 尺刚好在其下方。将尺子置入髁间窝的深部直至其尖端到达关节软骨的深面（近端）。该点代表尺子的参考零点。注意该位置比通常的"过顶位"位置更难到达，因为其位于髁间窝的更高、更深处。清除髁间窝外侧壁处的软组织对显露该点非常重要。将直角微骨折锥钻的尖端置于该位置，并滑动 ACL 尺进入髁间窝，直至其尖端与微骨折锥钻的尖端接触，该步骤有助于使 ACL 尺到达正确的起点位置。应在 ACL 尺接触关节软骨的浅面边缘时，才开始测量髁间窝侧壁的长度（图 19.13）。

经 AAM 入路置入直角微骨折锥钻用于标记 ACL 股骨隧道的位置。隧道的中心在深 - 浅方向上应位于测得的关节软骨边缘深面与浅面之间距离的 45% ~ 50%。Bird 等已证明该点基本接近 ACL 股骨止点的中心 [43]。解剖学研究发现 ACL

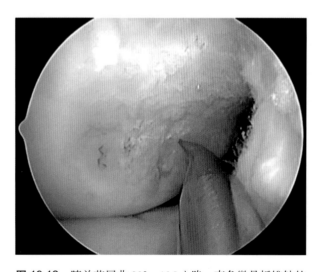

图 19.12 膝关节屈曲 90°，AM 入路。直角微骨折锥钻的尖端位于 ACL 股骨止点的中心、外侧分叉嵴的深面 2 mm 处、外侧髁间嵴及关节软骨下方（后方）的中点处

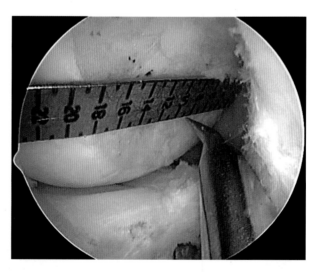

图 19.13 （a）膝关节屈曲 90°，AM 入路。ACL 尺折弯后紧贴髁间窝外侧壁。尺通过 AL 入路置入，下缘与髁间窝的外侧壁平行，并刚好在髁间嵴之下。在该病例中，关节软骨的深面到浅面的边缘距离为 19 mm。微骨折锥钻的尖端置于 9 mm 处，较计算得到的 50% 的距离（9.5 mm）深 0.5 mm

股骨止点的中心在上下方向上的位置在关节软骨下界上方约 7.3～8.6 mm 处[21, 28, 44]。该点可以将微骨折锥钻尖端放在外侧髁间嵴或 ACL 覆盖面上缘与关节软骨下方（后方）到达。

注意应避免 ACL 股骨隧道在髁间窝的位置过浅，以至移植物在伸膝时张力过大。ACL 尺的零点位置应准确地辨认。在不确定的情况下，应将测得的距离的 50% 再减少 1～2 mm 以避免 ACL 移植物在髁间窝的位置过浅。图 19.14 显示 ACL 股骨附着点的解剖。

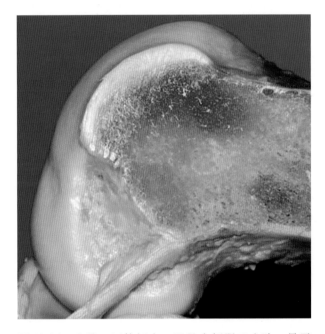

图 19.14 右膝，尸体标本。股骨内侧髁已去除，暴露 ACL 股骨止点。外侧髁间嵴清晰可见。注意原始 ACL 浅层的纤维并不完全延伸至关节软骨边缘的浅面

19.7 术中荧光透视的应用

目前，术中荧光透视是确定并评估 ACL 股骨隧道位置最准确的方法[45-47]。X 线透视技术使外科医生能够在术中准确地测量 ACL 股骨隧道的位置，并在需要的情况下对隧道做出相应的改变。荧光透视在翻修手术中尤为有价值，因为翻修的患者通常没有原始 ACL 的残留部分作为参考，ACL 股骨止点的骨性标志通常被之前手术的髁间窝成形术以及股骨隧道的建立所改变或破坏。在保留撕裂的 ACL 残端或者对 ACL 部分撕裂的患者行增强术时，荧光透视也有很大的帮助。在这些情况下，外侧髁间嵴及分叉嵴较难辨别，因为须切断完整的 ACL 纤维，以暴露髁间窝外侧壁。ACL 尺在该情况下也无法使用，因为完整的 ACL 纤维使尺子无法紧贴髁间外侧壁进行测量。使用荧光透视技术，可不依赖于原始 ACL 的残留组织，也不依赖于对髁间窝外侧壁的测量或者 ACL 股骨止点的骨性解剖，而轻易得到合适的 ACL 股骨隧道。

膝关节屈曲 90°，直角微骨折锥钻置入 ACL 股骨隧道位置。数字 C 臂铺无菌巾，拍摄标准的膝关节侧位片（图 19.15a）。标准的膝关节侧位片会发现股骨髁内侧髁与外侧髁的下缘（后缘）和深缘（近缘）重叠（图 19.15b）。由于股骨内外侧髁大小不同，通常使 2 个髁的浅缘（远缘）完美重合很困难。然而获得可靠的临床信息并不须 2 个髁的远缘达到完美重合。

Bernard 和 Hertel 等采用网格系统来定位

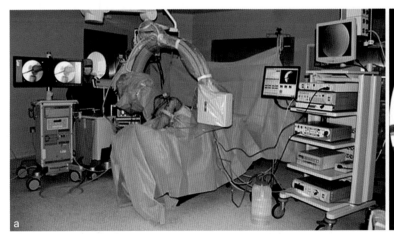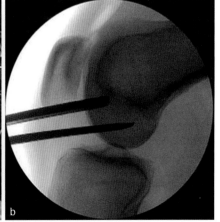

图 19.15 （a）术中荧光透视。（b）直角微骨折锥钻置入 ACL 股骨止点的中心处

ACL 股骨止点的中心[45]。该方法简单易用，重复性高，且不取决于关节的大小、形状以及 X 线管与患者之间的距离。Bernard-Hertel 网格通过以下步骤工作。

1. 在髁间窝的顶部画一条切线（Blumensaat 线）。在该线与股骨外侧髁浅缘及深缘处的切线的交汇处分别画两条与之垂直的线。股骨外侧髁可根据其远缘（Grant 切迹）来确定，或者根据股骨内侧髁通常会比外侧髁在更远端，来确定

股骨外侧髁。

2. 在股骨髁下缘做一条切线与 Blumensaat 线平行。Blumensaat 线（t）代表股骨外侧髁最大的矢状位直径，而另一条线（h）则代表髁间窝的最大高度（图 19.16）。

　　Bernard-Hertel 网格已经在人尸体标本中用于 PL 和 AM 束中心位置的定位[19, 25, 28, 38, 44, 45, 48-50]。这些研究总结见表 19.1。

　　根据这些研究的数据，可计算 ACL 股骨止点

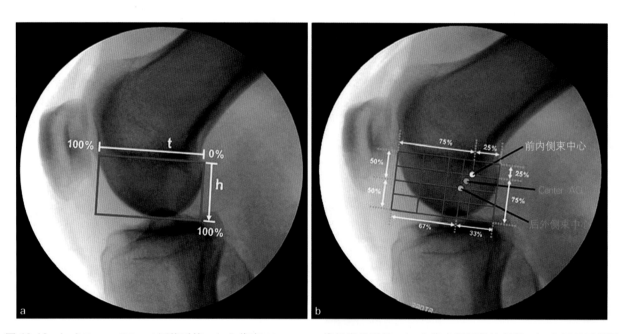

图 19.16　（a）Bernard-Hertel 网格系统，（t）代表 Blumensaat 线长度的测量，（h）代表髁间窝的高度。（b）图显示根据 Columbet 等的数据所得到的 AM 及 PL 束的中心。在该研究中，AM 束的中心在 Blumensaat 线（t）25% 和 h 线的 25% 交汇处。PL 束的中心在 t 线的 33% 和 h 线的 50% 交汇处

表 19.1　已发表的使用 Bernard-Hertel 网格系统定位 AM 束和 PL 束中心的解剖学研究

影像学对网格进行测量的总结						
研究	AMB 深度	PLB 深度	平均 50 % 深度	AMB 高度	PLB 高度	平均 50 % 高度
Bernard -Hertel (1997) [45], *n*=10			24.8			28.5
Yamamoto (2004) [38], *n*=10	25	29	27	16	42	29
Colombet (2006) [19], *n*=7	26.4	32.3	29.4	25.3	47.6	36.5
Zantop (2008) [28], *n*=20	18.5	29.3	23.9	22.3	53.6	38.0
Tsukada (2008) [25], *n*=36	25.9	34.8	30.4	17.8	42.1	30.0
Lorenz (2009) [50], *n*=12	21	27	24	22	45	34
Forsythe (2010) [48], *n*=8	21.7	35.1	28.4	33.2	55.3	44.3
Pietrini (2011) [44], *n*=12	21.6	28.9	25.3	14.6	42.3	28.5
Iriuchishima (2010) [49], *n*=15	15	32	23.5	26	52	39
权重平均值	22.0	31.6	26.7	21.0	46.8	33.5

中心的权重平均值位置。计算得到，该位置大概在 Blumensaat 线的 27% 和髁间窝高度的 34% 的交汇处（图 19.17）。

目前有商业软件（Smith Nephew ACUFEX Director Application Anatomic Guide）可在术中的 C 臂图像加入 Bernard-Hertel 网格系统（图 19.18）。此外，也可将影像保存在图像捕获系统后，再应用网格做质量控制。微骨折锥钻的位置在关节镜下并在荧光透视下进行调整，直到获得理想的位置。

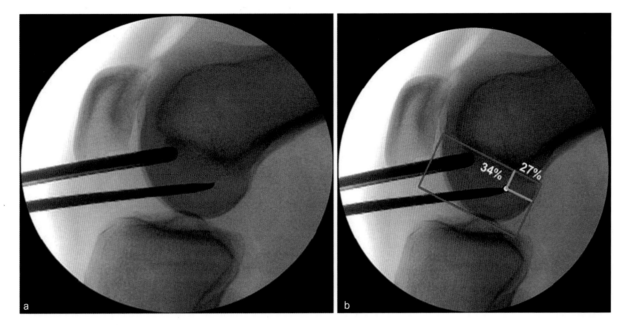

图 19.17 （a）术中荧光透视。（b）Bernard-Hertel 网格。直角微骨折锥钻的尖端位于 27%/34% 位置，从已发表的解剖学研究用权重平均值计算出该点代表 ACL 股骨止点的中心

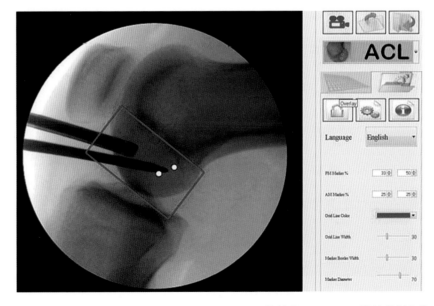

图 19.18 Smith Nephew ACUFEX Director Application Anatomic Guide 软件基于 Columbet 等的数据定位 AM 及 PM 两束（白色圆圈）的中心位置 [19]。该软件也可使用其他数据确定 AM 及 PM 两束的中心。在该例子中，锥钻尖端的位置在 AM 和 PL 两束（白色圆圈）中心的中点。该位置可使 ACL 股骨隧道在 ACL 股骨止点的中心

使用以上任何一种方法都能减少使用补偿 ACL 股骨瞄准器以及使用"过顶位"参考位置来确定 ACL 股骨隧道的位置。ACL 股骨瞄准器会约束股骨导针的位置，导致 ACL 股骨隧道不在解剖学位置上。上面的几种方法可使外科医生利用已确立的解剖学及影像学标记对 ACL 股骨隧道的位置进行选择并验证。

19.8　股骨隧道的建立

30° 关节镜经 AM 入路置入，直角微骨折锥钻经 AAM 入路进入髁间窝，尖端位于 ACL 股骨隧道止点的中心。膝关节缓慢屈曲至最大值 120°。屈曲超过 120° 常有助于获得更长的股骨隧道。术侧膝关节固定在最近端的下肢支持器处，使其在过屈位保持稳定。对使用 AM 入路观察 ACL 股骨止点位置有一个质疑，认为当膝关节屈曲 120°或以上时，如果须对髁间窝进行处理，视野就会受到干扰。由于 ACL 股骨止点在膝关节屈曲超过 90° 时会发生旋转，因此，我们的经验发现，此时可获得很好的 ACL 股骨止点，尤其是其下方及深部的视野（图 19.19）。因此，不须用到 70° 关节镜或把关节镜转至 AL 入路。

膝关节的过屈由于关节囊受到股部软组织的外部压迫，可导致关节不能扩张，从而引起出血。且由于脂肪垫进入髁间窝可导致关节镜视野受限。

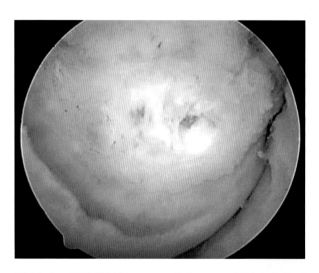

图 19.19　膝关节过屈，AAM 入路。ACL 股骨止点的下部及深部（近端）可很好地看到。ACL 股骨隧道的位置先以 ACL 尺测量法用微骨折锥钻标记。可清楚看到标记的位置在 ACL 止点的中心

在膝关节过屈的时候保证足够的膝关节扩张以及较好的髁间窝视野，一个办法是使用压力泵使水压在 120 mmHg 以上。在钻孔 ACL 股骨隧道、膝关节稍伸直至 90° 位时，压力泵的压力可降至正常。如果提高压力仍无法解决问题，脂肪垫仍阻挡视野时，应使用电动刨刀经 AAM 入路或 AL 入路有限度地切除脂肪垫组织。

从膝处移除锥钻，经 AAM 入路将 0° 补偿 ACL 股骨瞄准器插入髁间窝，到微骨折锥钻所标记的部位。如果 ACL 股骨止点视野不好，看不到微骨折锥钻的标记点，则应将膝关节重新置于 90° 位，并用电动刨刀清除软组织。钻尖导针经 0° 补偿 ACL 股骨瞄准器置入髁间窝，到达微骨折锥钻所留下的标志处。钻尖导针用小锤将其敲入骨质。保持钻尖导针的尖端不动，将 0° 补偿瞄准器手柄慢慢向外侧移动。将导针敲打进入 ACL 股骨止点，直至钻尖完全进入骨。该方法增加了导针相对于髁间外侧壁的倾斜度，使股骨隧道的长度更长、隧道口更加椭圆（图 19.20）。椭圆形的隧道口可覆盖更多的 ACL 股骨止点部分，因此相较于圆形的股骨隧道，其更接近于原始 ACL 的解剖学止点[42]。将钻尖导针经股骨外侧髁缓慢钻入，直至遇到股骨外侧皮质的阻力。在钻尖导针遇到最大阻力的点时记录深度。该深度可很好地预测 ACL 股骨隧道的长度。如果此时发现 ACL 股骨隧道较预期短，通常还有机会通过将导针退回入针点，将补偿瞄准器再向外侧移动，并增加膝关节屈曲的角度来增加隧道的长度。该方法常使钻尖导针方向向股骨干的近端走行，获得更长的股骨隧道。

根据不同的移植物固定方法，股骨隧道的建立也各不相同。但是都须应用不同大小的钻头与不同直径的 ACL 移植物相匹配。在使用如微孔钢板（Smith&Nephew，伦敦，英国）等皮质悬吊固定技术时，通常须在股骨外侧皮质钻 4.5 mm 的隧道。4.5 mm 的微孔钢板钻头在外侧皮质可钩连 10 mm 的钻头部分，用于测量隧道的长度。在关节镜下测量的长度中减去此长度。股骨隧道的长度也可以通过深度计进行测量。在钻孔 ACL 股骨隧道时，经 AL 入路置入电动刨刀，可使液体流动以及髁间窝的视野更好。刨刀的吸引功能可用于控制液体流动，并清理 ACL 股骨隧道钻取时产生的骨碎片，保持较好的视野。如果脂肪垫限制

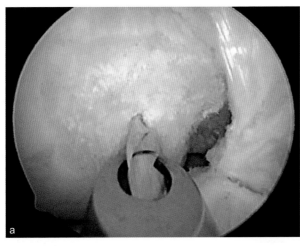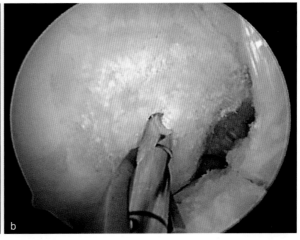

图 19.20　膝关节过屈，AM 入路。（a）股骨钻尖导针与 ACL 股骨止点垂直。导针的方向决定较短的股骨隧道的长度，以及更圆形的 ACL 股骨隧道口的形状。（b）0° 补偿瞄准器向外侧成角，从而使导针相对于 ACL 股骨止点的位置更倾斜。更倾斜的导针方向使 ACL 股骨隧道更长、隧道口更加椭圆

了内镜铰刀的通路或者影响髁间窝的视野，也可使用刨刀清除部分的脂肪垫组织。

从膝关节取出 4.5 mm 微孔钢板（或类似的材料）钻头，使用合适大小的内镜铰刀经导针钻入 ACL 股骨止点（图 19.21）。股骨槽的深度通过测量股骨隧道的长度确定。对于微孔钢板固定装置来说，ACL 股骨槽的深度应等于 ACL 移植物的长度加上额外的 6 mm（最小值），以使微孔钢板可离开股骨隧道，并在外侧股骨皮质翻转。当 ACL 移植物的股骨段固定使用界面螺钉时，股骨

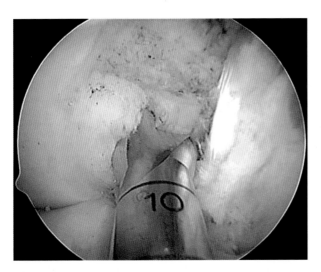

图 19.21　膝关节过屈，AM 入路。内镜钻头经 AAM 入路进入膝关节。ACL 股骨覆盖面清晰可见，钻头位于 ACL 股骨止点的中间

槽的深度应等于移植物骨块的长度，使移植物插入股骨槽的长度达到要求。从膝关节取出铰刀，2 号聚酯线经导针的针眼穿入。线的游离端经外侧软组织拉出，使线袢保留在股骨槽内。

19.9　股骨隧道的评估

经 AAM 入路将电动刨刀置入股骨隧道，以清除隧道内的骨碎屑。膝关节屈曲 90°，检查 ACL 股骨隧道。在股骨髁下方（后方）应有至少 2 mm 的壁，且隧道口应为椭圆形而非圆形，这样能更好地恢复原始 ACL 股骨止点的形状，并使股骨隧道表面积最大化（图 19.22）。

19.10 该技术的替代及变化

本章所述的手术技术概括了建立 ACL 股骨解剖学隧道的集中方法。这些方法的主要目标是在原始 ACL 股骨止点中心处建立椭圆形的 ACL 股骨隧道。其他的一些建立 ACL 股骨隧道替代技术包括：

1. 不使用 2 个内侧的入路而改用 AL 入路观察 ACL 股骨止点，用 AM 入路或 AAM 入路建立股骨隧道。在较小的膝关节中，使用 2 个内侧入路可能会使器械拥挤。

2. ACL 股骨隧道的建立也可使用灵活的铰刀钻孔，在这种情况下则不须过度屈曲膝关节。

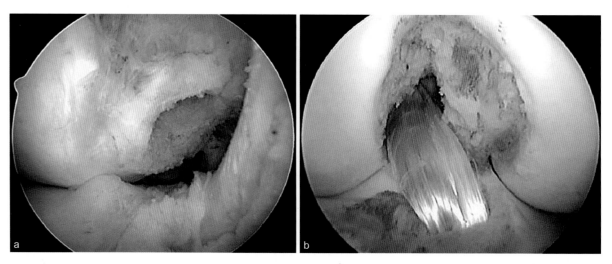

图 19.22 （a）膝关节屈曲 90°，AM 入路。椭圆形的 ACL 股骨隧道口在 ACL 股骨覆盖面的中心。（b）五股腘绳肌 ACL 移植物在原始 ACL 股骨及胫骨止点的中心

3. ACL 股骨隧道也可使用内 - 外的技术钻孔。在这种情况下，髁间窝内导线的出口点也同样可使用本章所述的方法。

记忆要点

　　ACL 股骨止点由 2 个骨性嵴确定：外侧髁间嵴及外侧分叉嵴。外侧髁间嵴是手术重要的解剖学标志，因为原始 ACL 常止于其下方（后方）。ACL 股骨止点的中心在分叉嵴的深面（近端）1.7 mm 及股骨外侧髁关节软骨下缘（后缘）上方（前方）7.3 ~ 8.5 mm 处。对于单束 ACL 解剖学重建，ACL 股骨止点的中心常作为 ACL 股骨隧道的位置。该方法是建立在已有的生物力学研究的基础上。研究显示，与"等张"建立的 ACL 股骨隧道或以传统的方法重建起主要作用的 AM 束纤维相比，ACL 移植物在 ACL 股骨止点的中心能更有效地控制胫骨的前移以及胫骨前移加胫骨内旋的复合运动（模拟轴移试验）。在 ACL 股骨止点中，经 AM 入路得到的髁间窝外侧壁的视野最为清楚。ACL 股骨隧道通过 AAM 入路可较容易地钻孔。经 AAM 入路建立的股骨隧道可获得理想的隧道长度。ACL 股骨止点的中心可用以下方法确定：原始 ACL 覆盖面、外侧髁间嵴及分叉嵴、ACL 尺以及术中荧光透视。

参考文献

1. Hussein M, van Eck CF, Cretnik A et al (2012) Prospective randomized clinical evaluation of conventional single-bundle, anatomic single-bundle, and anatomic double-bundle anterior cruciate ligament reconstruction. 281 cases with 3- to 5-year follow-up. Am J Sports Med 40:512–520

2. Kamath GV, Redfern JC, Greis PE, Burks RT (2011) Revision anterior cruciate ligament reconstruction. Am J Sports Med 39:199–217

3. Karlsson J, Irrgang JJ, van Eck CF, Samuelsson K, Mejia HA, Fu FH (2011) Anatomic single- and double- bundle anterior cruciate ligament reconstruction, part 2. Clinical application of surgical technique. Am J Sport Med 39:2016–2026

4. Lind M, Menhert F, Pedersen AB (2012) Incidence and outcome after revision anterior cruciate ligament reconstruction: results from the Danish registry of knee ligament reconstructions. Am J Sports Med 40:1551–1557

5. Marchant B, Noyes F, Barber-Westin S, Fleckenstein C (2010) Prevalence of nonanatomical graft placement in a series of failed anterior cruciate ligament reconstruction. Am J Sports Med 38:1987–1996

6. Sadoghi P, Kröpfl A, Jansson V et al (2011) Impact of tibial and femoral tunnel position on clinical results after anterior cruciate ligament reconstruction. Arthroscopy 27:355–364

7. Sommer C, Friederich NF, Müller W (2000) Improperly placed anterior cruciate ligament graft: correlation between radiological parameters and clinical results. Knee Surg Sports Traumatol Arthrosc 8: 207–213

8. Trojani C, Sbihi A, Dijan P et al (2011) Causes for failure of ACL reconstruction and infl uence of meniscectomies after

revision. Knee Surg Sports Traumatol Arthrosc 19:196–201

9. Wetzler MJ, Getelman MH, Friedman MJ, Bartolozzi AF (1998) Revision anterior cruciate ligament surgery: etiology of failures. Oper Tech Sports Med 6:64–69

10. Whitehead TS (2013) Failure of anterior cruciate ligament reconstruction. Clin Sports Med 32:177–204

11. Wright RW, Huston LJ, Spindler KP et al (2010) Descriptive epidemiology of the multicenter ACL revision study (MARS) cohort. Am J Sports Med 38:1979–1986

12. van Eck CF, Lesniak BP, Schreiber VM, Fu FH (2010) Anatomic single- and double-bundle anterior cruciate ligament reconstruction fl owchart. Arthroscopy 26:258–268

13. Yasada K, van Eck CF, Hoshino Y, Fu FH, Tashman S (2011) Anatomic single- and double-bundle anterior cruciate ligament reconstruction, part 1, Basic science. Am J Sport Med 39:1789–1799

14. Amis AA, Jakob RP (1998) Anterior cruciate ligament graft positioning, tensioning and twisting. Knee Surg Sports Traumatol Arthrosc 6(Suppl 1):S2–S12

15. Bylski-Austrow DL, Grood ES, Hefsy MS (1993) Anterior cruciate ligament replacements: a mechanical study of femoral attachment location, fl exion angle of tensioning, and initial tensioning. J Orthop Res 8:522–531

16. Grood ES (1992) Placement of knee ligament grafts. In: Finerman GA, Noyes FR (eds) Biology and biomechanics of the traumatized synovial joint: the knee as a model. American Academy of Orthopaedic Surgeons, Rosemont

17. Hefzy MS, Grood ES (1986) Sensitivity of insertion locations on the length patterns of anterior cruciate ligament fibers. J Biomech Eng 108:73–82

18. Hefzy MS, Grood ES, Noyes FR (1989) Factors affecting the region of most isometric femoral attachments. Part II: Anterior cruciate ligament. Am J Sports Med 17:208–216

19. Columbet P, Robinson J, Christel P, Franceschi J-P et al (2006) Morphology of anterior cruciate ligament attachments for anatomic reconstruction: a cadaveric dissection and radiographic study. Arthroscopy 22:984–992

20. Ferretti M, Ekdahl M, Shen W, Fu F (2007) Osseous landmarks of the femoral attachment of the anterior cruciate ligament: an anatomic study. Arthroscopy 23:1218–1225

21. Kaseta MK, DeFrate LE, Charnock BL, Sullivan RT, Garrett WE (2008) Reconstruction technique affect femoral tunnel placement in ACL reconstruction. Clin Orthop Relat Res 466:1467

22. Kopf S, Musahl V, Tashman S, Szczodry M, Shen W, Fu FH (2009) A systematic review of the femoral origin and tibial insertion morphology of the ACL. Knee Surg Sports Traumatol Arthrosc 17:213–219

23. Purnell ML, Larson AI, Clancy W (2008) Anterior cruciate ligament insertions on the tibia and femur and their relationships to critical bony landmarks using high-resolution volume-rendering computed tomography. Am J Sports Med 36:2083–2090

24. Sasaki N, Ishibashi Y, Tsuda E, Yamamoto Y et al (2012) The femoral insertion of the anterior cruciate ligament: discrepancy between macroscopic and histological observations. Arthroscopy 28:1135–1146

25. Tsukada H, Ishibashi Y, Tsuda E, Furaka A, Toh S (2008) Anatomical analysis of the anterior cruciate ligament femoral and tibial footprints. J Orthop Sci 13:122–129

26. Ziegler CG, Pietrini SD, Westerhaus BD, Anderson CJ et al (2011) Arthroscopically pertinent landmarks for tunnel positioning in single-bundle and doublebundle anterior cruciate ligament reconstructions. Am J Sports Med 39:743–752

27. Shino K, Suzuki T, Iwahashi T, Mae T et al (2010) The resident's ridge as an arthroscopic landmark for anatomical femoral tunnel drilling in ACL reconstruction. Knee Surg Sports Traumatol Arthrosc 18:1164–1168

28. Zantop T, Wellman M, Fu FH, Peterson W (2008) Tunnel positioning of anteromedial and posterolateral bundles in anatomic anterior cruciate ligament reconstruction. Anatomic and radiographic fi ndings. Am J Sports Med 36:65–72

29. van Eck CF, Morse KR, Lesniak BP, Kropf EJ et al (2010) Does the lateral intercondylar ridge disappear in ACL defi cient patients? Knee Surg Sports Traumatol Arthrosc 18:1184–1188

30. Kato Y, Ingham SJM, Kramer S et al (2010) Effect of tunnel position for anatomic single-bundle ACL reconstruction on knee biomechanics in a porcine model. Knee Surg Sports Traumatol Arthrosc 18:2–10

31. Kato Y, Maeyama A, Lertwanich P, Wang JH et al (2013) Biomechanical comparison of different graft positions for single bundle anterior cruciate ligament reconstruction. Knee Surg Sports Traumatol Arthrosc 21:816–823

32. Kondo E, Merican AM, Yasuda K, Amis AA (2011) Biomechanical comparison of anatomic double- bundle, anatomic single-bundle, and nonanatomic single-bundle anterior cruciate ligament reconstruction. Am J Sports Med 39:279–287

33. Bedi A, Musahl V, Steuber V, Kendoff D, Choi D, Allen AA, Pearle AD, Altchek DW (2011) Transtibial versus anteromedial portal reaming in anterior cruciate ligament reconstruction: an anatomic and biomechanical evaluation of surgical technique. Arthroscopy 27:380–390

34. Driscoll MD, Isabell GP, Conditt MA, Ismaily BS et al (2012) Comparison of 2 femoral tunnel locations in anatomic single-bundle anterior cruciate ligament reconstruction: a biomechanical study. Arthroscopy 28:1481–1489

35. Loh JC, Fukuda Y, Tsuda E, Steadman RJ, Fu FH, Woo SL

(2003) Knee stability and graft function following anterior cruciate ligament reconstruction: comparison between the 11 o'clock and 10 o'clock femoral tunnel placement. Arthroscopy 19: 297–304

36. Musahl V, Plakseychuk A, VanScyoc AH et al (2005) Varying femoral tunnels between the anatomical footprint and isometric positions. Effect on kinematics of the anterior cruciate ligament-reconstructed knee. Am J Sports Med 33:712–718

37. Scopp JM, Jasper LE, Belkoff SM, Moorman CT (2004) The effect of oblique femoral tunnel placement on rotational constraint of the knee reconstructed using patellar tendon autografts. Arthroscopy 20:294–299

38. Yamamoto Y, Hsu WH, Woo SL, Van Scyoc A et al (2004) Knee stability and graft function after anterior cruciate ligament reconstruction: a comparison of a lateral and an anatomical femoral tunnel placement. Am J Sports Med 32:1825–1832

39. Araujo PH, van Eck CF, Macalena JA, Fu FH (2011) Advances in the three-portal technique for single- or double-bundle ACL reconstruction. Knee Surg Sports Traumatol Arthrosc 19:1239–1242

40. Cohen SB, Fu FH (2007) Three-portal technique for anterior cruciate ligament reconstruction: use of a central medial portal. Arthroscopy 23:325.e1–325.e4

41. Tompkins M, Milewski MD, Carson EW et al (2013) Femoral tunnel length in primary anterior cruciate ligament reconstruction using an accessory medial portal. Arthroscopy 29:238–243

42. Hensler D, Working Z, Illingworth K, Thorhauer E, Tashman S, Fu F (2011) Medial portal drilling: effects on the femoral tunnel aperture morphology during anterior cruciate ligament reconstruction. J Bone Joint Surg Am 93:2063–2071

43. Bird J, Carmont M, Dhillon M, Smith N, Brown C, Thompson P, Spalding T (2011) Validation of a new technique to determine midbundle femoral tunnel position in anterior cruciate ligament reconstruction using 3-D computed tomography analysis. Arthroscopy 27:1259–1267

44. Pietrini SD, Ziegler CG, Anderson CJ, Wijdicks CA et al (2011) Radiographic landmarks for tunnel positioning in double-bundle ACL reconstructions. Knee Surg Sports Traumatol Arthrosc 19:792–800

45. Bernard M, Hertel P, Hornung H, Cierpinski T (1997) Femoral insertion of the ACL. Radiographic quadrant method. Am J Knee Surg 10:14–22

46. Lobenhoffer P, Bernard M, Agneskirchner J (2003) Quality assurance in cruciate ligament surgery. Arthroscopie 16:202–208 (German)

47. Passler H, Hoher J (2004) Intraoperative quality control of the placement of bone tunnels for the anterior cruciate ligament. Unfallchirurg 107:263–272 (in German)

48. Forsythe B, Kopf S, Wong AK, Martins CA-Q et al (2010) The location of femoral and tibial tunnels in anatomic double-bundle anterior cruciate ligament reconstruction analyzed by three-dimensional computed tomography models. J Bone Joint Surg Am 92-A:1418–1429

49. Iriuchishima T, Ingham SJM, Tajima G, Horaguchi T et al (2010) Evaluation of the tunnel placement in the anatomical double-bundle ACL reconstruction: a cadaver study. Knee Surg Sports Traumatol Arthrosc 18:1226–1231

50. Lorenz S, Elser F, Mitterer M, Obst T, Imhoff AB (2009) Radiographic evaluation of the insertion sites of the 2 functional bundles of the anterior cruciate ligament using 3-dimensional computed tomography. Am J Sports Med 37:2368–2376

第 20 章

骨隧道位置的荧光透视

Rainer Siebold 和 Hans H. Pässler 著
黄广鑫 赵 畅 方 航 曾 春译

20.1 引言

实现 ACL 解剖学重建最重要的要求是骨隧道位置正确。但关节镜下对骨隧道定位的精确控制是比较困难的。尤其是在股骨侧，关节镜下对骨隧道解剖学位置的辨认通常不太顺利。即使将关节镜通过 AM 入路进入，股骨隧道的定位也可能由于缺乏清晰的骨性或软组织标志而不够明确。在胫骨侧，荧光透视对于避免髁间窝前方的撞击也很重要。

20.2 术中透视

2004 年 Paessler 和 Hoeher 等 [4] 已经发现荧光透视法是 ACL 重建术中控制胫骨和股骨隧道位置的可靠工具（也见于第 19 章和 24.4 部分，图 20.1）。ACL 的股骨侧和胫骨侧止点的影像学位置是很好确认的 [1-3,5,6]。

在胫骨侧要注意避免髁间窝前方的撞击很重要，为此可以应用胫骨瞄准器将一枚克氏针定位于 ACL 的胫骨止点。通过内侧入路插入带有

图 20.1 在 ACL 重建术中利用 C 臂控制胫骨和股骨隧道的位置。手术室内场景

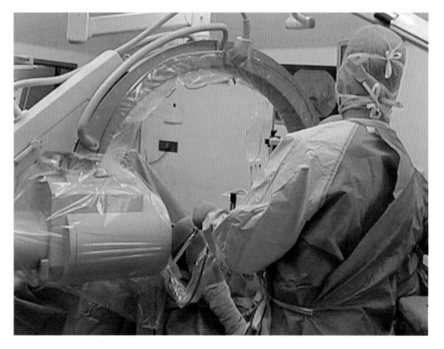

8 mm 直径顶端的间隔垫，并置于克氏针旁边。然后在膝关节伸直状态下拍摄膝关节荧光透视侧位片（图 20.2）以排除髁间窝前方的撞击（克氏针的位置太靠前提示前方撞击）。如果存在前方撞击，应将克氏针的定位在 ACL 的胫骨止点范围内往后移。

股骨隧道的定位和钻取可通过较低的 AM 入路进行。将膝关节置于手术床上屈曲 90°。将微

骨折锥钻定位于 ACL 在股骨髁间窝外侧壁上的止点处，作为目标骨隧道的位置（图 20.3a）。同时拍摄荧光透视侧位片再次确认定位是否正确（图 20.3b）。如果微骨折锥钻未能得到解剖学定位，应在钻取隧道前进行纠正。

股骨隧道的解剖学定位要紧贴髁间嵴的后方。股骨髁间嵴是股骨远端外侧和股骨外侧髁后方皮质的延续。术中可以在侧位片上画线，估计髁间嵴、ACL 的股骨覆盖面和正确的骨隧道的位置。利用微骨折锥钻在术中 X 线片上的定位有助于 ACL 的单束（single bundle，SB）、双束（double bundle，DB）重建或 AM 隧道或 PM 隧道的部分重建（图 20.4a-c）。做好微骨折锥钻的定位后，即可插入克氏针进行骨隧道的钻取。

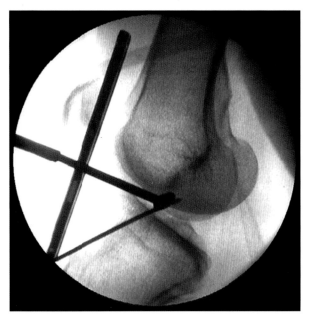

图 20.2　胫骨骨隧道的定位：利用胫骨侧位片来排除髁间窝前方的撞击

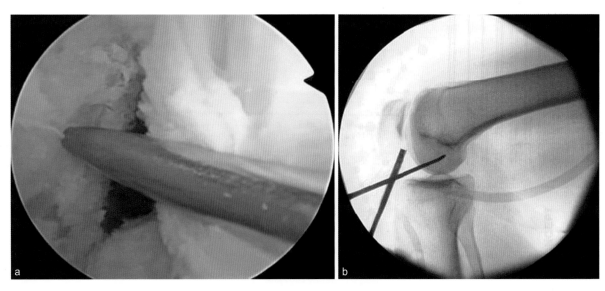

图 20.3　（a，b）股骨隧道的定位：利用股骨荧光透视侧位片来排除错误的股骨隧道定位

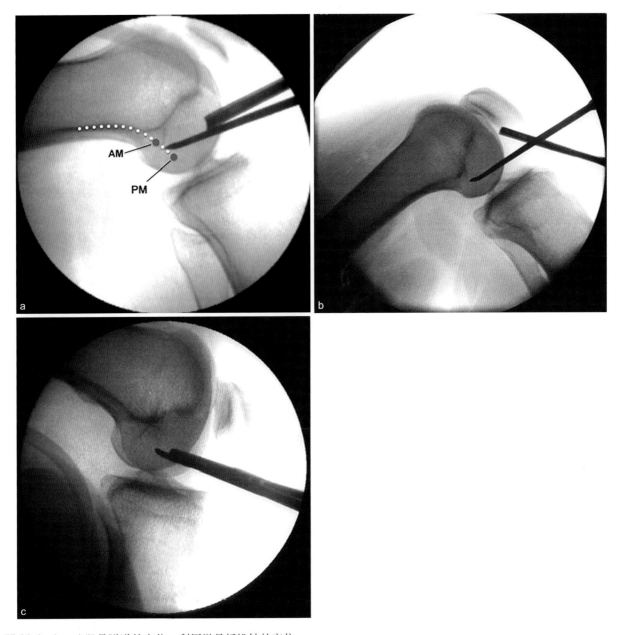

图 20.4 （a-c）股骨隧道的定位：利用微骨折锥钻的定位

参考文献

1. Hughes AW, Dwyer AJ, Govindaswamy R et al (2012) The use of intra-operative fl uoroscopy for tibial tunnel placement in anterior cruciate ligament reconstruction. Bone Joint Res 1(10): 234–237

2. Larson BJ, DeLange L (2008) Fluoroscopicallyassisted hamstring ACL reconstruction. Orthopedics 31(7):657–662

3. Moloney G, Araujo P, Rabuck S et al (2013) Use of a fl uoroscopic overlay to assist arthroscopic anterior cruciate ligament reconstruction. Am J Sports Med 41(8):1794–1800

4. Passler HH, Hoher J (2004) Intraoperative quality control of the placement of bone tunnels for the anterior cruciate ligament. Unfallchirurg 107(4):263–272

5. Pietrini SD, Ziegler CG, Anderson CJ et al (2011) Radiographic landmarks for tunnel positioning in double-bundle ACL reconstructions. Knee Surg Sports Traumatol Arthrosc 19(5):792–800

6. Snyder GM, Johnson DL (2011) Anatomic graft placement in ACL surgery: plain radiographs are all we need. Orthopedics 34(2):116–118

第 21 章

骨隧道的建立

Wolf Petersen, Rainer Siebold, Bertrand Sonnery-Cottet, Jacopo Conteduca, Pooler Archbold, Mathieu Thaunat 和 Pierre Chambat 著

黄广鑫 赵 畅 方 航 曾 春 译

目 录

21.1 前内侧入路技术

21.1.1 引言

经前内侧入路钻取股骨隧道是 ACL 解剖学重建的重要特征（图 21.1）。数十年来，传统的经胫骨技术曾被认为是股骨隧道钻取的金标准。但是经胫骨技术用内镜重建 ACL 有造成移植物走行过于垂直的风险[8]。生物力学研究表明相比于解剖学固定的移植物，垂直的韧带不能很好地保证其对胫骨前移的抵抗和模拟的轴移[19, 45]。垂直的股骨隧道被认为是 ACL 重建失败的最常见原因之一，有 15% ～ 31% 的运动员术后仍有疼痛和持续的不稳定[6, 42-43]。

经胫骨钻孔技术的另一个缺点是在胫骨隧道中放置克氏针的位置异常，可能会导致胫骨隧道医源性的二次钻孔，以及在准备股骨隧道时会导致胫骨隧道口的扩大（图 21.2）。

经 AM 入路钻取股骨隧道技术是克服这些缺点的解决方案。已有数个研究表明与传统的经胫骨重建 ACL 技术相比，经 AM 入路钻孔技术使得股骨槽能准确定位于原始覆盖面的中心，从而进一步改进 Lachman 试验和轴移试验时胫骨前移的零点控制[8, 10, 32]。Bedi 和 Altchek 等阐明关节镜下以后壁为参考的内镜经胫骨补偿定位器通过 AM 入路插入进行定位是比较困难的，因此应该避免使用[7]。Behrendt 和 Richter 等通过尸体研究表明当将传统的补偿定位器通过 AM 入路插入时，在所有标本中，克氏针都无法定位于 ACL 覆盖面长轴的中心位置[9]。为了克服传统的经胫骨补偿定位器的这些缺点，我们开发了一款特别的补偿定位器，专门供 AM 入路使用［AM 入路定位器（MPA 定位器，Karl Storz，Tuttlingen）］。

尽管经 AM 入路钻取隧道有潜在的优势，但从传统的经胫骨的 ACL 重建技术转换为经 AM 入路技术的学习曲线可能比较陡峭[7]。Lubowitz 报道了可能与 AM 入路钻孔技术相关的缺陷，如骨隧道后壁的爆裂、过短的凹槽（少于 20 mm）、从大腿外侧穿出的导线可能损伤重要的神经血管结构、铰刀对股骨内侧髁的医源性损伤、在必需的

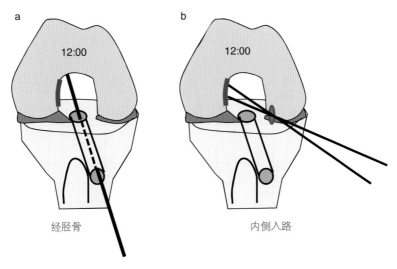

图 21.1　图示显示经胫骨钻孔技术（a）与前内侧入路技术（b）的骨隧道建立。AM 入路技术因为股骨隧道不会受到胫骨隧道的限制，因此可更精确地把握股骨槽的位置

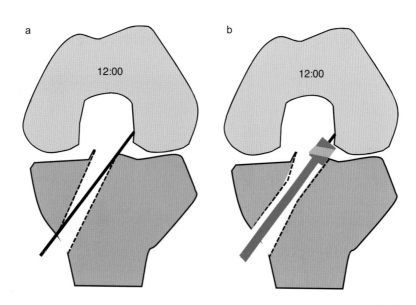

图 21.2　（a）图显示经胫骨钻孔技术可能会由于胫骨隧道的克氏针放置不正导致医源性隧道扩大。（b）隧道建立时由于导针位置不正导致隧道关节内外口的损伤

膝关节过度屈曲体位下可视化和使用仪表较困难、膝关节的过度屈曲容易折弯导线，以及移植物穿过隧道及固定较困难。

　　本章的目的在于展示 ACL 重建术中经 AM 入路钻取骨隧道的技术。

21.1.2　患者体位

　　通过 AM 入路钻孔技术进行 ACL 的解剖学重建，患者取仰卧位。应用可移动的下肢支持器有

助于该手术（图 21.3）。因为 AM 入路的骨隧道钻取要求膝关节屈曲达 120°，因此不建议使用不可移动的下肢支持器。

21.1.3　前内侧入路的定位

　　对于这一钻孔技术，AM 入路的精确定位是基本要求。该入路的关节内口应紧贴内侧半月板上方。通常可以应用注射器针头来模拟这个入路（图 21.4）。如果该入路定位过于偏内侧，股骨内

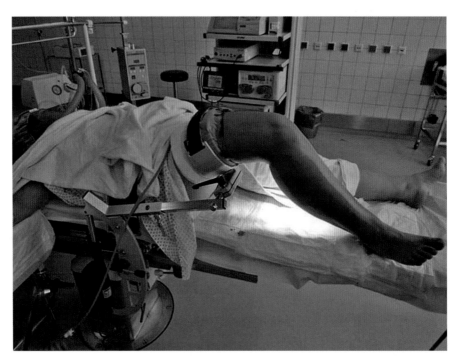

图 21.3 为前内侧入路钻孔，膝关节应屈曲超过 110°，可移动的下肢支持器使于经前内侧入路钻孔

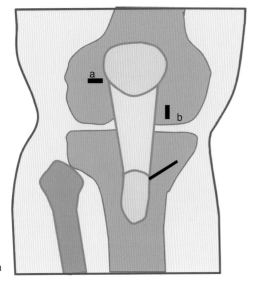

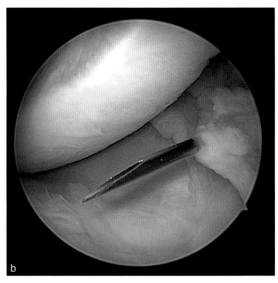

图 21.4 （a）示意图显示行 ACL 解剖学重建的 2 个需要的入路（a.高的前外侧入路，b.较深的前内侧入路用于钻孔）。（b）用腰椎穿刺针探明入路的位置是否合适。若入路太靠内，则在钻孔时有损伤股骨内侧髁软骨的风险；若入路太靠外，则隧道后壁有爆裂的风险

侧髁软骨有被钻头损伤的风险。另一方面，如果定位偏外侧，可能会出现骨隧道后壁的爆裂。

AM 入路应在膝关节屈曲 90° 时建立。

21.1.4 内侧入路的视野和解剖学标志

由于住院医生嵴的存在，通过 AL 入路插入关节镜对 ACL 股骨止点的观察并不够精确。能更好地观察股骨 ACL 止点的是通过 AM 入路插入关节镜。

获得 AM 入路的手术视野是解剖学重建 ACL 手术的基本要求。因为我们在之前的研究中发现，要完全观察到 ACL 股骨侧的覆盖面，只能通过前外侧入路插入关节镜[33]。

通过内侧入路，能够观察到股骨隧道定

位最重要的解剖学标志——髁间线和软骨的边界[33, 44]。两条线之间的过渡标记了 AM 束的止点（图 21.5）。

21.1.5　骨隧道的定位

骨隧道的定位首先须将导针定位于 ACL 股骨止点的中心位置。最近的生物力学研究表明在 ACL 解剖学位置的中点进行单束重建能够最大恢复移植物的原位力，所谓的"AM-AM"重建可以在任何膝关节屈曲角度获得最高的原位应力[22]。

通过 AM 入路钻取骨隧道时，膝关节需要

屈曲超过 110°。导针须定位在股骨止点的中心位置，可以应用瞄准器，也可以不用。我们倾向于利用一种特殊的前内侧入路瞄准器（MPA 瞄准器，Karl Storz，Tuttlingen，德国）来放置导针（2.4 mm 直径）。这种定位器是一种专门用于前内侧入路的补偿定位器（图 21.6）。根据 Bedi 和 Altchek 的报道，在 AM 入路中使用传统的经胫骨的补偿定位器可能是有缺陷的，因为这些定位器容易将导线定位得过于偏后。

内侧入路瞄准器可用来将克氏针定位于 ACL 止点的中心位置（图 21.6a 和图 21.7）。克氏针的位置往往要通过 AM 入路来确认（图 21.8）。图 21.6b 是有解剖学标志的 ACL 的股骨止点区域的示意图。

当克氏针被定位于股骨止点的中心位置后，即可使膝关节屈曲超过 110°，进行股骨隧道的钻取（图 21.9）。骨隧道的制备技术取决于移植物的固定技术。对于纽扣固定法，可用 4.5 mm 的钻头钻穿外侧皮质。整个隧道的长度在 30～45 mm 不等。较长的骨隧道可能是位置过高的表现。根据移植物的直径确定钻头的大小钻取约 25～30 mm 盲端骨隧道，这取决于总隧道的长度。使用扩张器可以使得骨隧道的制备操作比较轻柔（图 21.9），也可以最小化尖锐的钻头造成股骨内侧髁软骨损伤的风险。不管是那种情况，骨隧道的最终定位是通过从 AM 入路插入关节镜来控制和记录的（图 21.10）。

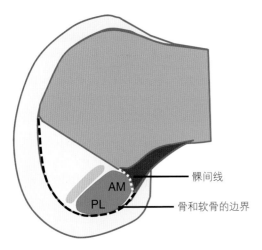

图 21.5 （a）示意图显示 ACL 股骨止点。实线表示软骨边缘，虚线表示髁间线（b）经 AM 入路的 ACL 股骨止点镜下表现

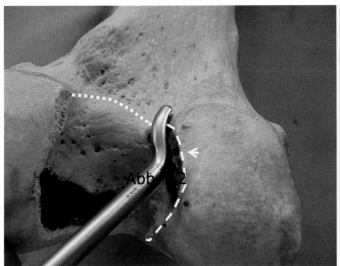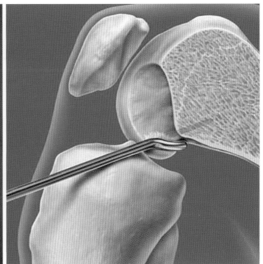

图 21.6 （a）尸体标本显示内侧入路瞄准器钩于髁间线。克氏针置于 ACL 止点的中心。（b）图示显示 AM 入路瞄准器（MPA 瞄准器，Karl Storz，Tuttlingen，Germany）

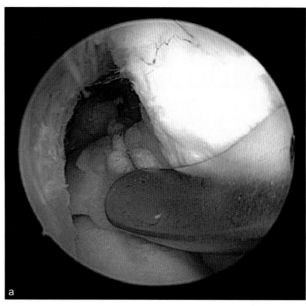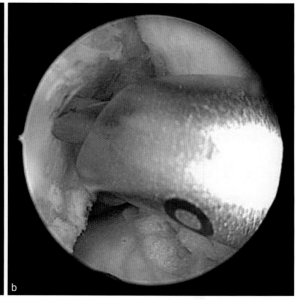

图 21.7 （a）经 AM 入路置入定位器，（b）钩置于髁间线后方

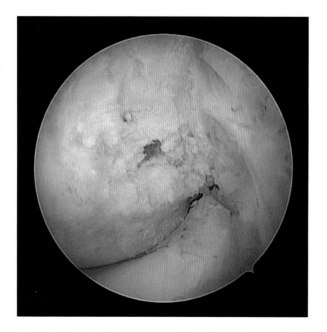

图 21.8 先用导线钻取隧道后，用关节镜经 AM 入路检查隧道的位置

21.2 前内侧入路重建前交叉韧带术中避免损伤关节软骨的要点和技巧

Rainer Siebold　著

在 ACL 重建术中，由于骨隧道钻取导致手术

> **记忆要点**
>
> 　　AM 入路钻取骨隧道技术可将骨隧道精确地定位于原始的 ACL 覆盖面的中心。这一技术克服了经胫骨钻孔带来的股骨隧道定位过高的风险。特殊的瞄准器可以协助达到这一目的。低的 AM 入路对于精确的股骨隧道钻取是必需的，建议通过内侧入路获得手术视野，来识别重要的股骨标志物，以进行骨隧道的定位。

相关的关节软骨损伤的确切发生率仍不清楚。但是，关节软骨损伤可能会显著影响手术满意度、功能及活动水平，以及骨关节炎的发生发展。这一部分将介绍相关要点和技巧来避免软骨损伤[38]。

21.2.1 引言

　　正如很多外科医生报道的[18, 21, 23, 25, 29, 34, 37]，相比于经胫骨技术，应用 AM 入路技术来钻取股骨隧道能够在精确解剖学定位骨隧道时获得更好的灵活性。然而，AM 入路钻孔需要一定的学习曲线，有一定的技术要求，同时也存在损伤股骨内

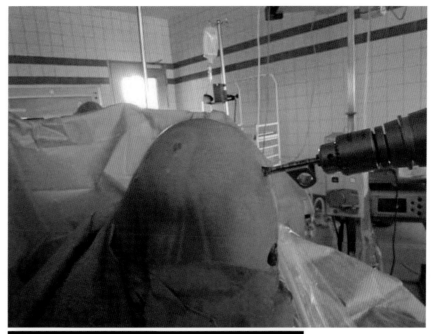

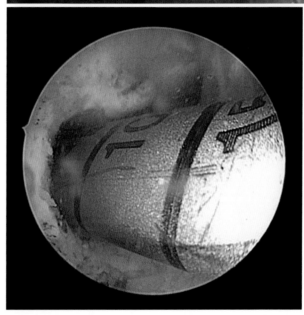

图 21.9 （a）前内侧入路的钻孔，膝关节应屈曲超过 110°。（b）使用扩张器可较柔和地做隧道准备

侧髁关节软骨的风险 [18, 25]。在钻取股骨隧道时如果膝关节屈曲角度不够，可能会损伤股骨外侧髁的关节软骨或软骨下骨板 [25, 27, 46]，或后外侧的软组织结构 [25, 27, 28]。

术中进行胫骨隧道的钻取也并非没有缺陷。若钻取隧道时与胫骨平台的角度过小和隧道入口过于偏内，则可能损伤靠近胫骨内侧髁间嵴的内侧胫骨平台凹面的关节软骨。

21.2.2 前内侧入路技术

为了避免损伤股骨内侧髁的关节软骨（图 21.11），可以使用以下的手术顺序：在关节镜的监视下，膝关节屈曲将近 90°，将长的腰椎穿刺针从低的前内侧入路的目标定位处刺入，并进入关节腔到达 ACL 股骨止点的中心位置，即目标的股骨隧道位置。评估腰椎穿刺针到股骨内侧髁关节软骨之间的距离，以确保铰刀头的调整在安全的范围之内。确定之后，即可用手术刀片建立低

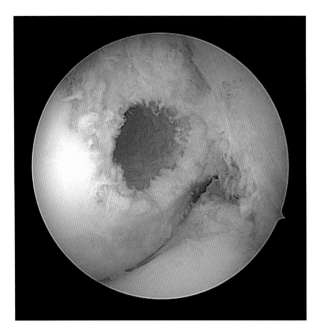

图 21.10   股骨隧道解剖学重建，定位于 ACL 股骨止点的中心

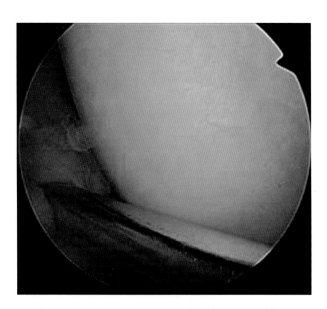

图 21.12   通过低的 AAM 入路将导针插入 ACL 的 AM 束股骨止点的解剖学中心。股骨内侧髁关节软骨与导针的距离对于调整铰刀来说太小，以致很难避免软骨损伤

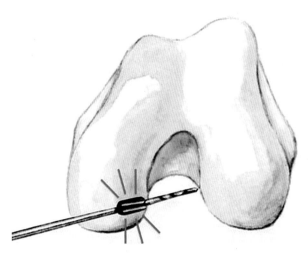

图 21.11   术中医源性损伤股骨内侧髁关节软骨的机制

的 AM 入路，并且在关节镜的监视下操作，以避免损伤内侧半月板前角。

随后，通过低的 AM 入路将导针的针尖定位于 ACL 股骨止点的中心。再次确认其与股骨内侧髁的距离以避免损伤关节软骨 [25, 27, 46]（图 21.12）。确认安全后，将膝关节屈曲 130°，将导针进一步向前，进入股骨外侧髁，建立一个将近 32~40 mm 长的恒定的股骨隧道，并可避免损伤后外侧软组织结构 [25, 27-28]。此时小心将空心铰刀穿过导针进入关节，在一个安全的距离内通过股

骨内侧髁的关节软骨（图 21.13），从而获得股骨隧道的最终直径 [38]。

21.2.3   胫骨隧道的建立

胫骨内侧平台的关节软骨可能会在钻取骨隧道时损伤，尤其是当钻取胫骨隧道时与胫骨平台的角度过小（小于 45°），以及隧道过于偏内时（图

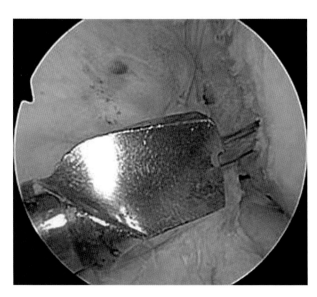

图 21.13   导针重新穿过已建立的 4.5 mm 股骨隧道，并建立最终所需直径大小的股骨隧道

21.14)。如果按照这个方向，导针将非常靠近内侧胫骨平台凹面的关节软骨。当较大直径的铰刀沿着导针走行时可能就超过了软骨下基板，可能会抬高并损伤内侧胫骨平台的关节软骨。

为了避免这一并发症，我们建议在钻取胫骨隧道时增大钻孔的角度。在单束 ACL 重建术中，钻孔定位器可设置为 60°，从胫骨结节内侧约 2 cm 处开始钻孔。在双束 ACL 重建术中，钻取 AM 胫骨隧道时，应与胫骨平台呈 60° 开始钻孔，从胫骨结节内侧约 1.5 cm 处开始；而钻取 PM 胫骨隧道时，钻孔定位器设置为 65°，从胫骨结节内侧 2.5～3 cm 处开始。从而使得不同的情况下，关节软骨和铰刀之间都形成一个安全的距离。

> **记忆要点**
>
> 许多手术医生采取新的骨隧道钻取方法来对胫骨和股骨隧道解剖学定位。其中 AM 入路技术有一定的学习曲线，也确实会增加股骨内侧髁关节软骨术中损伤的风险。内侧胫骨平台的软骨也有损伤的风险。通过对该手术技术的细微改良，可能可以避免这些潜在的缺陷。

21.3　从外向内法的要点和技巧

Bertrand Sonnery-Cottet, Jacopo Conteduca, Mathieu Thaunat, Pooler Archbold 和 Pierre Chambat

这一章将介绍一种可重复的简单方法，在不须对髁间窝进行清理的情况下完成股骨隧道的正确定位。这种从外向内的手术技术相对于更传统的经 AM 入路进行的从内到外的股骨隧道定位有更多的优势。通过避免将膝关节放在极度屈曲状态，它允许保留部分 ACL 的残留部分，以及进行保留残留部分的重建。这或许具有生物学优势。这一技术可应用于单束、双束技术和增强术。

21.3.1　引言

最近，通过内侧入路的单切口技术的开发使得其相比于经胫骨技术更容易获得 ACL 的股骨止点。然而，考虑到双切口技术，从内到外的股骨隧道定位技术，存在一些不足。这包括由于在完全屈曲时钻孔，较难获得股骨隧道解剖定位的可重复性。此外还有其他公认的潜在缺陷，包括移植物与骨隧道的不匹配、界面螺钉固定的偏差，以及骨隧道皮质后壁可能爆裂[15]。而且这一技术须对髁间窝进行较多的清理，才能在完全屈曲时观察到 ACL 的股骨止点。

在这一部分中，我们将展示应用双切口入路进行 ACL 解剖学重建的技术。这一技术使得手术医生能够保留 ACL 的残留部分以及在 ACL 部分撕裂时进行增强术。同时它在 ACL 翻修术中也是一种简单而且可重复的方法。

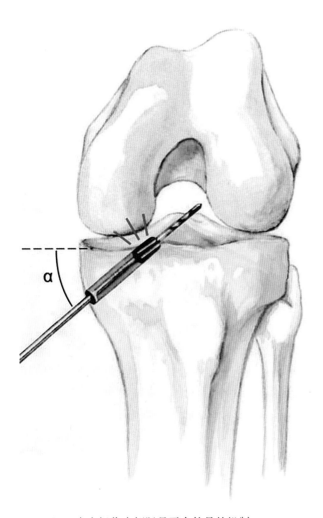

图 21.14　术中损伤内侧胫骨平台软骨的机制

21.3.2　手术步骤

患者取仰卧位，应用外侧脚架在膝关节近端止血带水平撑住大腿，应用一个足部固定器协助保持髋关节不要外旋，以及膝关节屈曲 90°。这样可使得膝关节能够自由地完全活动（图 21.15）。使用标准的关节镜铺巾。

21.3.3　关节镜入路

外侧入路在髌腱外缘和髌骨下极下方，并在尽可能高的位置建立（图 21.16）。这个位置使得手术医生可以避开髌下脂肪垫，并可确保获得对关节内结构，尤其是髁间窝的足够宽阔的视野[41]。

关节镜下探查包括全面的关节评估和对 ACL 损伤的仔细探查。可以观察到 ACL 的完全或不完全撕裂。通过将膝关节按图中的"4"字姿势进行摆放，可以观察到 ACL 2 个束的股骨和胫骨止点[39]。因此可以看到 ACL 的撕裂涉及单束还是双束。

21.3.4　股骨定位器的定位

股骨隧道可以应用此前描述的类似从外到内的技术进行钻取[15]。

膝关节必须放置为 90° 屈曲位以看到 ACL 的股骨止点。最低限度地清理 ACL 的股骨止点。应避免髁间窝成形术以保存 ACL 的股骨覆盖面。在关节镜的监视下通过 AM 入路置入特殊的股骨钻孔定位器（Phusis，Saint-Ismier，France）定位（图 21.17）。

将股骨定位器的一端通过前内侧入路插入关节内，从 PCL 和股骨外侧髁的内侧壁之间穿过，钩在股骨外侧髁近端边界（图 21.17a）。

> **技巧要点**
>
> 以垂直方向插入股骨定位器可以使其容易通过关节镜入路，以及穿过 PCL 和股骨外侧髁的内侧壁之间。当定位器的挂钩深陷髁间窝的时候，从外侧锁住定位器使得其钩住股骨外侧髁的近端边界。

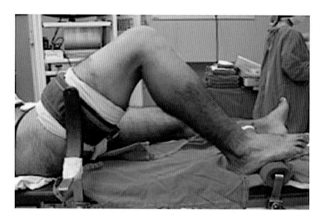

图 12.15　患者体位

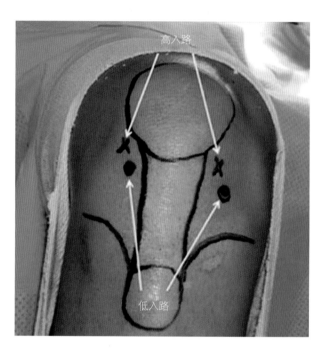

图 21.16　经典入路与高入路

股骨定位器的外臂位于大腿下半部分的外侧。在股骨远端外侧皮肤的股骨定位器指示的位置做一个 2 cm 的皮肤切口。纵向分离髂胫束，使切口直达骨面。股骨外侧上切口边缘的下方和后方为外侧副韧带的近端止点和后外侧复合体，起始于股骨远端干骺端的水平，这样可以确定骨隧道（图 21.17b）。

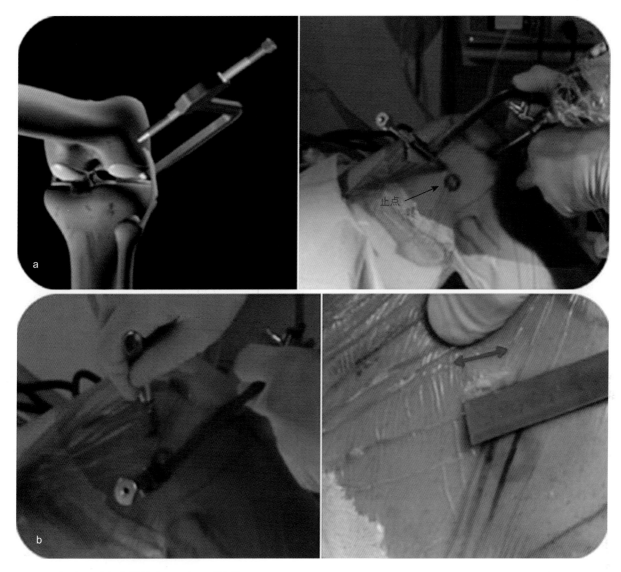

止点

图 21.17 （a）股骨定位器的放置，（b）外侧切口

技巧要点

一旦股骨定位器在髁间窝的位置正确，将定位器的外臂前推，接触皮肤以进行标记，以该标记为中心做皮肤切口。

一旦定位，股骨定位器可将导线定位于股骨外侧髁的近端边界的远端 7 mm 处（图 21.18）。正如其他作者建议的，我们也将原始的 ACL 的 AM 束作为股骨隧道解剖学定位的标记[35]。

钻取股骨隧道的另一个选择是应用一种具有

特殊形状的股骨定位器，这种定位器可以通过 AM 入路插入关节内，并可以通过 AM 视角进行导针的定位。将定位器上 8 mm 的环定位于 AM 束区域，使得环的边缘刚好在髁间窝出口的远端和下方软骨边界的上方（图 21.19）。

将导针以从前向后、从高到低的轻微倾斜的方向进行钻孔。用刮匙盖住导针尖，以避免导针无意的过度前进而造成关节表面或其他关节内结构的损伤。

导针在关节内的位置以及其与覆盖面的解剖学位置通过 AM 入路进行确认。然后在关节镜的控制下以毫米增量，从 6 mm 至少增加到移植物的直径进行骨隧道的钻取。骨隧道的边缘（关节

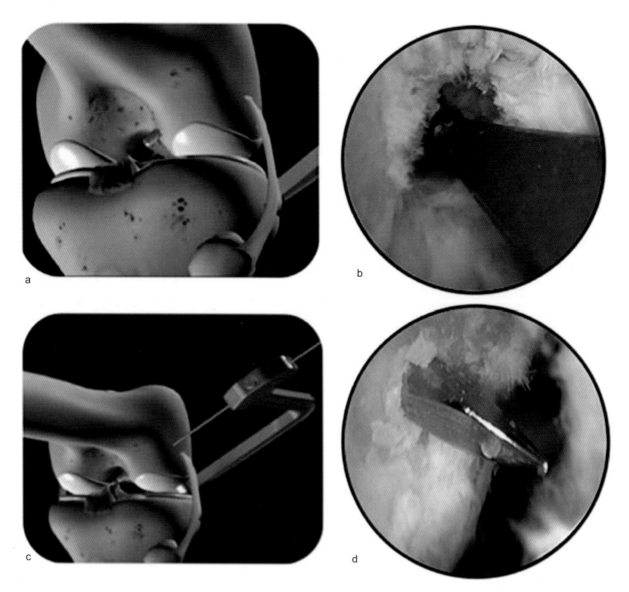

图 21.18 定位器的尖端钩于股骨外侧髁近端边界（a）。关节镜下定位器在髁间窝的位置（b）。导针从内向外放置（c）。关节镜下导针的位置（d）

的入口）用刮匙进行修整，以避免在移植物穿出股骨隧道时磨损移植物。骨隧道的近端边界位于股骨外侧髁的近端边界的远端，其后界位于软骨的下界的上方（图 21.20）。

技巧要点

为了更好地观察到钻头穿出髁间窝的位置，应通过 AM 入路插入关节镜镜头。

在钻取股骨隧道时，以 1 mm 为增量扩大股骨隧道，可以进行股骨隧道在关节内位置的微调。

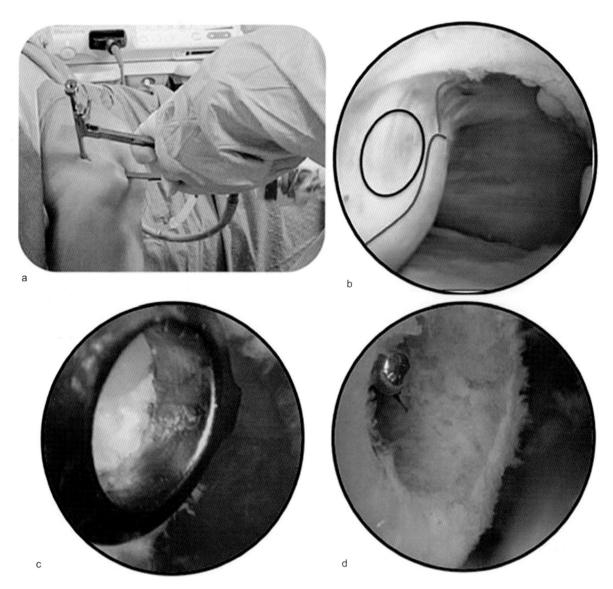

图 21.19　（a）AL 入路置入特殊的定位器。（b）前内侧入路视野：黑色圆圈——定位器的目标；红线——股骨外侧髁的近端边界；蓝线——软骨前下界。（c）8 mm 的圆环定位器。（d）股骨隧道（Courtesy F Buscayret）

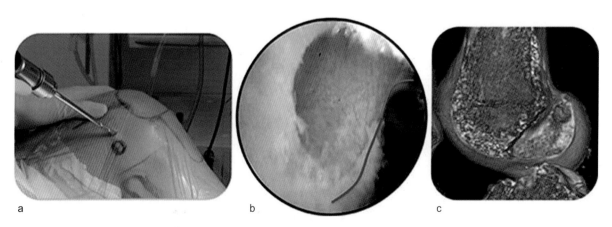

图 21.20　（a）从外向内的钻孔过程。（b）关节镜下所见的股骨隧道；红线——外侧髁的近端边界；蓝线——软骨前下界。（c）三维 CT 扫描所见股骨隧道的位置

用滑膜刨刀吸走钻取隧道时产生的碎片，以减少脂肪垫的炎症反应。

在几次屈伸之后，在股骨侧拉紧移植物，然后用界面螺钉进行固定。通过外侧切口将与骨隧道等直径的固定装置，以从外向内的方式插入股骨隧道，以避免在其关节内出口处出现损伤。

> ### 避免陷阱
>
> 由于股骨隧道的钻取是在膝关节屈曲 90° 时进行，而股骨侧的螺钉固定是在膝关节屈曲 30° 时进行，这时髂胫束会阻塞股骨隧道的入口，从而导致拧入股骨侧螺钉时遇到困难，以及可能出现螺钉破损。这种情况可以通过以下方法避免：在膝关节屈曲 90° 时将螺钉的导针插入股骨隧道，然后插入股骨侧界面螺钉直至其接触股骨隧道的入口处。再轻柔地将膝关节放置在屈曲 30° 的位置后，再将界面螺钉完全插入。
>
> 将关节镜靠近股骨隧道检查股骨侧界面螺钉的位置，来避免螺钉突出而造成髂胫束的刺激。

21.3.5　从外向内技术的原理

对 ACL 的解剖，尤其是 ACL 的股骨止点的认识对于 ACL 手术的成功是必备的。根据许多作者的研究 [2, 3, 5, 12, 14, 16-17]，应用双切口技术进行单束或双束的解剖学重建似乎是一种能准确定位股骨隧道的简单而且可重复的方法。这种方法能够在最少的髁间窝清理的情况下完成。保留 ACL 残留部分在 ACL 增强术中的优势已经有文献进行阐述 [1, 11, 30, 36, 40]。对 ACL 撕裂的瘢痕模式的研究表明 ACL 的残留部分能产生抵抗胫骨前移的机械约束力 [13, 24, 31]，而且其表面滑膜鞘完整的血供支持能够促进移植物的融合 [4, 20, 26]。

这种技术尤其适用于 ACL 翻修术。特别是在初次重建时应用的是从内向外技术，这种技术允许建立新的独立的骨隧道。手术医生在定位新的股骨隧道时，不至于受到之前隧道的限制。在我们每年超过 100 例的 ACL 翻修术的经验中，我们从来都不须进行二期手术，因为应用从外向内技

术时，骨块和之前的股骨隧道都不是问题。

> ### 记忆要点
>
> 从外向内技术是一种相对简单、安全、可靠、可重复的技术，只轻微增加并发症发生率。它有利于股骨隧道的解剖学定位，避免损伤 ACL 的残留部分。它能够用于单束手术、双束手术、增强术和翻修术。

参考文献

1. Adachi N, Ochi M, Uchio Y, Sumen Y (2000) Anterior cruciate ligament augmentation under arthroscopy. A minimum 2-year follow-up in 40 patients. Arch Orthop Trauma Surg 120:128–133

2. Aglietti P, Giron F, Cuomo P, Losco M, Mondanelli N (2007) Single-and double-incision double-bundle ACL reconstruction. Clin Orthop Relat Res 454: 108–113

3. Anderson AF, Snyder RB, Lipscomb AB Jr (2001) Anterior cruciate ligament reconstruction. A prospective randomized study of three surgical methods. Am J Sports Med 29:272–279

4. Arnoczky SP, Tarvin GB, Marshall JL (1982) Anterior cruciate ligament replacement using patellar tendon. An evaluation of graft revascularization in the dog. J Bone Joint Surg Am 64:217–224

5. Aune AK, Holm I, Risberg MA, Jensen HK, Steen H (2001) Four strand hamstring tendon autograft compared with patellar tendon-bone autograft for anterior cruciate ligament reconstruction. A randomized study with two-year follow-up. Am J Sports Med 29: 722–728

6. Battaglia TC, Miller MD (2005) Management of bony deficiency in revision anterior cruciate ligament reconstruction using allograft bone dowels: surgical technique. Arthroscopy 21(6):767

7. Bedi A, Altchek DW (2009) The "footprint" anterior cruciate ligament technique: an anatomic approach to anterior cruciate ligament reconstruction. Arthroscopy 25(10):1128–1138

8. Bedi A, Musahl V, Steuber V, Kendoff D, Choi D, Allen AA, Pearle AD, Altchek DW (2011) Transtibial versus anteromedial portal reaming in anterior cruciate ligament reconstruction: an anatomic and biomechanical evaluation of surgical technique. Arthroscopy 27(3):380–390

9. Behrendt S, Richter J (2010) Anterior cruciate ligament reconstruction: drilling a femoral posterolateral tunnel cannot be accomplished using an over-the-top step-off drill guide. Knee Surg Sports Traumatol Arthrosc 18(9):1252–

1256

10. Bowers AL, Bedi A, Lipman JD, Potter HG, Rodeo SA, Pearle AD, Warren RF, Altchek DW (2011) Comparison of anterior cruciate ligament tunnel position and graft obliquity with transtibial and anteromedial portal femoral tunnel reaming techniques using high-resolution magnetic resonance imaging. Arthroscopy 27(11):1511–1522

11. Buda R, Ferruzzi A, Vannini F, Zambelli L, Di Caprio F (2006) Augmentation technique with semitendinosus and gracilis tendons in chronic partial lesions of the ACL: clinical and arthrometric analysis. Knee Surg Sports Traumatol Arthrosc 14:1101–1107

12. Cain EL Jr, Clancy WG Jr (2002) Anatomic endoscopic anterior cruciate ligament reconstruction with patella tendon autograft. Orthop Clin North Am 33:717–725

13. Crain EH, Fithian DC, Paxton EW, Luetzow WF (2005) Variation in anterior cruciate ligament scar pattern: does the scar pattern affect anterior laxity in anterior cruciate ligament–defi cient knees? Arthroscopy 21:19–24

14. Flik KR, Bach BR (2005) Anterior cruciate ligament reconstruction using the two-incision arthroscopyassisted technique with patellar tendon autograft. Tech Orthop 20:372–376

15. Garofalo R, Mouhsine E, Chambat P, Siegrist O (2006) Anatomic anterior cruciate ligament reconstruction: the two-incision technique. Knee Surg Sports Traumatol Arthrosc 14:510–516

16. Gill TJ, Steadman JR (2002) Anterior cruciate ligament reconstruction the two incision technique. Orthop Clin North Am 33:727–735

17. Giron F, Cuomo P, Edwards A, Bull AM, Amis AA, Aglietti P (2007) Double-bundle "anatomic" anterior cruciate ligament reconstruction: a cadaveric study of tunnel positioning with a transtibial technique. Arthroscopy 23:7–13

18. Harner CD, Honkamp NJ, Ranawat AS (2008) Anteromedial portal technique for creating the anterior cruciate ligament femoral tunnel. Arthroscopy 24(1):113–115

19. Herbort M, Lenschow S, Fu FH, Petersen W, Zantop T (2010) ACL mismatch reconstructions: influence of different tunnel placement strategies in single-bundle ACL reconstructions on the knee kinematics. Knee Surg Sports Traumatol Arthrosc 18(11):1551–1558

20. Howell SM, Knox KE, Farley TE, Taylor MA (1995) Revascularization of a human anterior cruciate ligament graft during the fi rst 2 years of implantation. Am J Sports Med 23:42–49

21. Jarvela T (2007) Double-bundle versus single-bundle anterior cruciate ligament reconstruction: a prospective, randomize clinical study. Knee Surg Sports Traumatol Arthrosc 15(5):500–507

22. Kato Y, Maeyama A, Lertwanich P, Wang JH, Ingham SJ, Kramer S, Martins CQ, Smolinski P, Fu FH (2013) Biomechanical comparison of different graft positions for single-bundle anterior cruciate ligament reconstruction. Knee Surg Sports Traumatol Arthrosc 21(4):816–823

23. Kondo E, Yasuda K, Ichiyama H et al (2007) Radiologic evaluation of femoral and tibial tunnels created with the transtibial tunnel technique for anatomic double-bundle anterior cruciate ligament reconstruction. Arthroscopy 23(8):869–876

24. Liu W, Maitland ME, Bell GD (2002) A modeling study of partial ACL injury: simulated KT 2000 tests. J Biomech Eng 124:294–301

25. Lubowitz JH (2009) Anteromedial portal technique for the anterior cruciate ligament femoral socket: pitfalls and solutions. Arthroscopy 25:95–101

26. Murray MM, Martin SD, Martin TL, Spector M (2000) Histological changes in the human anterior cruciate ligament after rupture. J Bone Joint Surg Am 82:1387–1397

27. Nakamura M, Deie M, Shibuya H et al (2009) Potential risks of femoral tunnel drilling through the far anteromedial portal: a cadaveric study. Arthroscopy 25(5):481–487

28. Neven E, D'Hooghe P, Bellemans J (2008) Doublebundle anterior cruciate ligament reconstruction: a cadaveric study on the posterolateral tunnel position and safety of the lateral structures. Arthroscopy 24(4):436–440

29. Nishimoto K, Kuroda R, Mizuno K et al (2009) Analysis of the graft bending angle at the femoral tunnel aperture in anatomic double bundle anterior cruciate ligament reconstruction: a comparison of the transtibial and the far anteromedial portal technique. Knee Surg Sports Traumatol Arthrosc 17(3): 270–276

30. Ochi M, Adachi N, Uchio Y, Deie M, Kumahashi N, Ishikawa M, Sera S (2009) A minimum 2-year followup after selective anteromedial or posterolateral bundle anterior cruciate ligament reconstruction. Arthroscopy 25:117–122

31. Panisset JC, Duraffour H, Vasconcelos W, Colombet P, Javois C, Potel JF, Dejour D, Société française d'arthroscopie (2008) Clinical, radiological and arthroscopic analysis of the ACL tear. A prospective study of 418 cases. Rev Chir Orthop Reparatrice Appar Mot 94(8 Suppl):362–368

32. Pascual-Garrido C, Swanson BL, Swanson KE (2012) Transtibial versus low anteromedial portal drilling for anterior cruciate ligament reconstruction: a radiographic study of femoral tunnel position. Knee Surg Sports Traumatol Arthrosc 21(4):846–850

33. Petersen W, Zantop T (2007) Anatomy of the anterior cruciate ligament with regard to its two bundles. Clin

Orthop Relat Res 454:35–47

34. Pinczewski LA, Lyman J, Salmon LJ et al (2007) A 10-year comparison of anterior cruciate ligament reconstructions with hamstring tendon and patellar tendon autograft: a controlled, prospective trial. Am J Sports Med 35(4):564–574

35. Purnell ML, Larson AI, Clancy W (2008) Anterior cruciate ligament insertions on the tibia and femur and their relationships to critical bony landmarks using high-resolution volume-rendering computed tomography. Am J Sports Med 36:2083–2090

36. Siebold R, Fu F (2008) Assessment and augmentation of symptomatic anteromedial or posterolateral bundle tears of the anterior cruciate ligament. Arthroscopy 24:1289–1298

37. Siebold R, Webster KE, Feller JA et al (2006) Anterior cruciate ligament reconstruction in females: a comparison of hamstring tendon and patellar tendon autografts. Knee Surg Sports Traumatol Arthrosc 14(11):1070–1076

38. Siebold R, Benetos IS, Sartory N et al (2010) How to avoid the risk of intraoperative cartilage damage in anatomic four tunnel double bundle anterior cruciate ligament reconstruction. Knee Surg Sports Traumatol Arthrosc 18(1):64–67

39. Sonnery-Cottet B, Chambat P (2007) Arthroscopic identification of the anterior cruciate ligament posterolateral bundle: the fi gure of four position. Arthroscopy 23:1128. e1–3

40. Sonnery-Cottet B, Lavoie F, Ogassawara R, Scussiato RG, Kidder JF, Chambat P (2010) Selective anteromedial bundle reconstruction in partial ACL tears: a series of 36 patients with mean 24 months follow-up. Knee Surg Sports Traumatol Arthrosc 18:47–51

41. Sonnery-Cottet B, Archbold P, Zayni R, Thaunat M, Bortolletto J, Fayard JM, Chambat P (2011) High lateral portal for sparing the infrapatellar fat-pad during ACL reconstruction. Orthop Traumatol Surg Res 97:870–873

42. Trojani C, Sbihi A, Djian P, Potel JF, Hulet C, Jouve F, Bussière C, Ehkirch FP, Burdin G, Dubrana F, Beaufi ls P, Franceschi JP, Chassaing V, Colombet P, Neyret P (2011) Causes for failure of ACL reconstruction and infl uence of meniscectomies after revision. Knee Surg Sports Traumatol Arthrosc 19(2):96–201

43. Zantop T, Petersen W (2011) Arthroscopic fi lling of misplaced and wide bone tunnels after reconstruction of the anterior cruciate ligament with bone graft in patients with recurrent instability. Oper Orthop Traumatol 23(4):337–350

44. Zantop T, Petersen W, Sekiya JK, Musahl V, Fu FH (2006) Anterior cruciate ligament anatomy and function relating to anatomical reconstruction. Knee Surg Sports Traumatol Arthrosc 14(10):982–992

45. Zantop T, Herbort M, Raschke MJ, Fu FH, Petersen W (2007) The role of the anteromedial and posterolateral bundles of the anterior cruciate ligament in anterior tibial translation and internal rotation. Am J Sports Med 35(2):223–227

46. Zantop T, Haase AK, Fu FH et al (2008) Potential risk of cartilage damage in double bundle ACL reconstruction: impact of knee fl exion angle and portal location on the femoral PL bundle tunnel. Arch Orthop Trauma Surg 128(5):509–513

第 22 章

应用止点位置表格进行前交叉韧带覆盖面重建

Rainer Siebold 和 Peter Schuhmacher 著

黄广鑫 赵 畅 方 航 曾 春 译

目 录

这一章的目的在于给予恢复 ACL 胫骨 C 形直接止点和股骨连续直接止点的手术指南。

22.1 引言

解剖学覆盖面的重建须评估 ACL 胫骨和股骨直接止点的长度、宽度和走行。单股和双股 ACL 重建都可能获得一个范围较广的、几何学重建的个体化的 ACL 覆盖面。而单股 ACL 重建最好在止点长度达 13 mm 时应用，双股 ACL 重建应用于解剖重建窄而长达 21 mm 的覆盖面时更有潜力。重建区域的宽度取决于钻头的直径，而且在单股重建中较宽。较大的覆盖面的双股重建，较单股 ACL 重建能多恢复 63% 区域和 37% 长度。"直接止点位置表格"重新提到了术中定向的概念。

22.2 覆盖面重建的概念

在 ACL 解剖重建中完全重建覆盖面的概念是最近针对个性化重建 ACL 覆盖面才提出来的，是为了获得最大的生物力学稳定性和功能 [18, 21]。它是基于恢复膝关节的生物力学结构即是止点重建区域的整体功能这一假说。本文将根据个性化重建止点位置长度的百分比来确定使用胭绳肌 AM 纤维和 PM 纤维的单束和双束 ACL 重建的适应证。作者们建议单束 ACL 重建用于中小的覆盖面，覆盖面长度可达 14 mm 的情况；双束 ACL 重建用于止点长度大于 15 mm 的情况 [18]。Eck 等也提出了类似的建议，他也介绍了 ACL 重建的流程图 [23]。

ACL 的 C 形胫骨止点和直接股骨止点的几何学特性不仅仅是根据止点的解剖学长度来确定的（9 ~ 21 mm），也是根据其解剖学宽度来确定的。根据新的解剖学研究发现，止点的宽度不像之前报道 [1-11, 13, 15-16, 19, 22, 24] 得那么宽，而是只有 3.5 ~ 4.5 mm（见第 1 至 5 章）。因此，解剖学重建覆盖面主要考虑胫骨和股骨直接止点的长度，来最大化地恢复止点区域面积。对胫骨和股骨止点长度的完美重建可能并不能自动获得 2 个止点区域面积的最大化重建。

这部分给出了重建胫骨 C 形止点和股骨的 ACL 直接止点的个性化几何结构和面积的参考。这部分将会介绍一个"直接止点位置表格"，用于胭绳肌进行个性化尺寸匹配的单束和双束 ACL 重建。钻头直径和矢状面的钻头角度的联用能最大化地进行胫骨和股骨 ACL 覆盖面的重建。

22.3　直接止点位置表格

直接止点位置表格是基于覆盖面的完全重建概念提出的[18]。从解剖学因素来说（见第 1 至 5 章），这个表格关注重建直接止点的长度，而不是重建的宽度（非常窄）。术中测量的胫骨和股骨止点的长度为 8～21 mm，这个表格强调最长的覆盖面重建和最大面积重建的手术技术（单束 / 双束）。将移植物直径为 5～11 mm 和钻头角度为 50°～65° 的情况纳入计算中。由于小的钻头角度在技术上难度较高，因此它们被排除在外。而直径为 11 mm 的钻头则非常大，因此仅仅被纳入，用来说明单束 ACL 重建时面积的上限。

计算所有可能的胫骨单束和双束骨隧道的表面积。在单束 ACL 重建中，重建面积被计算为 1 个椭圆形（P=长度 /2×宽度 /2×π）；而在双束 ACL 重建中，重建面积被计算为 2 个椭圆形，包括一个 2 mm 的骨桥，P1（AM）=1/2×（长度 /2×宽度 /2×π）+P2（前内侧隧道 +骨桥）=宽度 ×（长度 /2+3）+P3（PM）=宽度 × 1/2＋P4（PM）=1/2×（长度 /2×宽度 /2×π）。在双束 ACL 重建中，只有当用钻头建立的 AM 和 PM 的面积的比例在 50：50 和 60：40 时才被认为是解剖学重建，才被纳入计算之中[2, 11, 16, 19]（表 22.1）。

22.4　手术步骤

跟常规的手术步骤不同，覆盖面的完全重建概念要求在移植物准备之前先进行 ACL 的胫骨和股骨止点的几何结构的评估。首先术中用尺子测量股骨和胫骨直接止点的长度和宽度。然后根据 "直接止点位置表格" 评估须选择的钻头直径和矢状面钻头角度，以及单束或双束 ACL 重建的手术技巧。随后，获取腘绳肌、髌腱或股四头肌肌腱移植物，并根据建议的直径进行移植物的准备。最后按常规进行骨隧道的钻取（表 22.1）和 ACL 的重建。

技术上来说用 10 mm 钻头及 50° 的矢状面钻孔角度进行单束 ACL 重建可获得的最大长度是 13 mm，最大的面积是 103 mm²。但是，大多数 ACL 的胫骨和股骨止点都长于 13 mm（12～18 mm），而只有 3.5～4.5 mm 宽（见第 1 至 5 章）。因此，大多数用单束重建的止点都太短且太宽。对此，用腘绳肌进行单束重建的技术可能只建议用于较短止点（最长不超过 13 mm）的 ACL 重建，钻孔直径为 7～8 mm（表 22.1）。

22.5　讨论

完全重建的概念旨在恢复胫骨和股骨的 ACL 止点的最大面积和形状，从而获得 ACL 重建术后最大的生物力学功能和稳定性[18, 21]。直接止点位置表格展示的是对每一个（测量的）止点长度的最大化重建，而不是单纯考虑胫骨止点的长度来决定胫骨覆盖面的重建。最近关于解剖学止点的研究展示了沿着髁间嵴的股骨直接止点和沿着胫骨内侧棘的 C 形胫骨止点，而且估计止点的宽度在 3.5～4.5 mm 之间[14, 20]。

在单束 ACL 重建中，用 10 mm 的钻头以矢状面 50° 的钻孔角度，从技术上来说能重建的最大长度是 13.1 mm，最大面积是 103 mm²。但是大多数 ACL 的胫骨和股骨止点的长度都大于 13 mm（12～18 mm），而宽度只有 3.5～4.5 mm（见第 1 至 5 章）。因此，单束重建的大多数止点都太短且太宽。对此，用腘绳肌进行单股重建的技术可能只建议用于较短止点（最长不超过 13 mm）的 ACL 重建，钻孔直径为 7～8 mm（表 22.1）。

对于 14 mm 长的止点，如果选择腘绳肌进行 ACL 重建，可能最好选择双束重建技术。当选择 5.5 mm 腘绳肌进行 AM 隧道重建，选择 5.0 mm 腘绳肌进行 PM 隧道重建，那最后重建的止点长度将刚好是 14 mm，宽度将在 5～5.5 mm 之间。这比应用一个大直径的钻头进行单束重建 ACL 更加符合解剖结构。

单束和双束 ACL 重建中对胫骨和股骨 ACL 覆盖面的解剖学重建的指南是基于重建止点的长度和面积确定的。

单束 ACL 重建：左侧第一列为术中测量的胫骨止点长度，第四列、第五列为最大的重建长度，右侧第一列为最大的重建面积，第二列、第三列分别为与获得最大的重建长度和重建面积匹配的钻头直径和钻头角度。

双股 ACL 重建：左侧第一列为术中测量的胫骨止点长度；从第二列往右依次为：AM= 前内侧骨隧道；"°"= 矢状面钻孔角度；PM= 后内侧骨隧道；length= AM+PM+2 mm 骨桥的联合重建长度；area= 重建面积。

表 22.1　ACL 覆盖面重建的直接止点位置表格

止点长度 (mm)	隧道直径 (mm) 与角度		重建止点长度 (mm)+(%)		重建止点面积 (mm²)
单束重建					
8	6.5	55°	7.9	99	41
8	6	50°	7.8	98	37
9	7.5	60°	8.7	97	51
9	7	55°	8.6	96	47
10	8.5	60°	9.8	98	66
10	8	55°	9.8	98	61
11	9.5	60°	11	100	82
11	9	55°	11	100	78
11	8.5	55°	10.4	95	69
12	10	60°	11.6	97	91
12	9.5	55°	11.6	97	87
12	9	50°	11.8	98	83
13~15	10	50°	13.1	101	103

使用腘绳肌双束重建

13				
AM	5	5.5	5	4.5
°	65	65	65	50
PM	5	4.5	4.5	4.5
°	65	65	55	60
长度	13	13	13	13
面积	59	59	59	54

14						
AM	5.5	6	5	5	5.5	4.5
°	60	65	50	50	65	50
PM	5	4.5	5	4.5	4.5	4.5
°	65	65	65	55	50	50
长度	13.9	13.6	14	14	13	13.8
面积	66	64	64	60	59	56

15										
AM	7	6	6.5	6.5	6	5.5	6	5.5	5.5	5
°	60	60	65	60	60	60	50	50	50	50
PM	4.5	5.5	5	4.5	4	5.5	4.5	5	4.5	5
°	65	65	60	55	55	60	60	60	50	50
长度	15	15	15	15	15	14.7	15	15	15	15
面积	80	78	77	75	74	73	72	71	68	68

16										
AM	7	6.5	6.5	6	6.5	6	6	5.5	5.5	5
°	65	65	55	55	60	55	50	50	50	50
PM	5.5	6	5.5	6	5	5.5	5	5.5	5	5
°	60	65	65	65	50	55	55	55	50	50
长度	16.11	15.8	16	16	16	16	15.9	15.9	15.7	15.1
面积	94	90	89	87	86	84	81	79	75	68

17										
AM	7	7	6.5	7	6.5	6.5	6	6	6.5	6
°	65	60	60	65	55	55	50	50	60	50
PM	6.5	6	6.5	5.5	6	5.5	6	5.5	5	5
°	65	60	60	50	60	55	60	50	50	50
长度	16.9	17	17	16.9	16.9	16.7	16.8	17	16	16.4
面积	104	102	100	98	96	92	91	89	86	83

18										
AM	8	7.5	7.5	7	7.5	7	7	6.5	7	6.5
°	65	65	60	60	60	55	50	50	55	50
PM	6.5	7	6.5	7	6	6.5	6	6.5	5.5	6
°	65	65	65	65	55	60	60	60	50	55
长度	18	18	17.8	17.8	18	18.1	18.1	18	17.7	17.8
面积	121	119	115	113	112	111	108	106	103	102

19										
AM	8	7.5	8	7.5	7.5	8	7	7.5	7	7
°	60	60	65	55	55	65	55	55	50	50
PM	7	7.5	6.5	7	6.5	6	7	6	6.5	6
°	65	65	55	65	55	50	55	50	55	50
长度	19	18.9	18.8	18.9	19.1	18.7	19.1	19	19.1	19
面积	130	128	125	125	122	121	121	118	117	113

对于 17 mm 长的止点，使用 10 mm 直径进行单束重建 ACL，理论上可以获得同应用 7 mm 直径重建 AM 隧道（65°）联合 6.5 mm 直径重建 PM 隧道（65°）的双束重建 ACL 类似的重建面积（103 mm² vs. 104 mm²）。但是，两种技术重建的表面几何形状则完全不一样：10 mm 直径单束重建 ACL 获得 10 mm 宽（非解剖学）、13.1 mm 长（太短）的覆盖面，而 7 mm 直径重建 AM 隧道联合 6.5 mm 直径重建 PM 隧道可获得一个 6.5 ~ 7 mm 宽和 16.9 mm 长的、更符合解剖结构的覆盖面。因此建议对于较长的止点选择双束 ACL 重建。

对于 18 mm 长的止点，使用 11 mm 直径以 50° 进行单束 ACL 重建，可获得 124 mm² 的覆盖面，但长度只有 14.4 mm。同样地，为了避免大的（非解剖学）单束骨隧道，倾向于选择双束 ACL 重建。8 mm 直径重建 AM(65°)联合 6.5 mm 直径重建 PM 隧道（65°），可获得 121 mm² 的重建面积。重建区域的几何形状特点为宽 6.5 ~ 8 mm 和长 18 mm。

对于有比 21 mm 更长的止点的患者，要恢复个性化覆盖面的几何形状也最好是用双束 ACL 重建（表 22.1）。

Sahasrabudhe 等用三维 CT 评估了 38 位双股 ACL 重建术后的患者。他们报道重建的胫骨覆盖面的前后径长度可长达 17.1 ± 1.9 mm。这是单束 ACL 重建无法达到的。AM 隧道和 PM 隧道钻孔的直径通常都要小于单束 ACL 重建。与单束 ACL 重建相比，胫骨覆盖面越短，双束重建的钻孔直径越小，重建后的止点的宽度也越小，反之亦然（表 22.1）。因此有必要在术中测量胫骨覆盖面的长度和宽度，来调整 ACL 的重建。同时也要考虑哪种直径的移植物适合止点的宽度和髁间窝的宽度，从而获得最大化的覆盖面重建，但又避免了过度填塞（或）撞击髁间窝。

在选择单束还是双束 ACL 重建的时候，功能也是重要的考虑。日常活动和体育运动、工作、关节炎的程度等都是重要的考虑因素 [18, 21, 23]。上述的技术或者移植物都可能能够达到完全覆盖面重建的目的。尤其是对于大的单束重建骨隧道和任何双束重建骨隧道，带骨块的移植物可能可以用于填充骨隧道中较大的骨缺损。对于髌腱或股四头肌肌腱移植物，其几何形状可能不是圆的，

而是扁平的，因此观念也要适当地调整。

> **记忆要点**
>
> 解剖学的覆盖面重建须评估 ACL 的胫骨和股骨直接止点的长度、宽度和走行。单束和双束 ACL 重建都可能获得一个较大范围和几何形状的个性化 ACL 覆盖面。单束 ACL 重建可能最好用于较短的止点（最长 13 mm），而双束 ACL 重建在用于更符合解剖结构的狭窄而长（长达 21 mm）的止点时更有潜力。直接止点位置表格重提了术中走行的概念。

参考文献

1. Arnoczky SP (1983) Anatomy of the anterior cruciate ligament. Clin Orthop Relat Res (172):19–25

2. Baer GS, Ferretti M, Fu FH (2008) Anatomy of the ACL. In: Fu FH, Cohen SB (eds) Current concepts in ACL reconstruction. SLACK, Thorofare, pp 21–32

3. Colombet P, Robinson J, Christel P et al (2006) Morphology of anterior cruciate ligament attachments for anatomic reconstruction: a cadaveric dissection and radiographic study. Arthroscopy 22(9): 984–992

4. Dodds JA, Arnoczky SP (1994) Anatomy of the anterior cruciate ligament a blueprint for repair and reconstruction. Arthroscopy 10(2):132–139

5. Duthon VB, Barea C, Abrassart S et al (2006) Anatomy of the anterior cruciate ligament. Knee Surg Sports Traumatol Arthrosc 14(3):204–213

6. Edwards A, Bull AM, Amis AA (2007) The attachments of the anteromedial and posterolateral fi bre bundles of the anterior cruciate ligament: Part 1: tibial attachment. Knee Surg Sports Traumatol Arthrosc 15(12):1414–1421

7. Ferretti M, Levicoff EA, Macpherson TA et al (2007) The fetal anterior cruciate ligament: an anatomic and histologic study. Arthroscopy 23(3):278–283

8. Girgis FG, Marshall JL, Monajem A (1975) The cruciate ligaments of the knee joint. Anatomical, functional and experimental analysis. Clin Orthop Relat Res (106):216–231

9. Hamner DL, Brown CH Jr, Steiner ME et al (1999) Hamstring tendon grafts for reconstruction of the anterior cruciate ligament: biomechanical evaluation of the use of multiple strands and tensioning techniques. J Bone Joint Surg Am 81(4):549–557

10. Hara K, Mochizuki T, Sekiya I et al (2009) Anatomy of normal human anterior cruciate ligament attachments evaluated

by divided small bundles. Am J Sports Med 37(12):2386–2391

11. Harner CD, Baek GH, Vogrin TM et al (1999) Quantitative analysis of human cruciate ligament insertions. Arthroscopy 15(7):741–749

12. Kopf S, Martin DE, Tashman S et al (2010) Effect of tibial drill angles on bone tunnel aperture during anterior cruciate ligament reconstruction. J Bone Joint Surg Am 92(4):871–881

13. Kopf S, Musahl V, Tashman S et al (2009) A systematic review of the femoral origin and tibial insertion morphology of the ACL. Knee Surg Sports Traumatol Arthrosc 17(3):213–219

14. Mochizuki T, Fujishiro H, Nimura A et al (2013) Anatomic and histologic analysis of the mid- substance and fan-like extension fibres of the anterior cruciate ligament during knee motion, with special reference to the femoral attachment. Knee Surg Sports Traumatol Arthrosc 22(2):336–344

15. Odensten M, Gillquist J (1985) Functional anatomy of the anterior cruciate ligament and a rationale for reconstruction. J Bone Joint Surg Am 67(2):257–262

16. Petersen W, Zantop T (2007) Anatomy of the anterior cruciate ligament with regard to its two bundles. Clin Orthop Relat Res 454:35–47

17. Sahasrabudhe A, Christel P, Anne F et al (2010) Postoperative evaluation of tibial footprint and tunnels characteristics after anatomic double-bundle anterior cruciate ligament reconstruction with anatomic aimers.

Knee Surg Sports Traumatol Arthrosc 18(11):1599–1606

18. Siebold R (2011) The concept of complete footprint restoration with guidelines for single- and doublebundle ACL reconstruction. Knee Surg Sports Traumatol Arthrosc 19(5):699–706

19. Siebold R, Ellert T, Metz S et al (2008) Tibial insertions of the anteromedial and posterolateral bundles of the anterior cruciate ligament: morphometry, arthroscopic landmarks, and orientation model for bone tunnel placement. Arthroscopy 24(2): 154–161

20. Siebold R, Schuhmacher P (2012) Restoration of the tibial ACL footprint area and geometry using the Modifi ed Insertion Site Table. Knee Surg Sports Traumatol Arthrosc 20(9):1845–1849

21. Siebold R, Zantop T (2009) Anatomic double-bundle ACL reconstruction: a call for indications. Knee Surg Sports Traumatol Arthrosc 17(3):211–212

22. Tallay A, Lim MH, Bartlett J (2008) Anatomical study of the human anterior cruciate ligament stump's tibial insertion footprint. Knee Surg Sports Traumatol Arthrosc 16(8):741–746

23. van Eck CF, Lesniak BP, Schreiber VM et al (2010) Anatomic single- and double-bundle anterior cruciate ligament reconstruction flowchart. Arthroscopy 26(2):258–268

24. Zantop T, Petersen W, Sekiya JK et al (2006) Anterior cruciate ligament anatomy and function relating to anatomical reconstruction. Knee Surg Sports Traumatol Arthrosc 14(10):982–992

第 23 章

调整移植物的张力：循证医学证据？

Sven U. Scheffler 著

黄广鑫 赵 畅 方 航 曾 春 译

目 录

23.1 引言

ACL 重建中在韧带固定时调整移植的张力在膝关节的远期功能中是否有重要的作用，一直都是一个有争议的问题。从概念上来说，很容易理解在固定的时候 ACL 是不能够松弛的。但是，对于调整移植物张力的理想负荷仍没有一致的意见。这一章将对重建时移植物张力对 ACL 重建术后临床和功能的预后的影响的前沿认识进行总结。

23.2 基本原则

在膝关节的运动范围内，完整的 ACL 表现出不等距的张力调整行为，这是由以下各方面来决定的：ACL 的胫股骨止点的解剖学位置、关节内股骨和胫骨的骨性解剖结构、关节囊和韧带对膝关节的约束，以及下肢肌肉活动和体重对 ACL 的作用力[1, 2, 20, 24]。ACL 重建的最终目的是完全恢复这种张力调整行为。在固定的时候，ACL 移植物的张力调整被认为可以帮助达到这一目的。

移植物张力可以在移植物最后固定的前一刻进行手动调整。但是，在最终固定后移植物所维持的即时真实张力也受胫股骨隧道的位置[15, 21]、移植物固定的方式[10, 20]、固定时膝关节的位置[1, 19]和移植物的选择[2, 11]等方面的影响。此外，在 ACL 重建术后移植物也存在生物学重塑，这也会随着时间影响移植物的张力[13, 27]。虽然这些混杂变量的影响曾被尝试分开分析，但直到今天它们的重要性、相互作用以及对 ACL 移植物功能的影响仍不完全清楚。

目前临床上对移植物张力调整有 2 种不同的方法被广泛接受。其中一种是旨在调整移植物张力使重建膝关节的前后松弛度与对侧未受伤的膝关节一致。另一种则是认为在术后移植物重塑中会出现移植物的拉伸。因此这种方法一开始就给予移植物较高的约束力，从而来补偿之后膝关节稳定性的丢失[2, 18, 22]。但是，对于这种调整张力的方法，所需的理想的力量大小仍没有一致意见。此外，对于上述两种方法中谁优谁劣也没有一致看法。

23.3 基础科学研究

有几项尸体研究检测了移植物张力调整时不同强度的力对膝关节的动力学和胫股骨接触力的影响[5, 10-12, 20]。

Mae 等在尸体标本研究中发现对四股腘绳肌肌腱移植物施加 44 N 的张力，在 ACL 重建术后可以恢复膝关节正常的前后稳定性。88 N 的预负荷会导致膝关节过紧，将胫骨拉向后方、外旋、外翻的位置。在 44 N 的预负荷的情况下，ACL 移植物的原位应力在屈膝 0°～90° 都明显高于正常膝关节。在 88 N 的预负荷情况下，ACL 移植物的张力更高。因此作者推断 88N 的移植物预拉伸会明显增加胫股的接触力，可能造成关节软骨的远期损伤。

Fleming 等比较了基于松弛和基于力的两种张力调整技术，测量 BPTB 重建 ACL 术后胫股骨的接触力。他们发现要恢复膝关节屈曲 20° 时正常的前后松弛度需要 87 N 的力，这可导致胫股接触力增加 2 倍；而基于力的移植物张力调整中，25～50 N 的张力可以将胫股骨接触力恢复至正常水平，但此时无法恢复膝关节正常的前后向松弛度。因此作者的结论是对恢复手术时完整前后松弛度的力进行推荐时，须进行临床研究，来检测较高的起始移植物张力可能造成的软骨磨损情况。

上述提到的研究只是关注了在固定时移植物张力的影响，下面的研究则是探索了 ACL 重建后循环负荷对保存移植物起始张力的影响[4]。这些研究是非常重要的，因为在循环负荷时软组织移植物会发生长度的生理改变或者在保持恒定长度时原位应力会减低[16]。这些可逆的黏弹性改变也应用于固定的材料，但必须与不可逆的粘塑性长度改变，如结的松弛或缝合线从固定位置脱出等进行区分[16]。在确定移植物张力调整的合适负荷时，须考虑上述所有的这些因素。

Boylan 等[4] 在人尸体膝关节中采用缝合 / 后固定方式固定腘绳肌进行 ACL 重建后，对其施加 1 000 个循环负荷后，可导致 68 N 和 45 N 的移植物初始张力下降 50%。他们发现要使重建膝关节的前后向松弛度恢复至与对侧 ACL 完整的膝关节一致，需要 68 N 的初始移植物张力，但在施加循环负荷的终末，可观察到增加了大约 2 mm 的松弛度。45 N 的初始移植物张力可在施加循环负荷前明显增加 2 mm 的松弛度，在施加循环负荷后增加 4.5 mm 的松弛度，从而可能导致膝关节功能性不稳定。其他研究指出移植物张力的丢失只是部分由于移植物本身黏弹性的改变，主要是由于缝合和后固定的粘塑性改变，如结的松弛或缝合材料的脱出[16, 23]。许多研究表明 ACL 重建移植物的刚度取决于固定方式的不同[6, 9, 23, 29]。因此，移植物张力的作用很大程度上也取决于 ACL 移植物

的固定方式。在选择合适的张力强度时要充分考虑固定方式所用的特定的材料特征和力学特性。

同样的概念适用于移植物的选择。机械力和黏弹性特性在腘绳肌肌腱和髌腱等不同的移植物类型中是不一样[8, 14]。可以预见，在 ACL 重建术后活动中，移植物的长度会在循环负荷的作用下变长。BPTB 移植物相比于双股的腘绳肌肌腱移植物，会出现更高的移植物刚度以及出现较少的移植物张力丢失[8]，但与四股腘绳肌肌腱移植物相比移植物的刚度类似[7, 9, 25]。因此，重建 ACL 的总体刚度是移植物和固定方式的结果。一个较高刚度的移植物重建需要较少的移植物张力，以恢复正常 ACL 松弛度，而一个较低刚度固定方式需要较高的移植物负荷。在选择 ACL 重建移植物的合适张力时，须充分理解这一点。

最后，ACL 移植物的生物学重塑和固定时的移植物原位张力之间存在微妙的关系。Katsuragi[17] 等发现相比于生理张力的 ACL，用 20 N 的应力使狗的完整 ACL 过度紧张，会导致其生物学组成的改变，进而破坏其力学性能直至愈合期第 12 周。他们认为必须知道固定后 ACL 移植物所受的原位应力，来避免使移植物过度紧张以及伴随的对移植物愈合的干扰。

在固定后不在移植物上过度负荷以超过 ACL 生理应力的前提下，不同强度的移植物张力对于 ACL 重建后的远期功能可能影响不大。Fu[13] 等注意到在兔的 ACL 重建中，4 N 的移植物张力较 2 N 的张力，可以明显恢复手术时膝关节的松弛度，也能在愈合期第 2 周时更好地保持膝关节的稳定性。但是，在愈合期第 6 周时，这些作用完全消失，两者的膝关节稳定性没有差别。Yoshiya[31] 等在狗的模型中用髌腱进行 ACL 重建，对 1 N 和 39 N 的移植物预拉伸的作用进行比较，也观察到类似的结果。较大的预拉伸的力可明显降低手术时膝关节的前向松弛度，但在愈合期第 3 个月时没有区别。此外，较高的 ACL 张力在愈合期第 3 个月时明显增加移植物的退行性病变和损伤血管再生。因此，作者认为必须要避免对移植物施加太大的预拉伸的力。

相反地，对移植物的预拉伸不足也会影响长期的机械学功能。Tohyama 等发现在髌腱重建犬的 ACL 中，ACL 移植物的张力不足（移植物的伸长超过完整 ACL 的 95% 置信区间），在重建术后

18 个月时，与张力使得移植物伸长在完整 ACL 的 95% 置信区间之内的 ACL 移植物相比，会明显增加膝关节的松弛度。

总结目前的体内动物研究，当完整 ACL 的伸长 [26] 和膝关节的前向稳定性 [17] 在固定时能够适当恢复，对膝关节的约束既不过度也无不足，那在中远期时可获得理想的膝关节稳定性。

23.4 临床研究

目前分析移植物张力调整对 ACL 重建术后临床疗效影响的研究仍较少 [3, 18, 22, 28, 30, 32]。所有发表的研究只是探索了不同力学强度的影响。没有研究比较不同移植物类型和固定技术对移植物张力调整在提高 ACL 重建术后临床疗效的作用的影响。

Yoshiya[32] 团队在一个前瞻性随机试验中用界面螺钉重建 ACL，对 BPTB 移植物施加 25 N 或 50 N 的预拉伸。在固定时，这 2 个预负荷都过度约束了胫骨的前移，前移范围小于 2 mm，两者之间没有统计学差异。在 3 个月时，膝关节的前向松弛度恢复至对侧完整 ACL 的水平，而且在 6 个月时进一步增加，但没有统计学意义，而在 1 年和 2 年时没有变化。在研究的任何时间点，两组之间膝关节的前向稳定性都没有差异。

van Kampen[28] 等对在界面螺钉固定前给予 BPTB 以 20 N 或 40 N 预负荷的 38 位患者进行前瞻性的随访。在 6~52 周的随访时间内，两组之间的临床评估（Lysholm、Lachman 试验、IKDC、影像学）没有差异。作者的结论是较低的张力可能是足够的，而没有使膝关节过度紧张的风险。

在 Nicholas 等 [22] 的前瞻性双盲随机对照临床试验中，给予 BPTB 移植物以 90 N 或 45 N 的预负荷。文章没有给出关于移植物固定类型的信息。作者们发现术后 1 周高张力组的膝关节前向松弛度明显较低，而在平均 20 个月的末次随访时没有明显差异。虽然 KOS 评分没有明显差异，但是在 KT-1000 测量中出现异常的双侧差异大于 5 mm 的 5 位患者都是低张力组的。作者们认为 45 N 的预负荷可能不足以恢复 ACL 重建术后的长期稳定性。

Bastian 等选择了一种不同的方法来为 ACL 重建中的 BPTB 移植物施加预负荷 [3]。在他们的 28 例回顾性病例系列中，没有选择特定强度的负荷，但在固定时，膝关节的前向松弛度比对侧正常膝关节低。文章中没有报道对所需力的术中测量。前后向移位从基线的 6±1 mm（正常和重建膝关节的值）增加到术后 3 个月的 6.8±1.1 mm，再到术后 12 个月的 7.5±1.1 mm，而且差异具有统计学意义。从术后 12 个月到末次随访（平均随访 5.3 年）时观察到进一步的显著增加，至 9.0±1.9 mm。评分为 79%（IKDC）和 4（3~9）分（Tegner，中位数、范围）或者 89±9 分（Lysholm，均数±标准差）的患者分别被评为正常或者接近正常。影像学评估表明 5%、20%、75% 的患者分别为无、轻度的或中等的关节退行性病变。MRI 确认了所有患者中 ACL 的完整性。作者们认为这种预拉伸的 BPTB 移植物以恢复正常前后向移位的方法，可以在中期获得满意的临床预后，但不能防止前后向稳定性的少量丢失和重建膝关节退行性病变的发生。

有 2 项前瞻性随机临床研究关注了对腘绳肌肌腱的不同力的预拉伸在 ACL 重建中的作用 [18, 30]。Yasuda 等 [30] 在 70 例患者中用聚酯胶带对双股的半腱肌和股薄肌施加 20 N、40 N 或 80 N 的预拉伸。应用吻合钉固定移植物于股骨和胫骨隧道的出口处。在最少 2 年的时间后，与高张力组相比，低张力组的膝关节前向松弛度明显大于高张力组，而且膝关节的前向松弛度也较对侧正常膝关节小 1 mm。在末次随访时，各组之间的主观变量（Noyes scores）、运动范围、膝关节稳定性或者肌肉力量没有差异。Kim 等应用一个与 Yasuda 类似的 ACL 重建技术，五股的半腱肌肌腱与聚酯胶带连接后用吻合钉进行固定 [18]。他们比较了 80 N、120 N 和 150 N 的预负荷在术后最少 1 年时功能和临床预后的区别。他们没有发现各组之间在主观预后、膝关节前向稳定性、肌肉力量的恢复、运动范围方面有差异。因此这些研究的结论是，在远离关节线的位置用吻合钉固定腘绳肌肌腱移植物似乎需要更高的预负荷（大约 80 N）来恢复长期的稳定性和接近正常的 ACL 膝关节的功能。

记忆要点

　　目前在 ACL 重建术中对于固定时给予移植物的理想拉伸力仍没有明确的总体推荐。理想的拉伸力应该要适用于特定的移植物和固定方式。目前没有研究探索这些细节，也没有研究指出目前临床实践中应用的各种移植物和固定技术之间的区别。移植物过度约束必须避免，它主要取决于骨隧道的解剖学位置和固定时膝关节的位置，而不是在移植物固定时所施加的实际拉伸力。恢复膝关节前后稳定性的预拉伸观念似乎是预防膝关节过度约束的安全方法，但不能确保膝关节稳定性不随着时间发生变化。就当前的研究认识来说，有证据支持软组织移植物的预拉伸的重要性，不如其他影响 ACL 成功重建的因素如骨隧道的解剖学位置、恰当的移植物固定方式或术后的康复重要。

参考文献

1. Amis AA, Jakob RP (1998) Anterior cruciate ligament graft positioning, tensioning and twisting. Knee Surg Sports Traumatol Arthrosc 6(Suppl 1):S2–S12
2. Arneja S, McConkey MO, Mulpuri K et al (2009) Graft tensioning in anterior cruciate ligament reconstruction: a systematic review of randomized controlled trials. Arthroscopy 25(2):200–207
3. Bastian JD, Tomagra S, Schuster AJ, Werlen S, Jakob RP, Zumstein MA (2013) ACL reconstruction with physiological graft tension by intraoperative adjustment of the anteroposterior translation to the uninjured contralateral knee. Knee Surg Sports Traumatol Arthrosc 21(5):1226–33
4. Boylan D, Greis PE, West JR, Bachus KN, Burks RT (2003) Effects of initial graft tension on knee stability after anterior cruciate ligament reconstruction using hamstring tendons: a cadaver study. Arthroscopy 19(7):700–705
5. Brady MF, Bradley MP, Fleming BC, Fadale PD, Hulstyn MJ, Banerjee R (2007) Effects of initial graft tension on the tibiofemoral compressive forces and joint position after anterior cruciate ligament reconstruction. Am J Sports Med 35(3):395–403
6. Brown CH, Wilson DR, Hecker AT, Ferragamo M (2004) Graft-bone motion and tensile properties of hamstring and patellar tendon anterior cruciate ligament femoral graft fi xation under cyclic loading. Arthroscopy 20(9):922–935
7. Burks RT, Leland R (1988) Determination of graft tension before fi xation in anterior cruciate ligament reconstruction. Arthroscopy 4(4):260–266
8. Ciccone WJ, Bratton DR, Weinstein DM, Elias JJ (2006) Viscoelasticity and temperature variations decrease tension and stiffness of hamstring tendon grafts following anterior cruciate ligament reconstruction. J Bone Joint Surg Am 88(5):1071–1078
9. Dargel J, Koebke J, Brüggemann G-P, Pennig D, Schmidt-Wiethoff R (2009) Tension degradation of anterior cruciate ligament grafts with dynamic flexion- extension loading: a biomechanical model in porcine knees. Arthroscopy 25(10):1115–1125
10. Eagar P, Hull ML, Howell SM (2004) How the fixation method stiffness and initial tension affect anterior load–displacement of the knee and tension in anterior cruciate ligament grafts: a study in cadaveric knees using a double-loop hamstrings graft. J Orthop Res 22(3):613–624
11. Elias JJ, Rai SP, Ciccone WJ (2008) In vitro comparison of tension and stiffness between hamstring tendon and patella tendon grafts. J Orthop Res 26(11):1506–1511
12. Fleming BC, Brady MF, Bradley MP, Banerjee R, Hulstyn MJ, Fadale PD (2008) Tibiofemoral compression force differences using laxity- and forcebased initial graft tensioning techniques in the anterior cruciate ligament-reconstructed cadaveric knee. Arthroscopy 24(9):1052–1060
13. Fu S-C, Cheng W-H, Cheuk Y-C et al (2013) Effect of graft tensioning on mechanical restoration in a rat model of anterior cruciate ligament reconstruction using free tendon graft. Knee Surg Sports Traumatol Arthrosc
14. Graf BK, Vanderby R, Ulm MJ, Rogalski RP, Thielke RJ (1994) Effect of preconditioning on the viscoelastic response of primate patellar tendon. Arthroscopy 10(1):90–96
15. Herbort M, Lenschow S, Fu FH, Petersen W, Zantop T (2010) ACL mismatch reconstructions: influence of different tunnel placement strategies in single-bundle ACL reconstructions on the knee kinematics. Knee Surg Sports Traumatol Arthrosc 18(11):1551–1558
16. Höher J, Scheffl er SU, Withrow JD et al (2000) Mechanical behavior of two hamstring graft constructs for reconstruction of the anterior cruciate ligament. J Orthop Res 18(3):456–461
17. Katsuragi R, Yasuda K, Tsujino J, Keira M, Kaneda K (2000) The effect of nonphysiologically high initial tension on the mechanical properties of in situ frozen anterior cruciate ligament in a canine model. Am J Sports Med 28(1):47–56
18. Kim S-G, Kurosawa H, Sakuraba K, Ikeda H, Takazawa S (2005) The effect of initial graft tension on postoperative clinical outcome in anterior cruciate ligament reconstruction with semitendinosus tendon. Arch Orthop Trauma Surg 126(4): 260–264
19. Mae T, Shino K, Nakata K, Toritsuka Y, Otsubo H, Fujie

H (2008) Optimization of graft fi xation at the time of anterior cruciate ligament reconstruction. Part II: effect of knee fl exion angle. Am J Sports Med 36(6):1094–1100

20. Mae T, Shino K, Nakata K, Toritsuka Y, Otsubo H, Fujie H (2008) Optimization of graft fixation at the time of anterior cruciate ligament reconstruction: part I: effect of initial tension. Am J Sports Med 36(6):1087–1093

21. Markolf KL, Hame S, Hunter DM et al (2002) Effects of femoral tunnel placement on knee laxity and forces in an anterior cruciate ligament graft. J Orthop Res 20(5):1016–1024

22. Nicholas SJ, D'Amato MJ, Mullaney MJ, Tyler TF, Kolstad K, McHugh MP (2004) A prospectively randomized double-blind study on the effect of initial graft tension on knee stability after anterior cruciate ligament reconstruction. Am J Sports Med 32(8):1881–1886

23. Scheffl er SU, Südkamp NP, Göckenjan A, Hoffmann RFG, Weiler A (2002) Biomechanical comparison of hamstring and patellar tendon graft anterior cruciate ligament reconstruction techniques: the impact of fixation level and fi xation method under cyclic loading. Arthroscopy 18(3):304–315

24. Sherman SL, Chalmers PN, Yanke AB et al (2012) Graft tensioning during knee ligament reconstruction: principles and practice. J Am Acad Orthop Surg 20(10):633–645

25. Stapleton TR, Curd DT, Baker CL (1999) Initial biomechanical properties of anterior cruciate ligament reconstruction autografts. J South Orthop Assoc 8(3):173–180; discussion 180

26. Tohyama H, Beynnon BD, Johnson RJ, Renström PA, Arms SW (1996) The effect of anterior cruciate ligament graft elongation at the time of implantation on the biomechanical behavior of the graft and knee. Am J Sports Med 24(5):608–614

27. Tohyama H, Yasuda K (1998) Signifi cance of graft tension in anterior cruciate ligament reconstruction. Basic background and clinical outcome. Knee Surg Sports Traumatol Arthrosc 6(Suppl 1):S30–S37

28. van Kampen A, Wymenga AB, van der Heide HJ, Bakens HJ (1998) The effect of different graft tensioning in anterior cruciate ligament reconstruction: a prospective randomized study. Arthroscopy 14(8): 845–850

29. Yamanaka M, Yasuda K, Tohyama H, Nakano H, Wada T (1999) The effect of cyclic displacement on the biomechanical characteristics of anterior cruciate ligament reconstructions. Am J Sports Med 27(6): 772–777

30. Yasuda K, Tsujino J, Tanabe Y, Kaneda K (1997) Effects of initial graft tension on clinical outcome after anterior cruciate ligament reconstruction. Autogenous doubled hamstring tendons connected in series with polyester tapes. Am J Sports Med 25(1):99–106

31. Yoshiya S, Andrish JT, Manley MT, Bauer TW (1987) Graft tension in anterior cruciate ligament reconstruction. An in vivo study in dogs. Am J Sports Med 15(5):464–470

32. Yoshiya S, Kurosaka M, Ouchi K, Kuroda R, Mizuno K (2002) Graft tension and knee stability after anterior cruciate ligament reconstruction. Clin Orthop Relat Res 394:154–160

第 24 章

固定

Giuseppe Milano, Wolf Petersen, Juergen Hoeher, Hans H. Paessler, Ralph Akoto, Vincenzo Campana, Maristella F. Saccomanno 和 Rainer Siebold 著

黄广鑫　赵　畅　方　航　曾　春译

目 录

24.1 用植入物进行固定：固定方法及优点概述

24.1.1 引言

ACL 肌腱移植物固定是运动医学领域研究最多的内容之一，也被认为是术后早期影响肌腱移植物机械性能主要的因素。因此，它也被认为是康复计划的时机及患者何时达到预期活动水平的决定因素 [25-26, 84, 127]。

关于 ACL 肌腱移植物的固定有 2 个有里程碑意义的研究。1984 年，Noyes 等 [136] 应用多种韧带移植物组织进行高应力速率失效测试来检验它们的强度和伸长特性，然后将得到的结果与正常 ACL 机械特性相比较。研究结果表明 BPTB 移植物的结构性能较软组织肌腱移植物（阔筋膜、单股腘绳肌肌腱、多股腘绳肌肌腱）优良。他们的研究估计 ACL 在体内正常活动时的负荷平均值约为 454 N。3 年后，Kurosaka 等 [108] 进行了第一个关于 ACL 移植物固定的生物力学研究，结果表明 BPTB 移植物在使用钛界面螺钉固定时，机械性能较吻合钉及带线纽扣好。然而，他们研究总结发现固定所在位置是 ACL 重建的最薄弱环节。这一结论对之后该领域的进一步研究有一个最显著的影响。

后面的研究 [79, 81, 184] 表明半腱肌肌腱和股薄肌肌腱折叠所形成的肌腱移植物是生物学 ACL 重建所用的自体移植物材料中强度和刚度最佳的。尽管一些生物力学研究显示该 DSTG 植物的固定强度较髌腱弱，但这要取决于所使用的固定技术 [7, 25-26, 30, 84, 161, 179]。

如今，许多不同的固定装置可用于软组织肌腱移植物和骨 - 肌腱 - 骨（bone-tendon-bone，BTB）移植物，一些研究也对它们进行了比较。尽管一些实验室研究显示不同方法之间有显著性的差异，但各种不同的移植物选择也都有很好的临床结果报道[43, 55, 80, 168-169]。

因此，近期的研究方向已经从 ACL 移植物固定方法转向解剖学重建和合适的隧道制备。这似乎是关系到 ACL 重建成功与否的主要影响因素[116]。

接下来我们将目前可用的肌腱移植物固定装置的主要特性进行归纳总结。

24.1.2 移植物的固定机制

在谈论固定装置之前，我们首先应该了解股骨 - 移植物 - 胫骨这个系统的构成。我们将涉及 3 个不同的单元：股骨固定单元、肌腱单元（移植物）和胫骨固定单元。移植物的种类会影响最佳固定装置的选择，尤其是应用软组织移植物时，我们会分别在股骨侧及胫骨侧使用不同的固定装置。

移植物固定的主要特征是强度和刚度，移植物固定于骨骼上必须达到以下要求：

1. 足够的强度，以防固定失败
2. 足够的刚度，以重新恢复负荷位移反应及容许肌腱移植物，在生物学上嵌入骨隧道。
3. 足够牢固，以避免在循环负荷下滑动（或者伸展）

ACL 移植物固定机制可以根据数量、固定位置及对抗移植物抽出的力量分配进行分类。决定大小、应用及对抗移植物抽出的力量分配的因素有肌腱移植物种类（软组织或 BTB 移植物）、金属装置设计及骨密度。

不考虑移植物类型，ACL 固定方法可以分为两大类：

1. 隧道口或者隧道内固定（螺钉和十字钉）
2. 关节外固定（骨皮质固定装置、股骨袢及胫骨皮质固定）

另外，我们可以根据固定点所在位置与关节线的关系将肌腱移植物固定描述为解剖学的（隧道或关节线固定）、非解剖学的和不完全解剖学的。因此，移植物固定点直接位于关节线（原始 ACL 的止点）可看作是解剖学的；关节外固定看作是非解剖学的（吻合钉、纽扣）或不完全解剖

学的（贯穿固定装置、远端介入固定）。

此外，间接与直接固定应该予以分辨，直接固定是指移植物仅靠固定装置自身锚于隧道，而不使用任何额外的材料；间接固定是指移植物和固定装置之间有连接材料。

根据软组织或 BTB 移植物，现可以应用不同的固定装置。为了找到更理想的肌腱移植物固定重建方法，已经进行了一些生物力学及临床研究：应该在强度及刚度方面与原始 ACL 相似。实际上，大多数固定方法均超过了 450 N 这一 Noyes 等[136]提供的生理负荷阈值。

生物力学研究的实施经常是在体外应用动物模型（猪或者牛膝）或尸体标本内。常用于评价 ACL 肌腱移植物固定技术的力学行为的生物力学测试方法有 2 类[19, 40, 200]：单循环负荷失效及循环负荷试验。前者最常使用，它可以确定骨 - 移植物 - 固定装置复合体的结构特性，如极限失效负荷、屈服负荷、线性刚度，以及失效位移。此种测试的优点是能够很容易辨别出固定复合物的最弱连接处，如固定失败的方式及位点和构造强度的上限。循环负荷用以评价骨 - 移植物 - 固定装置复合体在重复的低于最大负荷下抗伸长或滑动的能力。实际上，对比多种固定重建装置的机械性能是非常困难的。首先，不同的研究模式和生物力学测试方案使不同试验结果比较起来十分困难。其次，尸体标本在年龄范围上和接受 ACL 重建的患者不一致。因此经常使用高龄捐献者组成的样本时，已经证实固定装置的固定强度在此种情况下会被低估[29]。另外，猪骨现仍被广泛应用于 ACL 移植物固定研究中，尽管文献记载已经显示它们不适用于此种研究[137]。体外生物力学研究仅在手术时，即前交叉韧带肌腱移植物生物学固定之前，对一些特定参数予以评估（如极限失效负荷、屈服负荷、刚度，失效位移及失效类型）。试验提供的关于这些参数在生物学融合过程中如何改变，以及最弱连接处何时从 ACL 移植物 - 骨隧道交界面转移至 ACL 移植物的关节内的信息太过有限[95, 127]。

24.1.3 骨-肌腱-骨移植物的固定

通常使用髌腱或者其他附有骨栓的异体肌腱移植物。

在使用 BTB 移植物行 ACL 重建时，据报道，

骨块的修复发生在术后 4~12 周 [45, 140]。直到生物学固定出现之前，高强度固定是必要的。在最近几十年里，涌现出了许多不同的固定方法。

我们可以将 BTB 移植物固定方法分类如下：

· 界面压紧：界面螺钉。BTB 移植物的界面螺钉固定的特性依赖于骨块与骨隧道壁的摩擦和螺钉螺纹嵌入骨块与骨隧道壁。

· 横向压紧：经髁螺钉。钝头的横向螺钉从股骨侧面皮质经股骨隧道进入，推动骨栓紧贴隧道内侧壁，以达到固定目的（图 24.1）。

· 横向悬吊：它包括一个或者更多十字钉横向穿过骨块，如 Rigid-fix（DePuy Mitek，Raynham，Massachusetts）和 Bio-Transfix T3（Arthrex，Naples，Florida）。

· 混合系统：它混合了压紧和悬吊两大固定系统的机制（Cross-Press Fix，Arthrex）（图 24.2）。

· 压配：它利用取得的自体骨或者是 β- 磷酸三钙（beta-tricalcium phosphate，β-TCP）直接嵌入胫骨隧道或者是股骨隧道，而不应用任何其他固定装置。

24.1.3.1 界面螺钉

界面螺钉是 BTB 移植物固定时使用最广泛的，现也认为其是金标准。

界面螺钉的固定强度被一些因素所影响，例如：

· 螺钉直径和孔隙尺寸。尽管已经证明了 7 mm

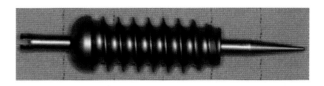

图 24.2　Cross-Press Fix（Arthrex）确保了 BTB 移植物的股骨固定，它混合了压紧和悬吊两大固定系统的机制

和 9 mm 的螺钉在固定强度上没有差异 [92, 103, 165]，但当骨块和骨隧道壁有显著不匹配时，螺钉尺寸与固定强度可能最为相关。一般来说，为了达到可靠的固定，骨块尺寸须与骨块隧道的直径相匹配 [37]，界面的间隙越大，螺钉直径也随之越大 [32]。

· 螺钉偏移。螺钉偏移是指界面螺钉的方向不与骨块和骨隧道轴平行。在股骨面，螺钉与骨栓方向偏移超过 15°，会大幅度地减小结构的固定强度 [28, 32, 64, 75, 97, 139, 146, 155, 159]。

· 螺钉长度。生物力学研究并未显示其对初始固定特性有影响。

· 骨矿物质密度。骨矿物质密度（bone mineral density，BMD）是影响初始固定强度、刚度以及循环负荷下抗滑动的最重要因素。众所周知，BMD 随年龄增加而降低，女性较男性低。然而，就 ACL 重建而言，近来关于固定区域周围 BMD 评估的研究，阐明了 2 个重要的里程碑式的观点：股骨隧道的 BMD 较胫骨隧道

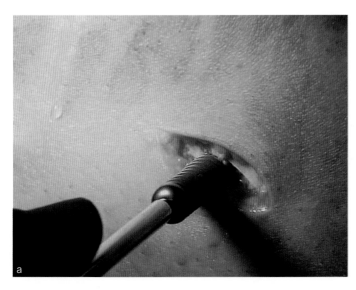
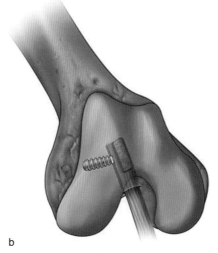

图 24.1　使用 BTB 移植物，通过经髁螺钉在股骨侧固定。（a）钝头螺钉拧入股骨远端侧面的小切口。（b）固定机制示意图

高，这说明相对的较大直径的界面螺钉应该固定于胫骨近端而不是股骨远端[183]；胫骨前内侧是界面螺钉固定的最合理位置[110]。

现如今，市面上有不同类型的界面螺钉：金属的、可生物降解的和生物复合材料的。

金属界面螺钉代表传统的固定方法，用于ACL已经很多年了。这种固定技术能提供很好的初始固定强度，同时也能促进早期骨融合[31,69,92]。尽管关于金属界面螺钉有赞成的报道，但仍有关于螺钉置入时会损害骨-肌腱连接[120]、侵害后方的骨皮质[74]、关节内出现金属物质[164,171]、术后MRI评估时有影像干扰，以及翻修手术时须取出金属物的担忧[9,24,59,119,125,167,177,186]。生物工程和生物材料领域的发展表明理想的植入物应该是生物适配、仿生的，以及可生物降解的，因此，可生物降解的螺钉应运而生。可生物降解的界面螺钉可分为快速降解型和缓慢降解型。快速降解型螺钉相应软组织反应发生率较高[104,124,196]。经常使用的可生物降解型螺钉包括聚乙醇酸、聚对二氧环乙酮和聚乙醇酸/聚乳酸的多聚体物，还有乳酸分子多种异构体，如聚L乳酸和聚D乳酸。每一种聚合物都有其特有的分子特性，一种单一类型的聚合物制成的植入物会受限于其特性。因此，不同类型的聚合物混合组成的多聚物可以融合各种想要的特性，而且纠正了单一类型聚合物的局限性。

近来，生物复合材料已经得到推广，这些材料由上面列举的多聚物和骨引导材料结合而成，如β-TCP或羟磷灰石（图24.3）。特别的是，β-TCP作为复合材料植入物的组成成分，为细胞黏附提供了一个很好的超微结构的特性[18]。

生物复合材料植入物随时间降解。不同于可降解植入物，前者降解更快，而且它的骨引导特性能促进更快的肌腱移植物融合和新骨形成[8,10]。

现在也推出了异种骨移植物的界面螺钉，但固定效果似乎没有金属螺钉可靠[54]。

一些生物力学研究显示，使用可生物降解的及生物复合材料的螺钉进行基本的BTB移植物固定，在固定强度及刚度方面与金属性质的螺钉无差别[25,29,33,96,103,108,158]。

关于可生物降解材料的界面螺钉的担心包括：

· 术中或者术后早期螺钉断裂[77]

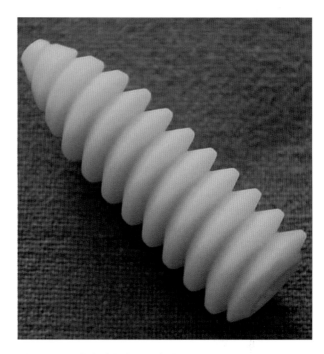

图24.3 生物复合材料界面螺钉（PLA和β-TCP）

· 植入物降解过程所产生的大量酸性微粒可引起炎性反应[2]（图24.4），具体表现为无菌性渗出、滑膜炎，或是胫骨隧道孔隙出现囊肿[6,11,22,70,73,142,168,169,180,192,193]。

· 螺钉移动产生进一步损害（关节的、非关节的）[166]：无症状的或是类似半月板的损伤[24,113]、引起疼痛和肿胀[77,107,164,166]、体能不适[111,201]、伤口裂开[160]、有时会触及一肿物[77,160]。

· 相比金属螺钉有更高的费用[142]

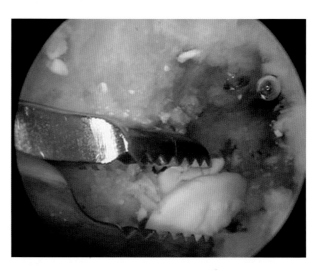

图24.4 关节镜下取出大量界面螺钉降解的微粒，表现为ACL重建术后持续4个月的关节肿胀

· 骨隧道有变宽的可能性 [48, 180]

24.1.3.2 横向固定

横向压紧和横向悬吊的出现是为了避免和界面螺钉相关的并发症，但实际上，文献中并没有许多关于这些固定装置的力学行为及临床效果的研究 [36, 115, 129, 198, 207]。这些固定装置的优点主要是它们不影响骨 - 移植物的愈合修复，因为它们是横向固定于骨栓上，固定移植物的机制分别是悬吊（别针）或是侧压（定位螺钉）。因此这些装置与骨块的接触面积较界面螺钉减少，这更易于早期生物学固定和骨重新完全地长入隧道 [115]。另外，经踝螺钉能够更容易去除，而不留下一个宽的隧道，它会在翻修手术时使移植物的即时放置更加困难。最后，它们可被看作挽救措施，因为当股骨隧道后侧骨皮质断裂时，它们也能保证牢固的固定。

然而，横向股骨固定装置仍有一些潜在缺陷。首先，股骨隧道的方向必须相当垂直，才能够使固定装置垂直固定于肌腱移植物附着的骨栓，而且不妨碍侧副韧带的股骨止点 [68, 129, 150]。这样就在肌腱移植物股骨插入处形成了非解剖学固定。其次，肌腱移植物固定并不是像界面螺钉固定那样，是在直视下进行的 [206]。尽管肌腱移植物编织时格外仔细小心，但肌腱并不是完全呈圆柱状。折叠别针也有可能偏离中心，这些别针偏离中心会导致固定稳定度降低，以及延迟骨 - 肌腱移植物愈合。

生物力学研究对比了界面螺钉、横向螺钉以及可吸收十字别针，结果显示在失效负荷以及刚度方面，它们并没有显著性的差异 [36, 129, 198, 207]。

最终，为了避免各种固定装置相关的缺陷，一种无金属装置的压配固定技术出现了。动物实验显示 BTB 移植物使用多微孔的 β-TCP 栓或者髌腱移植物（不使用骨块）在压配固定装置下行 ACL 重建时，与 BTB 移植物使用金属界面螺钉固定，在初始固定稳定度上是可比的 [122, 123]。为了提高 ACL 移植物压配固定装置的初始固定强度，使用钻孔小于 1 mm 的钻头扩大股骨隧道是更合理的操作技巧 [47]。BTB 压配固定装置的优点包括无限制的骨与骨间修复、成本效益高、避免了使用金属带来的 BPTB 相关缺点、翻修手术更加容易。另一方面，固定强度完全依赖于骨质量。

24.1.3.3 临床研究

一些临床研究比较了可生物降解的和金属材质的界面螺钉的残留的前向松弛度，它们应用临床试验、KT 关节动度计测量，以及最常使用的主观和客观功能预后评估问卷（如 Lysholm 膝评分标准和 IKDC 评分）进行相关评价。结果显示尽管在生物力学上有差异，但并未发现临床差异 [9, 17, 50, 51, 60, 98, 125, 147]。

此外，关于界面螺钉与十字别针固定方法也没有发现显著性的差异 [58, 117]。尽管已经考虑到十字别针固定相关的主要并发症，例如骨折、后侧贯穿皮质的破裂、移动、再吸收，以及装置外侧的隆起，但临床结果并未受到影响 [181]。

压配固定技术也显示出了很好的临床效果 [57, 76, 202]。近期一项研究 [102] 在胫骨隧道方面，将自体骨栓与生物可吸收界面螺钉进行了对比，结果显示，在临床评估方面两者并未有差异，但是自体骨栓在 MRI 评价时胫骨隧道扩大程度小，并发症发生率也降低。

24.1.4 软组织移植物的固定

最常使用的软组织肌腱移植物是取自自体的折叠的半腱肌与股薄肌组成的肌腱移植物。

软组织移植物与骨隧道融合所需时间较 BTB 移植物融合需要的时间要长，动物实验显示融合大概发生在术后 6 ~ 12 周 [154]。由此，可以设想到软组织肌腱移植物初始固定的关键时期也更长。

因为手术方法、移植物形状，以及骨密度不同，我们将分别介绍股骨和胫骨固定。

24.1.4.1 股骨固定

有 3 种不同的固定机制：

1. 压紧固定：界面螺钉。如前所述，它可以是金属的或者可生物降解的材料的。压缩负荷沿移植入物纵轴横向传导。它共有 3 个交界面：骨 - 螺钉、螺钉 - 肌腱，以及肌腱 - 骨。

2. 膨胀固定。它包括 1 个或者多个十字别针，其穿过移植物和股骨隧道，使移植物膨胀，如 RigidFix（DePuy，Mitek）和 Bio-TransfixT3（Arthrex）（图 24.5）。这种固定方法以肌腱移植物插入骨隧道的初始压配固定为基础。随着别针横向插入骨隧道，移植物的体积得到扩大，因此而产生针对隧道壁的压力效果。这种压力的方向相对别针插入的方向呈离心方式。膨胀固定方法依赖于几个变量，如初始的肌腱移植物压配、骨密度，以及最重要的别针正确放置。实际上，别针放置的异常将在骨隧道内，在骨 - 肌腱交界面产生非均质的压力分配，这将会损害固定强度。

· 悬吊。这种固定机制可进一步分为：

（a）经皮质骨的：含有缝线袢的金属板，如微孔钢板（Smith & Nephew，Andover，Massachusetts）、RetroButton（Arthrex）、ToggleLoc（Biomet，Warsaw，Indiana）、TightRope（Arthrex）、XO Button（Conmed Linvatec，Largo，Florida）和FlipTack（Karl Storz，Tuttlingen，Germany），或是全金属的，像 Swing-Bridge（Citieffe，Bologna，Italy）、EZLoc（Biomet）和EndoButton Direct（Smith& Nephew）。这种固定装置包含 1 个固定在远端股骨前外侧皮质的金属组件（图 24.6）。在这种类型的固定装置中，抗滑动阻力向量与牵拉力平行反向，并且集中于远端股骨皮质骨，在骨 - 植入物的交界面。因此，固定装置的接触面越小，负荷密度越高。固定装置的接触面可以随着装置设计的变化而变化。

（b）经松质骨的：移植物悬吊在固定插入股骨干骺端松质骨的螺钉或压配锚状物上，如 Linx-HT（DePuy，Mitek）和 AperFix（Cayenne Medical，Scottsdale，Arizona）（图 24.7）。在这种固定装置里，抗滑动阻力缘于松质骨与植入物交界面的横向压缩力。

（c）经皮质骨 - 松质骨的：经髁固定系统基于垂直牵引力方向的横向悬吊闩的使用，如 Bone Mulch Screw（Biomet）、Crosspin（Stryker，Kalamazoo，Michigan）、TransFix（Arthrex）、AXL CroscPin（Biomet），Biosteon Cross-Pin（Stryker）、Pinn-ACL（ConMed Linvatec），以及 BioTransfix（Arthrex）（图 24.8）。在这种固定装置里，阻力分布在植入物与骨的接触面上，它决定于骨密度和牵引力作用点的杠杆臂长度（即移植物悬吊点）。

关于如何达到软组织肌腱移植物最佳固定的方法尚未达到一致意见。

界面螺钉也能用于软组织移植物的固定，但是它会被股骨侧或胫骨侧的不同变量所影响。软组织移植物的界面螺钉固定的特性依赖于软组织移植物与骨隧道壁的摩擦力，因此，BMD 仍旧是影响初始固定强度的最重要变量。与股骨隧道的螺钉设计和螺钉放置的其他直接相关因素有：

· 螺钉形状。关于螺钉直径对 ACL 软组织移植物初始固定特性影响的研究很少。和金属界面螺钉相关的最主要的担心是固定过程中移植物撕裂或旋转的风险。事实上，使用的螺钉尺寸较骨隧道直径小时，会增加移植物滑动的风险，但螺钉尺寸过大时，可能导致移植物损害[208]。基于这个原因，诞生了一种皮质骨外的纽扣和尺寸过小的界面螺钉的混合股骨固定技术[85, 199]。现如今，最新的可生物降解螺钉是尖头含有锋利螺纹的，这会使螺钉的初始固定更为容易，紧随其后出现的就是为防止组织撕裂的钝头螺

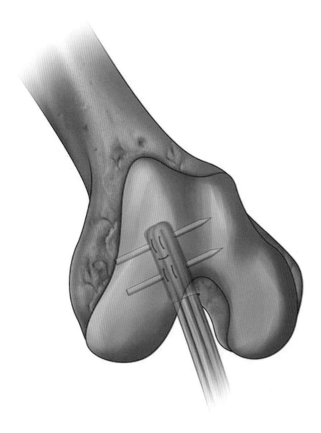

图 24.5 RigidFix（DePuy，Mitek）固定机制的线性示意图

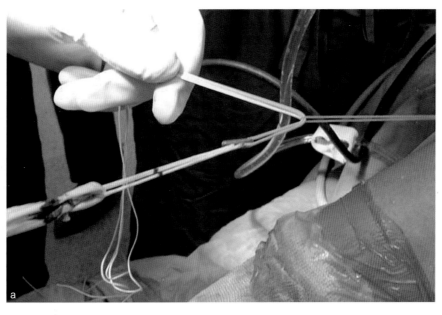

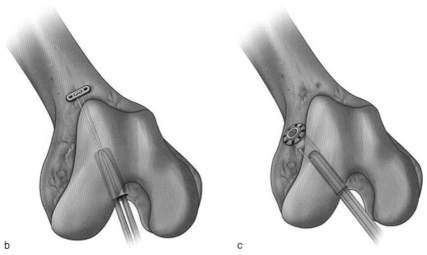

图 24.6　软组织肌腱移植物股骨侧经皮质骨的悬吊装置。(a) 肌腱移植物穿过 TightRope (Arthrex) 的袢。(b) 含有缝线袢的金属无固定机制线性示意图。(c) 全金属装置固定机制的线性示意图

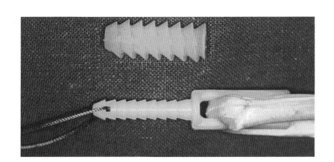

图 24.7　软组织肌腱移植物 (Linx-HT、DePuy、Mitek) 股骨侧经松质骨的悬吊固定。移植物 (末端) 悬吊于螺钉 (顶部),后者固定于股骨隧道

纹螺钉。这样,移植物和骨隧道直径的完美匹配更易于实现。

- 肌腱匹配度。Steenlage 等 [178] 证实骨隧道的尺寸不超过移植物直径的 0.5 mm 的情况与不超过 1 mm 的情况相比,四股腘绳肌移植物用生物可吸收螺钉固定于远端股骨所产生的极限失效负荷要显著较高。

- 螺钉放置。在股骨固定点,螺钉一般要放置在移植物前方,以保证移植物可以在解剖学层面上放置于骨隧道后部。螺钉偏移超过 15° 会降低结构的固定强度。因此,为了减小螺钉的偏移,一些研究建议螺钉应该放置在胫骨隧道中

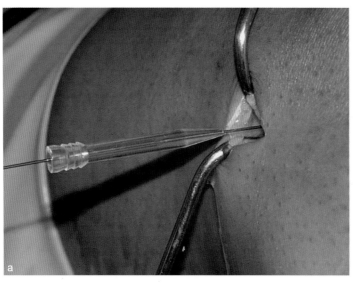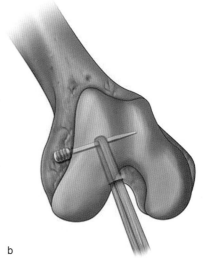

图 24.8 软组织肌腱移植物股骨侧经皮质 - 松质骨悬吊装置。(a ）一个横向闩插入经远端股骨侧面的小切口；(b ）固定机制的线性示意图

或在术中应用荧光透视检查[27, 38-39, 134, 162]。

生物力学研究比较了可生物吸收和金属界面螺钉，结果显示软组织移植物使用可生物吸收螺钉所达到的固定强度和刚度可以和金属螺钉相同[7, 34, 71, 194]。

隧道内肌腱软组织移植物的界面螺钉固定较隧道外固定方法的优势如下：

· 符合解剖学以及直接固定。靠近关节线口的界面螺钉固定已经证实可以增强软组织移植物、骨的愈合、肌腱与骨的融合，以及固定强度[197]。

· 降低了移植物"工作长度"。如果使用隧道外固定装置，固定位置与原始 ACL 止点的距离会产生"松紧绳 - 绳"[156] 或者是"挡风玻璃 - 雨刷"效应从而导致骨隧道变宽[63, 89]。松紧绳 - 绳效应是移植物的弹性纵向形变，而挡风玻璃 - 雨刷效应可以看成是隧道内的移植物矢状运动。近来，Cheung 等[41] 在一项体内试验证实了股骨十字针固定引起的股骨隧道的变宽程度，较可生物吸收性界面螺钉固定要大，这可能就和挡风玻璃 - 雨刷和松紧绳 - 绳效应有关。

· 高刚度。在隧道外固定的情况下，股骨和胫骨固定装置之间的距离不仅导致移植物隧道内的活动，也会导致较低的结构刚度。

另一方面，经皮质骨固定装置较隧道内固定的生物学和机械学方面的优势有：

· 更长的骨隧道可带来更好的修复愈合，原因是有更大的骨接触面，以利于肌腱愈合。

· 移植物可沿隧道壁圆周的各个方向修复愈合。

· 完全填充骨隧道。

· 可以紧紧抓牢皮质骨而不是松质骨。皮质骨的强度可达到松质骨的 30 倍，更不容易被其他因素影响，如 BMD、性别、年龄、酒精使用和吸烟[90]。

用猪模型进行的生物力学试验比较了隧道内和隧道外固定装置，结果显示隧道外固定装置有更好的机械特性[3, 128, 175, 209]。

一些试验同样比较了不同的隧道外固定装置，在失效负荷及循环负荷的条件下，在结构特性方面并未显示出临床上相关的差异[16, 45, 61, 99, 145, 168-169]。

24.1.4.2 关于股骨固定的临床试验

尽管不同的固定装置的生物力学研究显示出了一些差异，但最近 2 篇综述[55, 168-169] 比较了可生物降解及金属界面螺钉，包括了 BTB 和软组织两种肌腱移植物。它们在前向松弛度，以及 IKDC、Lysholm 或 Tegner 活动评分上均未显示出差异，虽然可生物降解螺钉组的关节渗出的发生率较高[168-169]。

此外，近期还有 2 篇综述文献比较了隧道内和隧道外固定，结果也未显示出临床差异[43, 80]。

临床试验还比较了隧道外固定装置如微孔钢

板和 Transfix[149, 205]、RigidFix 和微孔钢板[13]，或是 RigidFix 和 Transfix[78]，在功能效果方面并未显示出任何显著性差异。

正如我们前面所述，隧道变宽是隧道外固定装置的一个主要担忧。特别是，微孔钢板在术后 3 个月仍能观察到和股骨隧道扩大之间的联系[14, 110, 172]，然而，这并未影响临床效果。近期一项研究[133]显示在使用股骨横向固定系统和一个附加的股骨隧道口的骨栓扩大物行 ACL 重建，在 MRI 评价时能显示出更高水平的移植物填充效果。同一作者[132]近期还报道了一项使用腘绳肌和经股骨固定装置行 ACL 重建后 5 年随访的临床及 MRI 评估。他们发现前交叉韧带重建随访中有别针变形、破裂或移位的患者，腘绳肌肌腱移植物完整性及信号强度，较别针十分完整或基本完整者要显著增高。作者得出的结论是可生物降解的固定别针丧失了结构完整性，在某种方式上显示了别针 / 肌腱结构的持续负荷，从而骨和移植物融合程度产生了问题，然而，并未发现显著的临床差异。

24.1.4.3 胫骨固定

胫骨固定的挑战性较股骨固定更高，至少有 2 个主要原因：胫骨 BMD 较远端股骨要低，还有一个原因是胫骨固定装置必须要抵抗平行于胫骨隧道轴向的张力[25-26, 114, 179]。胫骨固定可能的失败原因包括移植物滑动或微小移动，这些都会导致残留部分松弛和隧道增宽。基于这些原因，胫骨固定是应用软组织移植物行 ACL 重建时股骨 - 移植物 - 胫骨复合体最弱的连接处。

胫骨固定装置分类如下：

1. 压紧装置：界面螺钉。
2. 膨胀装置：它包括一个可扩张的四通道的脊状护套和锥形可调螺钉。4 个通道分别抓牢四股腘绳肌肌腱移植物的每一股，这样组成的单独的隔室可以分别直接与松质骨压紧，以最大程度增加骨融合。这种类型的固定装置包括 Intrafix（DePuy Mitek）、AperFix II（Cayenne Medical）、BIOSURE SYNC（Smith & Nephew）、ExoShape（MedShape，Atlanta，Georgia）和 GraftBolt（Arthrex）（图 24.9）。
3. 皮质骨固定装置：吻合钉、缝合于柱的缝线、

螺钉和锥形垫圈。
4. 混合固定：它混合了压紧与皮质骨固定装置。

胫骨固定方面的革新较股骨固定要少很多，盛行的是界面螺钉。除了金属的、可生物降解的，以及生物复合材料装置，由聚醚醚酮及聚对苯二甲酸乙二醇酯材质组成的塑料移植物变得十分流行。它们的优点是惰性不吸收和不会影响影像试验研究，而且，在 ACL 翻修时，它们可以扩大钻孔（图 24.10）。

影响胫骨端界面螺钉初始固定特性的因素和股骨端不同，如下：
- 螺钉形状。螺钉长度在胫骨端固定有很大影响，因为胫骨端骨隧道壁与软组织肌腱移植物之间的摩擦力是由螺钉长度决定的。一些研究显示长螺钉（28 ~ 35 mm）能显著增加极限失效负荷，如果螺钉头能够嵌入骨皮质还能减少滑动[83, 163, 195-196]。近期一项使用不同长度与直径的生物复合材质楔形界面螺钉的猪胫骨模型研究[86]显示，较长、较宽直径的螺钉能提供

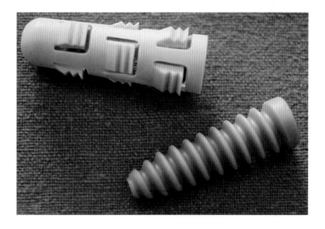

图 24.9 软组织移植物胫骨侧膨胀装置（GraftBolt Arthrex）：它包括一个可膨胀脊状护套和一个锥形膨胀螺钉

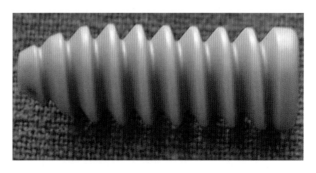

图 24.10 聚醚醚酮界面螺钉（Arthrex）

更大的固定强度和无滑动。实际上，一般推荐胫骨端的螺钉直径要大于隧道直径 1 mm，尤其是在未使用混合固定系统时。

· 隧道膨胀。生物力学研究 [52-53, 174] 报道了连续膨胀与抽出钻孔之间相互矛盾的结果。先前的使用猪胫骨的试验研究 [52-53] 显示，在正常骨中，隧道膨胀并不能提高软组织肌腱移植物的固定强度；而另一方面，近期一项包含 40 例患者的研究 [174]，针对骨隧道中肌腱移植物的移动以及膝关节松弛度进行评价。研究中使用射线立体测量进行分析，结果显示连续膨胀组的滑动较抽出钻孔组要小。

· 螺钉放置。软组织移植物的固定或是把螺钉嵌入移植物束的侧面（离心地），或是嵌入移植物束中心（向心地）。集于中心放置的螺钉能增大移植物束与骨隧道壁之间接触面，由此为愈合修复提供一个较大的界面，尽管实际上两者之间并未发现差别 [170, 173]。在胫骨侧螺钉偏移同样很重要。纵使很罕见，研究也证实螺钉偏移≥15°能显著降低软组织肌腱移植物 - 骨隧道之间的固定强度 [5, 52, 53]。

· 骨矿物质密度。正如前面所讨论的，BMD 是胫骨侧最重要的影响变量 [110, 183]。

近期比较胫骨固定装置的生物力学试验显示了一些不一致的结果。

一项在尸体标本模型上进行的试验 [152-153] 比较了顺行的 Delta Screw（Arthrex）和逆行的 Retro Screw（Arthrex）。结果显示前者较后者有更大的嵌入力矩，而且关节内部移植物有更大的张力。然而，相同的作者也证实在骨质疏松骨上，2 种固定装置并没有显著的差异 [152-153]。近来一项含有 20 例牛胫骨样本含量的研究也证实这两种固定装置之间并没有差异 [191]。

Kousa 等 [106] 在猪胫骨上试验了 6 种不同的胫骨固定装置，结果显示膨胀装置（Intrafix）较界面螺钉和骨皮质固定能提供更强的固定强度。随后 2 项尸体研究 [35, 190] 比较了 Intrafix 和可生物降解螺钉固定，也显示出不一致的结果。

Aga 等 [1] 采用使用牛肌腱的猪模型比较了金属、可生物降解及 PEEK 材质的界面螺钉，还有另外 5 种膨胀装置。结果显示尽管在膨胀装置中有最高的极限失效负荷和最小的周期性位移，但螺钉与膨胀装置的组间比较并未在极限失效负荷

以及周期性位移方面显示出任何显著性差异。

胫骨皮质固定装置可以提供牢固的起始固定 [114]，但移植物往往会突出，会引起局部皮肤刺激和疼痛 [25, 26]。

为了提高移植物的固定强度以及降低滑动的风险，混合固定装置应运而生，而且和标准的非 - 增强固定装置进行了比较。对以下混合组合体进行了测试：螺钉、垫圈和骨钉混合 [91]，螺钉和垫圈混合 [204]，钉和界面螺钉混合 [56]，界面螺钉和双尖板混合 [182]，界面螺钉与自体移植物骨扩大物混合 [157, 185]，以及界面螺钉与 Bio-Tenodesis Screw 混合 [189]。所有这些试验均显示混合固定系统有更好的机械特性，即使是应用在骨质疏松骨上 [157]。

24.1.4.4 胫骨固定的临床试验

使用金属或可生物降解螺钉固定并未显示出临床差异 [55, 168-169]。然而可生物降解螺钉有更高的囊肿形成风险 [6, 70, 73] 及胫骨侧骨隧道变宽的可能性 [42, 49, 112, 187]。特别的是，这些问题在涉及以聚 L 乳酸为基础的螺钉时报道更多，也许是因为这种多聚物最常被使用 [24, 77, 107, 111, 142, 160, 164, 166, 201]。

试验研究比较了界面螺钉、皮质骨固定以及有护套的螺钉，结果并未显示任何显著的临床差异 [66, 82, 94]。

最近一项研究 [135] 比较了胫骨固定方法中的可生物降解的界面螺钉固定及混合固定（螺钉和后固定）2 种固定装置的临床预后。结果显示在 Lachman 试验评估中有显著差异，因而该研究推荐使用可生物降解螺钉补充螺钉垫圈的后方固定。

记忆要点

BTB 和软组织移植物有许多不同的固定装置可以选用，尽管生物力学有差异，但许多固定技术的临床效果均是可以接受的。但目前最好的固定方法还没有明确，大多数这些固定装置在测试中均超过了 Noyes 等 [136] 提出的正常 ACL 的生理负荷。可生物降解的界面螺钉固定是 BTB 移植物固定的金标准，新出现的生物复合材料能够增加骨融合。另一方面，就软组织移植物固定来讲，悬吊固定在股骨侧能提供最佳的力学特性，而可生物降解界面螺钉仍旧是胫骨侧最常使用的固定装置。

24.2　使用髌腱的压配固定

Wolf Petersen

24.2.1　引言

由于在卫生保健中花费的增多，近年来对 ACL 压配固定的兴趣与日俱增。压配固定中骨与骨之间直接愈合修复，并且减少了和植入物固定相关的缺点，如移植物撕裂、骨重吸收、慢性滑膜炎或过敏反应[202]。该种固定技术另外一个重要的特性是 ACL 重建翻修时更为容易。

一项生物力学试验研究显示压配固定中极限负荷较界面螺钉固定显著降低[131]。其他研究显示在固定强度上两者并未有差异[46, 121, 141]。临床试验报道 BPTB 在应用压配固定方法行 ACL 重建时有非常令人满意的中期及远期效果[88]。

此文的目的是介绍股骨侧 BPTB 压配固定的技巧（图 24.11），我们在高竞技水平运动员、使用翻修术及希望运用移植物的患者中使用这项技术。

24.2.2　技巧

在许多压配固定技术中，骨块的直径要比隧道直径小 0.5 ~ 1 mm，因此，骨块及隧道准备是这项手术技巧中最关键的。

24.2.2.1 移植物获取

为了获取移植物肌腱，我们取一个长度为 6 cm、起始于髌骨远端部分、止于胫骨粗隆的纵行切口，切除并取出一个 9 ~ 10 mm 宽的髌腱中

间带、胫骨结节及髌骨上会各取一个骨块，胫骨结节上取得的骨块会用摆锯制作成梯形形状的。一般来说，胫骨上取得的骨块会用于股骨侧固定，髌骨上取得的骨块会用于胫骨侧压配固定。如果须使用胫骨压配装置，髌骨骨块会制作成楔形形状，以达到胫骨侧压配固定。

锥形形状骨块的直径较骨隧道要大 0.5 mm，使用移植物尺寸筛选器（Karl Storz, Tuttlingen）可以保证肌腱完全通过合适的预定骨道。然后用咬骨钳将骨块加工成锥形，这样可使它的末端的 5 mm 和骨隧道尺寸相同（图 24.12）。

24.2.2.2 隧道制备

我们使用前内侧钻孔技术来制作股骨隧道，因为生物力学和解剖学试验已经证实在 ACL 覆盖面的匹配程度上，应用前内侧入路钻孔技术比经胫骨技术更接近。

我们使用一个特定的前内侧入路瞄准器以放置导线，它是补偿定位器是专门设计出以通过股骨前内侧入路的。内侧入路瞄准器用来把导线放置在 ACL 止点的中心。克氏针是经前内侧入路在直视下放置的，正确的隧道制备可利用 Petersen 和 Zantop[143] 描述的解剖学标志点，比如髁间线和软骨边界。

当克氏针放置在股骨止点中心时，4.5 mm 的钻头将股骨隧道钻孔。整个隧道长度在 30 ~ 45 mm 之间。然后 6 mm 的钻头将在非直视下钻孔，盲钻隧道长度达到 25 ~ 30 mm，这要根据整个隧道的长度而定。为进一步制备，还会使用扩张器（Karl Storz, Tuttlingen, Germany），隧道直径会比胫骨移植物圆柱体小 0.5 ~ 1 mm（图 24.13a-c）。

所有情况下，隧道的最终位置都要用经前内侧入路置入的关节镜证实和记录。

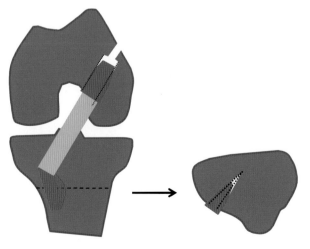

图 24.11　BPTB 移植物压配固定示意图

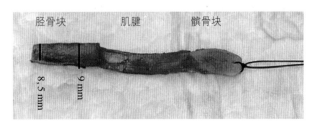

图 24.12　压配固定中骨 - 髌腱 - 骨自体肌腱移植物的制备

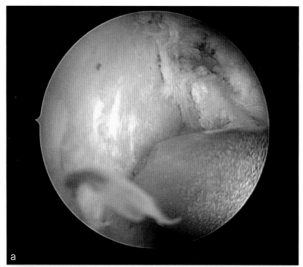

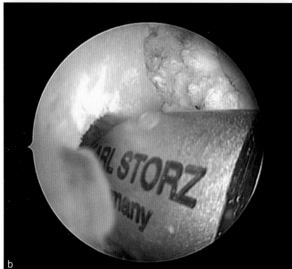

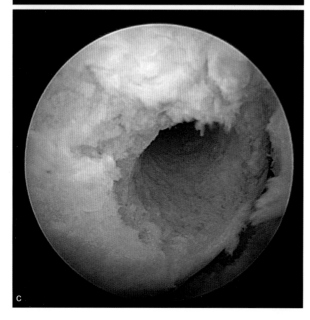

图 24.13 （a）内侧入路瞄准器经内侧入路置入，导线要放置在股骨止点中心。（b-c）扩张器的使用可以使隧道制备过程更加仔细、小心

股骨隧道制备可供选择的方案是使用 Hertel 和 Behrend[87] 所描述的特定的铰刀，然后，制备的骨块会用于填充股骨隧道。

在制备胫骨隧道时也会使用特定的定位器，胫骨隧道的瞄准及钻孔是在膝关节屈曲 45° 下进行的。为了达到解剖学上的隧道制备，胫骨侧 ACL 的残端应该留在原位置。没有残端的患者，外侧半月板前角可作为标志。解剖学试验研究已经证实外侧半月板前脚的后缘与胫骨侧 ACL 止点的中心是一致的 [143]。克氏针要放置在胫骨侧 ACL 覆盖面的中心，然后，隧道钻孔的直径要较从胫骨获得的骨块大 0.5 mm。

24.2.2.3 移植物的通道和固定

首先，含有缝线袢的导线穿入股骨隧道，然后将缝线袢拉出股骨隧道。这个缝线袢是用来把移植物拉入关节内的。首先是胫骨骨块的拉入，肌腱移植物就经胫骨隧道进入关节内。这样，骨块的一半长度能够很容易地滑进股骨隧道（图 24.14a-d ）。

保持股骨缝线的张力并使膝关节屈曲到 110° ~ 120°，一个直线冲击器经前外侧入路放入关节内。在关节镜控制下，骨块能够很轻松地进入股骨隧道，直到骨块能够与股骨骨隧道入口水平。固定的稳定度可以用最大手部力量拉住肌腱移植物缝线的远端进行测试。

在胫骨侧，要用骨凿制作一个浅沟，直线冲击器用来锤击髌骨骨块，以使其锋利端首先进入浅沟内，以达到胫骨侧压配固定。胫骨隧道壁和肌腱移植物之间的孔隙可用从隧道制备中得到的自体骨栓填充。当使用钻头和扩张器时，我们可以应用由磷酸三钙（Synthricer，Karl Storz ）制成的骨替代物。

24.2.3 结果与讨论

本文所讨论的技术是 Hertel 等 [88] 所描述的压配技术关节镜下的改良版本。这种技术在 Martin Luther 医院已经应用了 20 多年。Hertel 等 [88] 公布了经微小开放性切口 BPTB 压配固定的 10 年的研究结果。在这个回顾性队列研究中，没有发生前交叉韧带再次破裂的情况，骨关节炎的改变也仅仅是轻微的，大多数患者在术后 10 年的随访中均表现出极佳或者是良好的效果。这种微小开放性

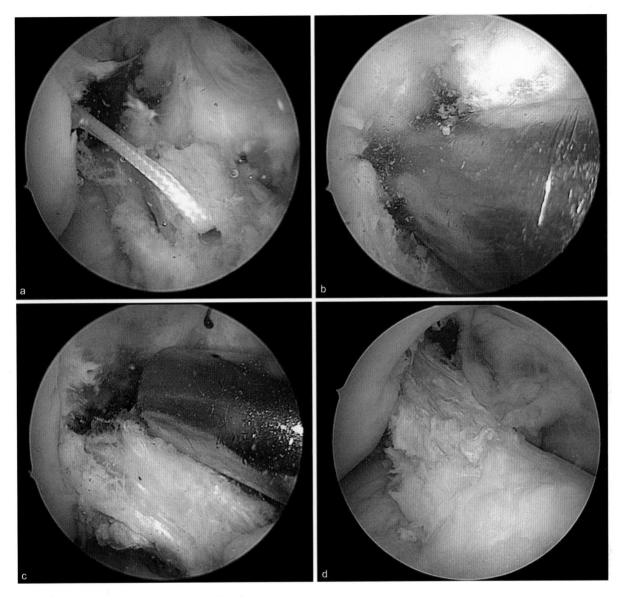

图 24.14 （a-d）髌腱骨移植物拉入股骨隧道内，（d）最终效果

切口技术是符合解剖学的，因为股骨隧道的钻孔的完成是经内侧关节切开术达到的[87]。这种技术的原理已经被公布了[144]：入路处钻孔、入路处直视、覆盖面重建。我们认为关节镜技术也能达到相同的效果，因为关节镜技术也是符合解剖学技术的[144]。

其他作者也描述了 BPTB 压配固定技术所取得的鼓舞人心的临床效果[57, 72, 202]（Boszotta and Anderl 1997）。因此，我们认为在 BPTB 用于 ACL 重建中，压配固定是界面螺钉和十字别针固定很好的替代办法。压配固定有很多优势，如技术成本效益高，直接的骨与骨之间愈合修复而不借助植入物，和界面螺钉固定一样也不发生肌腱

移植物撕裂、骨重吸收、慢性滑膜炎及和植入物重吸收相关的过敏反应等情况。

24.3　使用股四头肌肌腱进行压配固定

Juergen Hoeher 和 Ralph Akoto

24.3.1　使用股四头肌肌腱作为自体移植物的原因

使用股四头肌肌腱（quadriceps tendon，QT）作为自体移植物进行 ACL 重建首先被 Marshall 等所描述[118]。其他率先使用 QT 作为自体移植物的

先驱者还有 Blauth、Staeubli、Fulkerson 等 [21, 65, 176]。在过去，QT 并不像其他肌腱移植物那样经常被使用，然而近年来，QT 移植物得到越来越多 ACL 重建外科医生的青睐。主要原因是它有良好的生物力学和生物学特性，以及在取肌腱处有较低的并发症发生率 [130]。

对外翻力有高要求的患者例如从事武术项目的（如柔道）（图 24.15）或者 MCL 长期缺损的患者都能从保持腘绳肌肌腱功能完整中受益。因为腘绳肌肌腱已经被证实在动态膝关节稳定中有重要的作用 [62, 126]。在这类患者中，QT 另外一个相比髌骨肌腱自体移植物的优势是取肌腱处的并发症发生率更低 [67, 101]。

24.3.2　前交叉韧带重建手术中的压配固定

无植入物的压配固定避免了界面螺钉的使用，这一固定方法使用不同种类的肌腱移植物，在过去已经被很多作者提出 [23, 88, 138]，因为它似乎是更符合生物学的方法。压配固定已经被证实能够提供良好的生物力学固定强度 [46]，以及会有很好的临床效果 [57, 88, 138]。Huber 设计出一种针对股四头肌肌腱自体移植物的无植入物的压配固定技术。这种固定技术使用经胫骨技术 [12]。然而，一些研究显示经胫骨技术制备的股骨隧道可能是不符合解剖学的 [15, 105]。因此，我们设计出 Huber 技术的改良版本。在我们机构里，我们使用 QT 自体移

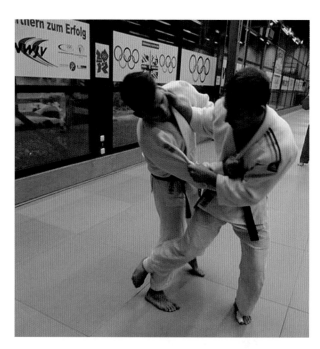

图 24.15　柔道运动员的常用动作，膝关节此时外翻力很大，而动力性腘绳肌活动可以保证膝关节稳定

植物行无移植物的压配固定，此改良固定技术经由前内侧入路，显示出了很好的临床效果 [4]。

24.3.3　所需要的设备

在使用 GT 移植物行压配固定进行 ACL 重建所需要的装备列出如下（图 24.16）。

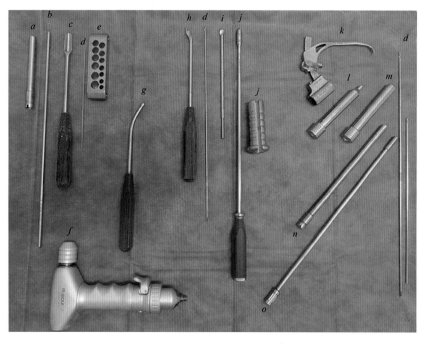

图 24.16　股四头肌肌腱移植物用压配固定技术行 ACL 重建所需的工具（Richard Wolf, Knittlingen, Germany）：（a）内径为 9.4 mm 的特殊的空心钻，这种特殊的空心钻 2/3 周含有锋利的刺，另外 1/3 周圈是钝的；（b）抓线器；（c）骨锹；（d）1.8 和 2.5 mm 的克氏针；（e）肌腱尺寸筛选器样板；（f）振动空气压缩钻；（g）弧形冲击器；（h）股骨补偿定位器；（i）8 mm 空心铰刀；（j）9mm 压实器及回缩套筒；（k）胫骨钻孔定位器（设备"Heidelberg"）；（l）胫骨克氏针钻孔定位器；（m）胫骨空心钻孔定位器；（n）全周圈带有尖刺的空心钻（外径 9.5 mm）；（o）窄口冲击器

24.3.4　手术技巧

患者仰卧于标准手术台上，大腿上段绑一止血带，手术台下部有一转轮可以使膝关节在 90°和 120°屈曲，手术台上固定一下肢支持器用来从侧面稳定大腿（图 24.17a，b）。

手术中，常规要进行关节镜下的诊断，如有必要，要经标准半月板入路行半月板手术。然后膝关节屈曲 90°，距髌腱内侧 1 cm 靠近胫骨边缘上方处建立一前内侧入路。入路的方向可以用腰椎穿刺针进行确认，当达到前交叉韧带股骨侧覆盖面时要格外小心。这个入路可以轻微地扩大以当作操作的前内侧入路使用（如图 24.18）。

24.3.4.1　移植物的获取

沿髌骨近侧做一 4 ~ 5 cm 的纵切口，向近侧延伸，集中于股四头肌肌腱中心。取出一个50 mm 长、10 mm 宽的肌腱束，务必要格外小心，以保证髌上囊的完整（图 24.19a-e），移植物近端使用高强度的聚乙烯缝线，采用锁边缝合技术进行缝合（图 24.19f，g）。移植物缝合末端要穿过固定于振动空气压缩钻的空心钻上（图 24.19h-j），这种特殊的空心钻 2/3 周圈含有尖刺，另外 1/3 周圈含有钝刺（图 24.19k）。使用内径为 9.4 mm 的空心钻，可以在髌骨近端取得一个长度为 20 mm的圆柱形骨块。这样，一个总长度为 7 cm 的移植物就制成了（50 mm 长的肌腱束以及 20 mm 长的圆柱形骨块），最后，肌腱缺损处用连续缝合方法进行关闭。

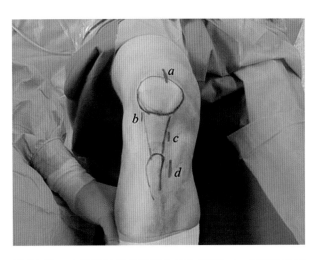

图 24.18　皮肤切口和关节镜入口（右膝）：（a）获取股四头肌肌腱移植物切口；（b）高位置的前方外侧入路；（c）低位置的前内侧入路；（d）胫骨隧道制备的切口

陷阱

当获取股四头肌肌腱骨块时，空心钻方向必须要与髌骨的骨皮质平行，还要避免用空心钻钝的部分穿过皮质骨，因为这样会产热或者导致空心钻被卡住。在获取髌骨骨块时，空心钻要用水进行冷却。

由于定制钻的尺寸，圆柱形骨块的直径可以精确到 9.4 mm，这可以使用移植物尺寸筛选器来确认（图 24.20a）。

为了制备移植物，骨块要用咬骨钳制成锥形

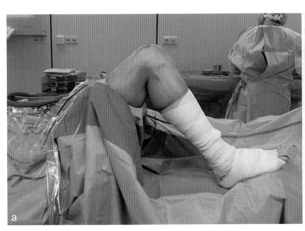
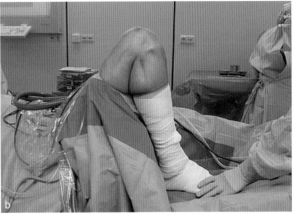

图 24.17　体位：患者仰卧位，侧面用一支持器，大腿上段绑一止血带，手术台下部有一转轮可以使膝关节在（a）90°和（b）120°屈曲

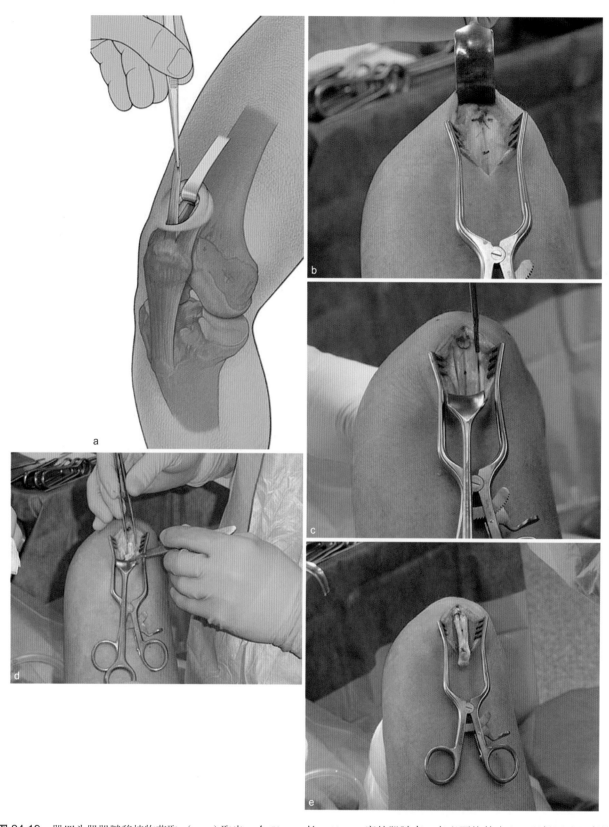

图 24.19 股四头肌肌腱移植物获取：（a-e）取出一个 50 mm 长、10 mm 宽的肌腱束，务必要格外小心，以保证髌上囊的完整；（f-g）移植物近端使用高强度的聚乙烯缝线，采用锁边缝合技术进行缝合；（h-j）移植物缝合末端要穿过固定于振动空气压缩钻的空心钻上；（k）用于肌腱移植物获取的内径为 9.4 mm 的空心钻的锋利刃，这种特殊的空心钻 2/3 周圈含有尖刺，另外 1/3 周圈含有钝刺

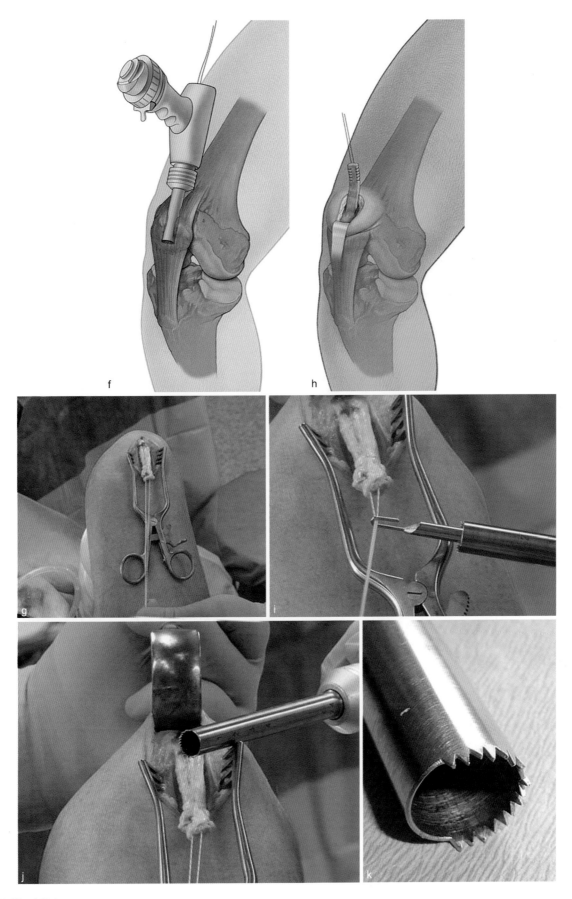

图 24.19 （续）

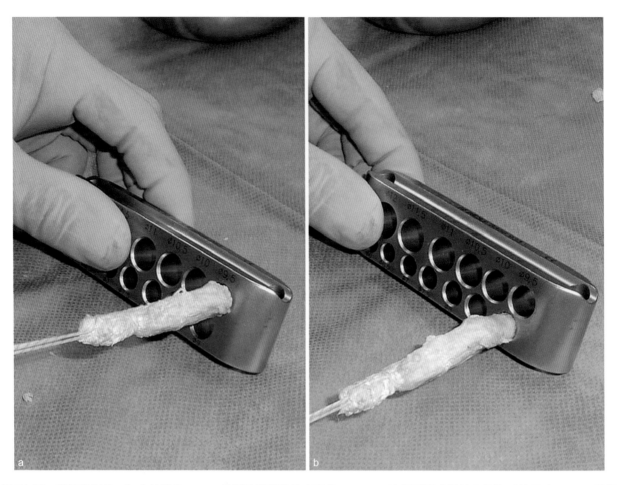

图 24.20　移植物制备。(a)长度为 20 mm 的圆柱形骨块的直径为 9.4 mm，这样可以确保整个骨块可以通过 9.5 mm 的样板；(b)在骨块准备好后，要用咬骨钳将骨块制成锥形的，以使其远端一半（1 cm）刚好匹配 9 mm 的样板，整个骨块不能通过此样板

的，以使其远端一半（1 cm）刚好匹配 9.0 mm 的样板（图 24.20b）。然后在骨块上钻一个 1.6 mm 的孔，穿入一根聚乙烯缝合线，以备随后的移植物使用，最后第二根高强度聚乙烯缝合线在近端肌腱末端锁边缝合（图 24.21）。

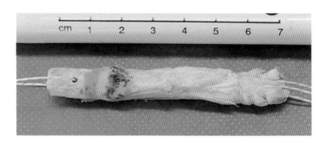

图 24.21　QT 移植物制备完成后：总长度为 7 cm（50 mm 长的肌腱束以及 20 mm 长的圆柱形骨块）的肌腱移植物有一条高强度聚乙烯缝线

> **小贴士**
>
> 　　肌腱移植物的骨块不应该长于 20 mm，否则，骨块将很难穿过关节及进入股骨隧道。

24.3.4.2 隧道的放置及制备

　　含有一个 7 mm 偏心钩的股骨钻孔定位器在膝关节屈曲 90° 时放入前内侧入路，偏心钩要放置在超过顶部的位置。膝关节慢慢屈曲到 120°，

要穿一根 2.5 mm 的导线进入钻孔定位器，直到其进入侧面股骨髁。然后再使用一个 8.0 mm 的空心铰刀，在股骨上制备一个长 20 mm 的槽（图 24.22a-b）。最后股骨隧道进一步用 9.0 mm 的压实器压实，深度大概为 22 mm（图 24.22c）。

　　为了制备胫骨隧道，要经前内侧入路处放入

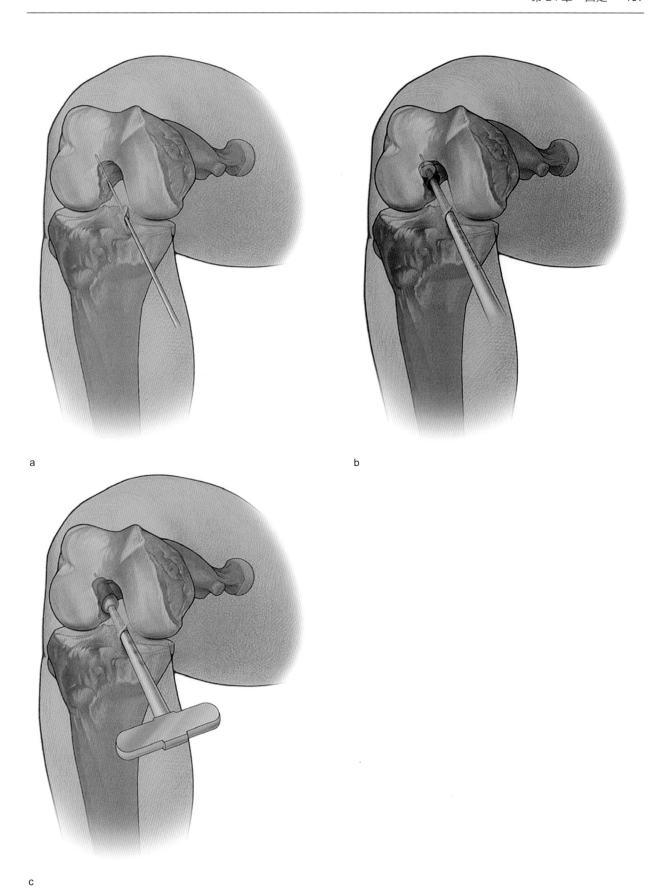

a

b

c

图 24.22　股骨隧道的制备。(a)膝关节屈曲到 120°，经前内侧入路穿一根 2.5 mm 的导线进入侧面股骨髁；(b)使用一个 8.0 mm 的空心铰刀，在 ACL 股骨覆盖面上制备一个长 20 mm 的槽；(c)股骨隧道进一步用 9.0 mm 的空心压实器压实

一个胫骨钻孔定位器。将对齐钩放入 ACL 胫骨覆盖面中心。在胫骨内侧做一长度为 2~3 cm 的纵行皮肤切口，这样钻孔定位器才能放置在胫骨前内侧。经钻孔定位器向关节内放一根 2.5 mm 导线（图 24.23a）。然后将导线换成钻孔套筒，这样就能用 9.5 mm 的空心钻来制备胫骨隧道（图 24.23b-c），最后就可以从胫骨上获取一个圆柱形的骨块（24.24a）

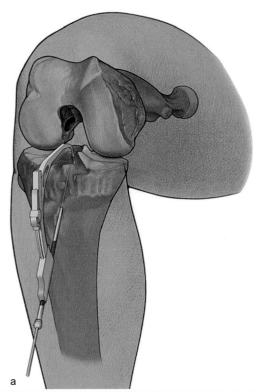
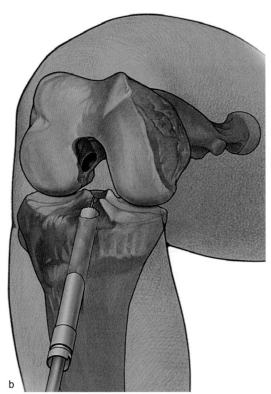
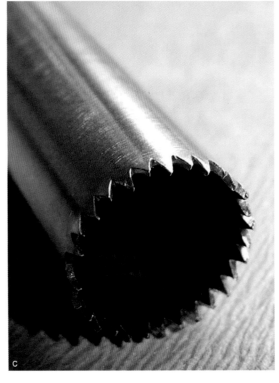

图 24.23　胫骨隧道制备。（a）经前内侧入路放入一个胫骨钻孔定位器，将对齐钩放入 ACL 胫骨覆盖面中心，向 ACL 胫骨覆盖面放一根 2.5 mm 的导线；（b）通过导线用 9.5 mm 的空心钻钻孔，这样就能从胫骨隧道上获得一个 8.5 mm 的松质骨；（c）用于胫骨隧道制备的 9.5 mm 的空心钻的锋利刃，这种空心钻整周圈都含有尖刺

陷阱

胫骨骨块往往仍经前交叉韧带残留部分与胫骨平台相连。因此，在从胫骨隧道取出含有骨块的空心钻之前，须用电钩将骨块游离。

小贴士

移植物的骨块应该被旋转，以使韧带嵌入点可以远离镜头。然后可用探针把骨块更好地引入股骨隧道内正确的位置。

在胫骨隧道出口远端制备一个长度为 1 cm 的皮质骨骨桥，穿入一个缝线袢跨过骨桥，以备随后固定移植物用。

24.3.4.3 从胫骨获取的骨栓的制备

从胫骨获取的圆柱形骨块要分成 3 部分。近端大约 2 cm 长的骨栓要纵行劈开，这样可以作为一个楔子把移植物组织紧紧楔进骨隧道压紧。骨栓中间部分可用来填补髌骨骨缺损，远端部分将在手术结束时，被用来填充进胫骨隧道末端（图 24.24b ）。

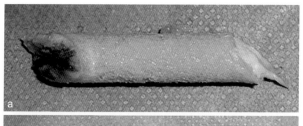
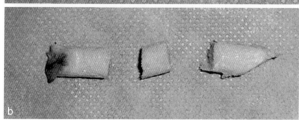

图 24.24 用空心钻从胫骨上获取的圆柱形骨块：(a) 整条圆柱形骨块；(b) 从胫骨获取的圆柱形骨块要分成 3 部分。近端大约 2cm 长的骨栓要纵行劈开，这样可以作为一个楔子把移植物组织紧紧楔进骨缺损压紧。骨栓中间部分可用来填补髌骨骨缺损，远端部分将在手术结束时，被用来填充进胫骨隧道末端

24.3.4.4 肌腱移植物放置和固定

随着骨块首先进入，移植物也从胫骨隧道以常用的方式被拉入关节内。这样，一半长度的骨块可以更容易滑进股骨隧道。

保持股骨侧缝线的张力，把关节屈曲到 120°，然后将一个直线冲击器经前内侧入路置入关节内。在关节镜控制下，骨块可以轻柔地嵌入股骨隧道，直到骨块位置与股骨骨隧道入口平行（图 24.25a-c ）。将膝关节慢慢伸直，缝线随之退出胫骨隧道，以确保压配固定和骨块在股骨侧的稳固，肌腱移植物也被拉向远端。将膝关节在运动范围内移动，退出的一半的缝合线的末端将穿过额外的皮质骨孔洞，缝线也随之在膝关节屈曲 30° 时，被固定在骨桥上。然后，劈裂开的用于填充的骨栓被插入胫骨隧道内韧带组织的前面。这时可以沿移植物组织的边缘，轻轻地朝关节线方向敲打骨栓，如此可以将肌腱移植物与胫骨隧道壁压紧（图 24.26a-c ）。从胫骨上回收的骨栓的末端部分将用于填充胫骨隧道的远端部分（图 24.26d ）。剩下的所有骨材料将被用于填充髌骨骨缺损，随后，切口将用常规方法缝合。

我们推荐一个标准的康复方案，即 3 周内膝关节部分负重。手术后 3 个月可行 CT 扫描来评估骨缺损的程度以及隧道修复愈合的质量（图 24.27 ）。在过去 2 年的时间内，超过 100 名患者应用了此种技术。该技术与使用绳肌腱的标准方法对比的临床试验正在进行，这将能进一步阐明此手术方法的优点。

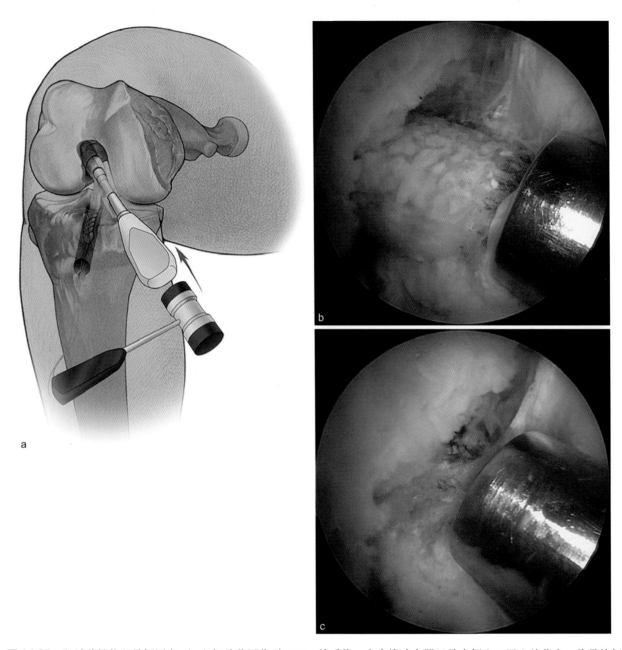

图 24.25 肌腱移植物股骨侧固定：（a）把关节屈曲到 120°，然后将一个直线冲击器经前内侧入口置入关节内，将骨块轻轻敲入股骨隧道，直到骨块被股骨皮质固定；（b）关节镜下视野：股四头肌肌腱移植物骨块的一半嵌入股骨隧道，用一个直线冲击器置于骨块末端，以达到压配固定；（c）关节镜下视野：将圆柱形骨块置于股骨隧道后，它与隧道入口在同一平面，这样就达到了压配固定

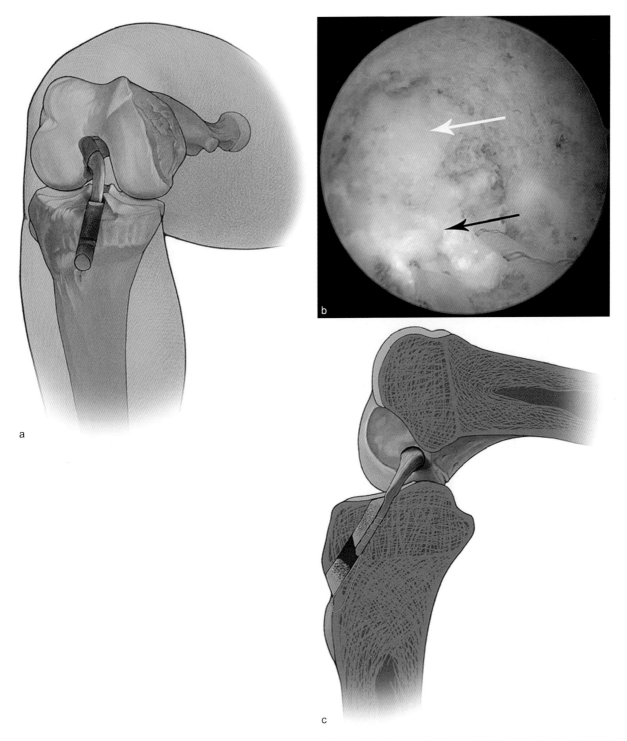

图 24.26　胫骨移植物固定。(a) 胫骨上获取的楔形骨块，肌腱移植物在临近关节线上紧压骨隧道壁。另外，肌腱移植物用固定于骨桥上的缝线稳固；(b) 关节镜下隧道视野：肌腱移植物 (黑色箭头) 和楔形骨块 (白色箭头)；(c) 获取骨块的剩余部分被用于填充胫骨隧道，像塞子似地封闭骨隧道末端

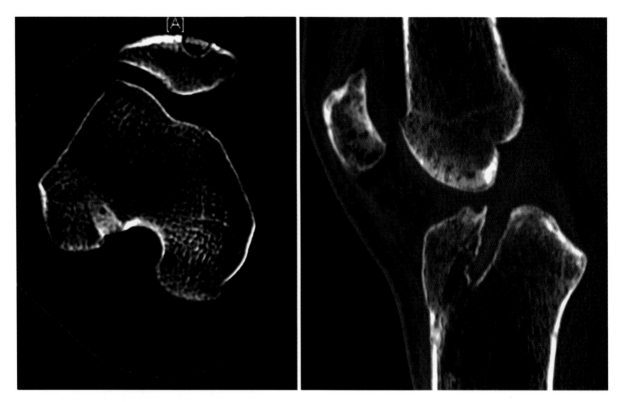

图 24.27 术后 3 个月右膝关节的 CT 扫描

记忆要点

QT 自体移植物作为撕裂的 ACL 的替代物，因其良好的生物力学特性和取腱处较低的并发症发生率而大受青睐。在众多的手术技术中，无植入物的压配固定技术显示出了优良的生物力学特性和临床效果。本章节介绍了一种应用 QT 自体移植物，在关节镜下利用压配固定及前内侧入路方法行 ACL 重建的技术，获取一个直径为 5 cm 的 QT 并连接一个 2 cm 的骨块。经低的前内侧入路制备一个符合解剖学的股骨隧道。胫骨隧道的制备要使用空心钻，如此可以获取一个游离的圆柱形骨块。肌腱移植物首先置入胫骨隧道，而固定于其顶端的骨块经前内侧入路被敲入股骨隧道，以达到压配固定。肌腱移植物末端拉紧，缝线绑定于胫骨隧道末端的骨桥上。从胫骨上获取的圆柱形骨块的末端形状被定型，紧贴肌腱移植物组织，置入胫骨隧道，以达到胫骨隧道内的压配固定。胫骨隧道的末端用剩余的骨块填满。

这种技术对于那些可因保留腘绳肌肌腱功能即外翻运动时稳定膝关节而受益的患者是一个很好的选择，像对外翻力有高要求的运动（武术、柔道等）或是长期 MCL 缺失的患者。

24.4 无需植入物的腘绳肌的压配固定

Hans H. Paessler 和 Rainer Siebold

24.4.1 引言

使用腘绳肌肌腱移植物行 ACL 重建时，有很多种固定装置可以选用。这些固定装置不仅增加了费用，还能在 MRI 检查时显示出伪影及增加翻修手术时的并发症。

腘绳肌肌腱使用压配固定技术在解剖学上接近前交叉韧带嵌入，这样除了能消除松紧绳和挡风玻璃 - 雨刷效应，还无需任何植入物。总的来说，将半腱肌和股薄肌两者的末端打结成一个简单结，用不可吸收线缝合，这样可以形成一个袢。股骨侧制备一个瓶颈似的隧道，肌腱袢的结要经此隧道固定在髁间窝壁上较厚的皮质骨上，这样能达到符合解剖学的嵌入（图 24.28）。

24.4.2 手术技巧

24.4.2.1 移植物制备

半腱肌和股薄肌要从一种标准方法下，从足部的软组织上获得。在工作台上，将 2 种肌腱的末端用一个简单绳结系在一起，绳结要在周期性的手工负荷下最大程度打紧，并用 4 根 U- 形 Ethibond 2 缝线加固（图 24.29）。肌腱移植物一端含有一个肌腱绳结，而另一端含有一个肌腱袢。在 Mersilene 带的帮助下（或类似的东西），肌腱

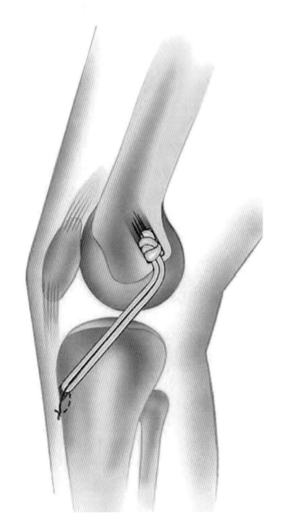

图 24.28　腘绳肌肌腱应用压配固定技术行前交叉韧带重建时无需植入物

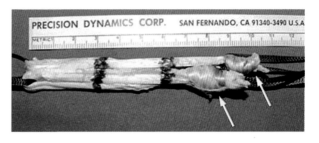

图 24.29　准备好的肌腱末端系成一个绳结，以组成一个封闭袢（半腱肌及股薄肌袢长度不包括绳结，分别为 7.5 cm 和 8.5 cm）

袢要逐个拉过测量样板，以 0.5 mm 逐步递增，直到找出 2 个袢的最小直径。绳结的直径要较袢的直径大 4 mm，这样才能防止绳结松弛。

袢的长度应该是半腱肌长度（75 mm）和股薄肌长度（85 mm）的总合。这包括股骨侧 5~6 mm（加上 1 cm 的肌腱绳结）的皮质骨隧道、长度 30 mm 的关节内肌腱移植物，以及 45° 屈曲位下长度为 40 mm 的胫骨隧道。股薄肌形成的袢长度要较半腱肌形成的袢长，因为在股骨端股薄肌的绳结要固定于接近半腱肌绳结的位置。要分别经 ST 及 GT 袢穿过 2 个带子，一个接近绳结，另一个在袢的末端。为了分辨 ST 及 GT 袢，2 种带子可使用不同的 2 种颜色。半腱肌移植物首先在股骨隧道内从近端被拉向远端，随后是较细的股薄肌移植物。

最后，移植物关节内的部分要进行标记。第二个标志距离第一个标志处要达到 3 cm，当肌腱移植物全部嵌入隧道时，这个标志经胫骨隧道的关节入口应该可以看到。每一个袢分别由单独的带子拉着，袢的长度及绳结的直径均要精确到 0.5 mm。

24.4.2.2 股骨隧道

在关节镜直视下，会干扰操作的 ACL 残留部分会用刨刀去除，如果髁间窝需要扩大的话还须行髁间窝成形术，尤其是有骨赘的情况。接下来，要准备制备股骨隧道，将开始放置于操作台末端顶部的 C 臂移动到关节处，以放置克氏针的尖端。克氏针的尖端要插入原始 ACL 止点解剖学的中心，即刚好位于前内侧束和后外侧束的中间位置。

克氏针尖端放置的理想位置是位于一条假想

线上，起始于股骨远端后侧皮质，距 Blumensaat 线下方大约 5 ~ 7mm（图 24.30）。这种荧光透视的图像须打印出来，作为关节镜图像的补充，添加于患者的记录上。位置正确与否可用 Bernard 和 Hertel 的方法予以测量。

膝关节屈曲到 120°，然后克氏针进一步穿过外髁。

使用空心钻将股骨钻孔，制成一个和肌腱袢粗细相同的隧道（7.0 ~ 9.0 mm）。直径为 7.0 mm 的空心压实器含有一个 10 mm 深的阶梯状前鼻，可经关节插入股骨隧道，深度大约为 10 mm。它可以用于中断随后从外到内的钻孔操作（图 24.31）。

克氏针持续穿过，直到和外侧大腿在同一水平上。越过克氏针末端做一个 12 mm 的切口，将皮肤下层的筋膜纵向分开。

克氏针持续插入至压实器。压实器下端钻出一直径为 11 mm 的孔，刚好与半腱肌移植物的绳结尺寸相匹配（图 24.31）。然后，将所用钻头替换成阶梯状的压实器，在关节镜直视下，继续钻孔直到能看到在髁间窝的隧道入口处有 10 mm 的阶梯状前鼻。在这个过程中，残留的松质骨将向皮质骨打实压紧，表现为压实器敲打的音调升高，这时隧道有 4 mm 的梯度（瓶颈原理）。

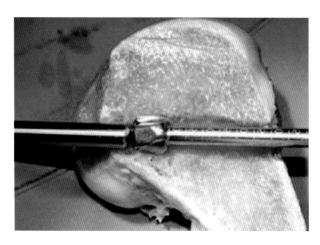

图 24.31　和钻头直径相匹配的压实器插入股骨隧道 12 mm，经压实器插入一克氏针穿透大腿外侧皮肤。在克氏针穿入的位置做一个 12 ~ 15 mm 的皮肤切口。沿着克氏针，用空心钻钻出一骨隧道。钻头直径要和肌腱绳结直径相匹配

股骨隧道的边缘是波状外形的，将一个挂着缝线的 Mersilene 带在克氏针的辅助下穿过关节。如果担心后侧壁有爆裂的可能，可经外侧面插入关节镜，进而直视后侧壁。

24.4.2.3 胫骨隧道

将膝关节屈曲到 90°，开始制备胫骨隧道。在钻孔定位器的辅助下，胫骨隧道要先用克氏针进行预钻孔，定位于胫骨内侧结节和外侧半月板前内侧缘的中间。

胫骨钻孔定位器要在膝关节屈曲到 90° 时插入，然后插入 2.5 mm 的钻头，它的位置也要用 C 臂进行确认。在 2.5 mm 的钻头上安装一撞击探针，然后将膝关节完全伸直。在 C 臂 X 线影像显示屏上，撞击探针应该和髁间窝顶之间有 2 mm 的孔隙（图 24.32）。在确认 2.5 mm 的钻头位置正确后，用 6.5 mm 或 7 mm 的铰刀钻入胫骨皮质（具体大小要取决于半腱肌加股薄肌肌腱袢的直径）。随后用相同直径的压实器压实胫骨隧道周围的松质骨。胫骨平台钻孔时要在关节镜直视下进行操作。隧道口前端残留的任何组织都要去除，以防止术后独眼龙病变的形成。

24.4.2.4 移植物植入

两股移植物上的 Mersilene 带用从内向外的方法从股骨向胫骨的方向拉入，绳结较细的股薄肌

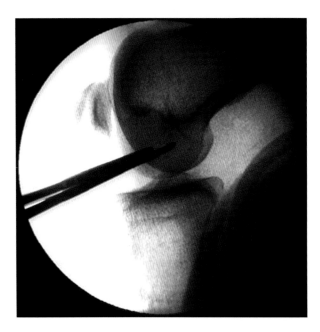

图 24.30　股骨初始钻孔定位器经内侧入路置入，克氏针放置的位置要在 C 臂透视下确认

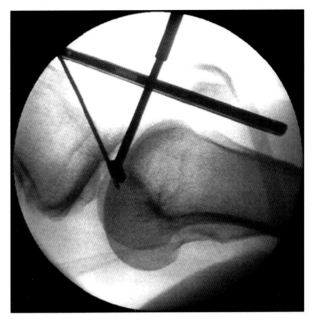

图24.32 胫骨撞击探针的侧位射线片，膝关节处于过伸位

肌腱袢紧随半腱肌肌腱环进入。2个肌腱袢均要牢牢拉紧。突然的抽动表明半腱肌肌腱和股薄肌肌腱绳结已经到达隧道内阶梯——瓶颈。然后将膝关节在运动范围内屈伸，以确保不会发生撞击。然后向胫骨隧道内插入一探针，再次确认移植物的位置。用双手将膝关节最大程度屈曲，向2个肌腱袢施加最大的牵引力。然后让膝关节在最大范围内活动至少20次，这样能使绳结紧贴隧道壁。

24.4.2.5 移植物远端固定

胫骨侧的固定要使用4.5 mm的钻头，将距胫骨隧道出口远端1 cm的皮质骨钻穿。然后将一弯钳穿过下层的松质骨。从远端到近端和从近端到远端制备一个骨桥。再沿骨桥下端拉入一根牵引线。牵引线穿过每一根Mersilene带的末端，这样能够将带子沿远端方向穿入骨桥。

将膝关节屈曲大约10°，向Mersilene带施加最大的牵引力，半腱肌肌腱带子的末端首先系一个简单绳结，然后，膝关节完全伸直，系紧第二个绳结，然后是第三个。稳定性要手动确认。股薄肌肌腱袢用同样的方法系紧（图24.33）。

24.4.3 生物力学测试

Weiler 和 Kandzior. Unfallohiru rgische klinik, charite. Berlinl Director Prof. Dr. Haas 一起在猪膝关节上进行的牵拉生物力学试验。试验显示，在循环负荷下（ 100×300 N、 100×400 N、 100×500 N、 100×600 N 和 100×700 N），瓶颈技术固定强度是"金标准"，即 BTB 使用界面螺钉固定的 2 倍。

在一个进一步试验研究中，Kilger 等[100]使用机器/通用力矩传感器测试系统测试了8具新鲜冰冻尸体的膝关节（ 52 ± 7 年）。ACL 完整者、ACL 缺失者、使用微孔钢板重建ACL 者，以及使用绳结/压配重建 ACL 者在胫骨前侧 134-N 负荷及膝关节多角度屈曲混合转动负荷的 2 种模式

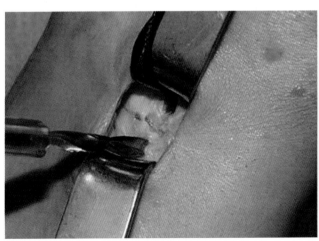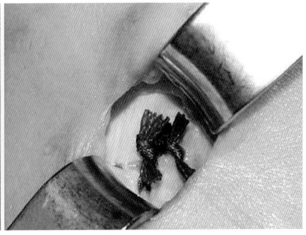

图24.33 在距胫骨隧道出口远端1 cm的位置钻出一个4.5 mm的洞，然后用弯钳在隧道下制备一个骨桥。在重复的最大负荷下，第一根 Mersilene 带在 Deschamp 的帮助下系于第二根带。这是在膝关节屈曲大约5°~10°的位置下完成的

下的运动学反应均被确认。应用 2 因子重复测量分析方差的方法评估 4 种膝关节情况之间的差异（$P<0.05$）。结论为在胫骨前侧负荷模式下，就前向胫骨移动来讲，用绳结 / 压配固定重建的 ACL 与完整 ACL 及用微孔钢板重建的 ACL 无显著性差异（$P>0.05$）。就混合转动负荷模式下的反应来讲，2 种重建方式与 ACL 完整的膝关节相比，均不能有效减少相关的前向胫骨移动，而 2 种重建方式之间也未发现显著性差异（$P>0.05$）。绳结 / 压配固定复合体的刚度为 37.8 ± 9.6 N/mm，失效负荷为 540 ± 97.7 N，这和文献中报道的其他装置相同。作者认为绳结 / 压配固定技术以及微孔钢板固定技术均能重新恢复膝关节的运动，而且和文献中报道的其他装置有类似的生物学特性。

Jagodzinski 等[93] 近期公布了一项关于 ACL 重建的胫骨压配固定技术的研究，作者使用 21 具人体尸体（年龄：41.9 ± 13.1 岁）的腘绳肌肌腱。半腱肌肌腱和股薄肌肌腱的祥用系于骨桥的带子（T）或是缝制棒球的缝线（S）加固，再使用压配固定技术进行重建。然后与 21 个使用可降解的界面螺钉固定（I）重建的猪胫骨模型相比较。重建物周期性拉紧，随着行负荷失效试验，循环负荷期间测量出最大失效负荷、刚度以及伸长度。使用带子固定（T）的最大失效负荷最高，为 970 ± 83 N。排在之后的是可降解螺钉固定（I），为 544 ± 109 N，而使用缝线固定（S）者为 402 ± 78 N（$P < 0.03$）。重建物刚度分别是 T 为 78 ± 13 N/mm，S 为 108 ± 18 N/mm，I 为 162 ± 27 N/mm（$P < 0.03$）。初始循环负荷下的伸长度分别是 T 为 2.0 ± 0.6 mm，S 为 3.3 ± 1.1 mm，I 为 1.4 ± 0.5 mm（S 不如 I 和 T，$P < 0.05$）。而在第 20 个及第 1 500 个循环负荷下，伸长度数值 T（2.2 ± 0.7 mm）相比 I（4.1 ± 2.7 mm）以及 S（4.8 ± 0.7 mm；$P < 0.001$）更低。T 固定技术较 S 和 I 固定技术显示出更高的失效负荷，这 3 种技术在初始循环负荷下均显示出较文献中报道的使用骨块的肌腱移植物更大的伸长度。仅有 T 固定技术在长时间的循环负荷下显示出令人满意的伸长度，界面螺钉固定显示出更高的刚度。作者认为仅有 T 固定技术似乎能展现出足够的力学特性，而后者是积极的康复计划所必需的。

24.4.4 前瞻性和随机研究

在我们的临床 ACL 试验中，将使用腘绳肌肌腱移植物的 ACL 重建与使用 BTB 移植物相比较。62 例 ACL 功能不足患者（31 例 BPT，31 例 HT）纳入试验。手术由前面讲述腘绳肌肌腱的高资历作者主刀，经前内侧入路，使用压配固定技术，过程中不使用任何植入物。重建后 8.8 年时，53 例患者（28 例 BPT，25 例 HT）应用不同的临床和功能测试进行检查，同时双侧膝关节均行 MRI 检查。结果是 HT 的 ICKD 明显更好。临床检查包括运动范围、KT-1000 测试（MEDmetric，sanDiego，CA），以及轴移试验，它们均未显示出显著性的差异。在等动力运动测试中，2 组中平均股四头肌强度均接近标准值（96%），但腘绳肌肌腱强度在 HT 组中较低（100.3%/95.1%）。下跪（1.5/1.1，$P=0.002$）、膝关节行走（1.72/1.14，$P=0.002$），以及单腿起跳测试（95.8%/99.1%，$P=0.057$）结果在 HT 组均更好。MRI 检查显示软骨损伤平均程度在术侧膝关节（2.1/2.1）与非术侧膝关节（1.4/1.8）中无显著性差异。将术侧与非术侧膝关节相比较，在内侧或外侧半月板损伤程度上及半月板损伤的患者数量上均没有发现显著性差异。隧道尺寸、Caton 指数，以及 ACL 矢状角度均类似。

作者认为无植入物的压配固定技术应用于 ACL 重建是可靠的，能够保护软骨和半月板。术侧及非术侧膝关节在长期随访中并未发现显著性差异。当测试下跪及膝关节行走时，腘绳肌肌腱组膝关节前侧疼痛的发生率明显较低[203]。

记忆要点

上述技术的优势有（图 24.28）：

1. 绳结接近 ACL 解剖学止点近端，可以防止"松紧绳效应"。

2. 隧道骨壁和肌腱胶原长距离的紧密接触可以促进移植物的融合。

3. 移植物和骨有广泛的接触（和外侧骨皮质悬吊固定刚好相反）。

4. 无植入物的使用不仅可以避免植入物相关的不适（甚至最终须手术移除），而且翻修手术会更加容易，同时也避免了 MRI 检查时的金属伪影，且降低了总花费。

参考文献

1. Aga C, Rasmussen MT, Smith SD et al (2013) Biomechanical comparison of interference screws and combination screw and sheath devices for soft tissue anterior cruciate ligament reconstruction on the tibial side. Am J Sports Med 41:841–848

2. Agarwal CM, Athanasiou KA (1997) Technique to control pH in vicinity of biodegrading PLA-PGA implants. J Biomed Mater Res 38:105–114

3. Ahmad CS, Gardner TR, Groh M et al (2004) Mechanical properties of soft tissue femoral fixation devices for anterior cruciate ligament reconstruction. Am J Sports Med 32:635–640

4. Akoto R, Hoeher J (2012) Anterior cruciate ligament (ACL) reconstruction with quadriceps tendon autograft and press-fit fixation using an anteromedial portal technique. BMC Musculoskelet Disord 13:161. doi: 10.1186/1471-2474-13-161

5. Almazan A, Herrera JP, Chaidez C et al (2009) A complication of soft tissue graft tibial fixation with the IntraFix device. Med Sci Monit 15:CS19–CS21

6. Apostolopoulos A, Nikolopoulos D, Polyzois I et al (2012) Pretibial cyst formation after anterior cruciate ligament reconstruction with poly-L acid screw fixation: a case report presentation and review of the literature. J Surg Orthop Adv 21:151–156

7. Aune AK, Ekeland A, Cawley PW (1998) Interference screw fixation of hamstring versus patellar tendon graft for anterior cruciate ligament reconstruction. Knee Surg Sports Traumatol Arthrosc 6:99–102

8. Barber FA, Dockery WD (2008) Long-term absorption of beta-tricalcium phosphate poly-L-lactic acid interference screws. Arthroscopy 24:441–447

9. Barber FA, Elrod BF, McGuire DA et al (1995) Preliminary results of an absorbable interference screw. Arthroscopy 11:537–548

10. Barber FA, Dockery WD, Hrnack SA (2011) Longterm degradation of a poly-lactide co-glycolide/β-tricalcium phosphate biocomposite interference screw. Arthroscopy 27:637–643

11. Barfod G, Svendsen RN (1992) Synovitis of the knee after intra-articular fracture fixation with Biofix. Acta Orthop Scand 63:680–681

12. Barie A, Kargus S, Huber J, Schmitt H, Streich NA (2010) Anterior cruciate ligament reconstruction using quadriceps tendon autograft and press-fit fixation. Unfallchirurg 113(8):629–634. doi: 10.1007/ s00113-010-1854-0

13. Basad E, Kipper A, Wüsten OA et al (2010) Comparative study after hamstring ACL plasty with RigidFix (pin fixation) and EndoButton (anchor fixation). Z Orthop Unfall 148:276–281

14. Baumfeld JA, Diduch DR, Rubino LJ et al (2008) Tunnel widening following anterior cruciate ligament reconstruction using hamstring autograft: a comparison between double cross-pin and suspensory graft fixation. Knee Surg Sports Traumatol Arthrosc 16:1108–1113

15. Bedi A, Musahl V, Steuber V, Kendoff D, Choi D, Allen AA, Pearle AD, Altchek DW (2011) Transtibial versus anteromedial portal reaming in anterior cruciate ligament reconstruction: an anatomic and biomechanical evaluation of surgical technique. Arthroscopy 27(3):380–390. doi: 10.1016/j. arthro.2010.07.018

16. Bellisari GE, Kaeding CC, Litsky AS (2010) Mechanical evaluation of cross pins used for femoral fixation of hamstring grafts in ACL reconstructions. Orthopedics 33:722

17. Benedetto KP, Fellinger M, Lim TE et al (2000) A new bioabsorbable interference screw: preliminary results of a prospective, multicenter, randomized clinical trial. Arthroscopy 16:41–48

18. Bernstein A, Tecklenburg K, Sudkamp P et al (2012) Adhesion and proliferation of human osteoblast-like cells on different biodegradable implant materials used for graft fixation in ACL-reconstruction. Arch Orthop Trauma Surg 132:1637–1645

19. Beynnon BD, Amis AA (1998) In vitro testing protocols for the cruciate ligaments and ligament reconstructions. Knee Surg Sports Traumatol Arthrosc 6:S70–S76

20. Black KP, Saunders MM, Stube KC et al (2000) Effects of interference fit screw length on tibial tunnel fixation for anterior cruciate ligament reconstruction. Am J Sports Med 28:846–849

21. Blauth W (1984) 2-strip substitution-plasty of the anterior cruciate ligament with the quadriceps tendon. Unfallheilkunde 87(2):45–51

22. Böstman O, Pihlajamäki H (2000) Adverse tissue reactions to bioabsorbable fixation devices. Clin Orthop Relat Res

371:216–227

23. Boszotta H (1997) Arthroscopic anterior cruciate ligament reconstruction using a patellar tendon graft in press-fit technique: surgical technique and follow- up. Arthroscopy 13:332–339

24. Bottoni CR, DeBerardino TM, Fester EW et al (2000) An intra-articular bioabsorbable interference screw mimicking an acute meniscal tear 8 months after an anterior cruciate ligament reconstruction. Arthroscopy 16:395–398

25. Brand J Jr, Weiler A, Caborn DN et al (2000) Graft fixation in cruciate ligament reconstruction. Am J Sports Med 28:761–774

26. Brand JC Jr, Pienkowski D, Steenlage E et al (2000) Interference screw fixation strength of a quadrupled hamstring tendon graft is directly related to bone mineral density and insertion torque. Am J Sports Med 28(5):705–710

27. Brodie JT, Torpey BM, Donald GD 3rd et al (1996) Femoral interference screw placement through the tibial tunnel: a radiographic evaluation of interference screw divergence angles after endoscopic anterior cruciate ligament reconstruction. Arthroscopy 12:435–440

28. Brown CH Jr, Hecker AT, Hipp JA et al (1993) The biomechanics of interference screw fixation of patellar tendon anterior cruciate ligament grafts. Am J Sports Med 21:880–886

29. Brown GA, Peña F, Grøntvedt T et al (1996) Fixation strength of interference screw fixation in bovine, young human, and elderly human cadaver knees: influence of insertion torque, tunnel-bone block gap, and interference. Knee Surg Sports Traumatol Arthrosc 3:238–244

30. Brown CH Jr, Wilson DR, Hecker AT et al (2004) Graft–bone motion and tensile properties of hamstring and patellar tendon anterior cruciate ligament femoral graft fi xation under cyclic loading. Arthroscopy 20:922–935

31. Bryan JM, Bach BR Jr, Bush-Joseph CA et al (1996) Comparison of "inside-out" and "outside-in" interference screw fixation for anterior cruciate ligament surgery in a bovine knee. Arthroscopy 12:76–81

32. Butler JC, Branch TP, Hutton WC (1994) Optimal graft fixation – the effect of gap size and screw size on bone plug fi xation in ACL reconstruction. Arthroscopy 10:524–529

33. Caborn DN, Urban WP Jr, Johnson DL et al (1997) Biomechanical comparison between BioScrew and titanium alloy interference screws for bone-patellar tendon-bone graft fixation in anterior cruciate ligament reconstruction. Arthroscopy 13:229–232

34. Caborn DN, Coen M, Neef R et al (1998) Quadrupled semitendinosus-gracilis autograft fixation in the femoral tunnel: a comparison between a metal and a bioabsorbable interference screw. Arthroscopy 14:241–245

35. Caborn DN, Brand JC Jr, Nyland J et al (2004) A biomechanical comparison of initial soft tissue tibial fixation devices: the Intrafix versus a tapered 35-mm bioabsorbable interference screw. Am J Sports Med 32:956–961

36. Camillieri G, McFarland EG, Jasper LE et al (2004) A biomechanical evaluation of transcondylar femoral fixation of anterior cruciate ligament grafts. Am J Sports Med 32:950–955

37. Cassim A, Lobenhoffer P, Gerich T, Tscherne H (1993) The fixation strength of the interference screw in anterior cruciate ligament replacement as a function of technique and experimental setup. Trans Ortho Res Soc 18:31

38. Chan YS, Wang CJ (2006) Femoral interference screw placement through the tibial tunnel: a novel method without graft damage. Arthroscopy 22:1251. e1–1251.e4

39. Chan YS, Lo YP, Lien LC et al (2009) Improved divergence angles with femoral interference screw placement through the tibial tunnel as measured by multiplanar reconstruction computed tomography. Arthroscopy 25:54–61

40. Chen NC, Brown CH (2008) Biomechanics of intratunnel anterior cruciate ligament graft fixation. In: Prodromos CC (ed) The anterior cruciate ligament. Reconstruction and basic science, 1st edn. Elsevier, Philadelphia

41. Cheung P, Chan WL, Yen CH et al (2010) Femoral tunnel widening after quadrupled hamstring anterior cruciate ligament reconstruction. J Orthop Surg 18:198–202

42. Choi NH, Lee JH, Son KM et al (2010) Tibial tunnel widening after anterior cruciate ligament reconstructions with hamstring tendons using Rigidfix femoral fixation and Intrafix tibial fixation. Knee Surg Sports Traumatol Arthrosc 18:92–97

43. Colvin A, Sharma C, Parides M et al (2011) What is the best femoral fixation of hamstring autografts in anterior cruciate ligament reconstruction?: a metaanalysis. Clin Orthop Relat Res 469:1075–1081

44. Conner CS, Perez BA, Morris RP et al (2010) Three femoral fixation devices for anterior cruciate ligament reconstruction: comparison of fixation on the lateral cortex versus the anterior cortex. Arthroscopy 26:796–807

45. Corsetti JR, Jackson DW (1996) Failure of anterior cruciate ligament reconstruction: the biologic basis. Clin Orthop Relat Res 325:42–49

46. Dargel J, Schmidt-Wiethoff R, Schneider T, Bruggemann GP, Koebke J (2006) Biomechanical testing of quadriceps tendon-patellar bone grafts: an alternative graft source for press-fit anterior cruciate ligament reconstruction? Arch Orthop Trauma Surg 126(4):265–270. doi: 10.1007/s00402-005-0048-7

47. Dargel J, Schmidt-Wiethoff R, Brüggemann GP et al (2007) The effect of bone tunnel dilation versus extraction

drilling on the initial fixation strength of press-fit anterior cruciate ligament reconstruction. Arch Orthop Trauma Surg 127:801–807

48. Dave LY, Leong OK, Karim SA, Chong CH (2014) Tunnel enlargement 5 years after anterior cruciate ligament reconstruction: a radiographic and functional evaluation. Eur J Orthop Surg Traumatol 24:217–223

49. DeAngelis JP, Fulkerson JP (2007) Quadriceps tendon – a reliable alternative for reconstruction of the anterior cruciate ligament. Clin Sports Med 26(4):587– 596. doi: 10.1016/ j.csm.2007.06.005

50. Drogset JO, Grontvedt T, Tegnander A (2005) Endoscopic reconstruction of the anterior cruciate ligament using bone-patellar tendon-bone grafts fixed with bioabsorbable or metal interference screws: a prospective randomized study of the clinical outcome. Am J Sports Med 33:1160–1165

51. Drogset JO, Straume LG, Bjørkmo I et al (2011) A prospective randomized study of ACL- reconstructions using bone-patellar tendon-bone grafts fixed with bioabsorbable or metal interference screws. Knee Surg Sports Traumatol Arthrosc 19:753–759

52. Duffee AR, Brunelli JA, Nyland J et al (2007) Bioabsorbable screw divergence angle, not tunnel preparation method influences soft tissue tendon graft-bone tunnel fixation in healthy bone. Knee Surg Sports Traumatol Arthrosc 15:17–25

53. Dunkin BS, Nyland J, Duffee AR et al (2007) Soft tissue tendon graft fixation in serially dilated or extraction-drilled tibial tunnels: a porcine model study using high-resolution quantitative computerized tomography. Am J Sports Med 35:448–457

54. Efe T, Bauer J, Herdrich S et al (2010) Comparison between bovine bone and titanium interference screws for implant fixation in ACL reconstruction: a biomechanical study. Arch Orthop Trauma Surg 130:993–999

55. Emond CE, Woelber EB, Kurd SK (2011) A comparison of the results of anterior cruciate ligament reconstruction using bioabsorbable versus metal interference screws: a meta-analysis. J Bone Joint Surg Am 93:572–580

56. Fabbriciani C, Mulas PD, Ziranu F et al (2005) Mechanical analysis of fixation methods for anterior cruciate ligament reconstruction with hamstring tendon graft. An experimental study in sheep knees. Knee 12:135–138

57. Felmet G (2010) Implant-free press-fit fixation for bone-patellar tendon-bone ACL reconstruction: 10-year results. Arch Orthop Trauma Surg 130(8):985–992. doi: 10.1007/ s00402-010-1050-2

58. Fernandes TL, Protta TR, Fregni F et al (2012) Isokinetic muscle strength and knee function associated with double femoral pin fixation and fixation with interference screw in anterior cruciate ligament reconstruction. Knee Surg Sports Traumatol Arthrosc 20:275–280

59. Fineberg MS, Zarins B, Sherman OH (2000) Practical considerations in anterior cruciate ligament replacement surgery. Arthroscopy 16:715–724

60. Fink C, Benedetto KP, Hackl W et al (2000) Bioabsorbable polyglyconate interference screw fixation in anterior cruciate ligament reconstruction: a prospective computed tomography-controlled study. Arthroscopy 16:491–498

61. Flanigan DC, Kanneganti P, Quinn DP et al (2011) Comparison of ACL fixation devices using cadaveric grafts. J Knee Surg 24:175–180

62. Friemert B, Franke S, Gollhofer A, Claes L, Faist M (2010) Group I afferent pathway contributes to functional knee stability. J Neurophysiol 103(2):616–622. doi: 10.1152/ jn.00172.2009

63. Fu FH, Bennett CH, Lattermann C et al (1999) Current trends in anterior cruciate ligament reconstruction. Part I: biology and biomechanics of reconstruction. Am J Sports Med 27:821–830

64. Fu FH, Bennett CH, Ma CB, Menetrey J et al (2000) Current trends in anterior cruciate ligament reconstruction. Part II. Operative procedures and clinical correlations. Am J Sports Med 28:124–130

65. Fulkerson JP, Langeland R (1995) An alternative cruciate reconstruction graft: the central quadriceps tendon. Arthroscopy 11(2):252–254

66. Gaweda K, Walawski J, Węgłowski R et al (2009) Comparison of bioabsorbable interference screws and posts for distal fixation in anterior cruciate ligament reconstruction. Int Orthop 33:123–127

67. Geib TM, Shelton WR, Phelps RA, Clark L (2009) Anterior cruciate ligament reconstruction using quadriceps tendon autograft: intermediate-term outcome. Arthroscopy 25(12):1408–1414. doi: 10.1016/j. arthro.2009.06.004

68. Gelber PE, Reina F, Torres R (2010) Effect of femoral tunnel length on the safety of anterior cruciate ligament graft fixation using cross-pin technique: a cadaveric study. Am J Sports Med 38:1877–1884

69. Gerich TG, Cassim A, Lattermann C et al (1997) Pullout strength of tibial graft fixation in anterior cruciate ligament replacement with a patellar tendon graft: interference screw versus staple fixation in human knees. Knee Surg Sports Traumatol Arthrosc 5:84–88

70. Ghazikhanian V, Beltran J, Nikac V et al (2012) Tibial tunnel and pretibial cysts following ACL graft reconstruction: MR imaging diagnosis. Skeletal Radiol 41:1375–1379

71. Giurea M, Zorilla P, Amis AA et al (1999) Comparative pull-out and cyclic-loading strength tests of anchorage of hamstring tendon grafts in anterior cruciate ligament reconstruction. Am J Sports Med 27:621–625

72. Gobbi A, Diara A, Mahajan S, Zanazzo M, Tuy B (2002) Patellar tendon anterior cruciate ligament reconstruction

with conical press-fit femoral fixation: 5-year results in athletes population. Knee Surg Sports Traumatol Arthrosc 10:73–79

73. Gonzalez-Lomas G, Cassilly RT, Remotti F et al (2011) Is the etiology of pretibial cyst formation after absorbable interference screw use related to a foreign body reaction? Clin Orthop Relat Res 469: 1082–1088

74. Graf B, Uhr F (1988) Complications of intra- articular cruciate reconstruction. Clin Sports Med 7:835–848

75. Hackl W, Benedetto KP, Hoser C et al (2000) Is screw divergence in femoral bone-tendon-bone graft fi xation avoidable in anterior cruciate ligament reconstruction using a single-incision technique? A radiographically controlled cadaver study. Arthroscopy 16:640–647

76. Halder AM (2010) Arthroscopic reconstruction of anterior cruciate ligament with press-fit technique. Unfallchirurg 113:635–640

77. Hall MP, Hergan DM, Sherman OH (2009) Early fracture of a bioabsorbable tibial interference screw after ACL reconstruction with subsequent chondral injury. Orthopedics 32:208

78. Hamid M, Majid M (2012) Anterior cruciate ligament reconstruction using autologous hamstring singlebundle Rigidfix technique compared with single-bundle Transfix technique. Adv Biomed Res 1:32

79. Hamner DL, Brown CH, Steiner ME et al (1999) Hamstring tendon graft for reconstruction of anterior cruciate ligament: biomechanical evaluation of the use of multiple strands and tensioning techniques. J Bone Joint Surg Am 81:549–557

80. Han DL, Nyland J, Kendzior M et al (2012) Intratunnel versus extratunnel fixation of hamstring autograft for anterior cruciate ligament reconstruction. Arthroscopy 28:1555–1566

81. Handl M, Drzík M, Cerulli G et al (2007) Reconstruction of the anterior cruciate ligament: dynamic strain evaluation of the graft. Knee Surg Sports Traumatol Arthrosc 15(3):233–241

82. Harilainen A, Sandelin J (2009) A prospective comparison of 3 hamstring ACL fixation devices (Rigidfix, BioScrew, and Intrafix) randomized into 4 groups with 2 years of follow-up. Am J Sports Med 37:699–706

83. Harvey AR, Thomas NP, Amis AA (2003) The effect of screw length and position on fixation of fourstranded hamstring grafts for anterior cruciate ligament reconstruction. Knee 10:97–102

84. Harvey A, Thomas NP, Amis AA (2005) Fixation of the graft in reconstruction of the anterior cruciate ligament. J Bone Joint Surg Br 87:593–603

85. Herbort M, Weimann A, Zantop T et al (2007) Initial fi xation strength of a new hybrid technique for femoral ACL graft fixation: the bone wedge technique. Arch Orthop Trauma Surg 127:769–775

86. Herrera A, Martínez F, Iglesias D et al (2010) Fixation strength of biocomposite wedge interference screw in ACL reconstruction: effect of screw length and tunnel/ screw ratio. A controlled laboratory study. BMC Musculoskelet Disord 11:139

87. Hertel P, Behrend H (2010) Implant-free anterior cruciate ligament reconstruction with the patella ligament and press-fit double bundle technique. Unfallchirurg 113(7):540–548

88. Hertel P, Behrend H, Cierpinski T, Musahl V, Widjaja G (2005) ACL reconstruction using bone- patellar tendon-bone press-fit fixation: 10-year clinical results. Knee Surg Sports Traumatol Arthrosc 13(4):248–255. doi: 10.1007/s00167-004-0606-5

89. Hoher J, Livesay GA, Ma CB et al (1999) Hamstring graft motion in the femoral bone tunnel when using titanium button/polyester tape fixation. Knee Surg Sports Traumatol Arthrosc 7:215–219

90. Howell SM (2008) High-stiffness, slippage resistant cortical fixation has many advantages over intratunnel fixation. In: Prodromos CC (ed) The anterior cruciate ligament. Reconstruction and basic science, 1st edn. Elsevier, Philadelphia

91. Howell SM, Roos P, Hull ML (2005) Compaction of a bone dowel in the tibial tunnel improves the fixation stiffness of a soft tissue anterior cruciate ligament graft: an in vitro study in calf tibia. Am J Sports Med 33:719–725

92. Hulstyn M, Fadale PD, Abate J et al (1993) Biomechanical evaluation of interference screw fixation in a bovine patellar bone-tendon-bone autograft complex for anterior cruciate ligament reconstruction. Arthroscopy 9:417–424

93. Jagodzinski M, Scheunemann K, Knobloch K et al (2006) Tibial press-fit fixation of the hamstring tendons for ACL-reconstruction. Knee Surg Sports Traumatol Arthrosc 14(12):1281–1287

94. Jagodzinski M, Geiges B, von Falck C et al (2010) Biodegradable screw versus a press-fit bone plug 24 Fixation fixation for hamstring anterior cruciate ligament reconstruction: a prospective randomized study. Am J Sports Med 38:501–508

95. Järvinen TL, Alami GB, Karlsson J (2010) Anterior cruciate ligament graft fixation – a myth busted? Arthroscopy 26:681–684

96. Johnson LL, vanDyk GE (1996) Metal and biodegradable interference screws: comparison of failure strength. Arthroscopy 12:452–456

97. Jomba NM, Raso VJ, Leung P (1993) Effect of varying angles on the pullout strength of interference screw fixation. Arthroscopy 9:580–583

98. Kaeding C, Farr J, Kavanaugh T et al (2005) A prospective randomized comparison of bioabsorbable and titanium

anterior cruciate ligament interference screws. Arthroscopy 21:147–151

99. Kamelger FS, Onder U, Schmoelz W et al (2009) Suspensory fixation of grafts in anterior cruciate ligament reconstruction: a biomechanical comparison of 3 implants. Arthroscopy 25:767–776

100. Kilger RH, Thomas M, Hanford S et al (2005) The effectiveness of reconstruction of the anterior cruciate ligament using the novel knot/press-fit technique: a cadaveric study. Am J Sports Med 33(6):856–863

101. Kim SJ, Kumar P, Oh KS (2009) Anterior cruciate ligament reconstruction: autogenous quadriceps tendon-bone compared with bone-patellar tendonbone grafts at 2-year follow-up. Arthroscopy 25(2):137–144. doi: 10.1016/j.arthro.2008.09.014

102. Kim SJ, Bae JH, Song SH et al (2013) Bone tunnel widening with autogenous bone plugs versus bioabsorbable interference screws for secondary fixation in ACL reconstruction. J Bone Joint Surg Am 95:103–108

103. Kohn D, Rose C (1994) Primary stability of interference screw fixation. Influence of screw diameter and insertion torque. Am J Sports Med 22:334–338

104. Konan S, Haddad FS (2009) The unpredictable material properties of bioabsorbable PLC interference screws and their adverse effects in ACL reconstruction surgery. Knee Surg Sports Traumatol Arthrosc 17:293–297

105. Kopf S, Forsythe B, Wong AK, Tashman S, Irrgang JJ, Fu FH (2012) Transtibial ACL reconstruction technique fails to position drill tunnels anatomically in vivo 3D CT study. Knee Surg Sports Traumatol Arthrosc 20(11):2200–2207. doi: 10.1007/s00167-011-1851-z

106. Kousa P, Järvinen TL, Vihavainen M et al (2003) The fixation strength of six hamstring tendon graft fixation devices in anterior cruciate ligament reconstruction. Part II: tibial site. Am J Sports Med 31:182–188

107. Krappel FA, Bauer E, Harland U (2006) The migration of a BioScrew as a differential diagnosis of knee pain, locking after ACL reconstruction: a report of two cases. Arch Orthop Trauma Surg 126:615–620

108. Kurosaka M, Yoshiya S, Andrish JT (1987) A biomechanical comparison of different surgical techniques of graft fixation in anterior cruciate ligament reconstruction. Am J Sports Med 15:225–229

109. Kuskucu SM (2008) Comparison of short-term results of bone tunnel enlargement between EndoButton CL and cross-pin fixation systems after chronic anterior cruciate ligament reconstruction with autologous quadrupled hamstring tendons. J Int Med Res 36:23–30

110. Lee YS, Nam SW, Hwang CH et al (2012) Computed tomography based evaluation of the bone mineral density around the fixation area during knee ligament reconstructions: clinical relevance in the choice of fi xation method. Knee 19:793–796

111. Lembeck B, Wulker N (2005) Severe cartilage damage by broken poly-L-lactic acid (PLLA) interference screw after ACL reconstruction. Knee Surg Sports Traumatol Arthrosc 13:283–286

112. Lind M, Feller J, Webster KE (2009) Tibial bone tunnel widening is reduced by polylactate/hydroxyapatite interference screws compared to metal screws after ACL reconstruction with hamstring grafts. Knee 16:447–451

113. Macdonald P, Arneja S (2003) Biodegradable screw presents as a loose intra-articular body after anterior cruciate ligament reconstruction. Arthroscopy 19(6):E22–E24

114. Magen HE, Howell SM, Hull ML (1999) Structural properties of six tibial fixation methods for anterior cruciate ligament soft tissue grafts. Am J Sports Med 27:35–43

115. Mariani PP, Camillieri G, Margheritini F (2001) Transcondylar screw fixation in anterior cruciate ligament reconstruction. Arthroscopy 17:717–723

116. Markatos K, Kaseta MK, Lallos SN et al (2013) The anatomy of the ACL and its importance in ACL reconstruction. Eur J Orthop Surg Traumatol 23:747–752, Accessed 22 Sep 2012

117. Marks P, O'Donnell S, Yee G (2008) A pilot clinical evaluation comparing the Mitek bone-tendon-bone cross pin and bioabsorbable screw in anterior cruciate ligament reconstruction fixation, a randomized double blind controlled trial. Knee 15:168–173

118. Marshall JL, Warren RF, Wickiewicz TL, Reider B (1979) The anterior cruciate ligament: a technique of repair and reconstruction. Clin Orthop Relat Res 143:97–106

119. Marti C, Imhoff AB, Bahrs C (1997) Metallic versus bioabsorbable interference screw fixation of bone-patellar tendon-bone autograft in arthroscopic anterior cruciate ligament reconstruction. A preliminary report. Knee Surg Sports Traumatol Arthrosc 5:217–221

120. Matthews LS, Soffer SR (1989) Pitfalls in the use of interference screws for anterior cruciate ligament reconstruction: brief report. Arthroscopy 5:225–226

121. Mayr HO, Beck T, Hube R, Jäger A, von Eisenhart-Rothe R, Bernstein A, Plitz W, Hein W (2005) Axial load in case of press-fit fixation of the ACL graft – a fundamental study. Z Orthop Ihre Grenzgeb 143(5):556–560

122. Mayr HO, Hube R, Bernstein A et al (2007) Betatricalcium phosphate plugs for press-fit fixation in ACL reconstruction. A mechanical analysis in bovine bone. Knee 14:239–244

123. Mayr HO, Dietrich M, Fraedrich F et al (2009) Microporous pure beta-tricalcium phosphate implants

for press-fit fixation of anterior cruciate ligament grafts: strength and healing in a sheep model. Arthroscopy 25:996–1005

124. Mayr R, Rosenberger R, Agraharam D et al (2012) Revision anterior cruciate ligament reconstruction: an update. Arch Orthop Trauma Surg 132:1299–1313

125. McGuire DA, Barber FA, Elrod BF et al (1999) Bioabsorbable interference screws for graft fixation in anterior cruciate ligament reconstruction. Arthroscopy 15:463–473

126. Melnyk M, Gollhofer A (2007) Submaximal fatigue of the hamstrings impairs specifi c refl ex components and knee stability. Knee Surg Sports Traumatol Arthrosc 15(5):525–532. doi: 10.1007/ s00167-006-0226-3

127. Milano G, Mulas PD, Sanna-Passino E et al (2005) Evaluation of bone plug and soft tissue anterior cruciate ligament graft fixation over time using transverse femoral fixation in a sheep model. Arthroscopy 21:532–539

128. Milano G, Mulas PD, Ziranu F et al (2006) Comparison between different femoral fixation devices for ACL reconstruction with doubled hamstring tendon graft: a biomechanical analysis. Arthroscopy 22:660–668

129. Milano G, Mulas PD, Ziranu F et al (2007) Comparison of femoral fixation methods for anterior cruciate ligament reconstruction with patellar tendon graft: a mechanical analysis in porcine knees. Knee Surg Sports Traumatol Arthrosc 15:733–738

130. Mulford JS, Hutchinson SE, Hang JR (2012) Outcomes for primary anterior cruciate reconstruction with the quadriceps autograft: a systematic review. Knee Surg Sports Traumatol Arthrosc. doi: 10.1007/s00167-012-2212-2

131. Musahl V, Abramowitch SD, Gabriel MT, Debski RE, Hertel P, Fu FH, Woo SL (2003) Tensile properties of an anterior cruciate ligament graft after bonepatellar tendon-bone press-fit fixation. Knee Surg Sports Traumatol Arthrosc 11(2):68–74

132. Nebelung S, Deitmer G, Gebing R et al (2012) Anterior cruciate ligament reconstruction using biodegradable transfemoral fixation at 5-year follow- up: clinical and magnetic resonance imaging evaluation. Knee Surg Sports Traumatol Arthrosc 20:2279–2286

133. Nebelung S, Deitmer G, Gebing R et al (2013) Improved outcomes after anterior cruciate ligament reconstruction with quadrupled hamstring autografts and additional bone plug augmentation at five year follow-up. Int Orthop 37:399–405

134. Ninomiya T, Tachibana Y, Miyajima T et al (2011) Fixation strength of the interference screw in the femoral tunnel: the effect of screw divergence on the coronal plane. Knee 18:83–87

135. Noh JH, Yang BG, Yi SR et al (2012) Hybrid tibial

fixation for anterior cruciate ligament reconstruction with Achilles tendon allograft. Arthroscopy 28:1540–1546

136. Noyes FR, Butler DL, Grood ES et al (1984) Biomechanical analysis of human ligament grafts used in knee-ligament repairs and reconstructions. J Bone Joint Surg Am 66:344–352

137. Nurmi JT, Sievänen H, Kannus P et al (2004) Porcine tibia is a poor substitute for human cadaver tibia for evaluating interference screw fixation. Am J Sports Med 32:765–771

138. Paessler HH, Mastrokalos DS (2003) Anterior cruciate ligament reconstruction using semitendinosus and gracilis tendons, bone patellar tendon, or quadriceps tendon-graft with press-fit fixation without hardware. A new and innovative procedure. Orthop Clin North Am 34(1):49–64

139. Pandey V, Acharya K, Rao S et al (2011) Femoral tunnel-interference screw divergence in anterior cruciate ligament reconstruction using bone-patellar tendon-bone graft: a comparison of two techniques. Indian J Orthop 45:255–260

140. Panni AS, Milano G, Lucania L et al (1997) Graft healing after anterior cruciate ligament reconstruction in rabbits. Clin Orthop Relat Res 343:203–212

141. Pavlik A, Hidas P, Czigány T, Berkes I (2004) Biomechanical evaluation of press-fit femoral fixation technique in ACL reconstruction. Knee Surg Sports Traumatol Arthrosc 12(6):528–533

142. Pereira HM, Correlo VM, Silva-Correia J et al (2013) Migration of "bioabsorbable" screws in ACL repair. How much do we know? A systematic review. Knee Surg Sports Traumatol Arthrosc 21:986–994

143. Petersen W, Zantop T (2007) Anatomy of the anterior cruciate ligament with regard to its two bundles. Clin Orthop Relat Res 454:35–47

144. Petersen W, Forkel P, Achtnich A, Metzlaff S, Zantop T (2013) Technique of anatomical footprint reconstruction of the ACL with oval tunnels and medial portal aimers. Arch Orthop Trauma Surg. 133(6):827–33

145. Petre BM, Smith SD, Jansson KS et al (2013) Femoral cortical suspension devices for soft tissue anterior cruciate ligament reconstruction: a comparative biomechanical study. Am J Sports Med 41:416–422

146. Pierz K, Baltz M, Fulkerson J (1995) The effect of Kurosaka screw divergence on the holding strength of bone-tendon-bone grafts. Am J Sports Med 23:332–335

147. Płomiński J, Borcz K, Kwiatkowski K et al (2008) Fixation of patellar tendon bone graft in reconstruction of patellar ligaments. Comparison of bioabsorbable and metal interference screws – results of treatment. Ortop Traumatol Rehabil 10:44–53

148. Pomeroy G, Baltz M, Pierz K et al (1998) The effects

of bone plug length and screw diameter on the holding strength of bone-tendon-bone grafts. Arthroscopy 14:148–152

149. Price R, Stoney J, Brown G (2010) Prospective randomized comparison of endobutton versus cross-pin femoral fixation in hamstring anterior cruciate ligament reconstruction with 2-year follow-up. ANZ J Surg 80:162–165

150. Pujol N, David T, Bauer T et al (2006) Transverse femoral fixation in anterior cruciate ligament (ACL) reconstruction with hamstrings grafts: an anatomic study about the relationships between the transcondylar device and the posterolateral structures of the knee. Knee Surg Sports Traumatol Arthrosc 14:724–729

151. Rabuck SJ, Musahl V, Fu FH, West RV (2013) Anatomic anterior cruciate ligament reconstruction with quadriceps tendon autograft. Clin Sports Med 32(1):155–164. doi: 10.1016/j.csm.2012.08.014

152. Rhee PC, Levy BA, Stuart MJ et al (2011) A biomechanical comparison of the Delta screw and RetroScrew tibial fixation on initial intra-articular graft tension. Knee Surg Sports Traumatol Arthrosc 19:781–786

153. Rhee PC, Dahm DL, Stuart MJ et al (2011) Delta screw versus RetroScrew tibial fixation for ACL reconstruction. Knee Surg Sports Traumatol Arthrosc 19:S94–S100

154. Rodeo SA, Arnoczky SP, Torzilli PA et al (1993) Tendon-healing in a bone tunnel. A biomechanical and histological study in the dog. J Bone Joint Surg Am 75:1795–1803

155. Rodin D, Levy IM (2003) The use of intraoperative fluoroscopy to reduce femoral interference screw divergence during endoscopic anterior cruciate ligament reconstruction. Arthroscopy 19:314–317

156. Rork PE (2000) Bungee cord effect in hamstring tendon ACL reconstruction. Orthopedics 23:184

157. Roy S, Fernhout M, Stanley R et al (2010) Tibial interference screw fixation in anterior cruciate ligament reconstruction with and without autograft bone augmentation. Arthroscopy 26:949–956

158. Rupp S, Krauss PW, Fritsch EW (1997) Fixation strength of a biodegradable interference screw and a press-fit technique in anterior cruciate ligament reconstruction with a BPTB graft. Arthroscopy 13:61–65

159. Sabat D, Arora S (2011) Femoral tunnel-interference screw divergence in anterior cruciate ligament reconstruction using bone-patellar tendon-bone graft: a comparison of two techniques. Indian J Orthop 45(6):583–584

160. Sassmannshausen G, Carr CF (2003) Transcutaneous migration of a tibial bioabsorbable interference screw after anterior cruciate ligament reconstruction. Arthroscopy 19:E133–E136

161. Scheffl er SU, Südkamp NP, Göckenjam A et al (2002) Biomechanical comparison of hamstring and patellar tendon graft anterior cruciate ligament reconstruction techniques: the impact of fixation level and fixation method under cyclic loading. Arthroscopy 18:304–315

162. Schroeder FJ (1999) Reduction of femoral interference screw divergence during endoscopic anterior cruciate ligament reconstruction. Arthroscopy 15:41–48

163. Selby JB, Johnson DL, Hester P et al (2001) Effect of screw length on bioabsorbable interference screw fixation in a tibial bone tunnel. Am J Sports Med 29:614–619

164. Shafer BL, Simonian PT (2002) Broken poly-Llactic acid interference screw after ligament reconstruction. Arthroscopy 18:E35

165. Shapiro JD, Jackson DW, Aberman HM et al (1995) Comparison of pullout strength for seven- and ninemillimeter diameter interference screw size as used in anterior cruciate ligament reconstruction. Arthroscopy 11:596–599

166. Sharma V, Curtis C, Micheli L (2008) Extra-articular extraosseous migration of a bioabsorbable femoral interference screw after ACL reconstruction. Orthopedics 31

167. Shellock FG, Mink JH, Curtin S et al (1992) MR imaging and metallic implants for anterior cruciate ligament reconstruction: assessment of ferromagnetism and artifact. J Magn Reson Imaging 2:225–228

168. Shen C, Jiang SD, Jiang LS et al (2010) Bioabsorbable versus metallic interference screw fixation in anterior cruciate ligament reconstruction: a meta-analysis of randomized controlled trials. Arthroscopy 26:705–713

169. Shen HC, Chang JH, Lee C et al (2010) Biomechanical comparison of Cross-pin and Endobutton-CL femoral fixation of a flexor tendon graft for anterior cruciate ligament reconstruction – a porcine femur-graft-tibia complex study. J Surg Res 161:282–287

170. Shino K, Pfl aster DS (2000) Comparison of eccentric and concentric screw placement for hamstring graft fixation in the tibial tunnel. Knee Surg Sports Traumatol Arthrosc 8:73–75

171. Sidhu DS, Wroble RR (1997) Intraarticular migration of a femoral interference fit screw. A complication of anterior cruciate ligament reconstruction. Am J Sports Med 25:268–271

172. Silva A, Sampaio R, Pinto E (2010) Femoral tunnel enlargement after anatomic ACL reconstruction: a biological problem? Knee Surg Sports Traumatol Arthrosc 18:1189–1194

173. Simonian PT, Sussmann PS, Baldini TH et al (1998) Interference screw position and hamstring graft location for anterior cruciate ligament reconstruction. Arthroscopy

14:459–464

174. Sørensen OG, Larsen K, Jakobsen BW et al (2011) Serial dilation reduces graft slippage compared to extraction drilling in anterior cruciate ligament reconstruction: a randomized controlled trial using radiostereometric analysis. Knee Surg Sports Traumatol Arthrosc 19:347–354

175. Speirs A, Simon D, Lapner P (2010) Evaluation of a new femoral fixation device in a simulated anterior cruciate ligament reconstruction. Arthroscopy 26:351–357

176. Staeubli HU, Bollmann C, Kreutz R, Becker W, Rauschning W (1999) Quantification of intact quadriceps tendon, quadriceps tendon insertion, and suprapatellar fat pad: MR arthrography, anatomy, and cryosections in the sagittal plane. AJR Am J Roentgenol 173(3):691–698

177. Stählin AC, Weiler A, Rufenacht H et al (1997) Clinical degradation and biocompatibility of different bioabsorbable interference screws: a report of six cases. Arthroscopy 13:238–244

178. Steenlage E, Brand JC Jr, Johnson DL (2002) Correlation of bone tunnel diameter with quadrupled hamstring graft fixation strength using a biodegradable interference screw. Arthroscopy 18:901–907

179. Steiner ME, Hecher AT, Brown CH et al (1994) Anterior cruciate ligament graft fixation comparison of hamstring and patellar tendon grafts. Am J Sports Med 22:240–246

180. Stener S, Ejerhed L, Sernert N et al (2010) A longterm, prospective, randomized study comparing biodegradable and metal interference screws in anterior cruciate ligament reconstruction surgery: radiographic results and clinical outcome. Am J Sports Med 38:1598–1605

181. Studler U, White LM, Naraghi AM et al (2010) Anterior cruciate ligament reconstruction by using bioabsorbable femoral cross pins: MR imaging findings at follow-up and comparison with clinical findings. Radiology 255:108–116

182. Tetsumura S, Fujita A, Nakajima M et al (2006) Biomechanical comparison of different fixation methods on the tibial side in anterior cruciate ligament reconstruction: a biomechanical study in porcine tibial bone. J Orthop Sci 11:278–282

183. Tie K, Wang H, Wang X et al (2012) Measurement of bone mineral density in the tunnel regions for anterior cruciate ligament reconstruction by dual-energy X-ray absorptiometry, computed tomography scan, and the immersion technique based on Archimedes' principle. Arthroscopy 28:1464–1471

184. To JT, Howell SM, Hull ML (1999) Contribution of femoral fixation methods to the stiffness of anterior cruciate ligament replacement at the implantation. Arthroscopy 15:379–387

185. Tomihara T, Ohashi H, Yo H (2007) Comparison of direct and indirect interference screw fixation for tendon graft in rabbits. Knee Surg Sports Traumatol Arthrosc 15:26–30

186. Tuompo P, Partio EK, Jukkala-Partio K et al (1996) Strength of the fixation of patellar tendon bone grafts using a totally absorbable self-reinforced poly-Llactide expansion plug and screw. An experimental study in a bovine cadaver. Arthroscopy 12:422–427

187. Uzumcugil O, Yalcinkaya M, Ozturkmen Y et al (2012) Effect of PEEK polymer on tunnel widening after hamstring ACL reconstruction. Orthopedics 35:e654–e659

188. van Eck CF, Illingworth KD, Fu FH (2010) Quadriceps tendon: the forgotten graft. Arthroscopy 26(4):441–442. doi: 10.1016/j.arthro.2010.02.021 ; author reply 442–443

189. Walz B, Nyland J, Fisher B et al (2012) Supplemental bio-tenodesis improves tibialis anterior allograft yield load in extremely low density tibiae. Arch Orthop Trauma Surg 132:343–347

190. Wang JL, Liu YJ, Wang AY et al (2009) Biomechanical evaluation of tendon graft fixation at the tibial site in anterior cruciate ligament reconstruction with Intrafix and bioabsorbable interference screw. Zhonghua Yi Xue Za Zhi 89:886–889

191. Wang RY, Arciero RA, Obopilwe E et al (2012) Comparison of the retro screw and standard interference screw for ACL reconstruction. J Knee Surg 25:227–235

192. Warden WH, Chooljian D, Jackson WD (2008) Tenyear magnetic resonance imaging follow-up of bioabsorbable poly-L-lactic acid interference screws after anterior cruciate ligament reconstruction. Arthroscopy 24:370.e1–370.e3

193. Weiler A, Helling HJ, Kirch U et al (1996) Foreignbody reaction and the course of osteolysis after polyglycolide implants for fracture fixation: experimental study in sheep. J Bone Joint Surg Br 78:369–376

194. Weiler A, Hoffmann RF, Stähelin AC et al (1998) Hamstring tendon fixation using interference screws: a biomechanical study in calf tibial bone. Arthroscopy 14:29–37

195. Weiler A, Hoffmann RF, Siepe CJ et al (2000) The infl uence of screw geometry on hamstring tendon interference fit fixation. Am J Sports Med 28:356–359

196. Weiler A, Hoffmann RF, Stahelin AC et al (2000) Biodegradable implants in sports medicine: the biological base. Arthroscopy 16:305–321

197. Weiler A, Hoffmann RF, Bail HJ et al (2002) Tendon healing in a bone tunnel. Part II: histologic analysis after biodegradable interference fit fixation in a model of anterior cruciate ligament reconstruction in sheep. Arthroscopy 18:124–135

198. Weimann A, Zantop T, Rummler M et al (2003) Primary

stability of bone–patellar tendon–bone graft fixation with biodegradable pins. Arthroscopy 19:1097–1102

199. Weimann A, Zantop T, Herbort M et al (2006) Initial fixation strength of a hybrid technique for femoral ACL graft fixation. Knee Surg Sports Traumatol Arthrosc 14:1122–1129

200. Weiss JA, Paulos LE (1999) Mechanical testing of ligament fixation devices. Tech Orthop 14:14–21

201. Werner A, Wild A, Ilg A, Krauspe R (2002) Secondary intraarticular dislocation of a broken bioabsorbable interference screw after anterior cruciate ligament reconstruction. Knee Surg Sports Traumatol Arthrosc 10:30–32

202. Widuchowski W, Widuchowska M, Koczy B, Dragan S, Czamara A, Tomaszewski W, Widuchowski J (2012) Femoral press-fit fixation in ACL reconstruction using bone-patellar tendon- bone autograft: results at 15 years follow-up. BMC Musculoskelet Disord 13:115. doi: 10.1186/1471-2474-13-115

203. Wipfler B, Donner S, Zechmann CM et al (2011) Anterior cruciate ligament reconstruction using patellar tendon versus hamstring tendon: a prospective comparative study with 9-year follow-up. Arthroscopy 27(5):653–665

204. Yoo JC, Ahn JH, Kim JH et al (2006) Biomechanical testing of hybrid hamstring graft tibial fixation in anterior cruciate ligament reconstruction. Knee 13:455–459

205. Yosmaoğlu HB, Baltacı G, Kaya D et al (2011) Comparison of functional outcomes of two anterior cruciate ligament reconstruction methods with hamstring tendon graft. Acta Orthop Traumatol Turc 45:240–247

206. Zantop T, Welbers B, Weimann A (2004) Biomechanical evaluation of a new cross-pin technique for the fixation of different sized bone-patellar tendon-bone grafts. Knee Surg Sports Traumatol Arthrosc 12:520–527

207. Zantop T, Ruemmler M, Welbers B et al (2005) Cyclic loading comparison between biodegradable interference screw fixation and biodegradable double cross pin fixation of human bone–patellar tendon– bone grafts. Arthroscopy 21:934–941

208. Zantop T, Weimann A, Schmidtko R et al (2006) Graft laceration and pullout strength of soft-tissue anterior cruciate ligament reconstruction: in vitro study comparing titanium, poly-d, l-lactide, and poly-d, l-lactide-tricalcium phosphate screws. Arthroscopy 22:1204–1210

209. Zantop T, Weimann A, Wolle K et al (2007) Initial and 6 weeks postoperative structural properties of soft tissue anterior cruciate ligament reconstructions with cross-pin or interference screw fixation: an in vivo study in sheep. Arthroscopy 23:14–20

第 25 章

前交叉韧带重建后腘绳肌重塑

Rob P.A. Janssen 和 Sven U. Scheffler 著

赵　畅　谢登辉　曾　春 译

目　录

25.1　引言

　　虽然 ACL 重建技术在过去 10 年内得到了提高，但是移植失败并不少见，为 0.7%～10%[1-2]。成功的 ACL 重建须对几个因素有很好的理解：移植物的位置，所选移植物组织的力学特性，固定材料的力学特性及固定强度，以及移植物在重构、成熟及融合过程中的生物学进程。这些因素直接影响 ACL 重建后的膝关节力学特性，因此也预期了正常膝关节功能恢复时间。即使目前已经有大量关于 ACL 重建不同方面的研究发表，我们对于 ACL 移植物的生物学仍然知之甚少[2, 4-8, 11-12]。ACL 重建后移植物在 2 个不同的位置的愈合：隧道内的移植物的融合及关节内的移植物重构[22-23]，称为移植物的"韧带化"[2, 5-6, 8-9, 12, 20, 24-25]。本章讲述 ACL 移植物的关节内重塑的知识，尤其是人体腘绳肌自体移植物的关节内重构。

25.2　移植物重构的分期

　　人与动物的体内和体外研究显示，ACL 重建后移植物愈合主要有 3 个特征性阶段：早期愈合阶段，可有移植物中部组织的坏死及细胞过少，不伴有移植物组织的可检测的血管再生过程；细胞增生阶段，该期可见最多的重塑和血管再生进程。最后是韧带化阶段，以移植物重构恢复 ACL 特性为特点。然而，完全重建 ACL 生物学或力学特性却难以达到。

25.2.1　移植物早期愈合阶段

　　这个阶段指的是 ACL 重建术后 4 周时间内。其间的特征是坏死的增加，主要在移植物的中部发生[6, 24, 28, 30-32]。术后第一周和第二周期间，可以看到宿主细胞涌入移植物的外周[29, 32]。这些宿主细胞来源于滑膜液、原始 ACL 的残端，或者是来源于钻取隧道内的骨髓成分。在这个阶段内，ACL 的残端和 Hoffa 脂肪垫的保护作用，有可能有利于移植物的愈合[10, 16, 30]。并且，此阶段的开始未观察到移植物血管再生[29-30, 33-34]。虽然重建术后 3 周内可以发现胶原纤维的分解和它们的排列方向[35]，移植物维持它的总体胶原结构和螺旋模式[24, 28]，这也就解释了在早期愈合阶段移植物力学特性降低的原因[6, 33, 36]。早期愈合阶段内，在 2～4 周若没有足够的生物移植物的融合，就会出现薄弱区域[35-38]，使移植物抽出失败，因此，需要和依赖于合适的机械性移植物固定。在细胞增生愈合阶段，向关节腔内移植物区域的移动造成了薄弱部分。细胞增生愈合阶段内，最大量的重塑活动似乎会干涉移植物愈合的机械力量[14, 35-36]。

25.2.2　移植物愈合的细胞增生阶段

细胞增生阶段发生在 ACL 重建术后的 4～12 周内。

这个阶段主要的特征是大量的细胞活动和胞外基质的改变，并与 ACL 移植物重建后最低的机械力学特性是一致的。移植物的坏死会导致生长因子的释放。这些生长因子能够刺激细胞移行、增生，并且能够促进胞外基质的合成和血管再生[31, 34, 39-41]。同时会造成一种叫做肌纤维母细胞的特殊的成纤维细胞数量不断增加。在之后的韧带化阶段中，须这些成纤维细胞负责重建原位应力，负责修复韧带[6, 42-44]。在细胞增生阶段的末期，细胞的密度仍会不断地增加，也会向 ACL 完整的细胞构成变化[2, 6, 31, 38, 45-47]。移植物血管再生从术后第 4 周开始[6, 14, 30, 47]，从移植物边缘开始到整个移植物，在第 12 周完成[47, 48]。

动物研究已经表明，移植物力学特性最薄弱的环节是在术后 6～8 周。主要有 3 个因素导致移植物力学特性的下降：（a）增加的血管再生和细胞外的浸润；（b）胶原蛋白方向和螺旋结构的缺失；（c）胶原纤维密度不断减少，伴随着大直径的胶原纤维转为小直径的胶原纤维，这样胶原的合成不断增加[6, 14, 23, 29, 31, 35, 38, 45-46, 49-52]。此外，增加的 Ⅲ 型胶原（机械力量弱于 Ⅰ 型胶原）合成可以进一步阐释，在体内模型中，甚至在愈合 2 年后，都不能观察到 ACL 机械力量的完全恢复。

在动物研究模型上，移植物愈合中不断降低的力学特性，似乎和 ACL 重建术后的患者通过积极的康复训练在临床上取得成功的预后，是互相矛盾的。

主要的区别在于不同的活组织检查，一个是来自术后 3 个月处于重塑活动中的人体 ACL，另一个是来自于动物模型中愈合的移植物。体内所有移植物全部丢失和替换在人体活组织检查中并没有观察到[26, 53]。动物模型上过量的移植物坏死在人体中并没有得到确认。在人体中，从来不会涉及超过 30% 的移植物活组织检查出现细胞坏死和退行性病变[1, 26, 53]。人体也不会有过度的血管再生[53]。人体大面积的愈合的移植物会保持不变的腱性结构，并维持正常的胶原力学对线和螺旋

结构[53]。通过人体活检，可以观察到胶原失去组织结构的情况只会出现在新血管再生区域，这与动物研究模型中的发现是一致的[2, 6]。然而，人体活组织检查研究证实，在早期愈合和细胞增生阶段，（有限的）移植物坏死、再细胞化、血管再生、胶原蛋白螺旋结构和成分改变等重塑级联，暗示着人体 ACL 移植在大约术后 68 周时会出现最低的机械力量[17, 26]。移植物的负荷必须要高到足够能刺激移植物细胞产生细胞和胞外成分，来保护移植物的稳定性，但是不能破坏移植物的完整性，因为这会影响 ACL 重建的早期伸展运动[6]。

25.2.3　移植物愈合的韧带化阶段

韧带化阶段是指从术后 12 周开始，愈合的移植物在形态和机械强度方面继续向完整的 ACL 重塑发展。一个明确的结局不会因重建术后多年的某些改变而引起人们注意。在动物模型中，术后 3～6 个月内，细胞化能缓慢地表现出完整 ACL 的价值[6, 14, 47-48]。在 6～12 个月内，移植物的血管分布减少，表现出 ACL 的完整性。在此过程中，血管会均匀地分布在整个移植物上[6, 14, 30, 47]。大约重建术后 6～12 个月，胶原纤维会重新恢复它的构造。这种构造在显微观察下与完整的 ACL 非常的相似[6, 43]。然而，最初在细胞增生阶段中胶原螺旋和严格平行对线结构的损失，只有一部分得到恢复[6, 43]。完整的 ACL 中的不同直径大小的异体胶原纤维成分不会被恢复[38, 46, 54, 55]。研究显示，ACL 重建术后，膝关节的力学特性在韧带化的阶段会得到大大的提高，一年以后特性会达到最大。然而，并没有一个单独的动物研究可以论述移植物的结构特性（如失效负荷、刚度）会超过完整 ACL 的 50%～60%[6, 14, 23, 35-36, 45-46, 52, 56-57]。人体活组织检查研究表明，人体和动物模型最大的不同是在细胞增生阶段。但是在韧带化阶段中，它们在生物进展过程中是一致的。然而，他们生物性的改变在时间轴上是不一样的：对比动物模型，人体研究已经表明人体会有一个较长的重塑过程[2, 4-6, 8, 12, 17, 20-21, 25-26]。

25.3　前交叉韧带重建术后腘绳肌肌腱的重塑

当通过动物研究数据解释人体自体移植物的

一些改变时，一些例如移植物的等长性、解剖学位置、患者的依从性、愈合反应、血管分布、生物力学、术后的康复锻炼等重要因素都必须考虑进来。这些因素很难在动物研究上得到控制。尽管如此，动物研究的结果很重要，因为人体研究会有尸检和关节镜复查、评估的局限[5]。腘绳肌肌腱自体移植术后的重塑可以分为 MRI 和活检 2 种研究方法[2, 4-5, 7-8, 12-13, 16, 19-21, 58]。人类腘绳肌肌腱 ACL 移植物的重塑和术后康复将会在下一节展示。

25.3.1 人体腘绳肌ACL移植物的MRI研究

MRI 研究可以检查到 ACL 重建术后人体腘绳肌自体移植物的血管再生情况[7, 13, 16, 19]。在钆增强 MRI 研究中，Howell 等并没有阐述未撞击的四股腘绳肌肌腱在 ACL 移植后 2 年内的血管分布情况。移植物保持着和后交叉韧带一样的少血管外观。与此相反的是，到术后 1 个月，韧带周围的软组织血管十分丰富，并覆盖在移植物上。他们假设，未撞击的人体腘绳肌 ACL 移植物在存活力方面更加依靠滑液的浸润，而不是血管重建[13]。这个假设与动物研究的发现是相悖的，通过钆增强 MRI 扫描，可以观察到在术后 3 个月的时候，出现大量的血管再生的迹象[14]。这再次强调了动物模型和人体的不同。虽然人体活组织检查研究已经表明腘绳肌移植物会出现血管再生，但是人体血管分布的范围可能在钆增强 MRI 上难以观察到[6]。Gohil 等曾研究过断裂的 ACL 用四股腘绳肌重建，然后在 ACL 的残端上进行微型清创的效果。他们总结出，微型清创手术会导致 2 个月后 ACL 移植物中间部分更早的血管重建，但是没有证明微型清创会加快移植物力量的恢复[16]。其他学者通过标准化的加速康复，从而测试自体血小板在四股腘绳肌肌腱重塑过程中的浓缩情况。Vogrin 等用对比增强 MRI 进行检查，发现移植物的血管再生只会在 ACL 重建后 4～6 周内出现[7]。自体血小板浓缩并不会影响关节内腘绳肌移植物的重塑[7, 19]。人体腘绳肌移植物的血管再生在术后 4～6 周内和细胞增生阶段是密切相关的。

25.3.2 腘绳肌ACL移植物的人体活组织检查研究

在临床上 ACL 成功重建术后，人体活组织检查研究每隔不同的时间，检查腘绳肌肌腱自体移植物的重塑过程[2, 4-5, 8, 12, 19-21, 58]。重建术后，腘绳肌肌腱自体移植物保持着一定存活力，并呈现出典型的重塑阶段：移植物早期愈合阶段、细胞增生阶段和韧带化阶段[2, 4, 8, 20]。移植物的完整性在早期愈合和细胞增生阶段很少会遭到破坏，这与术后前 3 个月内，人体力学特性明显高于动物模型这个假设相符合[6, 8, 53]。

人体腘绳肌的活检研究的焦点一直存在于移植物愈合过程中的细胞增生和韧带化阶段。大部分活组织检查会在重建术后第 4 个月的第二次关节镜复查的时候进行。Janssen 等对 67 位患者进行中间部分活组织检查。这些患者都是临床成功实施四股腘绳肌移植物重建 ACL 的患者。细胞和血管密度会增长，直到 ACL 重建术后的 24 个月，特别是在 13～24 个月内，成肌纤维细胞会明显增加。这也就暗示着在术后 1 年至 2 年内，重塑过程会相当活跃（图 25.1）。此外，血管密度增加会超过 24 个月，然而细胞和成肌纤维细胞的密度会不断降低，但依然会高于原来的腘绳肌和 ACL 的密度。在研究过程中（至重建术后 117 个月）发现胶原的排列方向并不会回到正常[2]。

人体活组织检查研究分析出了胞外基质的变化和动物模型是一致的。Marumo 等发现腘绳肌肌腱的胶原交叉连接，从手术时开始变化到术后 1 年与完整的 ACL 有着显著的区别。术后 1 年时，移植物达到与完整 ACL 同等的交叉连接率，证实动物模型中的韧带化进程。有趣的是，6 个月的时候从愈合的移植物取得的活组织标本仍表现出和完整 ACL 有显著差别的交叉连接率，这和动物模型上早期的交叉连接重建是不同的[5, 6, 12]。同时，这也确认了人体 ACL 重塑在时间轴上表现的不同。Zaffagnini 等通过在动物模型上研究证实，人体腘绳肌 ACL 移植物会被小直径的纤维所取代，甚至超过 2 年都不会改变[21]。

Sandez 等表明，对比不使用富含生长因子和血小板的血浆制剂（platelet-rich plasma prearation rich in growth factors，PRGF）治疗移植物，使用 PRGF 因子的腘绳肌 ACL 自体移植物会导致短暂的组织学改变[20]。活组织检标本取自腘绳肌自体移植物的周围。有些学者质疑这些 ACL 替代物是否能够取代完整的 ACL 的力学特性[20]。取自移植物中心的生物标本会帮我们进一步认识 ACL 重建术后的移植物生物特性[8]。

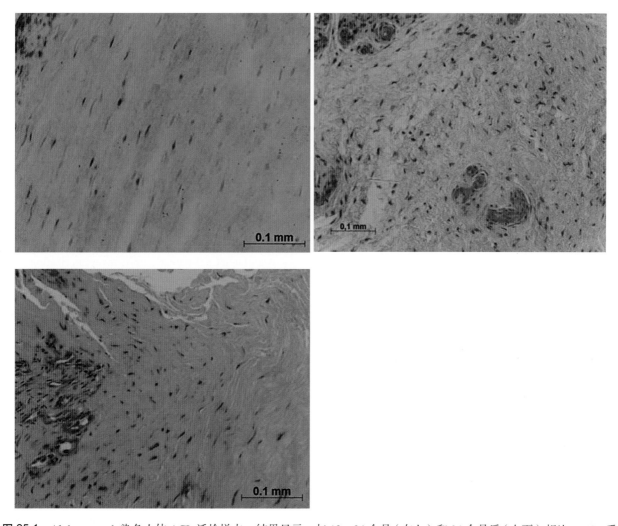

图 25.1　Alpha-smooth 染色人体 ACL 活检样本，结果显示：与 13～24 个月（右上）和 24 个月后（左下）相比，ACL 重建后 6～12 个月（左上）的成肌纤维细胞数量中等。须注意的是 ACL 重建后 13～24 个月及 24 个月后，活检样本内成肌纤维细胞和血管数量显著增加

　　总而言之，人体腘绳肌 ACL 自体移植会经历一个适应的过程，而不是完整的 ACL 生物特性被完全恢复的过程。生物特性至少在术后 1 年后出现。

25.3.3　人体腘绳肌的重塑和积极康复

　　对 ACL 移植物的重塑过程的认识可能会影响和改善术后康复[2, 5-6]。如果有机械负荷施加，ACL 移植物愈合会进展，这一点已经达成共识。然而，不同愈合阶段的最适合的大小却没有阐明[1, 6, 49, 59]。那些早期回到高风险运动的患者通过加速的积极康复，使膝关节更早获得正常的功能[60-62]。患者在 ACL 重建后 6 个月可返回繁重的活动[6]。腘绳肌 ACL 重建术后，关节镜发现和临床结果表明，积极的康复锻炼和缓慢的康复锻炼都会取得满意的结果[2, 5, 61- 64]。然而，有些学者发现，患者早期进行激烈的身体运动，会增加 ACL 重建术后膝关节松弛的危险[1, 65]。对于何种康复运动会导致 ACL 的过度拉紧是至关重要的，这样就可以在术后前 3 个月内得到避免。

　　人体腘绳肌 ACL 移植物重塑在 ACL 重建术后至少要花 1 年的时间，相对于动物模型是延长的。然而，重建术后的康复过程是基于动物模型的 [2, 4-6, 12, 14, 20-23, 38, 43-44, 47, 58, 66]。Janssen 等质疑非解剖学的四股腘绳肌 ACL 重建术后，是否应推荐积极康复锻炼 [2]。目前还没有可行的技术在体内测试愈合的 ACL 的机械强度，所以没有一个最终定论。即使不能完全明白确切是何种机制在引导重塑的过程，但生理上膝关节力学的恢复会对愈合的移植物产生同完整的 ACL 一样的机械刺激，这点似乎很重要的。当移植物开始胞内、胞外增生和分化，以适应新的生学和力学环境时，这就会引导移植物重塑。

> **记忆要点**
>
> 腘绳肌肌腱移植物在 ACL 重建术后保持着存活力。移植物会经历 3 个有特色的愈合阶段：移植物早期愈合阶段会出现有限的移植物坏死和移植物中细胞过少。接下来是细胞增生阶段，此阶段是重塑和血管再生活动最强烈的阶段。最后的阶段是韧带化阶段，移植物向完整 ACL 特性的方向重塑。从愈合的移植物向完整的 ACL 改变，并不须在生物特性或力学特性上完全恢复才算完成。在未来研究会向如下几点发展：（a）当提供完整的交叉韧带的机械强度会进一步优化交叉韧带的重建，并使其更加全面地恢复解剖和功能。（b）在移植物愈合阶段，尤其是在早期和细胞增生阶段，应注意生物治疗的选择，优化细胞外基质重塑和避免会损伤移植物融合的过度重塑活动。（c）更好地区分重塑改变的好和坏，我们恢复充分活动的时间可以缩短。

参考文献

1. Ménétrey J, Duthon VB, Laumonier T et al (2008) "Biological failure" of the anterior cruciate ligament graft. Knee Surg Sports Traumatol Arthrosc 16: 224–231

2. Janssen RP, van der Wijk J, Fiedler A et al (2011) Remodelling of human hamstring autografts after anterior cruciate ligament reconstruction. Knee Surg Sports Traumatol Arthrosc 19:1299–1306

3. McFarland EG (1993) The biology of anterior cruciate ligament reconstructions. Orthopedics 16: 403–410

4. Falconiero RP, Distefano VJ, Cook TM (1998) Revascularization and ligamentization of autogenous anterior cruciate ligament grafts in humans. Arthroscopy 14:197–205

5. Marumo K, Saito M, Yamagishi T et al (2005) The "ligamentization" process in human anterior cruciate ligament reconstruction with autogenous patellar and hamstring tendons. Am J Sports Med 33:1166–1173

6. Scheffl er SU, Unterhauser FN, Weiler A (2008) Graft remodeling and ligamentization after cruciate ligament reconstruction. Knee Surg Sports Traumatol Arthrosc 16:834–842

7. Vogrin M, Rupreht M, Dinevski D et al (2010) Effects of a platelet gel on early graft revascularization after anterior cruciate ligament reconstruction: a prospective randomized, double-blind, clinical trial. Eur Surg Res 45:77–85

8. Claes S, Verdonk P, Forsyth R et al (2011) The "ligamentization" process in anterior cruciate ligament reconstruction: what happens to the human graft? A systematic review of the literature. Am J Sports Med 39:2476–2483

9. Mayr HO, Stoehr A, Dietrich M et al (2012) Graftdependent differences in the ligamentization process of anterior cruciate ligament grafts in a sheep trial. Knee Surg Sports Traumatol Arthrosc 20: 947–956

10. Papalia R, Franceschi F, Vasta S et al (2012) Sparing the anterior cruciate ligament remnant: is it worth the hassle? Br Med Bull 104:91–111. doi: 10.1093/bmb/ldr053

11. Xu Y, Ao Y (2009) Histological and biomechanical studies of inter-strand healing in four-strand autograft anterior cruciate ligament reconstruction in a rabbit model. Knee Surg Sports Traumatol Arthrosc 17: 770–777

12. Lane JG, McFadden P, Bowden K et al (1993) The ligamentization process: a 4 year case study following ACL reconstruction with a semitendinosus graft. Arthroscopy 9:149–153

13. Howell SM, Knox KE, Farley TE et al (1995) Revascularization of a human anterior cruciate ligament graft during the fi rst two years of implantation. Am J Sports Med 23:42–49

14. Weiler A, Peters G, Mäurer J et al (2001) Biomechanical properties and vascularity of an anterior cruciate ligament graft can be predicted by contrast- enhanced magnetic resonance imaging. A two-year study in sheep. Am J Sports Med 29: 751–761

15. Scheffl er SU, Scherler J, Pruss A et al (2005) Biomechanical comparison of human bone-patellar tendon-bone grafts after sterilization with peracetic acid ethanol. Cell Tissue Bank 6:109–115

16. Gohil S, Annear PO, Breidahl W (2007) Anterior

cruciate ligament reconstruction using autologous double hamstrings: a comparison of standard versus minimal debridement techniques using MRI to assess revascularization. J Bone Joint Surg Br 89-B:1165–1171

17. Zaffagnini S, De Pasquale V, Marchesini Reggiani L et al (2007) Neoligamentization process of BTPB used for ACL graft: histological evaluation from 6 months to 10 years. Knee 14:87–93

18. Seitz H, Menth-Chiari WA, Lang S et al (2008) Histological evaluation of the healing potential of the anterior cruciate ligament by means of augmented and non-augmented repair: an in vivo animal study. Knee Surg Sports Traumatol Arthrosc 16:1087–1093

19. Figueroa D, Melena P, Calco R et al (2010) Magnetic resonance imaging evaluation of the integration and maturation of semitendinosus-gracilis graft in anterior cruciate ligament reconstruction using autologous platelet concentrate. Arthroscopy 26:1318–1325

20. Sanchez M, Anitua E, Azofra J et al (2010) Ligamentization of tendon grafts treated with an endogenous preparation rich in growth factors: gross morphology and histology. Arthroscopy 26: 470–480

21. Zaffagnini S, De Pasquale V, Marchesini Reggiani L (2010) Electron microscopy of the remodelling process in hamstring tendon used as ACL graft. Knee Surg Sports Traumatol Arthrosc 18:1052105–1052108

22. Weiler A, Hoffmann RF, Bail HJ et al (2002) Tendon healing in a bone tunnel. Part II: histological analysis after biodegradable interference fi t fi xation in a model of anterior cruciate ligament reconstruction in sheep. Arthroscopy 18:124–135

23. Weiler A, Peine R, Pahminez-Azar A et al (2002) Tendon healing in a bone tunnel. Part I: biomechanical results after biodegradable interference fit fixation in a model of anterior cruciate ligament reconstruction in sheep. Arthroscopy 18:113–123

24. Amiel D, Kleiner JB, Roux RD et al (1986) The phenomenon of "ligamentization": anterior cruciate ligament reconstruction with autogenous patellar tendon. J Orthop Res 4:162–172

25. Stener S, Ejerhed L, Movin T et al (2012) The reharvested patellar tendon has the potential for ligamentization when used for anterior cruciate ligament revision surgery. Knee Surg Sports Traumatol Arthrosc 20:1168–1174

26. Rougraff BT, Shelbourne KD (1999) Early histologic appearance of human patellar tendon autografts used for anterior cruciate ligament reconstruction. Knee Surg Sports Traumatol Arthrosc 7:9–14

27. Amiel D, Frank C, Harwood F et al (1984) Tendons and ligaments: a morphological and biochemical comparison. J Orthop Res 1:257–265

28. Amiel D, Kleiner JB, Akeson WH (1986) The natural history of the anterior cruciate ligament autograft of patellar tendon origin. Am J Sports Med 14: 449–462

29. Kleiner JB, Amiel D, Harwood FL et al (1989) Early histological, metabolic, and vascular assessment of anterior cruciate ligament autografts. J Orthop Res 7:235–242

30. Arnoczky SP, Tarvin GB, Marshall JL (1982) Anterior cruciate ligament replacement using patellar tendon. An evaluation of graft revascularization in the dog. J Bone Joint Surg 64-A:217–224

31. Shino K, Kawasaki T, Hirose H et al (1984) Replacement of the anterior cruciate ligament by an allogeneic tendon graft. An experimental study in the dog. J Bone Joint Surg 66-B:672–681

32. Kleiner JB, Amiel D, Roux RD et al (1986) Origin of replacement cells for the anterior cruciate ligament autograft. J Orthop Res 4:466–474

33. Shino K, Horibe S (1991) Experimental ligament reconstruction by allogeneic tendon graft in a canine model. Acta Orthop Belg 57(Suppl 2):44–53

34. Yoshikawa T, Tohyama H, Katsura T (2006) Effects of local administration of vascular endothelial growth factor on mechanical characteristics of the semitendinosus tendon graft after anterior cruciate ligament reconstruction in sheep. Am J Sports Med 34: 1918–1925

35. Goradia VK, Rochat MC, Grana WA et al (2000) Tendon-to-bone healing of a semitendinosus tendon autograft used for ACL reconstruction in a sheep model. Am J Knee Surg 13:143–151

36. Papageorgiou CD, Ma CB, Abramowitch SD et al (2001) A multidisciplinary study of the healing of an intra-articular anterior cruciate ligament graft in a goat model. Am J Sports Med 29:620–626

37. Grana WA, Egle DM, Mahnken R et al (1994) An analysis of autograft fixation after anterior cruciate ligament reconstruction in a rabbit model. Am J Sports Med 22:344–351

38. Weiler A, Förster C, Hunt P et al (2004) The infl uence of locally applied platelet-derived growth factor-BB on free tendon graft remodeling after anterior cruciate ligament reconstruction. Am J Sports Med 32: 881–891

39. Jackson JR, Minton JA, Ho ML et al (1997) Expression of vascular endothelial growth factor in synovial fibroblasts is induced by hypoxia and interleukin 1beta. J Rheumatol 24:1253–1259

40. Kuroda R, Kurosaka M, Yoshiya S et al (2000) Localization of growth factors in the reconstructed anterior cruciate ligament: immunohistological study in dogs. Knee Surg Sports Traumatol Arthrosc 8: 120–126

41. Kawamura S, Ying L, Kim HJ et al (2005) Macrophages accumulate in the early phase of tendonbone healing. J Orthop Res 23:1425–1432

42. Murray MM, Martin SD, Martin TL et al (2000)

Histological changes in the human anterior cruciate ligament after rupture. J Bone Joint Surg 82-A: 1387–1397

43. Weiler A, Unterhauser FN, Bail HJ et al (2002) Alpha-smooth muscle actin is expressed by fibroblastic cells of the ovine anterior cruciate ligament and its free tendon graft during remodeling. J Orthop Res 20: 310–317

44. Unterhauser FN, Bosch U, Zeichen J et al (2004) Alpha-smooth muscle actin containing contractile fi broblastic cells in human knee arthrofibrosis tissue. Winner of the AGA-DonJoy Award 2003. Arch Orthop Trauma Surg 124:585–591

45. Ballock RT, Woo SL, Lyon RM et al (1989) Use of patellar tendon autograft for anterior cruciate ligament reconstruction in the rabbit: a long-term histologic and biomechanical study. J Orthop Res 7:474–485

46. Jackson DW, Grood ES, Goldstein JD et al (1993) A comparison of patellar tendon autograft and allograft used for anterior cruciate ligament reconstruction in the goat model. Am J Sports Med 21: 176–185

47. Unterhauser FN, Bail HJ, Höher J et al (2003) Endoligamentous revascularization of an anterior cruciate ligament graft. Clin Orthop Relat Res 414: 276–288

48. Petersen W, Wildemann B, Pufe T et al (2003) The angiogenic peptide pleiotrophin (PTN/HB-GAM) is expressed in fracture healing: an immunohistochemical study in rats. Arch Orthop Trauma Surg 124: 603–607

49. Tohyama H, Yasuda K (2002) The effect of increased stress on the patellar tendon. J Bone Joint Surg 84-B: 440–446

50. Jackson DW, Grood ES, Cohn BT et al (1991) The effects of in situ freezing on the anterior cruciate ligament. An experimental study in goats. J Bone Joint Surg 73-A:201–213

51. Spindler KP, Andrish JT, Miller RR et al (1996) Distribution of cellular repopulation and collagen synthesis in a canine anterior cruciate ligament autograft. J Orthop Res 14:384–389

52. Blickenstaff KR, Grana WA, Egle D (1997) Analysis of a semitendinosus autograft in a rabbit model. Am J Sports Med 25:554–559

53. Johnson LL (1993) The outcome of a free autogenous semitendinosus tendon graft in human anterior cruciate reconstructive surgery: a histological study. Arthroscopy 9:131–142

54. Abe S, Kurosaka M, Iguchi T et al (1993) Light and electron microscopic study of remodeling and maturation process in autogenous graft for anterior cruciate ligament reconstruction. Arthroscopy 9:394–405

55. Liu SH, Yang RS, al-Shaikh R et al (1995) Collagen in tendon, ligament, and bone healing. A current review. Clin

Orthop Relat Res 318:265–278

56. Ng GY, Oakes BW, Deacon OW et al (1995) Biomechanics of patellar tendon autograft for reconstruction of the anterior cruciate ligament in the goat: three-year study. J Orthop Res 13:602–608

57. Ng GY, Oakes BW, Deacon OW et al (1996) Longterm study of the biochemistry and biomechanics of anterior cruciate ligament-patellar tendon autografts in goats. J Orthop Res 14:851–856

58. Scranton PE Jr, Lanzer WL, Ferguson MS et al (1998) Mechanisms of anterior cruciate ligament neovascularization and ligamentization. Arthroscopy 14: 702–716

59. Ohno K, Yasuda K, Yamamoto N et al (1993) Effects of complete stress-shielding on the mechanical properties and histology of in situ frozen patellar tendon. J Orthop Res 11:592–602

60. Shelbourne KD, Nitz P (1990) Accelerated rehabilitation after anterior cruciate ligament reconstruction. Am J Sports Med 18:292–299

61. Howell SM, Taylor MA (1996) Brace–free rehabilitation, with early return to activity, for knees reconstructed with a double-looped semitendinosus and gracilis graft. J Bone Joint Surg 78-A:814–825

62. Beynnon BD, Johnson RJ, Naud S et al (2011) Accelerated versus nonaccelerated rehabilitation after anterior cruciate ligament reconstruction: a prospective, randomized, double blind investigation evaluating knee joint laxity using stereophotogrammetric analysis. Am J Sports Med 39:2536–2548

63. Beynnon BD, Uh BS, Johnson RJ et al (2005) Rehabilitation after anterior cruciate ligament reconstruction: a prospective, randomized, double-blind comparison of programs administered over 2 different time intervals. Am J Sports Med 33:347–359

64. Janssen RP, Du Mée AW, van Valkenburg J et al (2012) Anterior cruciate ligament reconstruction with hamstring tendons and accelerated rehabilitation: a 10-year prospective study on clinical results, knee osteoarthritis and its predictors. Knee Surg Sports Traumatol Arthrosc 21:1977–1988. doi: 10.1007/ s00167-012-2234-9

65. Fujimoto E, Sumen Y, Urabe Y et al (2004) An early return to vigorous activity may destabilize anterior cruciate ligaments reconstructed with hamstring grafts. Arch Phys Med Rehabil 85:298–302

66. Dustmann M, Schmidt T, Gangey I et al (2008) The extracellular remodeling of free-soft-tissue autografts and allografts for reconstruction of the anterior cruciate ligament: a comparison study in sheep model. Knee Surg Sports Traumatol Arthrosc 16: 360–369

第 26 章

取腱后半腱肌与股薄肌再生

Martina Åhlén, Mattias Lidén 和 Jüri Kartus 著

赵 畅 谢登辉 曾 春 译

26.1　背景

　　研究表明 ST 和 GT 是在获取后有能力再生，并且是人体内目前唯一已知的可以在整条肌腱（从止点到肌肉肌腱联合点）获取后可以再生的。这一章节将重点描述 ST 和 GT 切取后的再生频率、再生肌腱的质量、止点水平、横断面面积、膝关节屈曲和内旋运动的弱点。

26.2　诊断方法显示：再生率和形态

　　Cross 等 [6] 在 1992 年第一次报道了通过 MRI 检查发现 ST 和 GT 可以再生。这些发现随后被取 ST、GT 后的 MRI[2, 5, 7, 9, 13, 18, 28, 30, 33]、CT[19, 21]、超

声检查 [27] 所证实。然而，报道再生率是 46%～95%[2]（图 26.1 和 26.2）。同样地，再生肌腱的止点也会不一样。一些研究 [2, 5, 8, 19] 报告了再生的 ST 和 GT 近似正常的止点位置，相比之前报道更加偏向近侧 [30, 36] 和内侧 [6, 27]。对此，有些研究解释这可能是因为只获取了 ST，GT 保留了下来 [8, 19]。然而，因为有研究表明 2 条肌腱都被获取后，也获得了接近正常的止点位置 [2, 5]，因此影像获取过程和 X 线检查相隔的不同时间，这些附加因素也是要考虑的 [19]。在 Nakame 等 [9] 的研究中使用 3D CT 也支持了这一点。

　　研究中他们描述没有一个患者在 1 个月后出现再生的证据，但 29 例患者中有 2 例在 12 个月后出现了肌腱组织再生。肌腱如期望的那样，从肌肉的腹部，插入胫骨近侧的正常止点。有报道称在早期阶段，再生的肌腱是肥大的 [36]，但是在横断面上会逐渐缩小 [27]。然而一项长期的随访研究表明，肌腱再生的横断面接近正常 [2, 5, 27]。

　　另外一个重要的影响因素导致报道中的再生率和止点位置在获取过程中有区别。Choi 等 [5] 曾经对 ST 和 GT 在获取前和获取后 2 年都进行了 MRI 检查，他也是提到再生肌腱的止点比原始位置远这样理论的少数学者之一。他们描述在获取肌腱时，使用一个精致的倒 L 形切口，保留缝匠肌筋膜有利于保护再生管鞘。其他影响因素是定义止点的方式的不同、研究规模的不同、男女比例的不同。

　　也有一些研究评估在肌腱获取后长期随访那

图 26.1　Ahlen 等 (Ahlen 等 [2]) 最初发表报道：ST 和 GT 获取后，95% 的肌腱会再生。术侧（右侧）轴向 MRI 显示如何测量。横断面区域在关节线中心上方 4 cm 处测量（A），随后逐渐下降至足部 (B–E)

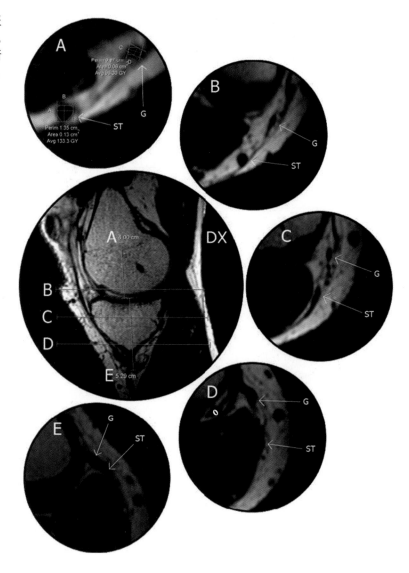

些肌腱再生很少的患者，但是其原因目前还不知道。

26.3　肌腱如何再生

起初，认为肌腱再生的方向是从近向远 [28]，Lens 等将其叫做"蜥蜴尾现象"

然而，现在的观点是肌腱会沿着获取的位置成熟。一个从 2005 开始的系统综述中，Carofino 和 Fulkerson [4] 认为再生的过程要经过几个阶段，大约 18 个月后才会产生一个在结构和成分上类似正常的新肌腱。他的发现一部分基于 Papandrea 等 [27] 的发现，他曾经在相同的患者身上做了一系列的超声检查。他们发现最初的血肿沿着在完整获取的位置逐渐硬化。6 个月后就可以观察到胶原纤维，18 个月后在获取部位就可以看到在形态上类似正常肌腱的结构出现。

最近 Otoshi 等 [26] 发表的理论也是额外的证据 [26]，他用动物模型评估了跟腱的再生情况。作者描述了一个类似再生和沿着肌腱长轴成熟的过程，并得出血肿支架加强了成纤维细胞前体细胞从腱鞘周围组织和腱鞘迁移的过程。

也有人认为 ST 相对于髌腱更有重塑的潜力，因为它拥有更高的胶原纤维和成纤维细胞的密度。并且取肌腱时采用的剥离的手术方式在肌腱再生过程 [24] 中起着重要的作用，因为肌腱在受到机械压力的时候，滑膜细胞拥有分化的能力。Eriksson 等 [8] 提出初始形成的血肿在纤维细胞迁移和接下来的肌腱再生中起到了一个支架作用，它占据了获取区的缺损处，此观点也被 Papadrea[27] 等描述。

图 26.2　非术侧轴向 MRI 显示肌腱和足部止点的横断面面积与术侧类似（Anled 等 [2] 最初发表）。（A-E）水平面与图 26.1 同水平面相比，ST 和 GI 与正常非术侧相类似，SIN 与左侧一致

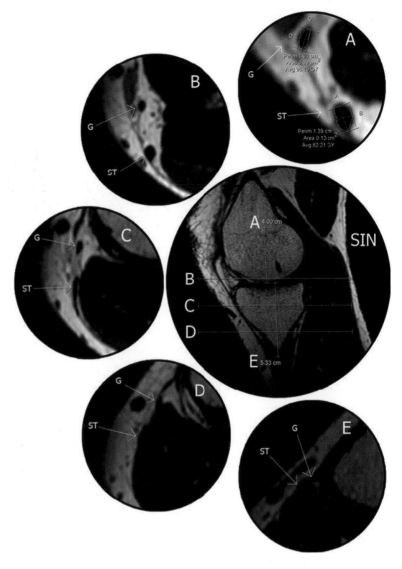

目前的观点是肌腱均匀地沿着获取处的缺损成熟，先前形成的血肿处有滑膜细胞的分化和胶原蛋白逐渐的沉淀。在一年半后在获取处会有普通形态学的肌腱结构出现。

26.4　再生的肌腱是真正的肌腱还是瘢痕组织？

现在有些发表的研究 [8, 10, 24, 38] 针对再生 ST 的组织学表现。这些研究证实在本质上再生的肌腱是真正的肌腱，而不是瘢痕组织。Eriksson 等 [8] 从获取肌腱后 20 个月的 5 位患者中取得了一些开放的活组织标本，并从中发现他们再生的肌腱表现出了正常肌腱的特点，但是其中也有不规则排列方向的胶原和小的瘢痕样区域。相比正常的肌腱，成纤维细胞增生。Okahashi 等 [24] 从 ACL 重建术 1 年后的 9 位患者中取得手术活组织标本。他们发现在组织学、免疫生化上再生肌腱是和正常的肌腱相似的。然而，在再生肌腱中没有发现规则的细胞核大小、形状和分布。Ferretti 等 [10] 获取了 3 位患者的再生肌腱，从 1 位术后 6 个月，2 位术后 2 年的再生肌腱中发现毛细血管形成增加。术后 2 年的标本中，可以观察到，其标本厚的中间部分被方向排列好的肌腱样纤维所占据，并且有梭形细胞均匀地分布。这些细胞拥有着和成熟肌腱细胞一样的外表。在一个长期的报道中，从肌腱获取的标本中可以看到到活检的时间至少为 2 年半 [8]，术后肌腱成熟过程可能并没有完成。

Ahlen 等做了一个比较同一位患者的 ST 再生和正常 ST 活组织的长期的组织学习研究。刚开始的结果表明再生 ST 和正常的 ST 没有区别，但是在再生肌腱上存在一些瘢痕组织的灶状区域。

如果想全面评估整条肌腱和全部再生过程的组织学结局，最理想的方式就是对完整的再生组织进行长期、系统的组织学检查，并与正常的肌腱相比较。

26.5 获取肌腱后力量缺乏和并发症发生率

半腱肌和股薄肌的肌肉功能是非常重要的，特别是在膝关节深度屈曲和内旋时，肌腱不能完全再生或是过多地插入近端，膝关节的生物力学就有可能会改变。近端插入的位置会影响肌腱的短臂更短，并且肌肉肌腱连接处内移也会使肌腹变短，肌肉屈曲膝关节的能力也会受限。然而插入位置在胫骨内侧筋膜或腘筋膜也会使膝关节内旋的能力下降。内旋功能的缺陷可能会导致膝关节的轴移和外旋的保护能力下降，例如急停运动。

因此，半腱肌和股薄肌自体移植物对于那些经常依赖膝关节深度屈曲者，如体操运动员、芭蕾舞舞蹈者、定向运动者、摔跤运动员，是不太合适的。有报道称有些患者重新获得了膝关节的屈曲[30, 37] 和内旋[2] 的肌力，但是也有报道称获取术 2 年后[3, 29, 35] 膝关节仍存在深度屈曲[2, 5, 30, 34] 和内旋的缺陷。然而，大部分报道称通过研究峰值力矩发现术后屈曲能力完全恢复。峰值力矩是一种低敏感度的测试半腱肌和股薄肌肌力的方法。峰值力矩在膝关节小屈曲角（15°~30°）下产生的，这个角度下股二头肌是主要的膝肌。Ohkoshi 等[23] 和 Adachi 等[1] 发现峰值力矩由半腱肌和股薄肌自体移植物重建 ACL 后，小角度活动时产生的。进而其暗示了在小角度时，肌肉是活动比较活跃的，例如股二头肌会肥厚。进一步的研究表明，当半腱肌和股薄肌获取后或者只获取半腱肌后，半腱肌和股二头肌会代偿性增生[7, 14, 36]。半腱肌和股薄肌复合体在膝关节深度屈曲角下起着非常重要的作用，特别是角度超过 75° 时。当髋伸直时，这些肌腱对于膝关节屈曲也起着重要的

作用[34]。

一些研究人员[2, 5, 19, 20, 33-34] 报道，除非肌肉形态上再生，不然膝关节在深度屈曲时仍存在重大缺陷。

对于内旋[29] 和深度屈曲[34] 的运动，相比单纯半腱肌肌腱获取，半腱肌和股薄肌肌腱同时获取存在更多的力量缺陷。Tashiro 等[34] 是少数随机进行前瞻性研究的人，他报道有高达 30% 的人在膝关节屈曲大于 70° 时，存在肌肉强度的缺陷。

Williams 等[36] 发现半腱肌 / 股薄肌的肌肉在肌腱再生后仍是处于短缩的状态。Nishino 等[22] 通过研究膝关节屈曲力矩与 ACL 重建后半腱肌肌肉形态学的关系，发现膝关节深度屈曲的缺陷和半腱肌肌肉的短缩和萎缩存在着密切的联系。2011 年，Choi 等[5] 也进一步证实了半腱肌 / 股薄肌肌肉持续短缩的情况。他们报道术后 2 年后，半腱肌肌肉肌腱复合体的半腱肌内移大约 4 cm，股薄肌内移 3 cm。膝关节深度屈曲会产生很大的缺陷。这一点是与 Ahlen 等[2] 的发现是一致的。他们报道了获取术后 8 年，在深度屈曲时仍存在功能缺陷，即使大部分患者肌腱再生，且位置靠近正常止点，并在足部肌群里。

26.6 再生的肌腱是否可以用于翻修手术？

再生的半腱肌 / 股薄肌肌腱是否可以用于 ACL 翻修手术这是个非常必要的问题，正如腘腱的翻修手术报告的一样。MRI[15, 32] 和活组织检查研究[15, 31] 揭示，腘腱在获取中间部分的 1/3 后不会回到标准状态。即使如此，重新获取的腘腱已经用于 ACL 的翻修手术，但是效果比第一次获取腘腱作为自体移植差一些。在动物模型中，在获取 1 年后，再生的半腱肌[11, 16] 和跟腱[26] 的功能比正常的肌腱差，但是随着时间的推移，力量会越来越强[16]。到现在，只有 1 篇文献报道过再生半腱肌肌腱用于 ACL 翻修手术。

因为半腱肌 / 股薄肌肌腱再生存在不可预测的局部瘢痕组织 . 在人体上做了很长时间的生物力学的研究后，我们才建议在 ACL 翻修时用半腱肌 / 股薄肌的再生肌腱。

记忆要点

- 肌腱有时不能再生的原因需要进一步的研究。报告的再生频率和止点位置在研究中还存在差异。
- 需要更多的长时间研究评估再生肌腱的组织学。
- 目前大部分患者单独获取半腱肌肌腱或半腱肌 / 股薄肌肌腱后，仍在膝关节深度屈曲时存在缺陷。
- 如果可行的话，单独只获取半腱肌，因为可能会存在膝关节深度屈曲和内旋力量的减小。
- 作者认为，除非做了进一步的研究，不然不建议在翻修手术时使用再生的半腱肌或股薄肌肌腱。

参考文献

1. Adachi N, Ochi M, Uchio Y, Sakai Y, Kuriwaka M, Fujihara A (2003) Harvesting hamstring tendons for ACL reconstruction infl uences postoperative hamstring muscle performance. Arch Orthop Trauma Surg 123(9):460–465
2. Ahlen M, Liden M, Bovaller A, Sernert N, Kartus J (2012) Bilateral magnetic resonance imaging and functional assessment of the semitendinosus and gracilis tendons a minimum of 6 years after ipsilateral harvest for anterior cruciate ligament reconstruction. Am J Sports Med 40(8):1735–1741. doi: 10.1177/0363546512449611, 0363546512449611 [pii]
3. Armour T, Forwell L, Litchfield R, Kirkley A, Amendola N, Fowler PJ (2004) Isokinetic evaluation of internal/external tibial rotation strength after the use of hamstring tendons for anterior cruciate ligament reconstruction. Am J Sports Med 32(7):1639–1643
4. Carofi no B, Fulkerson J (2005) Medial hamstring tendon regeneration following harvest for anterior cruciate ligament reconstruction: fact, myth, and clinical implication. Arthroscopy 21(10):1257– 1265. doi: 10.1016/j.arthro.2005.07.002 , S0749- 8063(05)01089-3 [pii]
5. Choi JY, Ha JK, Kim YW, Shim JC, Yang SJ, Kim JG (2012) Relationships among tendon regeneration on MRI, flexor strength, and functional performance after anterior cruciate ligament reconstruction with hamstring autograft. Am J Sports Med 40(1):152–162. doi: 10.1177/0363546511424134 ,0363546511424134 [pii]
6. Cross MJ, Roger G, Kujawa P, Anderson IF (1992) Regeneration of the semitendinosus and gracilis tendons following their transection for repair of the anterior cruciate ligament. Am J Sports Med 20(2):221–223
7. Eriksson K, Hamberg P, Jansson E, Larsson H, Shalabi A, Wredmark T (2001) Semitendinosus muscle in anterior cruciate ligament surgery: morphology and function. Arthroscopy 17(8):808–817, S0749806301080896 [pii]
8. Eriksson K, Kindblom LG, Hamberg P, Larsson H, Wredmark T (2001) The semitendinosus tendon regenerates after resection: a morphologic and MRI analysis in 6 patients after resection for anterior cruciate ligament reconstruction. Acta Orthop Scand 72(4):379–384
9. Eriksson K, Larsson H, Wredmark T, Hamberg P (1999) Semitendinosus tendon regeneration after harvesting for ACL reconstruction. A prospective MRI study. Knee Surg Sports Traumatol Arthrosc 7(4):220–225
10. Ferretti A, Conteduca F, Morelli F, Masi V (2002) Regeneration of the semitendinosus tendon after its use in anterior cruciate ligament reconstruction: a histologic study of three cases. Am J Sports Med 30(2):204–207
11. Gill SS, Turner MA, Battaglia TC, Leis HT, Balian G, Miller MD (2004) Semitendinosus regrowth: biochemical, ultrastructural, and physiological characterization of the regenerate tendon. Am J Sports Med 32(5):1173–1181
12. Hadjicostas PT, Soucacos PN, Paessler HH, Koleganova N, Berger I (2007) Morphologic and histologic comparison between the patella and hamstring tendons grafts: a descriptive and anatomic study. Arthroscopy 23(7):751–756. doi: 10.1016/j. arthro.2007.02.002 , S0749-8063(07)00139-9 [pii]
13. Hioki S, Fukubayashi T, Ikeda K, Niitsu M, Ochiai N (2003) Effect of harvesting the hamstrings tendon for anterior cruciate ligament reconstruction on the morphology and movement of the hamstrings muscle: a novel MRI technique. Knee Surg Sports Traumatol Arthrosc 11(4):223–227. doi: 10.1007/s00167-003-0361-z
14. Irie K, Tomatsu T (2002) Atrophy of semitendinosus and gracilis and flexor mechanism function after hamstring tendon harvest for anterior cruciate ligament reconstruction. Orthopedics 25(5):491–495
15. Kartus J, Movin T, Papadogiannakis N, Christensen LR, Lindahl S, Karlsson J (2000) A radiographic and histologic evaluation of the patellar tendon after harvesting its central third. Am J Sports Med 28(2): 218–226
16. Leis HT, Sanders TG, Larsen KM, Lancaster-Weiss KJ, Miller MD (2003) Hamstring regrowth following harvesting for ACL reconstruction: the lizard tail

phenomenon. J Knee Surg 16(3):159–164

17. Liden M, Ejerhed L, Sernert N, Bovaller A, Karlsson J, Kartus J (2006) The course of the patellar tendon after reharvesting its central third for ACL revision surgery: a long-term clinical and radiographic study. Knee Surg Sports Traumatol Arthrosc 14(11):1130– 1138. doi: 10.1007/s00167-006-0167-x

18. Makihara Y, Nishino A, Fukubayashi T, Kanamori A (2006) Decrease of knee flexion torque in patients with ACL reconstruction: combined analysis of the architecture and function of the knee fl exor muscles. Knee Surg Sports Traumatol Arthrosc 14(4):310–317. doi: 10.1007/s00167-005-0701-2

19. Nakamae A, Deie M, Yasumoto M, Adachi N, Kobayashi K, Yasunaga Y, Ochi M (2005) Threedimensional computed tomography imaging evidence of regeneration of the semitendinosus tendon harvested for anterior cruciate ligament reconstruction: a comparison with hamstring muscle strength. J Comput Assist Tomogr 29(2):241–245, 00004728- 200503000- 00018 [pii]

20. Nakamura N, Horibe S, Sasaki S, Kitaguchi T, Tagami M, Mitsuoka T, Toritsuka Y, Hamada M, Shino K (2002) Evaluation of active knee flexion and hamstring strength after anterior cruciate ligament reconstruction using hamstring tendons. Arthroscopy 18(6):598–602

21. Nakamura E, Mizuta H, Kadota M, Katahira K, Kudo S, Takagi K (2004) Three-dimensional computed tomography evaluation of semitendinosus harvest after anterior cruciate ligament reconstruction. Arthroscopy 20(4):360–365. doi: 10.1016/j. arthro.2004.01.032 , S0749806304000830 [pii]

22. Nishino A, Sanada A, Kanehisa H, Fukubayashi T (2006) Knee-fl exion torque and morphology of the semitendinosus after ACL reconstruction. Med Sci Sports Exerc 38(11):1895–1900. doi: 10.1249/01. mss.0000230344.71623.51, 00005768-200611000-00003 [pii]

23. Ohkoshi Y, Inoue C, Yamane S, Hashimoto T, Ishida R (1998) Changes in muscle strength properties caused by harvesting of autogenous semitendinosus tendon for reconstruction of contralateral anterior cruciate ligament. Arthroscopy 14(6):580–584

24. Okahashi K, Sugimoto K, Iwai M, Oshima M, Samma M, Fujisawa Y, Takakura Y (2006) Regeneration of the hamstring tendons after harvesting for arthroscopic anterior cruciate ligament reconstruction: a histological study in 11 patients. Knee Surg Sports Traumatol Arthrosc 14(6):542–545. doi: 10.1007/s00167-006-0068-z

25. Onishi H, Yagi R, Oyama M, Akasaka K, Ihashi K, Handa Y (2002) EMG-angle relationship of the hamstring muscles during maximum knee flexion. J Electromyogr Kinesiol 12(5):399–406, S1050641102000330 [pii]

26. Otoshi K, Kikuchi S, Ohi G, Numazaki H, Sekiguchi M, Konno S (2011) The process of tendon regeneration in an achilles tendon resection rat model as a model for hamstring regeneration after harvesting for anterior cruciate ligament reconstruction. Arthroscopy 27(2):218–227. doi: 10.1016/ j.arthro.2010.07.012, S0749-8063(10)00691-2 [pii]

27. Papandrea P, Vulpiani MC, Ferretti A, Conteduca F (2000) Regeneration of the semitendinosus tendon harvested for anterior cruciate ligament reconstruction. Evaluation using ultrasonography. Am J Sports Med 28(4):556–561

28. Rispoli DM, Sanders TG, Miller MD, Morrison WB (2001) Magnetic resonance imaging at different time periods following hamstring harvest for anterior cruciate ligament reconstruction. Arthroscopy 17(1):2–8. doi: 10.1053/ jars.2001.19460 , S0749- 8063(01)30106-8 [pii]

29. Segawa H, Omori G, Koga Y, Kameo T, Iida S, Tanaka M (2002) Rotational muscle strength of the limb after anterior cruciate ligament reconstruction using semitendinosus and gracilis tendon. Arthroscopy 18(2):177–182

30. Simonian PT, Harrison SD, Cooley VJ, Escabedo EM, Deneka DA, Larson RV (1997) Assessment of morbidity of semitendinosus and gracilis tendon harvest for ACL reconstruction. Am J Knee Surg 10(2):54–59

31. Svensson M, Kartus J, Christensen LR, Movin T, Papadogiannakis N, Karlsson J (2005) A long-term serial histological evaluation of the patellar tendon in humans after harvesting its central third. Knee Surg Sports Traumatol Arthrosc 13(5):398–404

32. Svensson M, Kartus J, Ejerhed L, Lindahl S, Karlsson J (2004) Does the patellar tendon normalize after harvesting its central third? A prospective long-term MRI study. Am J Sports Med 32(1):34–38

33. Tadokoro K, Matsui N, Yagi M, Kuroda R, Kurosaka M, Yoshiya S (2004) Evaluation of hamstring strength and tendon regrowth after harvesting for anterior cruciate ligament reconstruction. Am J Sports Med 32(7):1644–1650

34. Tashiro T, Kurosawa H, Kawakami A, Hikita A, Fukui N (2003) Influence of medial hamstring tendon harvest on knee flexor strength after anterior cruciate ligament reconstruction. A detailed evaluation with comparison of single- and double-tendon harvest. Am J Sports Med 31(4):522–529

35. Viola RW, Sterett WI, Newfield D, Steadman JR, Torry MR (2000) Internal and external tibial rotation strength after anterior cruciate ligament reconstruction using ipsilateral semitendinosus and gracilis tendon autografts. Am J Sports Med 28(4):552–555

36. Williams GN, Snyder-Mackler L, Barrance PJ, Axe MJ, Buchanan TS (2004) Muscle and tendon morphology after reconstruction of the anterior cruciate ligament with

autologous semitendinosus-gracilis graft. J Bone Joint Surg Am 86-A(9):1936–1946, 86/9/1936 [pii]

37. Yasuda K, Tsujino J, Ohkoshi Y, Tanabe Y, Kaneda K (1995) Graft site morbidity with autogenous semitendinosus and gracilis tendons. Am J Sports Med 23(6):706–714

38. Yoshiya S, Matsui N, Matsumoto A, Kuroda R, Lee S, Kurosaka M (2004) Revision anterior cruciate ligament reconstruction using the regenerated semitendinosus tendon: analysis of ultrastructure of the regenerated tendon. Arthroscopy 20(5):532–535. doi: 10.1016/j. arthro.2004.01.031 , S0749806304000829 [pii]

第 27 章

前交叉韧带重建术后的长期预后

Steven Claes, Rene Verdonk, Johan Bellemans 和 Peter C. Verdonk 著

赵　畅　谢登辉　曾　春 译

目　录

27.1　引言

据报道，外伤后 ACL 长期损伤在 10 年内会有 50%~80% 的患者不可避免地出现骨关节炎（osteoarthritis，OA）[18, 36]。从观点来看 ACL 撕裂会经常看作是大部分"年轻人拥有老年人膝关节"的原因。虽然目前用肌腱移植物重建膝关节 ACL 是治疗不稳定的膝关节损伤的标准方法[36]，但是在年轻人群中，ACL 重建后对膝关节 OA 的影响仍存在争议。目前有大量报道描述 OA 的发病率并不会因为 ACL 是否手术重建而改变[36]，但是 Daniel 等[4]认为 ACL 重建后的 OA 发病率会增高。另一方面，有些学者似乎掌握了 ACL 重建 10 年后的预后，其 OA 发病率是 2%~3%[14, 29]。

目前 ACL 重建后出现 OA 的主要争议点是相当小部分、多样的、回顾性病例、各种专家观点所充斥[3, 19, 22-23, 30, 32]。本章节收集了大量关于 ACL 重建的长期预后的现阶段文献资料，并且用 meta 分析去得到循征的影像学关节炎的发病率。此外，半月板状态和 ACL 重建后 OA 的发病率的关系是确明的。

27.2　方法

meta 分析的建立和报道是根据 PRISMA 声明中提出的建议所发表的。

为了识别所有关于人体膝关节自体 ACL 重建术的长期疗效，一份关于文献的系统综述应运而生。长期的预后指的是随访 10 年，收集 PubMed MEDLINE、EMBASE 和 Cochrane Library 数据库里从 2010 年 10 月开始的数据。

只搜索在英国和法国发表的研究，排除少于 10 年的 ACL 术后的随访报道，同时也排除 ACL 重建术后长期预后中没有用 X 线片评估的研究。

通过下列的几种变量评估每个研究：研究类型，ACL 重建术后平均随访时间，外科手术技术，手术时间，在最后随访中用 X 线片检查的患者数量，在 ACL 重建术前、术中、术后行半月板切除术的患者数量，通过 X 线片检查发现术膝 OA 的患者数量。从每个研究中提出相关数据，记录在多工作表中。

本章节介绍 OA 只基于放射学标准，因为现有的文献报告的数据在临床和放射学方面存在显而易见的缺乏。此外，为了之后的数据分析，在研究报告（如 Kellgren 和 Lawrence、Ahlbäck、Fairbanks、IKDC）中射线检查系统的分类便于将不同的 OA 评分进行转换。因为这个评分系统的广泛应用和可行性，它也被选作是其他评分的最好的参照物。对于 OA，IKDC 评分是 A 和 B 者被认为是正常或者是接近正常，C 和 D 则代表膝关节 OA。

其中很多报道在最后的随访中都提及一些已行半月板切除术的患者。为了评估半月板切除术

对 OA 发病率的影响，这些患者将单独进行影像学检查。已经进行半月板修复术的患者被分到没有进行半月板切除术的那一组，除了在随访中发现有缝合失效的患者。

进行 meta 分析是为了进一步获得 OA 的平均发病率和切除和未切除半月板的患者之间的差异。研究评估的是 OA 发病率的对数变换和比值比（风险比），后者表示半月板切除术对 OA 的影响。用 Der Simonian 和 Laird [5] 的随机研究方法来考虑研究结果中的异质性。P 值小于 0.05 被视为有意义。所有数据都使用 Windows 的 SAS 9.2 的版本进行分析（SAS Institute Inc., Cary, NC, USA）。

27.3　结果

电脑搜索使用上述的搜索条件，搜索出 211 例关于描述 ACL 重建的预后的文献。至于研究的选择，PRISMA 的流程图 [24] 将适合于所有的被识别的、前面已经详细描述的结果 [2]。最后，只有 16 份报告被纳入，包括系统综述和 meta 分析 [3, 6, 7, 11, 14-16, 19, 22-23, 27-29, 32, 34-35]，共计 1 554 例对象可进行 meta 分析。这个数字代表全部在随访期内可接受影像检查的患者，并非纳入者涉及 ACL 重建前 / 中 / 后合并或未合并半月板损伤需要手术切除的，在 16 篇文章中有 11 篇，占 1 264 例对象中的 614 例（48.6%）。16 篇文章中，仅有 5 篇是前瞻性研究，11 篇是回顾性研究。

从随机效应的 meta 分析的 1 554 例膝关节（IKDC C 或者 D）估计的 OA 发病率为 27.9%（95% CI 为 16.3% ~ 43.5%）。然而，细看亚组，估计发病率在未切除半月板组约为 16.4%（95% CI 为 7.0% ~ 33.9%），切除半月板组约为 50.4%（95% CI 为 27.4% ~ 73.1%）。因此比值比约为 3.54（95% CI 为 2.51% ~ 4.91%），在半月板切除术后变为 3.54 倍。

27.4　讨论

本章重点阐述了，ACL 重建术后 OA 发病率比平常认为得低。从早期开始，ACL 断裂就已经和 OA 的前期发生有着一定的联系 [9,12,20]。值得注意的是，目前的 ACL 重建技术并没有改变这种现状的能力。确实，很多人仍认为早期 OA

是 ACL 重建术的不可避免的结果，发病率至少为 50% ~ 100%。第一例 ACL 重建和 OA 的 meta 分析表明，在目前的文献中，OA 的高发病率建立在现有的证据上是不合理的。相反，从我们的研究结果可以看出，ACL 重建术后的膝关节 OA 发病率显著低于平常所观察的结果。确实，从随机效应的 meta 分析中得出的估计发病率达 28%，95%CI 的上限低于 50%。

问题是 ACL 重建术是否可以预防早期 OA。至今并没有一种确定的或者否定的说法。这个问题的关键是没有对照组，在膝关节 ACL 损伤的问题上进行了长期的关于自然史的前瞻性研究。在 20 世纪 80 年代，没有现代的 ACL 重建技术前，与保守治疗对比，评价膝关节的稳定性和功能只能用短期和中期结果来表示。然而，有早期报道称，用保守治疗 ACL 损伤后，长期结果不佳，早期 OA 发病率会高达 60% ~ 90%[1, 12, 33]。相反，其他学者报道了很多关于非手术治疗后出现了更好的功能和影像学结果的情况。例如，Neumann 等对 ACL 损伤的患者进行活动调整和物理治疗，随访 15 年后只报告有 15% 的 OA 患病率 [26]。这些关于损伤的自然史是否真实无法考证，因为无症状的 ACL 损伤的患者和谎报者、病人的选择偏倚、在发表的文献中保守治疗的异质性的存在。

此外，这次 meta 分析表明，半月板切除术应该是 ACL 重建术后，发展为 OA 的重要危险因素。有 42% 的患者在 X 线片上发现 OA，对比发现，只有 19% 最近的半月板保留的患者发现 OA（OR = 3.54）。Musahl 等通过尸体研究已经证实，在 ACL 损伤的膝关节中，内、外侧半月板在膝关节稳定性中起到了辅助作 [25]。这些学者表明，内侧半月板在 ACL 损伤的膝关节中，对限制胫骨前移有重要的作用（如 Lachman 试验）；外侧半月板在限制联合轴向和旋转负荷时，有重要作用（如轴移试验）。从此观点来看，在功能丢失的 ACL 中，前移和旋转不稳定性会导致半月板上的剪切力过大，会产生半月板损伤、退行性撕裂和疼痛导致的半月板切除。大部分学者报道称，和膝关节 ACL 重建术后的患者相比，ACL 断裂后，随后的半月板损伤率升高，慢性 ACL 损伤后的半月板损伤率为 98%[13-14]。

甚至最近在新英格兰医学杂志发表的一篇 RCT 文章质疑即时的 ACL 手术的必要性 [8]。保守治疗队列发现有 33% 以上的患者在 ACL 损伤后出现半月板撕裂。正如 meta 分析已经明确指出，半月板切除术是影响早期 OA 发生的极其重要的因素之一，OA 的发生与 ACL 损伤后膝关节不稳定，导致半月板缺乏保护直接相关。换句话说，meta 分析指出，降低半月板切除术的概率是降低膝关节 OA 的发病率的关键[31]。

记忆要点

此次关于 ACL 重建术和 OA 的发生之间的关系的 meta 分析，已经表明 OA 的发病率确实低于通常所认为的。然而，半月板损伤却是 OA 发病率显著上升的危险因素（OR=3.54）。这些发现指出，尝试着在 ACL 撕裂时去修复半月板损伤会产生不变的后果。同时断裂的 ACL 重建可以让半月板免受过度的剪切力、持续撕裂，以及早期 OA 发生。此外，在质疑手术过程的成本效益的时代，这次的研究有证实有关 ACL 损伤在临床上的实践能力的潜力。最后，这些结果将成为目前 ACL 技术的长期预后研究的基础和那些 ACL 损伤患者术后咨询的依据。

参考文献

1. Barrack RL, Bruckner JD, Kneisl J, Inman WS, Alexander AH (1990) The outcome of nonoperatively treated complete tears of the anterior cruciate ligament in active young adults. Clin Orthop Relat Res 259:192–199

2. Claes S, Hermie L, Verdonk R, Bellemans J, Verdonk P (2013) Is osteoarthritis an inevitable consequence of anterior cruciate ligament reconstruction? A metaanalysis. Knee Surg Sports Traumatol Arthrosc 21:1967–1976

3. Cohen M, Amaro JT, Ejnisman B et al (2007) Anterior cruciate ligament reconstruction after 10 to 15 years: association between meniscectomy and osteoarthrosis. Arthroscopy 23(6):629–634

4. Daniel DM, Stone ML, Dobson BE, Fithian DC, Rossman DJ, Kaufman KR (1994) Fate of the ACLinjured patient. A prospective outcome study. Am J Sports Med 22(5):632–644

5. DerSimonian R, Laird N (1986) Meta-analysis in clinical trials. Control Clin Trials 7(3):177–188

6. Drogset JO, Grontvedt T, Robak OR, Molster A, Viset AT, Engebretsen L (2006) A sixteen-year follow-up of three operative techniques for the treatment of acute ruptures of the anterior cruciate ligament. J Bone Joint Surg Am 88(5):944–952

7. Fink C, Hoser C, Hackl W, Navarro RA, Benedetto KP (2001) Long-term outcome of operative or nonoperative treatment of anterior cruciate ligament rupture – is sports activity a determining variable? Int J Sports Med 22(4):304–309

8. Frobell RB, Roos EM, Roos HP, Ranstam J, Lohmander LS (2010) A randomized trial of treatment for acute anterior cruciate ligament tears. N Engl J Med 363(4):331–342

9. Funk FJ Jr (1983) Osteoarthritis of the knee following ligamentous injury. Clin Orthop Relat Res 172:154–157

10. Hefti F, Muller W, Jakob RP, Staubli HU (1993) Evaluation of knee ligament injuries with the IKDC form. Knee Surg Sports Traumatol Arthrosc 1(3–4):226–234

11. Hertel P, Behrend H, Cierpinski T, Musahl V, Widjaja G (2005) ACL reconstruction using bone-patellar tendon-bone press-fi t fi xation: 10-year clinical results. Knee Surg Sports Traumatol Arthrosc 13(4):248–255

12. Kannus P, Jarvinen M (1987) Conservatively treated tears of the anterior cruciate ligament. Long-term results. J Bone Joint Surg Am 69(7):1007–1012

13. Keays SL, Newcombe PA, Bullock-Saxton JE, Bullock MI, Keays AC (2010) Factors involved in the development of osteoarthritis after anterior cruciate ligament surgery. Am J Sports Med 38(3):455–463

14. Kessler MA, Behrend H, Henz S, Stutz G, Rukavina A, Kuster MS (2008) Function, osteoarthritis and activity after ACL-rupture: 11 years follow-up results of conservative versus reconstructive treatment. Knee Surg Sports Traumatol Arthrosc 16(5):442–448

15. Lebel B, Hulet C, Galaud B, Burdin G, Locker B, Vielpeau C (2008) Arthroscopic reconstruction of the anterior cruciate ligament using bone-patellar tendonbone autograft: a minimum 10-year follow-up. Am J Sports Med 36(7):1275–1282

16. Lerat JL, Chotel F, Besse JL et al (1998) [The results after 10–16 years of the treatment of chronic anterior laxity of the knee using reconstruction of the anterior cruciate ligament with a patellar tendon graft combined with an external extra-articular reconstruction]. Rev Chir Orthop Reparatrice Appar Mot 84(8):712–727

17. Li RT, Lorenz S, Xu Y, Harner CD, Fu FH, Irrgang JJ (2011) Predictors of radiographic knee osteoarthritis after anterior cruciate ligament reconstruction. Am J Sports Med 39:2595–2603

18. Lohmander LS, Englund PM, Dahl LL, Roos EM (2007) The long-term consequence of anterior cruciate ligament and meniscus injuries: osteoarthritis. Am J Sports Med

35(10):1756–1769

19. Lohmander LS, Ostenberg A, Englund M, Roos H (2004) High prevalence of knee osteoarthritis, pain, and functional limitations in female soccer players twelve years after anterior cruciate ligament injury. Arthritis Rheum 50(10):3145–3152

20. McDaniel WJ Jr, Dameron TB Jr (1980) Untreated ruptures of the anterior cruciate ligament. A follow-up study. J Bone Joint Surg Am 62(5):696–705

21. Mehta VM, Paxton LW, Fornalski SX, Csintalan RP, Fithian DC (2007) Reliability of the international knee documentation committee radiographic grading system. Am J Sports Med 35(6):933–935

22. Meuffels DE, Favejee MM, Vissers MM, Heijboer MP, Reijman M, Verhaar JA (2009) Ten year followup study comparing conservative versus operative treatment of anterior cruciate ligament ruptures. A matched-pair analysis of high level athletes. Br J Sports Med 43(5):347–351

23. Meystre JL, Vallotton J, Benvenuti JF (1998) Double semitendinosus anterior cruciate ligament reconstruction: 10-year results. Knee Surg Sports Traumatol Arthrosc 6(2):76–81

24. Moher D, Liberati A, Tetzlaff J, Altman DG (2009) Preferred reporting items for systematic reviews and meta-analyses: the PRISMA statement. PLoS Med 6(7):e1000097

25. Musahl V, Citak M, O'Loughlin PF, Choi D, Bedi A, Pearle AD (2010) The effect of medial versus lateral meniscectomy on the stability of the anterior cruciate ligament-defi cient knee. Am J Sports Med 38(8): 1591–1597

26. Neuman P, Englund M, Kostogiannis I, Friden T, Roos H, Dahlberg LE (2008) Prevalence of tibiofemoral osteoarthritis 15 years after nonoperative treatment of anterior cruciate ligament injury: a prospective cohort study. Am J Sports Med 36(9):1717–1725

27. Oiestad BE, Holm I, Aune AK et al (2010) Knee function and prevalence of knee osteoarthritis after anterior cruciate ligament reconstruction: a prospective study with 10 to 15 years of follow-up. Am J Sports Med 38(11):2201–2210

28. Pernin J, Verdonk P, Si Selmi TA, Massin P, Neyret P (2010) Long-term follow-up of 24.5 years after intraarticular anterior cruciate ligament reconstruction with lateral extra-articular augmentation. Am J Sports Med 38(6):1094–1102

29. Pinczewski LA, Lyman J, Salmon LJ, Russell VJ, Roe J, Linklater J (2007) A 10-year comparison of anterior cruciate ligament reconstructions with hamstring tendon and patellar tendon autograft: a controlled, prospective trial. Am J Sports Med 35(4):564–574

30. Reider B (2009) Acl & Oa. Am J Sports Med 37(7):1279–1281

31. Richmond JC, Lubowitz JH, Poehling GG (2011) Prompt operative intervention reduces long-term osteoarthritis after knee anterior cruciate ligament tear. Arthroscopy 27(2):149–152

32. Salmon LJ, Russell VJ, Refshauge K et al (2006) Longterm outcome of endoscopic anterior cruciate ligament reconstruction with patellar tendon autograft: minimum 13-year review. Am J Sports Med 34(5):721–732

33. Segawa H, Omori G, Koga Y (2001) Long-term results of non-operative treatment of anterior cruciate ligament injury. Knee 8(1):5–11

34. Seon JK, Song EK, Park SJ (2006) Osteoarthritis after anterior cruciate ligament reconstruction using a patellar tendon autograft. Int Orthop 30(2):94–98

35. Shelbourne KD, Gray T (2009) Minimum 10-year results after anterior cruciate ligament reconstruction: how the loss of normal knee motion compounds other factors related to the development of osteoarthritis after surgery. Am J Sports Med 37(3):471–480

36. Spindler KP, Wright RW (2008) Clinical practice. Anterior cruciate ligament tear. N Engl J Med 359(20):2135–2142

37. Torg JS, Conrad W, Kalen V (1976) Clinical diagnosis of anterior cruciate ligament instability in the athlete. Am J Sports Med 4(2):84–93

第五部分

前交叉韧带双束重建

第 28 章

腘绳肌肌腱双束重建前交叉韧带

Timo Järvelä 和 Rainer Siebold 著

吴桂勤 谢登辉 曾 春 译

目 录

28.1 适应证

在使用腘绳肌重建前交叉韧带时，有很多因素影响我们选择单束重建或是双束重建。膝关节的大小可能会是最主要的原因[11, 16, 18]。膝关节越小，在技术和解剖上越难实现双束重建。根据 2 个移植物的直径，建议双束重建在胫骨和股骨止点之间的距离是 14 mm 或者更大[11, 16, 18]。对于较大的移植物，双束 ACL 重建则需要更大的操作空间。"止点位置表格"（见第 22 章）展示了止点位置的大小，决定是实施双束重建或是单束重建。这个可以通过 MRI 测量，在术中使用尺子测量更为可靠[11, 16, 18]。

髁间窝的宽度尤为重要。一个大而宽的髁间窝很容易适应较大和较宽的单束 ACL 重建。相反的是，如果是狭窄的髁间窝，一个平的 ACL 重建，例如，在双束 ACL 重建中使用腘绳肌肌腱、扁平的股四头肌肌腱或髌腱，都有利于防止髁间窝的

撞击和移植失败。髁间窝宽度可以在术前用 MRI 测量或者在术中测量。

表 28.1

单束 ACL 重建	双束 ACL 重建
较小的膝关节（无空间实施双束重建）	较大的膝关节
腘绳肌肌腱较细	腘绳肌肌腱质量高
非运动员或	高水平运动员
业余运动员	旋转运动
单纯 ACL 损伤	ACL 损伤伴半月板损伤

并不建议使用过大或过小的前内侧（anteromedial，AM）束或者后外侧（posterolateral，PL）束。AM 束的直径经常为 6～7 mm，PL 束经常为 5～6 mm。如果移植物是比较细或者短的腘绳肌肌腱，移植物的大小有可能会过小，建议最好使用单束重建。

患者的活动量也是个重要的方面。高活动量的患者，例如须做旋转动作（球类运动、滑雪、体操运动等）的运动员，使用解剖学复位和生物力学上更强的双束重建会让他们更加获益。

合并伤也扮演着重要的角色。Musahl 等[14]在尸检研究中发现在 ACL 重建术和同时进行的内外侧半月板切除术之后，用轴移试验检验完整的膝关节动力学，发现进行双束 ACL 重建术比进行解剖学复位的单束重建或者非解剖学复位的单束重建更好。单束和双束 ACL 重建的适应证的总结将在表 28.1 中展示。

28.2　钻取胫骨隧道

早在 2007 年，Järvelä[8] 曾经就描述过双束重建的技术。当时的胫骨隧道的钻取是在胫骨钻孔定位器下完成的。首先，先钻取 AM 束。ACL 胫骨钻孔定位器位于 ACL 胫骨覆盖面的 AM 束方向，角度为 55°。AM 胫骨隧道的起始点和标准单束 ACL 重建的位置一样。一旦 AM 束胫骨端的导线位于合适的位置（在膝关节伸直时无撞击），PL 束胫骨端的导线处于 ACL 胫骨覆盖面与 PL 束之间角度为 55°。PL 胫骨隧道比起标准的单束 ACL 重建，在胫骨皮质上要有一个更大的内侧起始点。位于关节面和胫骨皮质处的两骨道之间的骨桥须保持有 1~2 cm（图 28.1）。先钻取 AM 胫骨隧道，后钻取 PL 隧道。AM 胫骨隧道的直径往往是 6~7 mm，PL 隧道的直径往往是 5~6 mm。

对胫骨止点的新的解剖学认识有可能会改变双束 ACL 重建的方法。这些发现支持在解剖学重建时，将 PL 骨隧道放置在前内侧位置而不是后外侧位置（见第 1 章）。

28.3　钻取股骨隧道和螺钉固定

股骨隧道钻取采用瞄准器或手绘的方式。我们更愿意采取在没有定位器的情况下用手绘的方式来完成，这样可以让 AM 和 PL 骨隧道的位置更有灵活性。

首先，AM 和 PL 的骨隧道位置用 30° 的锥标记。但要保证两骨道之间为后面的骨桥留下足够的空间。我们建议用荧光透视来控制两中心位置，可以有效地避免术中错误的骨道放置以及进行记录。沿着髁间嵴或在其后方[38] 后外侧的股骨骨皮质，两条骨隧道的中心保持连续（见第 3 章和第 4 章）。

在到达中心位置后，AM 的股骨隧道首先会通过一个低的前内侧入路。胫骨隧道钻取并不建议避免使用非解剖学骨隧道的位置。膝关节屈曲 120° 时，导针将标记 AM 束的位置，并穿过股骨髁。导针用 4.5 mm 的空心钻来扩大钻孔。在获取和测量腘绳肌自体移植物的直径后，最后再确定 AM 隧道的最终直径。AM 股骨隧道的直径常为 6~7 mm，隧道的深度为 25~35 mm。

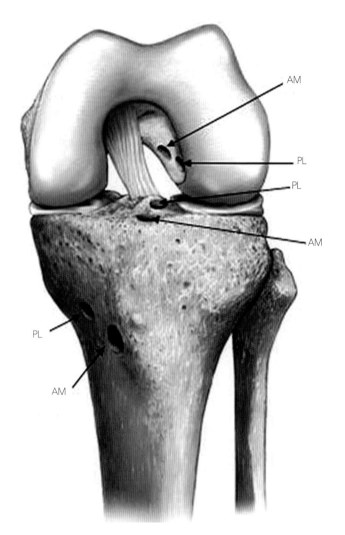

图 28.1　ACL 双束重建骨隧道示意图（AM，前内侧；PL，后外侧）

PL 股骨隧道也是按照同样的方法，在膝关节屈曲 90°[8]~120°[17] 时钻取。PL 股骨隧道的直径为 5~6 mm，深度大约为 25~35 mm。位于股骨端的 2 个隧道之间的骨墙的大小至少为 1~2 mm（图 28.1），这样才能在关节线上更好地让骨和肌腱愈合。

2 条移植物都是从远端到近端，通过胫骨隧道插入股骨隧道。PL 移植物先通过，之后是 AM 束（图 28.2）。

在使用股骨从内到外固定的 2 个可吸收界面螺钉的（Järvelä 等所描述的技术）情况下，PL 股骨隧道的沟槽必须在 PL 移植物和用于引导螺钉的导针确定放置好后钻取（图 28.3 和 28.4）。PL 螺钉的大小为 6×25mm。随后 AM 束移植物插入，

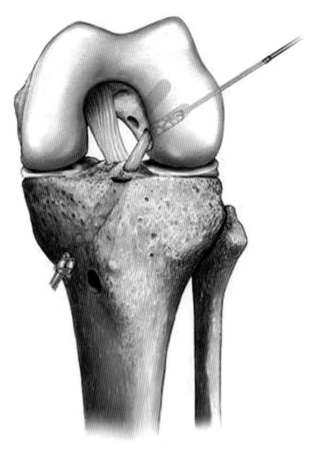

图 28.2　PL 束肌腱移植物穿过 PL 骨隧道

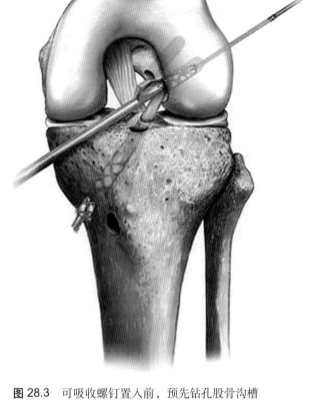

图 28.3　可吸收螺钉置入前，预先钻孔股骨沟槽

并用 7×25 mm 大小的可吸收界面螺钉固定（图 28.5）。当 AM 束和 PL 束调整后，胫骨固定分别在膝关节屈曲 30° 和 15° 时，用 2 个 7×30 mm 和 6×25 mm 的可吸收界面螺钉固定。上文描述的技术需要 4 个螺钉。

28.4　股骨纽扣固定和胫骨骨桥固定

当使用股骨皮质外固定的时候[17]，根据股骨 AM 和 PL 骨隧道的长度，用股骨纽扣系统固定 2 条移植物（图 28.6）。位于股骨和胫骨的两骨隧道之间的骨桥必须保留（图 28.7a-c）。PL 移植物首先从远端插入近端，然后将纽扣轻弹到股骨皮质上。AM 移植物也相应地插入到股骨隧道中。这样调整后，2 条被 2 号不可吸收缝线缝合的 AM 和 PL 移植物，在膝关节伸直的状态下，在 2 条骨隧道中间的骨桥上，达到胫骨固定（图 28.8）。大小为 8×25 mm 的可吸收界面螺钉可以插入胫

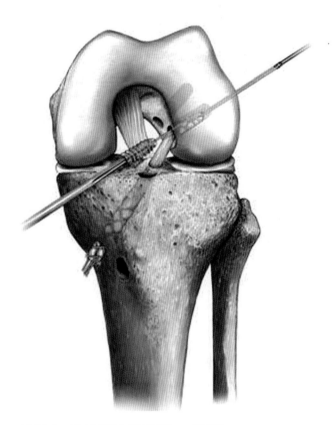

图 28.4　置入可吸收螺钉固定 PL 移植物

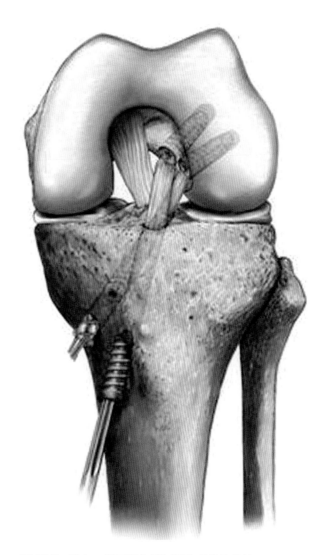

图 28.5　置入 4 颗可吸收螺钉固定双束重建的 ACL

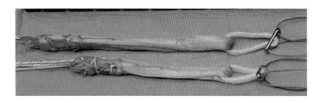

图 28.6　AM 和 PL 移植物及股骨皮质外纽扣系统

骨 AM 束的骨隧道中。PL 固定不需要螺钉，描述的 DB 技术需要 2~3 个内植物。

28.5　缺陷和并发症

相比单束 ACL 重建术，双束 ACL 重建术发生缺陷的风险更高。骨隧道的放置必须十分小心，应避免钻孔时出现位置错误的骨隧道或骨隧道之间的互通。我们建议首先插入 PL 移植物，这样可获得更好的镜下视野，以及更好地控制 AM 和 PL 移植物的操作。螺钉固定股骨移植物可能出现困难，但仍必须保证不损伤移植物或骨桥。双束 ACL 重建术常会需要额外的内植物、更长的手术时间，以及产生更多其他缺陷，从而增加治疗费用。因此，双束前交叉韧带重建技术必须有着严格的适应证，并建议有丰富的 ACL 重建术经验的外科医生才可施行。

28.6　文献结果

目前为止，通过搜索已出版的英语文献得出 21 个前瞻性随机研究[1-10, 12-13, 15, 17, 19-25]，其中 6 个研究（29%）表明双束 ACL 重建和单束 ACL 重建在临床结果上并未有任何统计学差异。然而，另外 15 个研究（71%）报道了双束 ACL 重建技术较单束 ACL 重建技术结果更好。其中 9 个试验表明双束 ACL 重建获得更好的旋转稳定性，7 个表明获得更好的前向稳定性，3 个表明获得更高的主观膝关节评分，3 个表明获得更高的客观膝关节评分，4 个表明获得更少的移植失败，1 个表明获得更小的隧道扩大，1 个表明获得更少的膝关节退行性病变。除此之外，无一研究表明单束 ACL 重建技术在评价结果方面优于双束 ACL 重建技术。

表 28.2 总结了前文所有双束和单束 ACL 重建的随机对照试验。

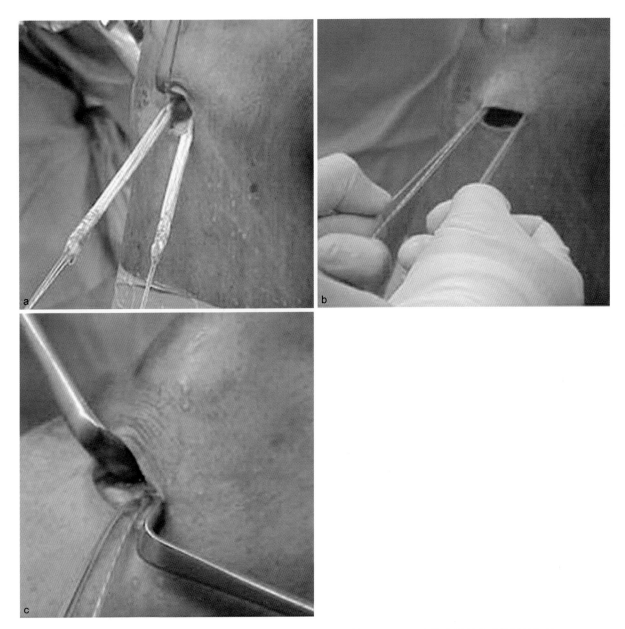

图 28.7　AM 和 PL 移植物在骨隧道中牵拉（a）。调节移植物（b）。将 AM 和 PL 缝线在胫骨皮质骨桥外打结（c）

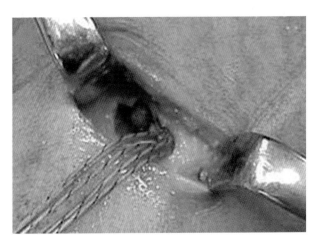

图 28.8　用不可吸收缝线缝合 AM 和 PL 至 AM 和 PL 骨隧道之间的骨道之上，达到胫骨固定。可吸收螺钉插入 AM 骨隧道中，作为辅助固定

表 28.2 双束和单束前交叉韧带重建的随机对照试验

作者	发表年份	病例数	随访时间	结果
Adachi 等 [1]	2004	108	32 个月	无差异
Aglietti 等 [2]	2007	75	2 年	DB 组旋转和前向稳定性更佳
Aglietti 等 [3]	2010	70	2 年	DB 组旋转和前向稳定性以及膝关节评分更好
Järvelä[8]	2007	65	14 个月	DB 组旋转稳定性更佳
Järvelä 等 [9]	2008	77	2 年	DB 组旋转稳定性更佳，移植物失败更少
Järvelä 等 [10]	2008	60	2 年	DB 组骨道扩大更少
Yagi 等 [23]	2007	60	1 年	DB 组旋转稳定性更佳
Muneta 等 [13]	2007	68	2 年	DB 组旋转和前向稳定性更佳
Streich 等 [19]	2008	50	2 年	无差异
Siebold 等 [17]	2008	70	19 个月	DB 组旋转和前向稳定性更好以及膝关节评分更好
Sastre 等 [15]	2010	40	2 年	无差异
Zaffagnini 等 [25]	2008	100	3 年	DB 组旋转前向稳定性更佳，膝关节评分更高
Zaffagnini 等 [24]	2010	79	8 年	DB 组功能评分更高，移植物失败更少，退变更少
Wang 等 [22]	2009	64	10 个月	无差异
Ibrahim 等 [7]	2009	218	29 个月	DB 组旋转和前向稳定性更佳
Suomalainen 等 [21]	2011	153	2 年	DB 组移植物失败更少
Araki 等 [4]	2011	20	1 年	无差异
Fujita 等 [5]	2011	55	2 年	无差异
Hussein 等 [6]	2011	281	51 个月	DB 组旋转和前向稳定性更佳
Lee 等 [12]	2012	42	2 年	DB 组旋转稳定性更佳
Suomalainen 等 [20]	2012	90	5 年	DB 组移物失败更少

参考文献

1. Adachi N, Ochi M, Uchio Y et al (2004) Reconstruction of the anterior cruciate ligament. Single- versus double-bundle multistranded hamstring tendons. J Bone Joint Surg Br 86(4):515–520

2. Aglietti P, Giron F, Cuomo P et al (2007) Single-and double-incision double-bundle ACL reconstruction. Clin Orthop Relat Res 454:108–113

3. Aglietti P, Giron F, Losco M et al (2010) Comparison between single-and double-bundle anterior cruciate ligament reconstruction: a prospective, randomized, single-blinded clinical trial. Am J Sports Med 38(1):25–34

4. Araki D, Kuroda R, Kubo S et al (2011) A prospective randomised study of anatomical single-bundle versus double-bundle anterior cruciate ligament reconstruction: quantitative evaluation using an electromagnetic measurement system. Int Orthop 35(3):439–446

5. Fujita N, Kuroda R, Matsumoto T et al (2011) Comparison of the clinical outcome of double-bundle, anteromedial single-bundle, and posterolateral singlebundle anterior cruciate ligament reconstruction using hamstring tendon graft with minimum 2-year followup. Arthroscopy 27(7):906–913

6. Hussein M, van Eck CF, Cretnik A et al (2012) Prospective randomized clinical evaluation of conventional single-bundle, anatomic single-bundle, and anatomic double-bundle anterior cruciate ligament reconstruction: 281 cases with 3- to 5-year follow-up. Am J Sports Med 40(3):512–520

7. Ibrahim SA, Hamido F, Al Misfer AK et al (2009) Anterior cruciate ligament reconstruction using autologous hamstring double bundle graft compared with single bundle procedures. J Bone Joint Surg Br 91(10):1310–1315

8. Jarvela T (2007) Double-bundle versus single-bundle anterior cruciate ligament reconstruction: a prospective, randomize clinical study. Knee Surg Sports Traumatol

Arthrosc 15(5):500–507

9. Jarvela T, Moisala AS, Paakkala T et al (2008) Tunnel enlargement after double-bundle anterior cruciate ligament reconstruction: a prospective, randomized study. Arthroscopy 24(12):1349–1357

10. Jarvela T, Moisala AS, Sihvonen R et al (2008) Double-bundle anterior cruciate ligament reconstruction using hamstring autografts and bioabsorbable interference screw fixation: prospective, randomized, clinical study with 2-year results. Am J Sports Med 36(2):290–297

11. Kopf S, Pombo MW, Szczodry M et al (2011) Size variability of the human anterior cruciate ligament insertion sites. Am J Sports Med 39(1):108–113

12. Lee S, Kim H, Jang J et al (2012) Comparison of anterior and rotatory laxity using navigation between single- and double-bundle ACL reconstruction: prospective randomized trial. Knee Surg Sports Traumatol Arthrosc 20(4):752–761

13. Muneta T, Koga H, Mochizuki T et al (2007) A prospective randomized study of 4-strand semitendinosus tendon anterior cruciate ligament reconstruction comparing single-bundle and double-bundle techniques. Arthroscopy 23(6):618–628

14. Musahl V, Bedi A, Citak M et al (2011) Effect of single-bundle and double-bundle anterior cruciate ligament reconstructions on pivot-shift kinematics in anterior cruciate ligament- and meniscus-defi cient knees. Am J Sports Med 39(2):289–295

15. Sastre S, Popescu D, Nunez M et al (2010) Doublebundle versus single-bundle ACL reconstruction using the horizontal femoral position: a prospective, randomized study. Knee Surg Sports Traumatol Arthrosc 18(1):32–36

16. Siebold R (2011) The concept of complete footprint restoration with guidelines for single- and doublebundle ACL reconstruction. Knee Surg Sports Traumatol Arthrosc 19(5):699–706

17. Siebold R, Dehler C, Ellert T (2008) Prospective randomized comparison of double-bundle versus singlebundle anterior cruciate ligament reconstruction. Arthroscopy 24(2):137–145

18. Siebold R, Schuhmacher P (2012) Restoration of the tibial ACL footprint area and geometry using the Modified Insertion Site Table. Knee Surg Sports Traumatol Arthrosc 20(9):1845–1849

19. Streich NA, Friedrich K, Gotterbarm T et al (2008) Reconstruction of the ACL with a semitendinosus tendon graft: a prospective randomized single blinded comparison of double-bundle versus single-bundle technique in male athletes. Knee Surg Sports Traumatol Arthrosc 16(3):232–238

20. Suomalainen P, Jarvela T, Paakkala A et al (2012) Double-bundle versus single-bundle anterior cruciate ligament reconstruction: a prospective randomized study with 5-year results. Am J Sports Med 40(7): 1511–1518

21. Suomalainen P, Moisala AS, Paakkala A et al (2011) Double-bundle versus single-bundle anterior cruciate ligament reconstruction: randomized clinical and magnetic resonance imaging study with 2-year follow- up. Am J Sports Med 39(8):1615–1622

22. Wang JQ, Ao YF, Yu CL et al (2009) Clinical evaluation of double-bundle anterior cruciate ligament reconstruction procedure using hamstring tendon grafts: a prospective, randomized and controlled study. Chin Med J (Engl) 122(6):706–711

23. Yagi M, Kuroda R, Nagamune K et al (2007) Doublebundle ACL reconstruction can improve rotational stability. Clin Orthop Relat Res 454:100–107

24. Zaffagnini S, Bruni D, Marcheggiani Muccioli GM et al (2011) Single-bundle patellar tendon versus nonanatomical double-bundle hamstrings ACL reconstruction: a prospective randomized study at 8-year minimum follow-up. Knee Surg Sports Traumatol Arthrosc 19(3):390–397

25. Zaffagnini S, Bruni D, Russo A et al (2008) ST/G ACL reconstruction: double strand plus extra- articular sling vs double bundle, randomized study at 3-year follow-up. Scand J Med Sci Sports 18(5):573–581

第 29 章

"带状"双束ACL重建恢复胫骨 C形止点

Rainer Siebold 著

吴桂勤 谢登辉 曾 春 译

目 录

根据最近的测量结果,中间部分的平均宽度为 12.2 mm,但厚度仅为 3.6 mm。在胫骨侧,C 形骨止点的平均长度为 13.7 mm,宽度仅为 3.3 mm。沿髁间嵴的股骨止点的平均长度为 16.0 mm,宽度为 3.5 mm(见第 1 至 5 章)。

根据这些测量的结果,符合解剖学宽度和长度的覆盖面重建可能是有利的。然而,大多数"传统的"SB ACL 移植物太宽,这导致过短且过宽的覆盖面重建。

为了更好地重建扁平的"带状"形状,当使用腘绳肌时,双束重建可能优于单束重建。相比之下,当使用髌腱移植物或股四头肌肌腱时,单束 ACL 重建是足够的,因为移植物的几何形状是扁平的(PT)或可以获取为扁平的(QT)。然而,这些移植物可能与取腱部位的高并发症发生率相关。

本章的目的是通过使用腘绳肌重建 ACL,来恢复胫骨 C 形和股骨"直线"止点。

29.1 手术技术

使用标准方法收获腘绳肌(见 17.1 部分)。首先取半腱肌肌腱。如果它的长度达到 26 cm 或更长,半腱肌肌腱用于双束 ACL 重建,并且将股薄肌肌腱留在原位。制备的 AM 移植物的双股半腱肌肌腱的长度为 7 cm,PM 移植物的长度为 6~7 cm。如果半腱肌肌腱太短,取股薄肌肌腱并用于 PM。

根据股骨隧道的长度,2 个移植物都在微孔钢板 CL(Smith & Nephew, Andover, USA)上结环,分别用 2 号不可吸收缝线在远端系住。在选择微孔钢板尺寸时,推荐 1.5 cm 的股骨腱 - 骨接触面。先测量移植物的直径、做钻孔和压配准备。

29.2 钻取股骨隧道

维持膝关节在 110°~115° 的屈曲角度,沿着髁间嵴测量股骨止点的长度。在该位置时,髁间嵴大致在水平方向上对齐。清除髁间窝顶后部和外侧髁间壁软组织,并使用软骨针标记 2 个股骨隧道的中心。如果可能的话保留残留部分,朝向 ACL 骨隧道走行的方向。股骨侧的其他标志是髁间嵴(住院医生嵴)和股骨外侧髁软骨(见第 19 章)。

2 个软骨针保持在 AM 和 PM 束的中心位置,并通过侧位荧光透视来控制定位并记录(见第 20 章)。在重新确定中心的位置后,首先用 AM 入路技术(或从外向内)钻取股骨 AM 骨隧道,其次为 PM 骨隧道(见第 21 章)。在 AM 和 PM 骨隧道之间保持 1~2 mm 的骨桥,以便更好地维持关节线处肌腱移植物的内生长和稳定性(图 29.1)。2 个股骨隧道中,AM 的最大尺寸不得超过 7.5 mm,PM 的最大尺寸不得超过 6.5 mm。这

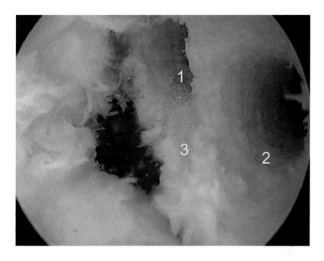

图 29.1　股骨隧道沿髁间嵴放置。将 2 个骨隧道放置在 ACL 止点位置，并且不要定位在距离（关节镜下）ACL 间接股骨止点太远的位置（见第 1 至 4 章）。1 为 AM 骨隧道，2 为 PM 骨隧道，3 为 ACL 间接止点

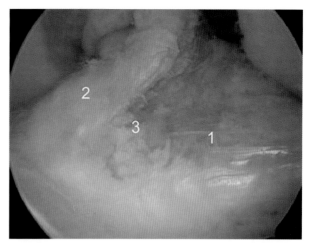

图 29.2　左 ACL C 形胫骨止点（见第 1 至 4 章）。1 为外侧半月板前角，2 为 ACL，3 为 1 的骨性止点

些用于 DB 的大直径的肌腱的长度要求为 18 mm（见第 22 章）。较小的移植物更符合解剖学特性，例如 AM 为 6 mm，PM 为 5 mm，因为股骨和胫骨侧 ACL 止点的宽度不超过 5 mm（见第 1 至 5 章）。

29.3　钻取胫骨隧道

在胫骨侧，两个骨隧道无法在解剖学上恢复 C 形扁平止点（图 29.2）（见第 1 至 5 章）。然而，骨隧道应该按近 C 形，以实现与直接覆盖面的解剖学近似。为了验证胫骨 ACL 止点的前后径长度，建议进行测量（图 29.3）。

首先钻孔 AM 骨隧道。它被放置在 C 的前内侧部分，其平均宽度为 8.7 mm（图 29.4a、b）。这个位置也是 ACL 重建中 SB 骨隧道的位置。外侧半月板的前部纤维是前入路的一个非常好的参考解剖学标志，它与直接胫骨止点的前部融合（图 29.2）。首先使用胫骨瞄准器放置克氏针，然后依据 AM 移植物的直径对其进行扩大钻孔（图 29.4b）。PM 骨隧道相应地钻入 C 的后内侧部分，其平均前后径长度为 10.8 mm（范围为 7.6～14.5 mm），位于胫骨内侧棘（图 29.4c）。

避免损伤胫骨内侧棘或内侧胫骨平台。因此，

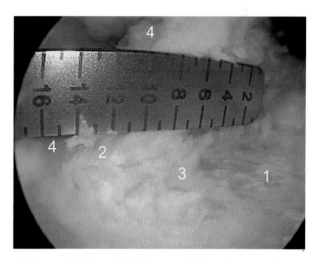

图 29.3　沿胫骨内侧棘测量 ACL 胫骨 C 形止点的前后径长度。用于确定 DB ACL 重建时腘绳肌移植物的大小

2 个胫骨隧道应该从靠近胫骨结节处钻孔，而不是从太远的内侧钻孔（图 29.5）。防止外侧半月板的骨性止点被损坏，应避免在 ACL 残端中心建立单束骨隧道（"传统技术"）。

清除关节内的碎屑之后，首先拉入 PM 移植物，然后是 AM 移植物（图 29.6a-c）。弹入 2 个

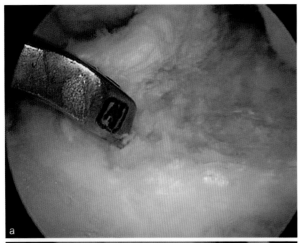

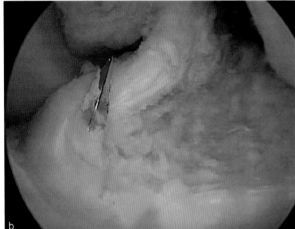

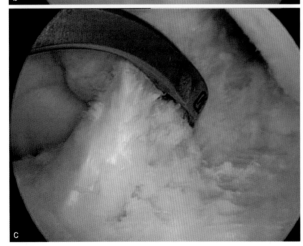

图 29.4 （a）单束 ACL 重建时胫骨侧 AM 骨隧道定位。骨隧道位于 ACL 残端中央时（传统技术），外侧半月板前角的骨性止点可能损伤。（b）AM（或单束）胫骨隧道克氏针放置（c）。PM 胫骨隧道克氏针放置。无胫骨后外侧束的 ACL 止点

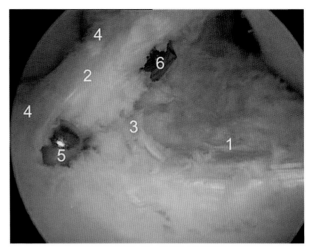

图 29.5　AM 和 PM 骨隧道的前后侧方向在 ACL C 形止点上沿胫骨内侧棘走行。注意保留胫骨内侧棘。1 为外侧半月板前角，2 为 ACL，3 为 1 的骨止点，4 为胫骨内侧棘，5 为 AM，6 为 PM

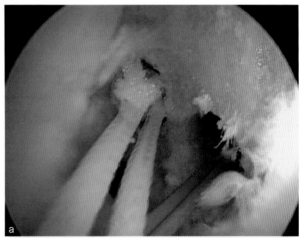

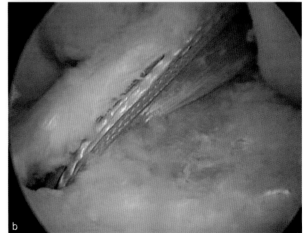

图 29.6　（a）放置牵引线以将 AM 和 PM 拉入骨隧道。AM 为白色，PM 为绿色。（b）PM 移植物位置正确，在 AM 的微孔钢板上放置牵引线。（c）PM 移植物位置正确，AM 的微孔钢板拉入关节腔内

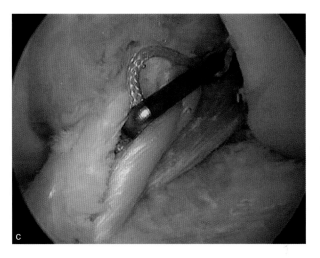

图 29.6 （续）

微孔钢板，反复完全屈伸膝关节 20 次来调节移植物。通过将不可吸收的移植物缝线绑在 AM 和 PM 骨隧道之间的骨桥上，进行胫骨固定。将生物螺钉以 90° 垂直方向插入 AM 骨隧道中，以进行额外的胫骨固定。

  控制 ACL 重建的结果很重要（图 29.7）。因为，在固定之后，膝盖重新活动须排除由 ACL 移植物或残留部分引起的前部撞击，也须排除过长的胫骨生物螺钉，以避免关节撞击。

记忆要点

  外侧半月板前角的前后界是 ACL 胫骨止点的前后径的极佳的参考解剖学标志。胫骨 C 形覆盖面沿着来自内侧髁间结节的胫骨内侧棘对齐，并且朝向外侧半月板的前界弯曲。ACL 前部的止点纤维以"带状"方式跨越外侧半月板前角的骨性止点。当使用腘绳肌时，与单束 ACL 重建相比，双束 ACL 重建的几何结构符合解剖学结构（见第 22 章）。但是，双束 ACL 重建更难以操作。上述扁平的 ACL 重建技术已用于 250 余名使用较细直径的移植物的患者。长期预后已经证明新技术相对于"传统" ACL 重建更具临床优势。当使用 PT 或 QT 时，移植物的几何形状更符合解剖学特征，并且双束技术是不必要的。

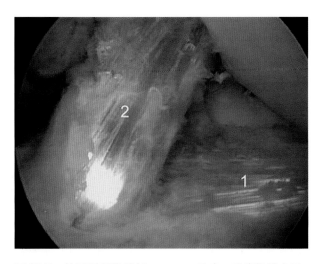

图 29.7 使用腘绳肌进行 ACL DB 重建。重建肌腱扁平，跨过外侧半月板的骨性止点。1 为外侧半月板前角，2 为位于 PM 前方的 AM

第六部分

前交叉韧带重建与关节外固定

第30章

应用关节外成形术的ACL重建

David Dejour, Stefano Zaffagnini, Panagiotis G. Ntagiopoulos, Alberto Grassi, Giulio Maria Marcheggiani Muccioli 和 Maurilio Marcacci 著

潘剑英 曾 春 译

目 录

30.1 关节外成形术的适应证

慢性 ACL 松弛，特别是表现为轴移试验（pivot-shift test，PST）强阳性的旋转松弛，常与 ACL 和膝关节后外侧结构的联合损伤相关[6, 26, 32]。有学者记录了 ACL 撕裂同时损伤相关附属结构的证据，如"Segond 骨折"的形成就是由于外侧副韧带（lateral collateral ligament，LCL）中的髂胫束（iliotibial band，ITB）或前斜束撕裂所致损伤[8]。MRI 检查所见的胫骨外侧半脱位及其所引起的"骨挫伤"进一步证实 ACL 和外侧结构的损

伤导致膝关节不稳定[11, 37]。Dodds 和 Amis 最近发表文章表示，目前对后外侧结构的认识并不充分，它可能还在 PST 中充当辅助约束作用。它在制约 ACL 的前后向松弛中起到了关键作用，在旋转松弛和内向旋转中也很重要[15]。部分手术后平稳恢复的患者也出现膝关节旋转松弛，这表明该部分患者若仅进行关节内 ACL 单束重建，不足以完全恢复膝关节的旋转稳定性[38]。

对附属结构损伤情况的讨论除了对关节内复合体损伤，以及控制 ACL 重建术后膝关节旋转的需要的讨论，还推出了结合关节内 ACL 重建术及关节外成形术的新治疗方案。以下几种主要观点支持该手术的开展：①像前文提到的 ACL 撕裂中损伤了相关附属结构，支持这些结构须在 ACL 重建时一起修复；②后外侧结构在胫骨的内向旋转中起重要作用；③外侧结构的关节外成形术远离关节旋转中心，较关节内重建拥有更长的力矩，更容易控制 PST 及关节旋转[15, 30]。总之，关节外成形术的基本原理就是形成一个限制胫骨旋转的约束。

我们也喜欢在常规的 ACL 重建术后再附加一个关节外成形术，这样能降低术后 PST 及胫骨外移的发生[14, 41]，但是类似技术的病例选择还是一个困难。我们主要通过总结的经验来决定是选择翻修术式还是普通重建术式[14-15, 30]。

在我们的经验中，一般出现以下情况时会在关节内 ACL 重建术后附加一个关节外成形术：

1. 对术后高能量运动有需求的原发病例，并且 PST 阳性的有挑战性的病例。

2. 半月板切除术后 ACL 松弛，并胫骨过度前移的慢性病例。

3. ACL 重建术翻修病例，特别是首次重建时移

植物固定在解剖学位置，但较小力量作用下发生再次断裂。

4. 膝关节过度松弛，并膝反张的患者。

30.2 手术技术

自 20 世纪 60 年代以来的文献报道了多种关节外肌腱固定术的手术方法。Lemaire 法是游离长约 18 cm 的 ITB，将其附着于 GT，再自 LCL 下方穿过，至股骨外侧髁通过的骨隧道，最后再与 GT 附着于第二个骨隧道[24]。Macintosh 法是游离长约 20 cm 的 ITB，将其向下折，拉至胫骨前肌结节，然后在股骨髁靠近 LCL 的地方结环[27]。Ellison 法是 Macintosh 法的改良方法，在 ITB 插入股骨髁之前从胫骨前肌结节分离[18]。Christel 法是 Lemaire 法改良而成的一种损伤较小的方法，它是游离一个相对较短的 ITB。反转 180° 后自 LCL 下方穿过，再固定于股骨外侧髁[9]。Losee 等公布的方法是将 ITB 悬吊固定于膝关节的后外侧角[26]。Andrews 使用等长 ITT 束结合重建 ACL 来解决膝关节的前外侧不稳[3]。到 20 世纪 90 年代末期，新的 ACL 重建技术较前出现较大的改变。Marcacci 提出采用腘绳肌肌腱为移植物，使用"过顶位"进行关节内重建和外侧肌腱固定术[28]。多年以后，Colombet 使用单束腘绳肌移植物穿过胫骨、股骨隧道后，固定于胫骨前肌结节，以此来完成复合重建手术[10]。参照以往的手术方式，Neyret 提出将骨-髌腱-骨关节内重建术与股薄肌关节外肌腱固定术结合的手术方法[17]。

30.2.1 前交叉韧带重建束使用髂胫术：进行髌腱和关节外成形术

关节外成形术包括 Lemaire[24] 和 Christel[9] 所描述的外侧移植物重建技术。这个过程的原理是将 ITB 移植物以外侧副韧带为滑车，从其下方穿过，然后固定在股骨外上髁附近的等长点上。我们常常在准备完 ACL 重建的移植物（如髌腱、腘绳肌肌腱或者股四头肌肌腱）后再准备关节外成形术的移植物，之后我们才进行关节镜检查。

1. 膝关节消毒、准备，屈膝 90°，铺无菌单。手术相关的主要体表解剖学标志如图 30.1 所示：ITB、GT 和腓骨头（fibular head，FH）。
2. 沿 ITB 中线平行于肌纤维的方向至 GT，做长约 5cm 的皮肤切口（图 30.2a）。切开皮下组织，充分显露 ITB（图 30.2b）及其前后缘（图 30.2c）。

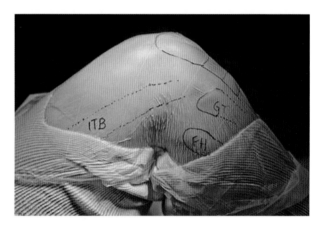

图 30.1　关节外成形术的解剖学标志：髂胫束（ITB）、胫骨前肌结节（GT）和腓骨头（FH）

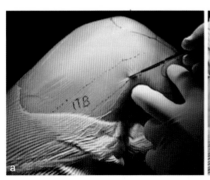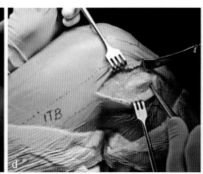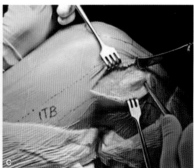

图 30.2　（a）做长约 5 cm 的皮肤切口至 GT；（b）切开皮下组织，充分显露 ITB 和（c）髂胫束的前后缘

3. 用 15 号刀片将 ITB 中 1/3 游离，取长约 80 mm、宽约 10 mm 的长条状移植物（图 30.3a），保留髂胫束远端 GT 的止点，不予游离（图 30.3b）

4. 将取得的肌腱锁边缝合成标准的形状（图 30.4a）和大小（图 30.4b）。

5. 这一步，主刀医生根据自己喜好的技术完成关节内 ACL 重建术。我们习惯采用股骨和胫骨隧道从外向内的方法进行 ACL 重建术。这时将 ACL 移植物穿过胫骨、股骨隧道，并牢固固定。然后开始关节外成形术中固定 ITB 移植物的步骤。此时要求将膝关节屈曲超过 90°，

以利于手术的继续进行（图 30.5）。

6. 此步骤帮助识别自股骨外上髁走向 FH 的 LCL（图 30.6a）。游离外侧副韧带的前后缘，用组织剪破坏小的滑车组织（图 30.6b）。用弯的 Kelly 钳（图 30.6c）将 ITB 移植物自外侧副韧带下，由远端穿向近端（图 30.6d）。

7. ITB 移植物的最佳止点在 LCL 股骨止点后方的等长位置（图 30.7a）。如图所示病例的定位点以圆圈标记（图 30.1a：2），同时能看到关节内 ACL 重建时的移植物牵引线（图 30.7a：1）。在紧靠 LCL 的位置插入克氏针（图 30.7b）。

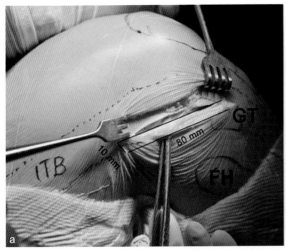
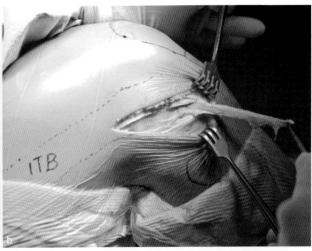

图 30.3 （a）将 ITB 中 1/3 游离，获得长约 80 mm、宽约 10 mm 的长条状移植物，（b）它的远端止点附着在 GT 上

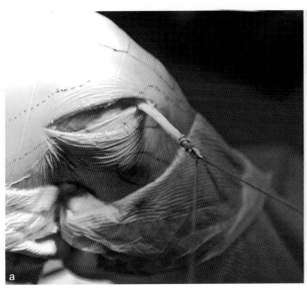
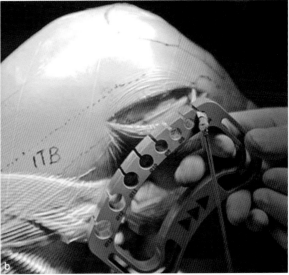

图 30.4 （a）锁边缝合 ITB 移植物，（b）测量髂胫束移植物尺寸

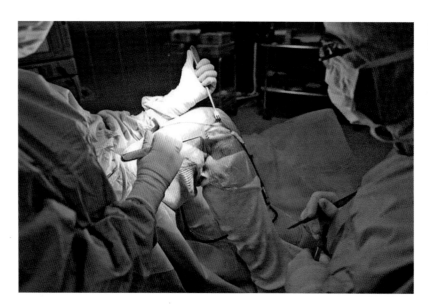

图 30.5　保持屈膝 90°，进行剩余的手术过程

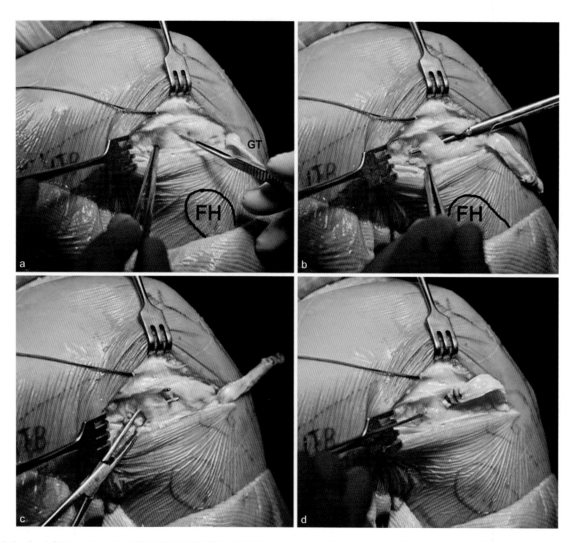

图 30.6　（a）探查 LCL，（b）游离外侧副韧带的前后缘，在 LCL 下制备一个小的滑车，（c）用弯曲 Kelly 钳，（d）从下面穿过 LCL

克氏针的方向应注意避开关节内 ACL 重建时所做的股骨隧道（图 30.7c）。

8. 空心钻以常规方式缓慢进入皮质骨，避免钻透股骨远端内侧皮质，同时保证所钻孔道长度足够容纳 ITB 移植物。ITB 移植物向内拉入新隧道（图 30.8a）。在活动膝关节后，保持屈膝 70° 时固定移植物。此时保证足处于中立位

置。使用合适大小的界面螺钉固定移植物，同时用 Kocher 钳在内侧临时固定移植物缝线（图 30.8b）。关节外成形术最后的图片显示经 LCL 下穿过的 ITB 移植物，固定于独立的股骨隧道内，该移植物与 ACL 关节内重建的移植物（图 30.8c：1）相互分开。

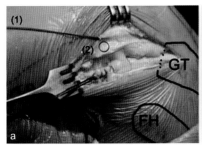
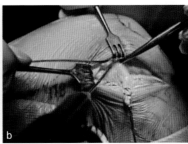
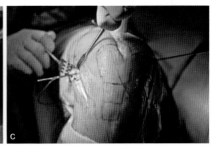

图 30.7 （a）ITB 移植物的止点（2）刚好在 LCL 股骨止点之后，（1）为关节内 ACL 移植物牵引线，（b）在定位点插入克氏针，（c）克氏针的方向应注意避开关节内 ACL 重建时所做的股骨隧道

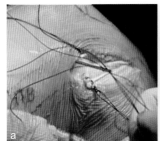
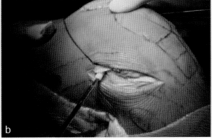
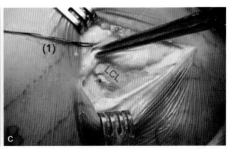

图 30.8 （a）将 ITB 移植物向内拉入隧道，（b）使用界面螺钉固定移植物，同时用 Kocher 钳保护缝线，（c）关节外成形术最后的图片显示，在 LCL 下方穿过的 ITB 移植物，进入独立的股骨隧道内，与 ACL 关节内重建的移植物（1）相互分开

技巧要点

1. 明确 ITB 后缘，在其后缘获取移植物。

2. 获取足够长度的 ITB 移植物，约 7～8 cm。宁可所取移植物偏长，也不要因为移植物过短，导致不能将其拉入隧道。

3. 术中要将移植物从下面穿过 LCL，所以术中要探查 LCL。此时屈膝超过 90°，触摸其在腓骨头上的止点。

4. 为避免影响关节内 ACL 移植物的股骨隧道及其固定，须瞄准关节外成形术的隧道内侧及上侧。必要时可将关节镜置入隧道内观察确认。

5. 如果获取的 ITB 移植物过长，须确定隧道

长度是否足够容纳其全长。如果隧道长度不够，这将导致关节外成形术后膝关节外侧不能保持良好的张力和伸展。

6. Lemaire 指出，刚完成关节外成形术时，膝关节可能处于外旋位。相关的外侧股胫骨僵硬度过高的情况可能会使这一步骤改变。在进行关节外成形术时，保持胫骨处于中立位，这样就可以有效地避免外侧隔室僵硬的情况出现。

7. 关闭伤口时注意仔细止血，特别是 ITB 后方的小血管。如果止血不彻底，可能出现术后血肿。

30.2.2 前交叉韧带重建术和使用腘绳肌肌腱的外侧副韧带成形术

30.2.2.1 关节镜准备

患者仰卧于手术台上，在术侧大腿近端尽可能的高处放置止血带，止血带贴近大腿根部。在关节镜探查时膝关节高位，外侧放置支架支撑膝关节。关节镜手术常规采用3个入路：髌骨内上入路为膝关节进水口，膝前外侧入路为观察入路，前内侧入路为操作入路。在关节镜控制下，在需要时完成半月板切除术及软骨成形术。明确ACL损伤后，完成胫骨止点区域及髁间窝的准备。

30.2.2.2 获取移植物

将术肢摆成"4"字体位，足部沿着腘绳肌，位于胫骨前内侧的腘绳肌肌腱止点远处。在足部表面做长约3 cm的横切口（胫骨结节以远2 cm、内侧1 cm）。

切开皮下组织，沿足腱走行方向切开筋膜（图30.9a）。找到的收缩性较好的肌腱是缝匠肌肌腱，另外两条则是半腱肌肌腱和股薄肌肌腱。钝性分离这两条肌腱的软组织，再用钝性肌腱剥离器将肌腱取出（Acnfex, Microsurgical, Mansfreld, MA）。取腱时屈膝超过90°，（图30.9b）。这一步操作要认真、仔细，以保证获得最大长度的肌腱，一般这里取得的肌腱长约20 cm。保留这两条肌腱的胫骨止点，这样能维持肌腱的血管、神经供给。用3条2号不可吸收缝线将2个肌腱缝合起来，拉紧缝线（图30.9c），尤其注意拉紧肌腱游离端近端的缝线（图30.9d）。

30.2.2.3 准备胫骨隧道

胫骨隧道的准备须在关节镜直视下完成。先从取腱的切口（图30.10），朝向关节内ACL，

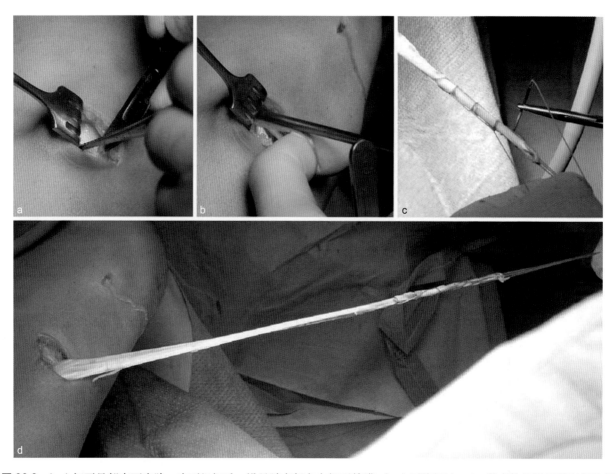

图30.9 （a）切开足部表面皮肤、皮下组织后，沿足腱走行方向切开筋膜；（b）屈膝超过90°，并牵拉肌腱远端以保持肌腱张力，用钝性肌腱剥离器将肌腱取出；（c）用不可吸收缝线将2个肌腱游离端缝合起来；（d）取出半腱肌肌腱、股薄肌肌腱，但保留这两条肌腱的胫骨止点完整

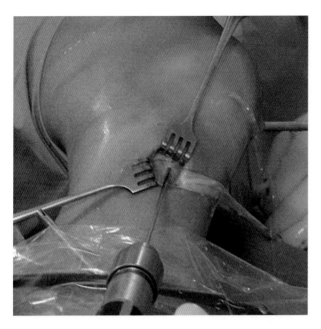

图 30.10　制备胫骨隧道，在关节镜直视下，经胫骨内侧面的获取肌腱的切口钻入克氏针

（ 30.11a ）。在胫骨止点内侧靠后的部位，插入导针钻适合韧带粗细的胫骨隧道（通常 8～9 mm），将带环的钢丝经胫骨隧道插入髁间窝（图 30.11b），并在关节镜直视下经前内侧入路将其拉出（图 30.11c, d ）。

30.2.2.4　过顶位

屈膝 90° 并足外旋，在股骨外上髁表面做长约 3～5 cm 的切口（图 30.12）。游离 ITB 后 1/3，将其向前方回收。用电刀及组织剪继续切开外侧面，显露股外侧肌（上面）与腓肠肌外侧头（下面）之间的外侧肌间隔。外侧肌间隔充分显露后，应该可以通过此结构到达关节囊后方。如果不行，则须分离肌间隔。用一个手指触摸股骨外侧髁后方结节，来确定过顶位的正确定位，同时保护后方结构。将弯曲的 Kelly 钳经膝关节前内侧入路伸入髁间窝内，使其尖端在近端，尽可能远离后方关节囊。从肌间隔后方的胫骨外侧触摸到钳的尖端（图 30.13），然后将钳尖穿透薄弱的关节囊的后层，进入到后外侧预留的位置。将一根缝线环用钳尖端夹住后（图 30.14），向前经前内侧入路拉出，再固定在之前插入入路的钢丝环上。将钢丝从胫骨侧拉出，同时将缝线环的一端从胫骨隧道的底部带出体外。

30.2.2.5　移植物的放置和固定

将缝线固定于移植物游离侧（图 30.15a），牵拉缝线穿过膝关节（图 30.15b），同时移植物也从股骨侧切口拉出（图 30.15c）。在股骨外侧髁的近端的股骨外侧面做一个凹槽（图 30.16a-b），使其能容纳移植物，并保证移植物处在等长的位置。移植物放置好后，将它拉紧。完全屈伸活动膝关节约 20 次，检查其稳定性。然后保持屈膝 90°、足外旋位，用 2 个金属钉将移植物固定在股骨外侧皮质的凹槽内（图 30.17a-b）。牵拉移植物，评估残留的移植物的长度，以及是否有足够的长度能达到胫骨前外侧的 GT（图 30.17c）。如果移植物长度足够，则可以在 GT 下方的皮肤及筋膜上，做长约 1～2 cm 的切口（图 30.18a）。然后，用一个 Kelly 钳从切口伸入，经筋膜下穿至股骨外侧髁（图 30.18b）。用止血钳尖端夹住移植物远端缝线，将其经筋膜下回拉（图 30.18c），直到将移植物从 GT 切口内拉出（图 30.18d）。拉紧移植物，再次屈伸活动膝关节，检查外侧肌腱固定是否等长、膝关节屈伸活动是否自如。再用 1 枚金属钉将移植物固定在胫骨外侧 GT 的下方。关节内引流管自前内侧入路放置，其余每个切口均留置引流。应用髂胫束的手术的缺点是重建是闭合的，应小心避免膝倾斜以及髌骨高压。术中不缝合足内侧的筋膜，以防止骨筋膜隔室综合征的发生。

30.3　陷阱及并发症

30.3.1　髌腱和使用髂胫束的关节外成形术

在已经具有一定挑战性的 ACL 重建手术上再附加一个关节外手术，并未加大手术的难度。尽管该手术方法已逐渐普及，但因为该手术需要许多技术，导致其更容易发生各种并发症。以下列举几个常见的关节外成形术的并发症。首先，附加的股骨隧道位置错误。术中股骨隧道应尽量避开交界面，否则将导致初始固定不牢固。另外，过程中可能出现 ITB 供区的皮肤损伤、软组织暴露相关的并发症发生。该手术技术要求合适的移植物放置和移植物张力，如果移植物位置错误或者移植物张力过高都将导致膝关节僵硬。术后的康复计划和单独的 ACL 移植物重建术基本相同，也是 3 周内患肢部分负重。

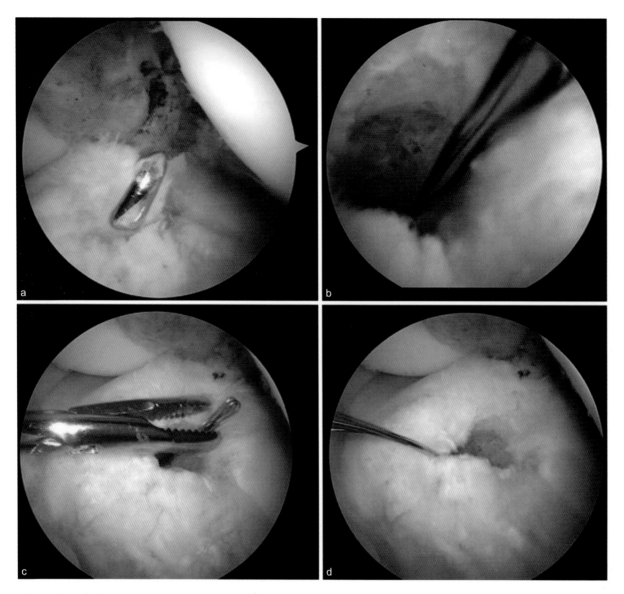

图 30.11　（a）朝向 ACL 胫骨止点内侧靠后的部位钻入导针；（b）将带环的钢丝经胫骨隧道插入髁间窝；（c）用止血钳夹住钢丝环；（d）将钢丝环经前内侧入路拉出

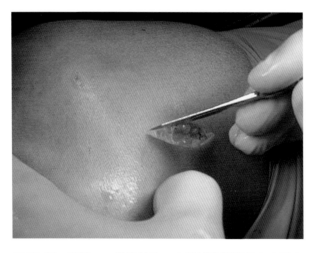

图 30.12　屈膝 90° 并足外旋，在外侧股骨髁的上方纵向做长约 3~5 cm 的切口，以达到过顶位

30.3.2　腘绳肌和外侧关节外肌腱固定术
30.3.2.1　移植物断裂

　　该手术能成功完成的关键点是能获得足够长度的移植物。所有可能导致获取的移植物过短或断裂的操作都应尽可能避免。将半腱肌肌腱和股薄肌肌腱与筋膜的附着处分离时应尽可能仔细（图 30.19），避免在使用肌腱剥离器剥离肌腱时导致肌腱过早地被切断。一旦上述情况发生或者获取的 2 条肌腱中的 1 条过短，我们须将移植物缝合准备，然后应用下面讲述的方法来完成手术。大多数情况下，关节内的移植物可采用双束，

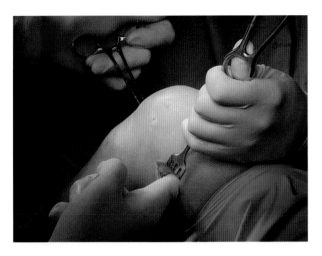

图 30.13　将钳经前内侧入路进入髁间窝内，使其尖端尽可能在肌间隔后方，然后用手指通过关节囊后方，触摸到钳的尖端

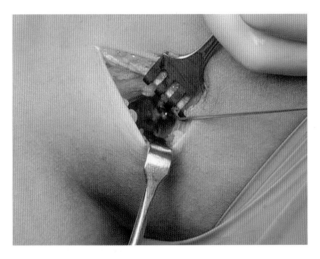

图 30.14　将钳尖端穿透后方薄弱的关节囊达到预先准备好的后部空间

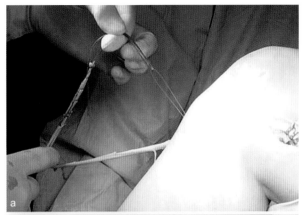

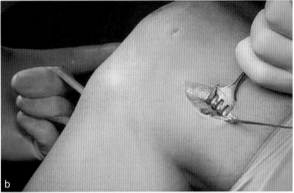

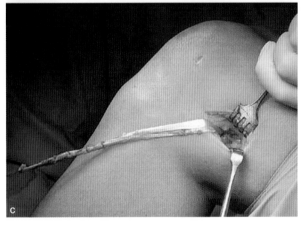

图 30.15　（a）将刚从胫骨隧道内拉出的缝线系于移植物游离端，（b）通过牵拉缝线，将移植物经胫骨隧道拉入膝关节，（c）最后将移植物末端从外侧切口拉回

而外侧成形术可能只能采用生物力学相对较弱的单束。

　　为了获取的移植物的长度能增加 1～2 cm，半腱肌肌腱的远端与邻近的股薄肌肌腱相附着的部分应分离（图 30.20）。另外一个可能影响移植物完整性的危险因素是胫骨隧道的边缘，当移植物在张力牵引下经过胫骨隧道时，可能会形成切割作用，从而导致移植物损伤。因此，在移植物穿过隧道前，应使用电动刨刀将胫骨隧道边缘打磨光滑（图 30.21a-b）。

　　如果移植物拉力过大，可能引起移植物的胫骨前内侧止点撕脱。因此，拉紧移植物是应逐渐、适当地增加拉力，避免粗暴的拉伸。万一出现胫骨止点撕脱的情况，则须将移植物肌腱末端缝合在一起，同时将移植物向下拉回，并用界面螺钉或金属钉固定。此时，是否还能够进行外侧肌腱固定术则取决于移植物剩余的长度。

图 30.16 （a）在股骨外侧髁近端的外侧面做一个凹槽（b）使凹槽能容纳移植物，并保证移植物处在等长的位置

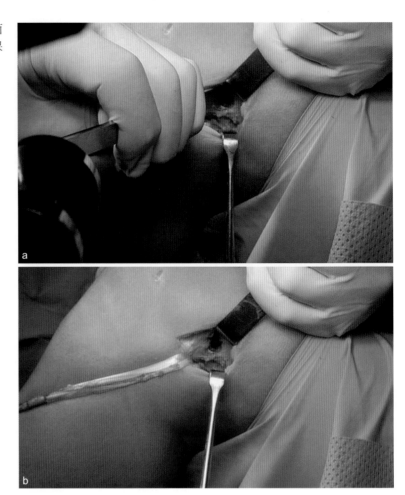

此外，使用金属钉固定移植物，尤其是在股骨外侧皮质，也是导致移植物损伤的一个主要原因：当高张力的移植物作用于带倒钩的金属钉上时，可能产生一种切割作用。为避免此缺点，在使用金属钉时应将其牢牢固定于骨皮质，避免金属钉打入过深。另外，如果固定得不牢固将导致移植物张力缺失，甚至有重建失败的可能。当出现移植物断裂时，外侧肌腱固定术将不能进行。此时所完成的不完全 ACL 重建为关节内重建，膝关节运动的限制主要依赖于单束韧带的非解剖学技术。

30.3.2.2 移植物固定位置错误

为获得良好的预后及避免危险并发症的发生，必须确保关节内及关节外重建部分的移植物正确放置。使用过顶位技术，并将胫骨隧道定位于 ACL 胫骨止点的后内侧，能确保移植物的正确定位。足够靠后的一个位置能有效地避免撞击的发生。然而在慢性病例中，巨大的骨赘，尤其是股骨外侧髁内缘的骨赘将阻挡髁间窝，因此要进行有效的髁间窝成形术来避免移植物的撞击。同时，任何位于髁间窝顶后部的可能影响过顶位位置的软组织都应该仔细清理。

关节外肌腱固定术的移植物固定位置错误将导致膝关节运动过程中韧带张力过大，从而引起疼痛或膝关节僵硬。这可以通过将移植物固定于等长位置来避免。在股骨外侧做一个凹槽，使移植物在凹槽内能向前移动。通过反复屈伸膝关节使此结构自行找到一个合适的位置，来达到远端固定，同时通过膝关节完全的运动范围来检查移植物的张力。

30.3.2.3 医源性损伤

移植物获取不熟练时，可能损伤重要的解剖

图 30.17 （a）屈膝 90° 时，拉紧移植物，（b）用 2 个金属钉将移植物固定在股骨外侧皮质；（c）牵拉移植物的剩余部分，判断剩余的移植物是否有足够的长度达到 GT

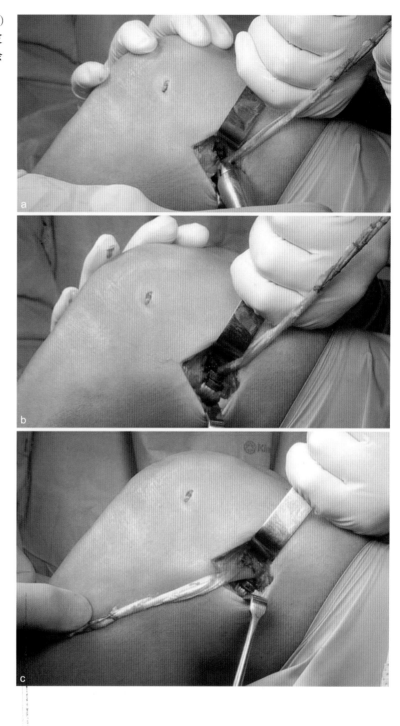

结构。做皮肤切口及分离肌腱时可能损伤隐神经的髌下分支。做正中切口获取骨 - 髌腱 - 骨移植物，较获取腘绳肌的风险更高。理论上，根据神经的走行，这种风险可以通过不做垂直切口而做斜切口来减少。当隐神经的髌下分支受损时，小腿近端前外侧皮肤的敏感性将下降。同时在处理半腱肌肌腱和股薄肌肌腱时，应避免损伤内侧副韧带

（medial collateral ligament，MCL），因为它直接就位于足的深部，应避免将它误取为上述肌腱。

　　一个更加危险、有害的、与此技术相关的并发症是接近过顶位时损伤腘动脉。虽然这种情况很少出现，但应视为血管急诊，它的处理已经不属于本章节的范围。若所有操作都是严格按步骤要求进行，这个风险几乎是不存在的。

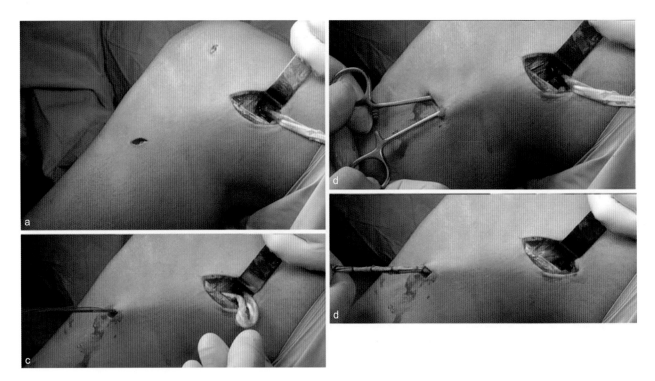

图 30.18 （a）在 GT 下方的皮肤及筋膜上做长 1~2 cm 的切口，（b）用一个小 Kelly 钳经筋膜下穿至股骨外侧髁，（c）用止血钳尖端夹住移植物远端缝线并拉回，（d）最后将移植物从 GT 切口拉出，在这里可以使用金属钉固定

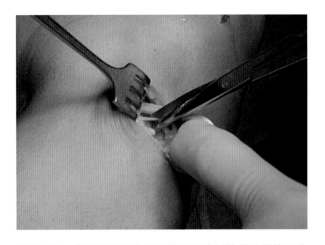

图 30.19 将半腱肌肌腱和股薄肌肌腱与筋膜的附着处分离时应尽可能仔细，避免在使用肌腱剥离器剥离肌腱时导致肌腱过早地被切断

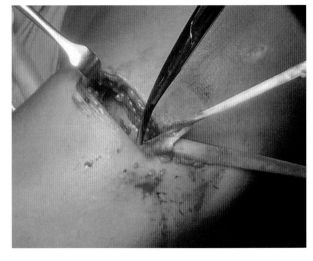

图 30.20 为了获得的移植物长度能增加 1~2 cm，半腱肌肌腱的远端与邻近的股薄肌肌腱相附着的部分可分离

30.4 文献回顾

30.4.1 关节外成形术在前交叉韧带重建术中的作用

最早的关节外成形术不是和相伴的关节内

ACL 重建术同时进行的。显然，这种手术方式仅稳定了膝关节轴移，而不能恢复膝关节的前后向稳定性。因此，不能有效地避免半月板的进一步损伤及股胫骨退行性病变的发生[26, 35-36]。之后对这种技术的兴趣逐渐减少的主要原因如下：评估发现关节镜下 ACL 重建术在膝关节损伤和保持外

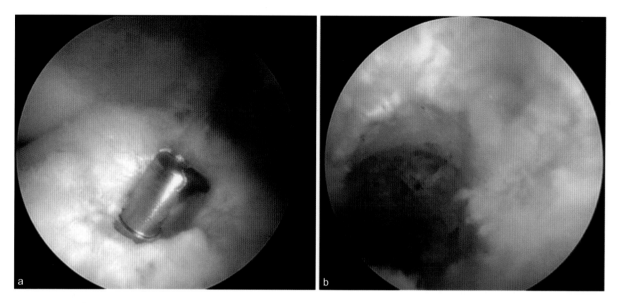

图 30.21 （a）使用电动刨刀将胫骨隧道锐利的边缘打磨光滑；（b）移植物穿过隧道前，胫骨隧道的外观

观方面更具优势，且不须关节内 ACL 重建术、无供区并发症、无较长时间的术后康复计划（患膝的制动时间达 2 个月）[51]。

当开始尝试将关节外成形术与关节内 ACL 重建术相结合后，发现结果是很满意的。Dejour 等应用开放性髌腱内 ACL 重建术联合 Lemaire 关节外成形术治疗了 148 名患者，并平均随访 11.5 年，对所有患者进行主观评分。其中 89% 的患者评分为"满意"或"非常满意"[13]。他们使用相同的技术治疗了 251 例慢性 ACL 松弛的患者，其中功能评分达到"好"或"优秀"者达到 83%[12]。Jensen 等发现关节内 ACL 重建术和附加的关节外成形术无显著的差异，但他们发现关节外成形术降低了"脱膝感"的感觉[22]。同样，Noyes、Barber 和 Lerat 等发现当关节外成形术附加于 ACL 重建术时，关节的稳定性显著增加[25, 33]。

Ferretti 等报道他们使用双束胭绳肌移植物的关节内重建术，联合由 Macintosh 法改进的关节外重建术，来完成 ACL 翻修术，取得良好结果[20]。Marcacci 等报道了他们采用过顶位 ACL 重建术联合使用胭绳肌移植物的外侧肌腱成形术的远期疗效[29]。他们推荐使用这种技术作为 ACL 的首次重建方法，因为他们连续对 54 例患者采用这种技术，手术后平均随访 11 年，取得了 90% 以上"好"或"优秀"的评分（IKDC 评分）[29]。Bignozzi 等

应用计算机辅助导航技术评估这个技术的疗效，发现对单束 ACL 重建术附加一个关节外成形术，能有效控制术后膝关节 Lachman 试验时的胫骨前移，及减少屈膝 90° 时膝关节的前后向松弛度[4]。Buda 等采用同种异体肌腱，并利用相同的过顶位技术多次改进 ACL 翻修重建术，最后 PST 显示 83% 的患者达到"好"或"优秀"，92% 达到的患者达到"正常"或"基本正常"[5]。同时 Trojiani 等报道，ACL 翻修术附加外侧成形术在关节稳定性及失败率方面均较单纯的关节内成形术优异[39]。

大部分作者认为，除外移植物的选择及移植物到达股骨外侧髁的最终止点的不同路径，股骨固定是确保关节外成形术成功的关键点[15, 30]。这个固定点靠近并位于 LCL 股骨止点的后方[7, 16, 23]。Colombet 发明了一个技术，这项导航技术的应用有利于识别股骨止点[10]。

30.4.2 有无关节外成形术的关节内前交叉韧带重建术的比较

合理的争论支持附加关节外成形术，它对关节内重建术，尤其在术后早期康复训练期提供额外的保护。关节外成形术的体外研究表明它能减少关节内主要结构的高达 43% 的力[19]，但附加的关节外成形术的直接临床价值还有待证明[15]。极少有研究比较这两种不同方式所导致的矛盾的结

果。早期的研究报道显示关节内重建术和附加关节外成形术的联合手术之间没有显著的差异，没有发现附加手术的优势[1-2, 22, 34-36]。另一方面，一些作者发现附加的关节外成形术的优点，如更好的 PST 控制[21]、减少胫骨内旋，以及更好的胫骨外移限制[14, 25, 40-41]。Monaco 和 Ferretti 等报道，附加关节外成形术与单纯的单束或双束 ACL 重建术相比，能显著地减少胫骨内旋（屈膝 30° 时）[31]。Zaffagnini 等将单束 ACL 重建术根据是否采用附加关节外成形术分为 2 组，通过对比术后主观临床症状及恢复运动的时间，发现采用关节外成形术组的结果明显优于另一组[40]。最近一个分组对比研究发现，同样采用附加的关节外成形术，双束 ACL 重建术能更好地保持膝关节静息位的松弛度，能减少开始屈膝时出现的膝关节内外侧不稳定，能减少屈膝 90° 时的膝关节旋转不稳定[41]。

记忆要点

　　关节外技术在 ACL 重建手术中的应用越来越广泛，尤其是在翻修手术时。关节外成形术的基本原理依赖于 ACL 撕裂时可能同时损伤关节内其他附属结构，此时需要修复，来重新形成一个限制胫骨内旋的作用，特别是对于膝关节松弛严重和轴移试验强阳性的患者。外侧关节外成形术远离膝关节旋转中心，因此相对关节内重建术，它在控制膝关节内旋时能提供更大的力矩。上面介绍了几种关节外成形术和肌腱固定术，它们多使用 ITB 或腘绳肌作为移植物。本章主要介绍了 Lemaire 关节外成形术和使用腘绳肌的外侧关节外肌腱固定术这两种最常用的技术的手术技巧及术中可能出现的困难。

参考文献

1. Acquitter Y, Hulet C, Locker B et al (2003) Patellar tendon-bone autograft reconstruction of the anterior cruciate ligament for advanced-stage chronic anterior laxity: is an extra-articular plasty necessary? A prospective randomized study of 100 patients with five year follow-up. Rev Chir Orthop Reparatrice Appar Mot 89(5):413–422
2. Amis AA, Scammell BE (1993) Biomechanics of intra-articular and extra-articular reconstruction of the anterior cruciate ligament. J Bone Joint Surg Br 75(5): 812–817
3. Andrews JR, Sanders RA, Morin B (1985) Surgical treatment of anterolateral instability: a follow-up study. Am J Sports Med 13:112–119
4. Bignozzi S, Zaffagnini S, Lopomo N et al (2009) Does a lateral plasty control coupled translation during antero-posterior stress in single-bundle ACL reconstruction? An in vivo study. Knee Surg Sports Traumatol Arthrosc 17(1):65–70
5. Buda R, Ruffilli A, Di Caprio F (2013) Allograft salvage procedure in multiple-revision anterior cruciate ligament reconstruction. Am J Sports Med 41(2): 402–410
6. Bull AMJ, Amis AA (1998) The pivot-shift phenomenon: a clinical and biomechanical perspective. Knee 5(5):141–158
7. Bylski-Austrow DI, Grood ES, Hefzy MS et al (1990) Anterior cruciate ligament replacements: a mechanical study of femoral attachment location, flexion angle at tensioning, and initial tension. J Orthop Res 8(4):522–531
8. Campos JC, Chung CB, Lektrakul N et al (2001) Pathogenesis of the Segond fracture: anatomic and MR imaging evidence of an iliotibial tract or anterior oblique band avulsion. Radiology 219(2):381–386
9. Christel P, Djian P (2002) Anterio-lateral extraarticular tenodesis of the knee using a short strip of fascia lata. Rev Chir Orthop Reparatrice Appar Mot 88(5):508–513
10. Colombet PD (2011) Navigated intra-articular ACL reconstruction with additional extra-articular tenodesis using the same hamstring graft. Knee Surg Sports Traumatol Arthrosc 19(3):384–389
11. Delzell PB, Schils JP, Recht MP (1996) Subtle fractures about the knee: innocuous-appearing yet indicative of significant internal derangement. AJR Am J Roentgenol 167(3):699–703
12. Dejour H, Walch G, Neyret P et al (1988) Results of surgically treated chronic anterior laxities. Apropos of 251 cases reviewed with a minimum follow-up of 3 years. Rev Chir Orthop Reparatrice Appar Mot 74(7): 622–636
13. Dejour H, Dejour D, Ait Si Selmi T (1999) Chronic anterior laxity of the knee treated with free patellar graft and extra-articular lateral plasty: 10-year follow- up of 148 cases. Rev Chir Orthop Reparatrice Appar Mot 85(8):777–789
14. Dejour D, Vasconcelos W, Bonin N et al (2013) Comparative study between mono-bundle bonepatellar tendon-bone, double-bundle hamstring and mono-bundle bone-patellar tendon-bone combined with a modifi ed Lemaire extra-articular procedure in anterior cruciate ligament reconstruction. Int Orthop 37:193–199
15. Dodds AL, Gupte CM, Neyret P et al (2011) Extraarticular techniques in anterior cruciate ligament reconstruction: a literature review. J Bone Joint Surg Br 93(11):1440–1448
16. Draganich LF, Hsieh YF, Reider B (1995) Iliotibial band tenodesis: a new strategy for attachment. Am J Sports Med

23(2):186–195

17. Duthon VB, Magnussen RA, Servien E et al (2013) ACL reconstruction and extra-articular tenodesis. Clin Sports Med 32(1):141–153

18. Ellison AE (1979) Distal iliotibial-band transfer for anterolateral rotatory instability of the knee. J Bone Joint Surg Am 61(3):330–337

19. Engebretsen L, Lew WD, Lewis JL et al (1990) The effect of an iliotibial tenodesis on intraarticular graft forces and knee joint motion. Am J Sports Med 18(2):169–176

20. Ferretti A, Conteduca F, Monaco E et al (2006) Revision anterior cruciate ligament reconstruction with doubled semitendinosus and gracilis tendons and lateral extra-articular reconstruction. J Bone Joint Surg Am 88(11):2373–2379

21. Giraud B, Besse JL, Cladiere F et al (2006) Intraarticular reconstruction of the anterior cruciate ligament with and without extra-articular supplementation by quadricipital tendon plasty: seven-year follow-up. Rev Chir Orthop Reparatrice Appar Mot 92(8):788–797

22. Jensen JE, Slocum DB, Larson RL et al (1983) Reconstruction procedures for anterior cruciate ligament insuffi ciency: a computer analysis of clinical results. Am J Sports Med 11(4):240–248

23. Krackow KA, Brooks RL (1983) Optimization of knee ligament position for lateral extraarticular reconstruction. Am J Sports Med 11(5):293–302

24. Lemaire M (1975) Chronic knee instability. Technics and results of ligament plasty in sports injuries. J Chir (Paris) 110(4):281–294

25. Lerat JL, Chotel F, Besse JL et al (1998) The results after 10-16 years of the treatment of chronic anterior laxity of the knee using reconstruction of the anterior cruciate ligament with a patellar tendon graft combined with an external extra-articular reconstruction. Rev Chir Orthop Reparatrice Appar Mot 84(8):712–727

26. Losee RE, Johnson TR, Southwick WO (1978) Anterior subluxation of the lateral tibial plateau. A diagnostic test and operative repair. J Bone Joint Surg Am 60(8):1015–1030

27. Macintosh DL, Darby JA (1976) Lateral substitution reconstruction. Proceedings of the Canadian Orthopaedic Association. J Bone Joint Surg Br 58:142

28. Marcacci M, Zaffagnini S, Iacono F et al (1998) Arthroscopic intra- and extra-articular anterior cruciate ligament reconstruction with gracilis and semitendinosus tendons. Knee Surg Sports Traumatol Arthrosc 6(2):68–75

29. Marcacci M, Zaffagnini S, Giordano G et al (2009) Anterior cruciate ligament reconstruction associated with extra-articular tenodesis: a prospective clinical and radiographic evaluation with 10- to 13-year follow- up. Am J Sports Med 37(4):707–714

30. Marcacci M, Zaffagnini S, Marcheggiani Muccioli GM et al (2011) Arthroscopic intra- and extraarticular anterior cruciate ligament reconstruction with gracilis and semitendinosus tendons: a review. Curr Rev Musculoskelet Med 4(2):73–77

31. Monaco E, Labianca L, Conteduca F et al (2007) Double bundle or single bundle plus extraarticular tenodesis in ACL reconstruction? A CAOS study. Knee Surg Sports Traumatol Arthrosc 15(10): 1168–1174

32. Norwood LA Jr, Andrews JR, Meisterling RC et al (1979) Acute anterolateral rotatory instability of the knee. J Bone Joint Surg Am 61(5):704–709

33. Noyes FR, Barber SD (1991) The effect of an extraarticular procedure on allograft reconstructions for chronic ruptures of the anterior cruciate ligament. J Bone Joint Surg Am 73(6):882–892

34. O'Brien SJ, Warren RF, Pavlov H et al (1991) Reconstruction of the chronically insufficient anterior cruciate ligament with the central third of the patellar ligament. J Bone Joint Surg Am 73(2):278–286

35. Roth JH, Kennedy JC, Lockstadt H et al (1987) Intraarticular reconstruction of the anterior cruciate ligament with and without extra-articular supplementation by transfer of the biceps femoris tendon. J Bone Joint Surg Am 69(2):275–278

36. Strum GM, Fox JM, Ferkel RD et al (1989) Intraarticular versus intraarticular and extraarticular reconstruction for chronic anterior cruciate ligament instability. Clin Orthop Relat Res 245:188–198

37. Tashiro Y, Okazaki K, Miura H et al (2009) Quantitative assessment of rotatory instability after anterior cruciate ligament reconstruction. Am J Sports Med 37(5):909–916

38. Tashman S, Collon D, Anderson K et al (2004) Abnormal rotational knee motion during running after anterior cruciate ligament reconstruction. Am J Sports Med 32(4):975–983

39. Trojani C, Beaufi ls P, Burdin G (2012) Revision ACL reconstruction: influence of a lateral tenodesis. Knee Surg Sports Traumatol Arthrosc 20(8):1565–1570

40. Zaffagnini S, Marcacci M, Lo Presti M et al (2006) Prospective and randomized evaluation of ACL reconstruction with three techniques: a clinical and radiographic evaluation at 5 years follow-up. Knee Surg Sports Traumatol Arthrosc 14(11):1060–1069

41. Zaffagnini S, Signorelli C, Lopomo N et al (2012) Anatomic double-bundle and over-the-top singlebundle with additional extra-articular tenodesis: an in vivo quantitative assessment of knee laxity in two different ACL reconstructions. Knee Surg Sports Traumatol Arthrosc 20(1):153–159

第 31 章

前交叉韧带重建术的关节外增强术：Monoloop技术

Cathal J. Moran, Peter C. Verdonk, Koen Lagae 和 Geert DeClercq 著
黄广鑫 潘剑英 谢登辉 曾 春 译

目 录

31.1　引言

ACL 损伤与膝关节不稳定的临床症状、关节软骨和半月板损伤风险的增加相关 [1]。外科手术干预的目的是改善临床症状、尽可能恢复膝关节运动功能，以及减少关节软骨和半月板进一步损伤的风险 [2-3]。根据膝关节退行性病变的典型表现，我们是否有能力改变 ACL 损伤膝关节的自然进程尚未得到证实。

该技术利用 ACL 损伤膝关节随时间的演变所出现的"正常"的过度移位和旋转 / 轴移。目前一直对最佳技术的应用进行讨论。在某种程度上，这是因为我们对膝关节损伤时所出现的 ACL 病理移位及轴移现象以外的其他潜在伴随损伤的作用理解有局限性，恢复原始 ACL 独特的解剖的结构和功能有困难 [3-5]。然而，一个适当放置于中央的移植物能有效地限制膝关节在矢状面上的移位。另外，一个放置在斜面上、能在膝关节轴移时提供抗旋转扭矩的阻力是被普遍接受的。这样一个倾斜的中心移植物的引进对改善所有患者的膝关节不稳定性是否有用，是一个需要持续随访的问题。许多患者在 ACL 手术后仍持续出现膝关节旋转不稳定，根据以往的文献这种情况的出现可能是合理的。在某些情况下，要达到最佳手术效果以恢复膝关节的稳定性，须同时考虑膝关节周围结构可能出现的潜在的、未被识别的伴随损伤。特别须关注的是在膝关节外侧的关节囊和韧带 [6-10]。不时有人提出关节内 ACL 重建术结合关节外增强术可能更有利于部分患者的恢复。此外，Fu 等对 ACL 单束的结构、功能，以及其在膝关节屈伸、旋转运动中的控制作用进行了大量的研究 [11]。内部双束的概念使我们更加关注解剖学因素对 ACL 重建手术预后的影响。同时它提示将传统的以关节镜为基础的技术（使用中心移植物重建）当作通用的技术处理 ACL 损伤，存在着局限性。我们认为放置在中心的移植物因为其生物力学的力矩短，可能导致部分高危者需要额外的干预，来限制 ACL 损伤后的病理性旋转。实际上，30 多年来，在我们的实践中，我们在采用单束或双束重建 ACL 的手术同时，也有选择性地对部分患者进行了关节外增强术。我们一直认为其有效地使许多初步诊断为 ACL 断裂的患者的术后疗效达到最佳。我们采用关节外增强术主要用于以下患者：参加膝关节高强度旋转运动及剪切运动的患者、膝关节极度松弛及明显轴移的患者，以及所有接受 ACL 重建翻修手术的患者。在此，我们将介绍我们结合关节内 ACL 重建及关节外处

理的手术方式，我们称之为 Monoloop 技术。这种技术基于先前描述的利用一段 ITB 做关节外增强术的技术，且采用一个精确的过程来减少并发症发生率。

31.2　手术技术

31.2.1　体位、麻醉下查体、关节内手术

所有患者均采用局部麻醉。患者麻醉后仰卧于手术台上。关节镜手术前对膝关节稳定性（移位和轴移）及运动范围进行评估并记录。患肢膝关节常规消毒、铺无菌单，术区贴 Ioban 敷料。手术开始前应用止血带。首先进行常规的关节镜检查，对关节内病理改变做记录。在行 ACL 重建前，先处理半月板及关节内软骨损伤。当钻取股骨隧道时，我们采用深度屈膝位的前内侧入路（从标准的前内侧入路操作，标准的前外侧入路直视）。我们常采用微孔钢板作为腘绳肌股骨侧的固定方式。关节内移植物穿过股骨固定在股骨端后，再进行膝关节外侧的关节外手术。移植物胫骨端的固定可根据手术医生的习惯，采用骨柱、界面螺钉（BioRCI-HA，Smith & Nephew，Zaventem，Belgium）或软组织 U 形钉固定（Smith & Nephew，Zaventem，Belgium）。胫骨端固定一般在关节外手术完成后再进行（图 31.1）。

31.2.2　关节外手术皮肤切口及移植物的制备

屈膝 60° 进行膝关节外增强术（图 31.2a）。先触摸胫骨前肌结节（Gerdy's tubercle，GB）和 ITB 并标记。自 GB 沿髂胫束后 1/3 做长约 6 cm 切口（图 31.2b）。通过切口边缘回拉提升。在髂胫束 GB 近端约 14cm 处将皮下组织分离，并与 ITB 分离（图 31.3a）。触摸 ITB 后缘，沿 ITB 紧

图 31.1 Monoloop 手术的关键步骤

1.	关节镜检查 + 半月板、软骨损伤处理
2.	关节内 ACL 重建：仅固定股骨侧
3.	用 ITB 制备 Monoloop 手术的关节外移植物
4.	将关节外移植物从 LCL 或外侧肌间隔下方穿过
5.	胫骨外旋位固定 Monoloop 移植物
6.	固定关节内 ACL 重建术的胫骨侧

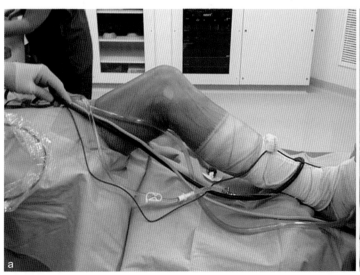
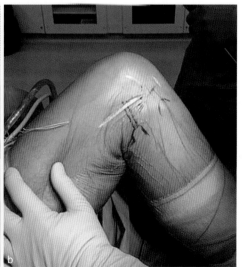

图 31.2　（a）设备和腿的位置。（b）皮肤切口及主要的骨与软组织体表标志

张部分后 1/3 做纵向切口。屈膝 60° 时容易触摸到 ITB 的紧张部分。再在髂胫束的前方再做一个切口，就可以获得一个长约 12 cm，宽约 1 cm 的 ITB 组织条（图 31.3b）。保留组织条与 GB 的附着处，游离组织条近端（图 31.3c）。

31.2.3　移植物的穿行及固定

首先确定 LCL，在它的前后方分别做长约 1 cm 的垂直切口，游离该段 LCL 并将移植物从其下方穿过（图 31.4）。收回股外侧肌，在股骨远端找到股外侧肌间隔（图 31.5a）。确定固定点后，用尖锐的电刀及组织剪将其周围组织清除。注意避免破坏固定关节内移植物时放置于这个部位的微孔钢板。然后将移植物穿过外侧肌间隔下方后，在肌间隔水平贴近骨面（图 31.5b-c）。根据手术医生的习惯，可以将 Monoloop 移植物放置于上

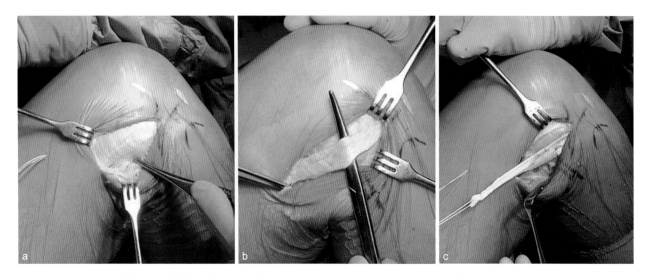

图 31.3　（a）ITB 的暴露及后缘的确定。（b）准备长约 12 cm、宽约 1 cm 的 ITB 组织条（从 GB 向近端延伸）。（c）游离 ITB 近端并提起，在游离端放置牵引线

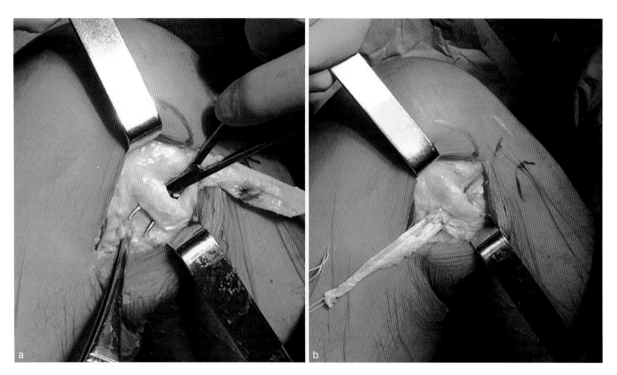

图 31.4　（a）识别外侧副韧带（LCL），准备 LCL 下方的隧道。（b）ITB 移植物通过 LCL 下方

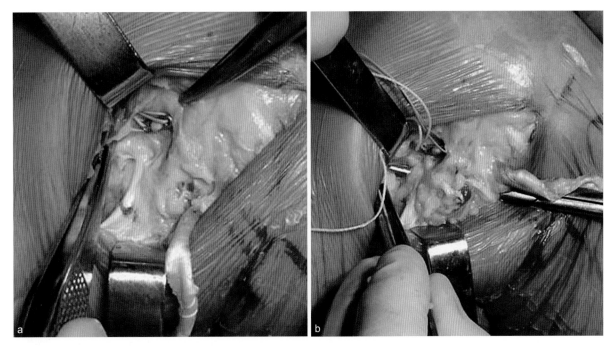

图 31.5　（a）拉开股外侧肌，在股骨远端找到股外侧肌间隔并暴露。同时确定皮质纽扣的放置位置，并保护。（b）准备移植物穿行的通道：首先从腓肠肌外侧头与关节囊之间穿过，然后在与股外侧肌间隔下面相邻的骨表面钻孔

升的皮质骨内或直接放置在原始的股骨表面。不管是哪种方式，都须使用一个软组织固定钉固定（图 31.6）。这时重要的是保持胫骨 / 足外旋位来拉紧和固定移植物。关节内移植物也必须保持拉紧状态，以避免胫骨处于半脱位状态或关节外移植物固定在半脱位位置。关节外移植物的前端（从吻合钉处露出的部分）可以反折后与前一部分缝合。如果之前在微孔钢板放置的缝线前端仍在此位置，则可将移植物系在一起。

31.2.4　结束手术

在外侧伤口放置一根引流管，由医生的经验决定何时关闭 ITB 近端切口。固定关节内移植物的胫骨端。术后康复锻炼计划同 ACL 重建术后康复：用支具辅助固定 2 周，保证膝关节屈曲范围在 20° 以内，以保护关节外移植物。

31.3　讨论

什么是 ACL 断裂患者的最佳软组织重建手术尚不清楚。ACL 重建的早期研究方向主要是开放性关节外手术[6]。随着关节镜技术的发展，ACL 手术技术进入了全关节内技术阶段。现在大多数手术医生只使用关节内技术，使用腘绳肌和髌腱移植物手术。尽管术后有比较一致的结果，但仍有证据表明，目前的手术还不能恢复完全正常的运动学及生物力学。特别在个别病例中，还不能解决旋转不稳定的问题。虽然关节内手术技术在不断完善，来解决以上问题（如双束重建技术的发展），但似乎仍有一部分患者仅接受单纯的关节内手术可能不足以解决问题[6-10, 12]。

"滑膝关节"的概念提出已经有 100 多年的历史，而轴移也从 1972 年的文献中就开始出现了[6]。许多研究者认为这种 ACL 损伤多伴随有膝关节外侧结构的损伤。"轴损伤"的主要特征是胫骨平台后外侧和股骨髁前外侧的骨挫伤，这些表现可在急性 ACL 断裂患者的 MRI 检查中看到。Ségond 报道在很多 ACL 损伤患者的射线检查中，可见到胫骨皮质撕脱骨折，它发生在外侧关节囊韧带的中 1/3 部位。最后这类骨折就以他的名字来命名[13]。Terry 等表明，93% 的 ACL 损伤患者的 ITB 也撕裂了[9]。最近，Neyret 等再次进行了膝关节外侧结构的解剖学研究，这有助于完善我们对膝关节的前外侧韧带的理解[14-16]。可以推测外侧结构可能对轴移现象产生二次约束作用，以此来补充 ACL 的主要约束作用。重建 ACL［和

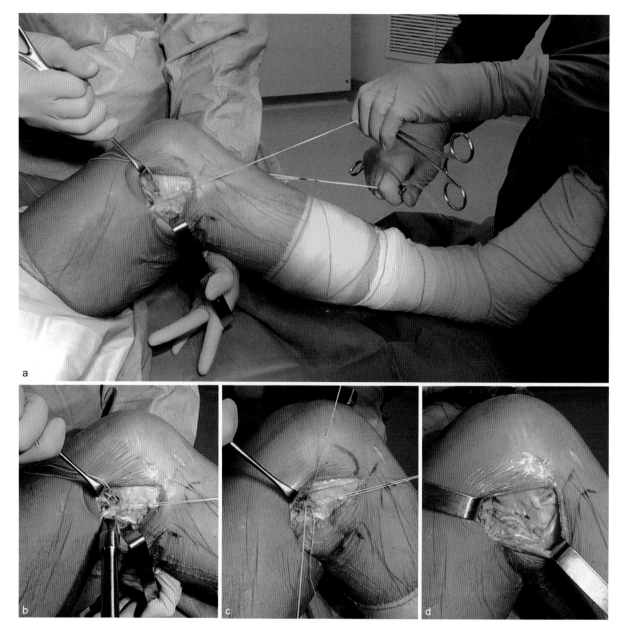

图 31.6 （a）移植物从常规的通道通过。屈膝 60°，胫骨外旋位，同时为关节外固定，拉紧关节内移植物及关节外移植物。（b）在保持移植物张力的同时使用软组织吻合钉。（c）通过皮质的微孔钢板引导关节内移植物与关节外移植物绑紧（可选）。（d）伤口关闭前的关节外部分的最终外观。

（或）相关结构］可能能帮助这些结构和功能被破坏的患者恢复临床功能。

　　之前已经描述了一些关节外重建前交叉韧带的技术，包括 Macintosh 术、Losee 改良术、Ellison 远端 ITT 转移手术、Andrews 手术和 Lemaire 术 [6]。篇幅有限，在此不能对所有技术进行详细介绍。这些方法往往都使用了条状的 ITT 移植物，和不同的延伸的移植物的软组织通道。这些方法都需要股骨隧道。它们的不足之处在于

单独使用一种技术可能不能恢复膝关节稳定性 [6]。同时可以发现外侧隔室逐渐出现退行性病变，这可能与手术未结合关节内 ACL 重建有关。关节可能长期固定在一个半脱位的位置，获得的是一种被改变的力学。它的制动时间延长，并发症也有所增加，供区并发症发生率增加，对美观的影响也增加了。一些研究报告指出普遍适用的关节内 ACL 重建术的关节外增强术所提高的手术疗效有限 [6, 10]。Dodds 等最近做了一个很好的关于关节

内结合关节外重建 ACL 技术的综述。虽然他们注意到一些报告显示了联合手术的有效性，但并不能得出任何明确的结论，来说明其相对于单独关节内重建手术的优越性。最后，多种原因导致我们的知识仍然有限：对合并外侧结构损伤的认识缺乏、小样本的研究、异质群体的患者、文献报道中缺少的随机对照。

我们对那些 ACL 损伤后反复膝关节不稳定的高危人群仍进行 Monoloop 关节外增强术。这主要包括以下患者：参加膝关节高强度轴移运动的患者（如足球运动员、武术参与者等）、膝关节极度松弛及有明显轴移的患者，以及所有接受 ACL 翻修手术的患者。所有 ACL 翻修手术及所有手术后的修正被证明与软骨的病理改变增加及术后疗效下降有关，我们相信这部分患者术前检查总是支持关节内重建手术的。这些患者中的大部分都没有临床或影像学检查支持外侧结构损伤，但这种情况的出现可能是我们对这些结构不够了解引起的。我们须根据检查和影像资料来定义一个阈值水平的损伤，以此来评估是否须增加关节外重建术。现在，我们认为对"高危"的患者进行附加的关节增强术是有必要的。当在关节内重建的同时行关节外结构重建时，要避免外侧隔室软骨压力过高。此外，本文介绍的微创技术的应用将减少并发症和美观相关问题。

对于未来，有人提出如果 ACL 损伤和重建的解剖学和生物力学可以完美建立，就有可能设计出更科学的 ACL 重建方法。根据受损的具体结构，在急性期对其进行修复或在稍后的时间点进行重建[6]。质量好的临床数据有助于这种想法的实现。我们期待自己能得出这样的信息或在文献中看到这样的信息。

参考文献

1. Sutherland AG, Cooper K, Alexander LA et al (2010) The long-term functional and radiological outcome after open reconstruction of the anterior cruciate ligament. J Bone Joint Surg [Br] 92-B:1096–1099

2. Kennedy J, Jackson MP, O'Kelly P, Moran R (2010) Timing of reconstruction of the anterior cruciate ligament in athletes and the incidence of secondary pathology within the knee. J Bone Joint Surg [Br] 92-B:363–366

3. Bull AMJ, Amis AA (1998) The pivot-shift phenomenon: a clinical and biomechanical perspective. Knee 5:141–158

4. Lane CG, Warren R, Pearle AD (2008) The pivot shift. J Am Acad Orthop Surg 16:679–688

5. Tashiro Y, Okazaki K, Miura H et al (2009) Quantitative assessment of rotator instability after anterior cruciate ligament reconstruction. Am J Sports Med 37:909–916

6. Dodds AL, Gupte CM, Neyret P, Williams AM, Amis AA (2011) Extra-articular techniques in anterior cruciate ligament reconstruction: a literature review. J Bone Joint Surg Br 93(11):1440–1448

7. Claes T, Declercq G, Martens M, Lefevre J (1986) Extra-articular ligamentoplasty for chronic ACL insufficiency. Acta Orthop Belg 52(4):515–525

8. Ristanis S, Stergiou N, Patras K et al (2005) Excessive tibial rotation during high-demand activities is not restored by anterior-cruciate ligament reconstruction. Arthroscopy 21:1323–1329

9. Terry GC, Norwood LA, Hughston JC, Caldwell KM (1993) How iliotibial tract injuries of the knee combine with acute anterior cruciate ligament tears to influence abnormal anterior tibial displacement. Am J Sports Med 21(1):55–60

10. O'Brien SJ, Warren RF, Wickiewicz TL et al (1991) The iliotibial band lateral sling procedure and its effect on the results of anterior cruciate ligament reconstruction. Am J Sports Med 19(1):21–24, discussion 24–5

11. Zelle BA, Vidal AF, Brucker PU, Fu FH (2007) Double-bundle reconstruction of the anterior cruciate ligament: anatomic and biomechanical rationale. J Am Acad Orthop Surg 15:87–96

12. Marcacci M, Zaffagnini S, Giordano G, Iacono F, Lo PM (2009) Anterior cruciate ligament reconstruction associated with extra-articular tenodesis: a prospective clinical and radiographic evaluation with 10- to 13-year follow-up. Am J Sports Med 37:707–714

13. Ségond P (1879) Recherches cliniques et experimentales sur les épanchements sanguins du genou par entorse. Progres Med 7:297–341

14. Vincent JP, Magnussen RA, Gezmez F, Uguen A, Jacobi M, Weppe F, Al-Saati MF, Lustig S, Demey G, Servien E, Neyret P (2012) The anterolateral ligament of the human knee: an anatomic and histologic study. Knee Surg Sports Traumatol Arthrosc 20(1): 147–152

15. Pernin J, Verdonk P, Si Selmi TA, Massin P, Neyret P (2010) Long-term follow-up of 24.5 years after intraarticular anterior cruciate ligament reconstruction with lateral extra-articular augmentation. Am J Sports Med 38:1094–1102

16. Claes S, Vereecke E, Maes M, Victor J, Verdonk P, Bellemans J (2013) Anatomy of the anterolateral ligament of the knee. J Anat 223(4):321–328

第七部分

前交叉韧带与骨骺未闭

第 32 章

骨骺未闭的ACL断裂

Karl-Heinz Frosch, Romain Seil, Rainer Siebold, Franck Chotel, Shinya Oka 和 Achim Preiss 著

黄广鑫 潘剑英 谢登辉 曾 春 译

目 录

32.1 儿童和青少年前交叉韧带断裂的临床表现

Shinya Oka 和 Rainer Siebold

32.1.1 引言

近年来，ACL 损伤的发生率在骨骼未发育成熟的患者中显著增加[26, 50]。虽然现有骨骼未发育成熟的 ACL 撕裂患者的流行病学资料仍有限，但在瑞典 10 岁及以下的 ACL 损伤的患者占所有 ACL 损伤患者的 0.4%[67]。大多数体育相关性 ACL 损伤是非接触性的，多数为一只脚固定做急停急起或旋转运动时突然改变运动方向、运动突然停止、从高处跳下着陆或膝关节过伸导致损伤[9]。青年人的 ACL 损伤的诊断的准确率低于成年人的原因是由于他们缺乏表述受伤时周围情况或受伤时的症状的能力。对于医生来说，这些资料有助于和患者一起评价受伤的机制。在任何情况下，将患者家长的决定纳入治疗方案选择的考虑是十分重要的。年轻患者能与医生密切合作并有较好的依从性，对于治疗来说是至关重要的。

32.1.2　临床症状

在儿童 ACL 损伤中，患儿常常会说自己听到"砰"或"啪"的一声。随之而来会产生剧烈的疼痛，并伴有不稳定的感觉（常常被描述为"脱膝感"），使得患者不能继续活动，有时甚至无法承受自身重力。关节积血在受伤后几小时内出现，并将持续数周。关节积血或者结构损伤会使得膝关节运动范围受限。受伤数周后，年轻患者的疼痛几乎可以完全缓解，关节运动范围受限也不会影响到日常生活。然而，关节不稳定感或轻微的疼痛会使得患者不能进行体育活动或者其他须进行急停急起、跳跃或旋转的活动。

ACL 断裂并发的反复的关节不稳定可能会导致随后的关节内损伤，如半月板和软骨损伤，使得骨关节炎早期发生的风险增高 [27, 47]。

32.1.3　体格检查

临床检查应该从仔细观察患者步态和检查双下肢是否对齐开始，并且应检查下肢肌肉是否发生萎缩，例如，股四头肌萎缩。一般检查还包括检查关节是否有积液和肿胀、检查关节运动范围、触诊关节线及韧带止点是否有压痛、检查是否有膝关节外翻和内翻不稳、检查髌骨运动轨迹和其不稳定性，以及是否有伴随肌肉骨骼损伤。临床医生应该意识到儿童和青少年的韧带比成年人更松弛 [31]。所以对侧腿的韧带情况也应检查，作为参考对比。测量鞋跟高度的差异也有助于检查是否有伸直挛缩 [54]。

检查还应包括对急性血肿的评估，这有助于确定膝关节损伤的程度，例如，ACL 断裂、胫骨棘撕脱、半月板损伤、骨软骨骨折或髌骨脱位。7～12 岁的儿童 ACL 断裂后发生急性创伤性关节积血的比例为 47%，在青少年中的发生率更是高达 65%[80]。

Lachman 试验、前抽屉试验和轴移试验是检查 ACL 功能不全的可靠方法。然而，膝关节运动学的评估会受到患者自觉状态的很大影响 [53]。由于疼痛或恐惧心理，在儿童身上的检查可能难以得到阳性结果。ACL 功能不全的患者中，麻醉后轴移试验的阳性率为 98%，然而清醒状态下检查的阳性率仅为 35%[80]。

32.1.4　放射学检查

常规膝关节放射学检查包括正位片、侧位片及髌骨关节轴位片。要考虑患者的骨龄（生长面的状态），骨损伤（如胫骨棘撕脱、Segond 骨折、骨骺损伤、骨软骨骨折及游离体）必须排除。

Rosenberg 位片（膝关节屈曲 45° 负重正位片）可能有助于评估髁间窝情况及内外侧关节线距离。

下肢全长片（由髋关节至踝关节）对术前评估下肢长度差异及是否会产生成角畸形是十分重要的，尤其在儿童和青少年患者中。

ACL 损伤的解剖学危险因素也应该注意检查，例如骨盆前倾度的增大、股骨前倾的增加、股四头肌角的增加、髁间窝宽度的降低、胫骨后倾角的增加等 [2]。髁间窝和胫骨棘的影像学变化可能表明 ACL 发育不全 [52]。

32.1.5　磁共振检查

建议儿童和青少年行 MRI 来明确诊断，特别是在临床检查很困难的时候。并且 MRI 可以排除其他合并损伤如半月板损伤、副韧带损伤（如 PCL 损伤或软骨损伤），以及可以通过生长面的开放与否评估骨龄。

MRI 是可以使家长进一步明确诊断，并且是为后续建立一个清晰和相互信任的治疗环境的重要工具。

ACL 断裂的直接征象是以 Blumensaat 线作为参考，中间像或 T2 加权像上可见局部或广泛增强的异常信号，也可见到韧带显像不连续（如病灶缺口）。ACL 断裂的间接征象为股骨外侧髁前部和内侧的胫骨外侧髁后部出现骨挫伤，以及出现异常的 PCL 角和胫骨前移 [49]。另外，行斜矢状位或冠状位成像可提高检测韧带不连续性或异常征象的特异度 [45]。

32.2　保守治疗还是手术治疗？

Karl-Heinz Frosch 和 Achim Preiss

32.2.1　引言

直到 20 世纪 90 年代，基于人们认为儿童骨骺未闭且手术同样会造成损伤的原因，保守治疗仍是儿童和青少年 ACL 断裂最常用的治疗方式。

然而，这种治疗方式也会导致潜在的生长发育障碍。近些年来，论著上更推荐手术治疗，因为保守治疗不满意的疗效导致继发性损伤的情况越来越多。例如 Barrack 等报道了保守治疗 38 个月后治疗结果仍不佳的情况[7]。所有经过保守治疗的病例，治疗后仍有关节不稳定的概率高达 91%[72]。50% ~ 75% 保守治疗的病例在 ACL 断裂后继发半月板损伤[7, 35, 62]。这是由于关节持续性不稳定，关节软骨会随着时间的推移逐渐被破坏[82]。在对 18 位患者进行 51 个月的随访中发现，有 11 位患者已经在影像学检查中证实发生了关节退行性病变[63]。由于 ACL 的缺失，辅助稳定结构长期处于向前半脱位及过度紧张的状态，导致周围的韧带结构也会发生功能不全。保守治疗后能恢复进行高水平运动的患者比例也比较低（占 5% ~ 41% ）[73]。

32.2.2　保守治疗 vs. 手术治疗

由于儿童和青少年 ACL 断裂的保守治疗的结果不满意，我们进行了一项 meta 分析[69]。本项 meta 分析的目的是评价各治疗方法的临床结果以及它们各自因移植物稳定性不足、轴线偏差及长度不同所造成的并发症。

所以，我们进行了有关 ACL 断裂为主题的电子期刊检索，在 Medline、Cochrane Controlled Trial Register、Embase 以及 Medpilot 上进行了检索。纳入了共包括接受了保守治疗的 154 例患者的 10 个，共包括接受了手术治疗的 935 例患者研究的 55 个研究。

10 个保守治疗的研究中有 6 个是对手术治疗与保守治疗或经过保守治疗后进行延期手术重建进行对比的[1, 6, 34, 55-56, 64]。另外 4 个研究仅仅对保守治疗的细节问题进行了对比[27, 35, 63, 84]。对于手术治疗病例的分析，共纳入了 57 个研究[69]。此研究纳入了 935 例患者的共 941 条进行手术的肢体。

患者的平均年龄为 12.3 岁（10.0 ~ 14.4 岁）。患者的随访检查持续时间的中位数为 29 个月（24 ~ 72 个月）[69]。

保守治疗病例的随访中，均未进行双下肢长度差异及轴线偏差检测。

与上述情况相比，以下内容是在手术治疗的病例中检测到的数据。

32.2.3　Lysholm 评分

手术治疗病例的平均 Lysholm 评分为 95.5 ± 3.1（中位数为 96.5），保守治疗病例的平均 Lysholm 评分为 73.2 ± 17.8（中位数为 76.1）。手术治疗者的 Lysholm 评分明显较保守治疗者高（图 32.1）。

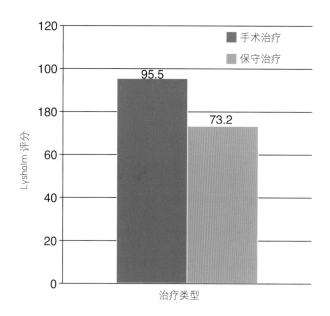

图 32.1　按治疗类型分组的平均 Lysholm 评分（Reprinted with permission of Springer Science and Business Media: Preiss et al.[69]）

32.2.4　脱膝感现象

手术治疗 ACL 断裂的病例中发生脱膝感现象的平均概率为 2.8（ ±6.9 ）%。保守治疗的病例中发生脱膝感现象的平均概率为 89.5（ ±15.2 ）%，较手术治疗是显著升高的（图 32.2）。

32.2.5　运动水平

手术治疗的病例恢复原先运动水平者为 91.2（ ± 3.1 ）%（中位数为 96.5%）。保守治疗的病例恢复原先运动水平者为 30.9（ ± 33.8 ）%（中位数为 24.7%）（图 32.3）。显而易见，与保守治疗相比，手术治疗后恢复原先的运动水平的患者的比例更高。

从事故发生时间（保守治疗的患者）或从手术到后续检查的时间，在手术治疗和保守治疗的研究中，对于恢复初始水平运动的比例无显著影响。

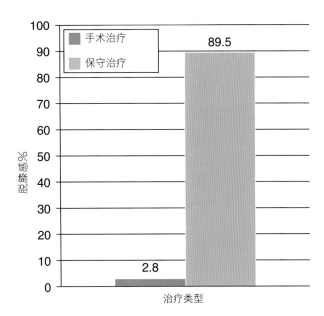

图 32.2 按治疗类型分组的脱膝感现象发生率（Reprinted with permission of Springer Science and Business Media: Preiss et al[69]. ）

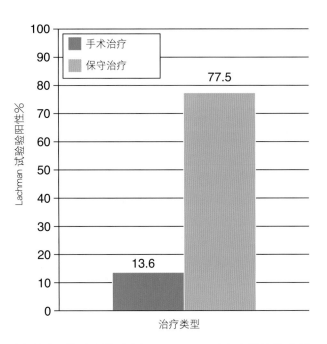

图 32.4 按治疗类型分组，Lachman 试验为阳性的比例（Reprinted with permission of Springer Science and Business Media: Preiss et al[69]. ）

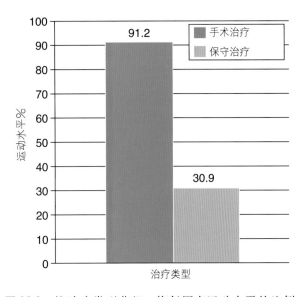

图 32.3 按治疗类型分组，恢复原有运动水平的比例（Reprinted with permission of Springer Science and Business Media: Preiss et al.[69] ）

记忆要点

　　这里给出的数据证明了手术治疗儿童和青少年 ACL 断裂较保守治疗有显著的优势。所有保守治疗 ACL 断裂的儿童和青少年患者中约有 89% 会有脱膝感现象。这是成年人的 2 倍多。对于儿童和青少年 ACL 断裂，保守治疗 12 周后继发性半月板损伤的概率显著增加。医生应该较早地选择进行手术治疗。考虑当前已有的数据，保守治疗不是儿童和青少年 ACL 断裂的最佳治疗方式[65]。

32.2.6 Lachman试验

　　手术治疗后随访的病例中Lachman试验阳性、为（2级或3级）者为13.6（±2.4）%。保守治疗者平均为77.5（±43.7）%（图32.4）。手术治疗组的病例较保守治疗组的效果好。

32.3 生长面的损伤风险及手术的时机

Romain Seil 和 Franck Chotel

32.3.1 引言

　　目前仍缺乏治疗儿童 ACL 损伤的国际指南，这使得医生在治疗时处于一种治疗方案选择的困境中[65]。一方面来说，非手术治疗在一些患者身上已经被证明是成功的，但成功的原因仍知之甚少 [64, 81]。此外，延迟手术和半月板及软骨损伤之间有很强的相关性，这也表明非手术治疗可能对关节内软组织是有损害的 [18, 30, 47-48, 62]。另一方面来说，由于儿童膝关节解剖的特殊性，并且手术治疗有可能导致严重的并发症发生，所以手术治疗也是十分困难的，并且需要高度的专业素质 [32, 38, 73-74]。手术治疗的短期结果是好的 [11-12, 16, 41]，但由于儿童的膝关节仍在生长发育，他们的治疗结果与成年人相比更不可预测。此外，目前也缺乏高质量的手术治疗后的随访研究 [65]。ACL 损伤有短期和长期治疗结果，它们均会影响未来膝盖的结构及功能，并导致继发的半月板和软骨损伤、骨关节炎的早期发生及患者的严重的经济负担。因为疗效不佳可能导致患者职业生涯缩短，并有可能须再次进行手术 [70]。

32.3.2　手术的适应证及时机

儿童 ACL 撕裂的手术时机选择与成年人相比更困难。除非 ACL 撕裂伴有半月板桶柄状脱位或巨大软骨撕脱（图 32.5），否则不须在急性期行手术治疗。如遇到上述情况，我们建议早期行软骨和（或）半月板修复术。只有在关节肿胀与滑膜炎程度较轻，并且当地医疗环境有丰富的此类手术经验，以及家长充分意识到潜在并发症发生的可能性和术后需要密切随访直到儿童的生长发育结束的情况下，我们才推荐同时行儿童 ACL 重建术。但是我们不推荐只行半月板或软骨修复，长期不治疗 ACL 断裂。

急性期过去之后，手术的时机和适应证变得更加复杂了，应将患者的个人情况和生长成熟过程考虑入内。这在运动环境中尤其如此，特别是当涉及儿童未来潜在运动生涯时。恢复原有运动水平（甚至在几年后达到更高水平）不应该成为这类手术的首要动机。目前，我们尚不知道儿童在青春期前接受 ACL 重建后，能否回到很高的运动水平，甚至达到专业级的运动 I 级水平。由于这些原因，患儿和家长须坚持长期随访，并应充

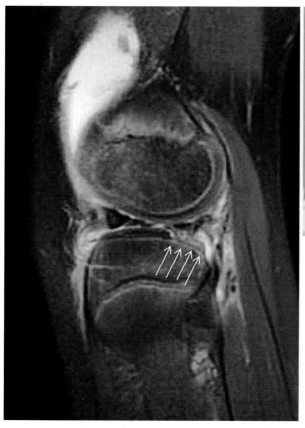
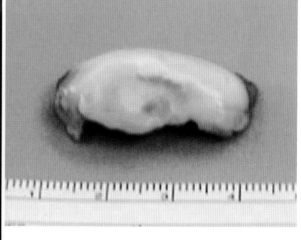

图 32.5　*左图*：矢状位 MRI 可见软骨碎片脱出（*白色箭头*，*右图为碎片*），这是一例 12 岁男孩膝关节严重扭伤 6 个月后术前胫骨平台后外侧的图像。软骨的撕脱常与 ACL 撕裂及外侧半月板后角的复杂撕裂密切相关。一开始常容易被忽略

分了解手术可能的预后，包括手术特发性并发症。膝关节功能性不稳定是手术适应证。然而，不稳定症状伴有可明确鉴别的脱膝感现象很少能被儿童同时描述出来，虽然他们在被医生特定提问时可能会描述出以上现象。本文的一些作者认为，做轴移试验时，儿童可以有与功能性不稳定相类似的感觉 [14]。最后，若证实有继发半月板撕裂，这也是行 ACL 手术的适应证。

虽然近十年来骨科文献上有证据表明儿童 ACL 重建术是安全的手术，并且其能获得好的临床结果，但是仍不推荐手术作为最基本治疗方式。有 2 个原因：①由于有些手术技术置入植入物的位置是在非解剖结构上的。对 ACL 移植物植入后会发生怎样的变化，以及之后膝关节生长和成熟评估的证据仍十分有限，所以以手术结果与成年人相比仍较难以预测（图 32.6）。众所周知，儿童的膝关节较松弛 [8, 31]，有时轴移试验可以产生生理性 C 级结果。我们的临床经验表明许多 ACL 损伤和 ACL 手术后的患儿的进行手术治疗和未行手术治疗的患肢，在生长成熟之后，仍处于过度松弛的状态。这个比例似乎远高于成年人 ACL 损

伤的人群。成年人 ACL 损伤中有 5%～10% 的膝关节是过度活动的。临床结果也表明这些人群接受 ACL 手术的效果不如膝关节无法活动的患者好 [38]。虽然这些数据须进一步证实，但他们可能表明，ACL 损伤的儿童并不能代表成年人中的相同人群。目前，我们并不能预测儿童在生长成熟后膝关节的僵硬度会达到什么程度。未来我们将会研究这个特定问题。②一些研究表明，在继发半月板和软骨损伤程度较轻的患者中，约有 50% 的 ACL 损伤的儿童患者在非手术治疗后取得了好的疗效 [64, 80]。有些研究用功能测试来评估儿童应对 ACL 撕裂的能力。这个研究有 2 个强制性的条件：一是对患儿及其家长进行非常密切并十分个性化的随访，二是对其 I 级到 II 级运动水平的频繁变化进行随访。如果系统和常规的功能测试及密切的随访机制得以建立，未来的研究也许可以证实在特定人群中，非手术治疗可能与手术治疗一样获得较好的疗效。

我们制订了膝关节生长和成熟量表（图 32.7），这是基于生长面生长速度和骨龄制定的，使得我们可以区分出儿童和青少年 ACL 损伤的 3

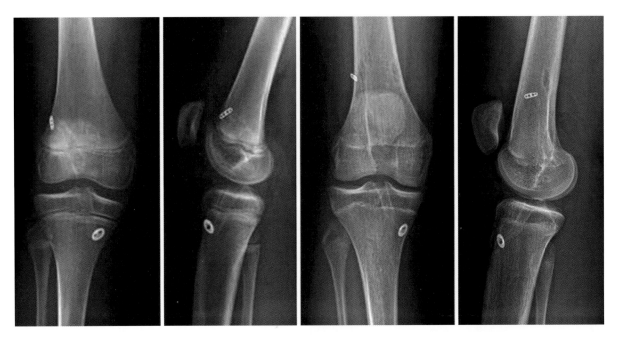

图 32.6 一例男患儿的术后放射学检查（左图）和最终随访的放射学检查（右图）。这个男孩是在 11 岁（骨龄＝实际年龄）时踢足球的时候受伤导致 ACL 损伤的。接受了经骨骺四股半腱肌股薄肌移植物皮质外固定。16 岁时，这个男孩比之前高了 20 cm。移植物变得相对伸长，变得相对细。尽管移植物变细及其股骨位置相对垂直，这个男孩的 Lachman 试验和轴移试验均为阴性。他成功地恢复了 II 级运动水平

个不同阶段 [11]：①青春期前阶段，此时的股骨远端和胫骨近端骨骺具有高度生长潜力。这个阶段在女孩骨龄 13 岁时结束，男孩则在骨龄 15 岁时结束。在此阶段，儿童外科技术是强制性要求使用的。②青春期阶段，此时骨骺生长趋势下降。这个阶段大概持续 1 年（女孩骨龄 13 ~ 14 岁，男孩骨龄 15 ~ 16 岁）。儿童外科技术仍是强制性要求使用的，因为此时的生长面损伤仍会导致明显的生长发育畸形。另一种观点认为，在这个阶段，应该推迟到骨骼发育成熟再行手术治疗。③成年人阶段，在女孩 14 岁、男孩 16 岁的时候开始。在这个阶段，股骨远端和胫骨近端的骨骺已经闭合，这时可以使用成年人手术技术进行治疗。

仅靠 Tanner 分级法来定义成熟程度分级是不够的 [77]。此外，骨龄 [5] 应该被考虑入内而不是实际年龄。一些作者依照患者的成熟度模拟了重建手术。他们建议年龄较小的患者使用骨骺外重建术，年龄较大的患者用经骨骺重建术，年龄在两者之间的患者用部分经骨骺重建术 [28, 41, 57, 61]。

这一策略的背景是基于理论上与年龄相关的生长停滞的风险。这些学者认为，潜在生长停滞后的畸形程度与患者的年龄成反比。然而，我们注意到最近的研究 [14] 表明，生长的变化主要发生在青少年膝关节骨骺闭合前的一年。生长面自发地打破小骨骺 - 干骺端骨桥的能力对儿童十分重要，但是这也会随着成熟进程而减缓。换言之，年龄较大的儿童潜在生长发育畸形的可能性较小，但产生生长停滞的可能性更高。基于这个原因，

我们认为青少年发育至接近骨骼成熟后再进行重建是有一定意义的。

32.3.3　生长面损伤的风险

已经有许多儿童 ACL 重建的手术技术被人们所记载，这些技术都是为了使移植物达到最佳的替代 ACL 的效果，并且将潜在并发症发生的可能性降至最低。根据胫骨和股骨隧道的位置，这些技术可以被分为 3 类（图 32.8）：①经骨骺技术，隧道是穿过生长面的；②骨骺技术，隧道位于胫骨和股骨的骨骺中，并不损伤到生长面；③骨骺外技术，移植物位于生长面周围。最后，也有人联合使用不同技术，在胫骨和股骨端分别使用不同的技术。每项技术都有可能发生其特有的并发症。

ACL 替代后生长障碍可分为 3 类 [15]（图 32.9）：生长停滞、过度生长和生长减缓。

生长停滞的过程是由于经骨骺骨桥形成的局部生长面损伤所引起的。年龄较小的儿童的生长面可以产生非常大的牵张力，使得骨桥可能发生自发断裂。软组织移植物置于受损的骨骺的高度可以防止骨桥形成。经骨骺的骨块，例如股四头肌或骨 - 髌腱 - 骨移植物，或经骨骺的植入物能引起突然的生长停滞。生长障碍在之后的生长发育过程中都会存在。畸形的程度是与初始生长面损伤的大小及位置成比例的。如果生长停滞位于骨骺的周围，将会导致轴向畸形。如果它位于骺板的中心，将会导致腿发生长度差异。在股骨

图 32.7　膝关节生长与成熟量表，这是基于生长面生长速度和骨龄制订的，它可以分为儿童和青少年 ACL 损伤的 3 个不同阶段：①仍具有高度生长潜力的青春前期阶段；②青春期阶段，这个阶段骨骺生长潜力下降；③成年人阶段，此时骨骺已经闭合

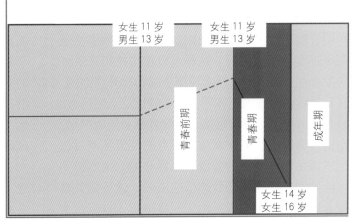

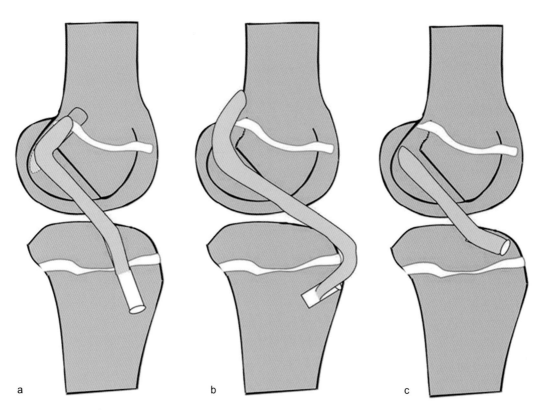

图 32.8 根据胫骨和股骨隧道的位置，这些技术可以被分为 3 类：(a，*左图*) 经骨骺技术，隧道是穿过生长面的；(b，*中图*) 骨骺外技术，隧道位于胫骨和股骨的生长面中，并不损伤到生长面 (c，右图) 骨骺技术，移植物位于胫骨和股骨的生长面。最后，也有人使用混合技术，对于胫骨和股骨端移植物的放置分别使用不同的技术。每项技术都有各自可能发生的特有的并发症。

远端，生长面受损可以由于隧道直径过大或者用经骨骺技术导致后方生长面的软骨膜结构受损（ Ranvier 区和 Lacroix 软骨膜环）与后方爆裂造成的。如果钻取骨骺隧道（应该在荧光透视下操作），股骨隧道将位于生长面远端。如果这种方法造成生长面损伤，其损伤程度将会远大于经骨骺技术造成的损伤，不对称生长也会较经骨骺钻孔造成的生长停滞更为严重。最后，如果外科医生选择使用骨骺外技术的话（过顶位技术），必须要注意避免过度打磨过顶位，这样可以使移植物有更好的附着性。这个手术技术可能会损伤软骨膜结构，并且导致轴向排列不齐等。由于隧道位于侧后方，股骨隧道的生长停滞可能会导致外翻和屈曲畸形。在这种情况下，对未来生长发育的能力预测可以用来评估将来畸形的程度。在胫骨侧，周围损伤可能是因为损伤了胫骨结节造成的，这可能是在置入肌腱过程中或者是由于胫骨隧道入口定位太靠前造成的。在这种情况下，生长停滞会造成胫

骨近端的反张。

Yoo 等报道了使用 MRI 分析了骨骺未闭的青少年经骨骺 ACL 重建的结果。43 例无临床表现的青少年患者中，有 5 例发生局部骨骺破坏 [85]。作者推断经骨骺技术并非无害的，年龄较小的儿童不应该使用。与这个结论不同，我们认为这些病灶的骨桥在年幼的儿童中更容易破碎 [13]，这些年龄较小的孩子骨骺过早融合的风险较青少年更低。因此，风险和后果不能一概而论：事实上，青少年骨骺过早融合的风险较高，但是生长发育障碍的临床影响较低；反之年龄较小的儿童骨骺融合的风险较低，但是如果骨桥仍然存在并继续生长到生长发育结束，可能会出现一些意想不到的临床结果。

第二种生长障碍类型是过度生长（ B 型：促进）。这有可能是局部血管过度生成，刺激生长所造成的。这种情况主要在年龄较小的儿童中发生。这种类型的生长障碍是暂时的，常常在术后 2 年

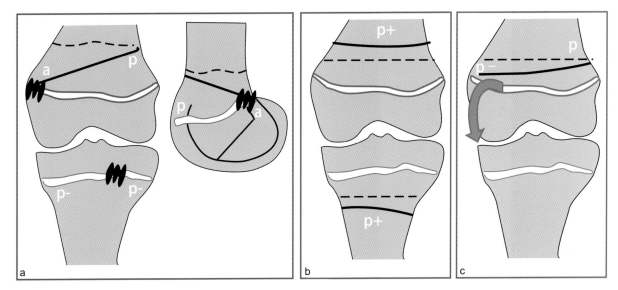

图 32.9　图片上表示了儿童 ACL 手术后生长障碍的主要类型（图 32.9a）。生长过程中发生的 A 型：生长停滞（a）的过程是由于经骨骺骨桥形成，导致局部生长面（p）损伤所引起的。软组织移植物置于受损的骨骺的高度可以防止骨桥形成。经骨骺的骨块，例如股四头肌或骨 - 髌腱 - 骨移植物，或经骨骺的植入物也能引起突然的生长停滞。第二种生长障碍类型（图 32.9b）是过度生长（B 型：促进）。这有可能是局部血管过度生成，刺激生长所造成的。这种生长障碍是暂时的，常常在术后 2 年内发生。第三种（图 32.9c）生长障碍类型（C 型：生长减缓）可能是由于所谓的肌腱骨骺融合效应所引起的。在这种情况下，穿过骨骺的移植物过度紧张会导致生长速度减缓并继发畸形

内发生。它通常是对称的，并且可能会导致中度下肢长度差异。在 McIntosh 等的研究中，在全部 16 例患儿中有 15 例下肢长度差异小于 10 mm，有 1 例患儿手术后的腿比健侧长 15 mm[59]。在 Nakhostine 的研究中，年龄最小（12 岁）的患儿腿的长度差异为 15 mm[66]。这种并发症的临床影响通常比完全性生长停滞小。然而，也有报道称 1 例 8 岁儿童因腿长差约为 2 cm，在行 ACL 重建术时须同时行经皮骺骨干固定术[15]。

有时候由于非对称过度生长，胫骨外翻畸形也可能发生。这类似于儿童胫骨近端骨折后的膝外翻畸形（即所谓的创伤后膝外翻）。在最初的畸形严重程度加重的过程之后，身体即开始自发矫正畸形，我们建议行非手术治疗畸形，并对其进行密切随访[15]。

第三种生长障碍类型（C 型：生长减缓）可能是由于所谓的肌腱骨骺融合效应所引起的。在这种情况下，穿过骨骺的移植物过度紧张会导致生长速度减缓并继发畸形。在人类中导致这种异常发生的移植物张力的具体数值尚未被确定。Kocher 等报道了 2 例由外侧关节外肌腱固定术所

引起的非生长阻滞造成的膝外翻病例[38]。动物实验已经证实这种张力不应该超过 80 N[20-21]。同样地，用非生物型人工韧带也是相同结果。这种生长发育异常背后的机制被称为 Hueter-Volkmann 原则[33, 83]。早期实验表明过大的压力作用于生长面上会导致纵向生长发育减慢，反之亦然。用现有的这些技术（即使用带蒂移植物和保留骨骺的技术）对低年龄患者行 ACL 重建，会使他们暴露于此类特定风险之下。

由于存在此类生长发育异常的可能性，儿童须和成年人一样接受严格的术后随访。临床与放射学检查在生长发育结束之前都应为强制性的。在已经发生永久性生长发育障碍时，如果造成这种并发症的原因已经明确（例如，经骨骺植入物或骨块放置），我们建议可以马上行手术翻修治疗。在这种情况下，可以考虑行 Langenskiöl 术（软组织置入术）或者额外的髌骨干固定术。如果不考虑立即行翻修术，在生长发育结束后，可能须用特定的截骨板或 Ilizarov 外固定行强制性截骨矫正术。幸运的是，这些并发症的发生率是极其低的，特别是在手术依照规范步骤实施时。虽

然如此，术前必须要告知患儿及其家长，哪怕是经验丰富的外科医生，这些并发症仍是有可能发生的。

32.4 手术技术：移植物、隧道及固定方式的选择

Rainer Siebold 和 Shinya Oka

32.4.1 引言

儿童和青少年的 ACL 重建术是十分具有挑战性的。他们膝关节的骨性结构和韧带结构都较小。取肌腱、建立骨隧道以及关节外固定，即使是经验丰富的医生，也需要高度的专注力和丰富的经验。术前应在 MRI 上明确是否有额外损伤，并且术前要制订好明确的手术计划。术者在术中能舒适操作和具有高度的责任心是十分重要的。如果未能满足这些条件，应该将患者转往专业的治疗中心，而不是让患者面临这些失败的风险。

32.4.2 移植物选择

腘绳肌肌腱（半腱肌肌腱和股薄肌肌腱）在年轻患者中是最受青睐的移植物。在许多 ACL 重建方法中都在使用这种移植物 [1, 4, 10, 16-17, 29, 41, 43-44, 71]。最常用的手术方式为经骨骺方式用四股半腱肌肌腱和股薄肌肌腱移植物并且于关节外固定。

作为单纯的移植物肌腱，使用腘绳肌肌腱可以避免产生与骨块相关的生长发育问题，例如骨桥形成。在动物研究中已经表明，空的骨隧道会形成骨桥 [74, 78]。腘绳肌肌腱的长度足以使软组织填满骨隧道。固定也可以在关节外完成，远离皮质骨部位，例如可以用纽扣或骨柱固定

一些研究者同样报道了使用髌腱（BTB 或 BT），在经骨骺或保留骨骺技术重建中取得了较好的效果 [6, 12, 19, 56, 62, 76]。然而，取髌腱时使得胫骨结节的突起损伤可能导致突起过早停滞发育，引起胫骨反张畸形 [22]。此外，要注意不要将骨块穿过骨骺，这样可以避免局部生长停滞 [38]。Frosch 等报道了一项 meta 分析，共纳入 55 个原创研究。研究比较了使用腘绳肌肌腱移植物，而非髌腱移植物时，腿的长度差异或轴线偏差的发生率降低到 45% 时的相对风险 [26]。

Kocher 等报道了骨骼未成熟的 Tanner 分期 I

期或 II 期的患者采用保留骨骺，关节内和关节外联合使用 ITB 作为移植重建 ACL 取得了较好的临床效果 [39]。这种技术被称为改进的 MacIntosh 技术。ITB 移植物近端是分离的，远端附在胫骨前肌结节上。移植物在过顶位穿过膝关节，并且在下面穿过板间韧带。移植物的近端通过膝外侧切口缝合在肌间隔和股骨外侧髁的骨膜上，远端缝合在近端胫骨干骺端的骨膜上。

32.4.3 钻孔

目前 ACL 重建术建立隧道的方法分为保留骨骺、部分经骨骺、完全经骨骺 3 种方式。

骨骺未发育成熟的患者进行 ACL 重建最常用的是经骨骺技术。手术方法与成年人相似，大多数外科医生都较熟悉。许多研究者都报道了使用经骨骺技术本质上不会造成生长面并发症的临床结果。

然而，仍有研究者担心这种技术会导致生长面的障碍。Yoo 等报道了 43 例患者中有 5 例可在 MRI 上观察到病灶的骨骺破坏，但是并没有可察觉的临床症状 [85]。

Kercher 等通过 MRI 模拟计算了移植物的体积，得出的结论是，移植物半径可能是影响骨骺损伤的体积和潜在的生长停滞的最重要的变量 [36]。动物模型中证实 7% 的体积损伤会使骨骺部分关闭的风险显著增加 [51]。低于 3% 的生长面损伤发生在隧道钻孔穿过骨骺 8 mm 时。Shea 等同样也报道了用 MRI 模型，发现骨骼未成熟的患者接受双束 ACL 重建会大幅度地增加骨骺损伤的体积 [75]。最后，钻孔周围比钻孔中央生长停滞的可能性更大 [23]。

使用保留骨骺技术钻取骨隧道通常比经骨骺技术建立骨隧道更具有挑战性。它们更能满足解剖学重建的要求，使骨骼未发育成熟的患儿骨骺生长发育受影响的风险更低。Anderson 等报道了在透视辅助下建立胫骨和股骨隧道的保留骨骺的 ACL 重建方法 [3-4]。Lawrence 等同样也报道了一种保留骨骺的重建方法。他们在术中使用 CT 扫描，并进行三维重建来再次确认股骨和胫骨隧道在骨骺上的确切位置 [46]。2 项研究报道均无生长障碍且取得了良好的临床结果。

保留骨骺的骨隧道也可以通过股骨顺行、从外向内钻孔获得，也可由胫骨和股骨逆行从内向

外钻孔到生长面的水平。然而，这些操作在技术
上是具有挑战性的，外科医生必须有丰富的在成
年人和儿童患者中操作的经验。Frosch 等认为在
邻近生长面的位置隧道钻孔会对骨骺造成热损伤，
这同样可以导致生长停滞[26]。

32.4.4 固定

大多数外科医生主张在儿童身上使用纽扣、
圆盘、骨柱或吻合钉进行关节外悬吊固定。如界
面螺钉或骨柱压配固定等骨内固定技术是造成生
长停滞的关键，最好可以避免使用。Herodicus 协
会和 ACL 研究组的一项调查报道了 15 例生长障
碍的病例。最常见的报道是固定装置穿过了股骨
远端外侧的骨骺，这些装置有界面螺钉、吻合钉、
贯穿固定针或者骨块[38]。

软组织移植物的张力也可能会影响生长面的
生长能力，张力过大可能会导致骨骺提前闭合。
Edwards 等报道了在犬类模型上用张力过大的阔
筋膜移植物行经骨骺 ACL 重建，会发生明显的生
长障碍[20-21]。

32.5 文献结果

Karl-Heinz Frosch

手术治疗儿童和青少年的前交叉韧带断裂的
疗效比保守治疗明显更好。然而，文献上描述了
各种各样的手术技术。在一定程度上，不同的手
术技术会导致不同的临床评价及临床结果。

32.5.1 交叉韧带缝合

在导致生长障碍的风险可以被最小化的假设
下，以及由于大部分儿童和青少年有较高的愈
合潜力的原因，不同的作者均主张缝合断裂的
ACL。Frosch 所进行的 meta 分析中共纳入了 67
例交叉韧带缝合的病例[26]，没有发现生长障碍。

然而，对于 IKDC 评分来说，只有 40% 的患
者达到好或很好的结果。这意味着大多数接受交
叉韧带缝合的患者仍有持续的关节不稳定症状。
这同时也在 Lysholm 评分上反映出来，他们的平
均分为 79.6 分[26]。因此，儿童和青少年的交叉韧
带缝合不作为标准治疗方案推荐。

32.5.2 交叉韧带重建

原则上，儿童和青少年交叉韧带重建可以取
得好的临床结果[24, 26, 69]。在 Preiss 等进行的 meta
分析中平均 Lysholm 评分为 95.5 分。然而，保守
治疗的患者平均 Lysholm 评分只有 73.2 分[69]。在
ACL 重建后的儿童和青少年能达到原先运动水平
的比例为 91.2%。术后仍发生脱膝感现象的仅为
2.8%[69]。86.4% 在生长发育阶段的患者接受前交
叉韧带重建术后 Lachman 试验为阴性[69]。因此，
这些结果与成年人的结果是具有可比性的。据我
们所知，尚未有文献报道儿童和青少年前交叉韧
带重建后临床结果，一般的临床结果为差或中等。
儿童接受前交叉韧带重建术后可获得较好到好的
临床结果，甚至有 12 岁以下儿童术后效果很好的
报道，而且术后生长障碍的比例没有显著增加[40]。

32.5.3 手术治疗的风险

在一个纳入 935 例平均年龄为 13 岁的患者的
meta 分析中，ACL 重建术后发生生长障碍的相对
危险度约为 2%[26]。

随访时间平均达到了 40 个月。在这项研究
中仅有 59 例 12 岁或小于 12 岁的病例[26]。另外，
须注意的是生长障碍的发生与否是与手术技巧相
关的。使用生长面保留技术，术后轴向偏差或者
下肢长度差异的发生率为 5.8%，经骨骺手术为
1.9%[26]。移植物固定离关节线较近时，术后轴线
偏差或下肢长度差异的发生率为 3.2%；离关节线
较远时发生率为 1.4%[26]。用髌腱作为移植物进行
重建术后发生生长障碍的比例为 3.6%，然而使用
腘绳肌作为移植物时比例为 1.9%。

在纳入研究的 941 例膝关节中，有 23 例术
后发现轴线角度差异大于 3° 或下肢长度差异大
于 1 cm[26]。在这 23 例患者中诊断有下肢长度差
异者占 48%，出现膝反张者占 31%，出现膝外翻
者占 17%，出现膝内翻者占 4%[26]。然而，在纳
入的共 55 篇文献中，仅有 9 篇文章的作者进行
了术后下肢全长片的检查，有 7 例被诊断为生长
障碍。这表明由于不少研究未报道儿童和青少年
ACL 重建术后出现的生长障碍，实际生长障碍的
比例应该是比本文报道的数据高的。关于这点，
McIntosh 等进行了比较有趣的研究[59]，通过术前
和术后的精确测量，他们测到经过手术的腿的平

均伸长度为 6.2 mm，16 例患者中共有 15 例出现了下肢长度差异。

而 ACL 研究组得到的生长障碍的比例与之有所不同。在 15 例经 ACL 重建术后出现生长障碍的病例中，有 10 例诊断为膝外翻，3 例出现反张，2 例出现术后下肢长度差异[38]。

32.5.4 前交叉韧带重建术后生长障碍的分类

Chotel 等[15]将儿童和青少年前交叉韧带重建术后的生长障碍分为 3 类[13]。在 A 类中局部生长面损伤是由于局部骨桥形成造成的。由于未受损的生长面区域继续生长，根据损伤部位不同，可能会发展为膝外翻、膝内翻或膝反张。

B 类[15]与受伤肢体过度生长有关。这可能是由于手术创伤引起的骨骺过度血管生成并滋养骨骺，刺激骨骺生长所造成的。导致的结果就是下肢伸长量增加。

C 类[15]与下肢长度减少相关。这很可能是由于"肌腱骨骺融合效应"造成的：移植物的张力减少腿的生长，从而导致患肢长度变短。

另外，移植物插入生长面或用骨块来进行固定都可能导致复杂的错位。

32.5.5 膝外翻

膝外翻是由于植入物穿过股骨外侧骨骺造成的[42]。在现有文献的 3 个病例中，没有关于导致膝外翻发展的原因的说明[26]。然而，在动物实验中已经证实[60, 74]，在股管周围、背侧或者经骨骺钻孔会使 Ranvier 沟，之后可以导致股骨外侧生长面早期闭合，因此造成膝外翻[60, 74]。因此，我们必须牢记，在建立股骨隧道时，股骨背侧应该为骨桥形成留有足够的空间。主要是要确认隧道中的软组织移植是在生长面水平上的，因为空的隧道同样也可以引起包括生长面早期闭合等生长障碍[60, 74]。

ACL 研究组[38]描述了下列发生膝外翻的情况：由植入物的原因造成的、由骨块置入生长面水平造成的、由隧道直径过大（12 mm）造成的、由关节外肌腱固定术造成的，以及由"过顶位"技术使股骨生长面的周围损伤造成的。

通过动物实验和我们的临床经验，我们认为膝外翻可以由以下方法避免：避免隧道位置过于偏背侧和偏外侧、用腘绳肌腱移植物轻柔地通过

生长面，以及固定物要远离关节线[60, 74]。

32.5.6 膝内翻

根据现有文献，膝内翻是相当罕见的。ACL 研究组没有记录膝内翻的资料[38]。在目前纳入 941 例患者的 meta 分析中，只有 1 例描述了术后膝内翻的情况[26]。作者并不能明确发生这种情况的原因是什么。人们讨论膝内翻的发生的原因可能是固定材料或者骨块在生长面水平造成生长面的髂骨干融合效应，或胫骨管的生长面周围损伤。

32.5.7 膝反张

关于膝反张的发展，许多原因须进行讨论。特别是胫骨近端的突起、胫骨近端腹侧的骨骺，在建立胫骨隧道时会造成这些结构周围的损伤，这样就会导致早期的生长面闭合[38, 60]。原则上，因为此风险在生长面附近切向钻孔时也须考虑热损伤效应，这同样也可能导致生长面的早期闭合[78]。膝反张发生的进一步可能性如下，特别在保留骨骺的手术方式中，可能由从膝关节近端到胫骨骨骺远端向前取出移植物造成，或者因为固定位置距生长面过远造成。上述移植物影响生长面生长发育的情况，就是"肌腱骨骺融合效应"[15]。

32.5.8 下肢长度差异

儿童和青少年的 ACL 重建术后下肢长度差异能否通过最佳手术方式来预防仍是不确定的。在动物实验中已经确认，生长障碍的发生，特别是下肢的长度差异，可以通过选择恰当的手术方式来避免[60, 74]。然而，在上述研究的情况中，24 周的观察时间仍是相当短的。在统计学上，术后有 2% 的风险产生双下肢 1 cm 的差异，但是能否将实验数量较少的动物实验也纳入证据考虑中，这点上仍是有争议的。个别情况下可能还是很难防止骨骺刺激以及之后其导致的下肢生长，因为组织学上已经证实即使之后没有生长障碍，骨骺面仍会产生反应[60]。

对儿童和青少年 ACL 重建术后的进一步分析表明，下肢长度的缩短是由于固定胫骨和股骨生长面的吻合钉造成的[50]。此外，先天性两侧肢体大小不等伴随交叉韧带功能不全，导致下肢长度缩短的情况也被人们所观察到[61]，这也可能是由

对侧股骨骨折的情况造成的[66]。然而，当评估下肢长度时，大多数研究的问题是术前未能准确测量下肢长度[26]。因此，下肢长度差异并不总能确切地归结于交叉韧带手术的原因[26]。

32.5.9 关节纤维化和活动受限

小于 10 岁的患者，为了术后护理，将使用支具支撑固定。由于体重较轻及大多数患儿依从性较差，前臂支撑拐杖是不适合的。10 岁或以上的儿童，我们推荐使用可以限制运动范围（0–0–90°）的固定支具，并且使用前臂支撑拐杖部分承受 10~20 kg 的重量 4 周。我们认为，所有年龄段都应该进行关节运动范围练习，术后 6 周应有控制地每周进行 2~3 次的物理治疗练习。从第 6 周开始，可依据年龄情况行后续加强活动练习，例如拓展动态物理治疗[25]。

关节纤维化是 ACL 重建后最常见的并发症之一（占所有病例的 8.3%）。所以我们应该对其重视，即使在儿童和青少年病例中[68]。导致 ACL 重建术后关节纤维化的危险因素为：女性、年龄在 16~18 岁、使用 BTB 移植物[68]。然而在伤后 4 周内行早期手术，对关节纤维化的发展是没有影响的。

根据目前的数据情况，我们认为儿童 ACL 重建术后进行物理治疗是有必要的。

参考文献

1. Aichroth PM, Patel DV, Zorrilla P (2002) The natural history and treatment of rupture of the anterior cruciate ligament in children and adolescents. A prospective review. J Bone Joint Surg Br 84(1):38–41

2. Alentorn-Geli E, Myer GD, Silvers HJ, Samitier G, Romero D, Lazaro-Haro C, Cugat R (2009) Prevention of non-contact anterior cruciate ligament injuries in soccer players. Part 2: a review of prevention programs aimed to modify risk factors and to reduce injury rates. Knee Surg Sports Traumatol Arthrosc 17(8):859–879. doi: 10.1007/s00167-009-0823-z

3. Anderson AF (2003) Transepiphyseal replacement of the anterior cruciate ligament in skeletally immature patients. A preliminary report. J Bone Joint Surg Am 85-A(7):1255–1263

4. Anderson AF (2004) Transepiphyseal replacement of the anterior cruciate ligament using quadruple hamstring grafts in skeletally immature patients. J Bone Joint Surg Am 86-A(Suppl 1 (Pt. 2)):201–209

5. Anderson M, Green WT, Messner MB (1963) Growth and predictions of growth in the lower extremities. J Bone Joint Surg Am 45:1–14

6. Arbes S, Resinger C, Vecsei V, Nau T (2007) The functional outcome of total tears of the anterior cruciate ligament (ACL) in the skeletally immature patient. Int Orthop 31(4):471–475. doi: 10.1007/ s00264-006-0225-5

7. Barrack RL, Bruckner JD, Kneisl J et al (1990) The outcome of nonoperatively treated complete tears of the anterior cruciate ligament in active young adults. Clin Orthop Relat Res 259:192–199

8. Baxter MP (1988) Assessment of normal pediatric knee ligament laxity using the genucom. J Pediatr Orthop 8(5):546–550

9. Boden BP, Dean GS, Feagin JA Jr, Garrett WE Jr (2000) Mechanisms of anterior cruciate ligament injury. Orthopedics 23(6):573–578

10. Bollen S, Pease F, Ehrenraich A, Church S, Skinner J, Williams A (2008) Changes in the four-strand hamstring graft in anterior cruciate ligament reconstruction in the skeletally-immature knee. J Bone Joint Surg Br 90(4):455–459. doi: 10.1302/0301-620X.90B4.19416

11. Bonnard C, Chotel F (2007) Knee ligament and meniscal injury in children and adolescents. [Article in French]. Rev Chir Orthop Reparatrice Appar Mot 93(6 Suppl):95–139

12. Bonnard C, Fournier J, Babusiaux D, Planchenault M, Bergerault F, de Courtivron B (2011) Physealsparing reconstruction of anterior cruciate ligament tears in children: results of 57 cases using patellar tendon. J Bone Joint Surg Br 93(4):542–547. doi: 10.1302/0301-620X.93B4.25801

13. Chotel F, Seil R (2013) Growth disturbances after transphyseal ACL reconstruction in skeletally immature patients: Who is more at risk? Young child or adolescent? J Pediatr Orthop 33(5):585–586

14. Chotel F, Bonnard C, Accadbled F et al (2007) Résultats et facteurs pronostiques de la reconstruction du LCA sur genou en croissance. A propos d'une série multicentrique de 102 cas. Rev Chir Orthop Reparatrice Appar Mot 93:3S131–3S138

15. Chotel F, Henry J, Seil R, Chouteau J, Moyen B, Bérard J (2010) Growth disturbances without growth arrest after ACL reconstruction in children. Knee Surg Sports Traumatol Arthrosc 18:1496–1500

16. Cohen M, Ferretti M, Quarteiro M, Marcondes FB, de Hollanda JP, Amaro JT, Abdalla RJ (2009) Transphyseal anterior cruciate ligament reconstruction in patients with open physes. Arthroscopy 25(8):831–838. doi: 10.1016/j.arthro.2009.01.015

17. Courvoisier A, Grimaldi M, Plaweski S (2011) Good surgical outcome of transphyseal ACL reconstruction in

skeletally immature patients using four-strand hamstring graft. Knee Surg Sports Traumatol Arthrosc 19(4):588–591. doi: 10.1007/s00167-010-1282-2

18. Dumont GD, Hogue GD, Padalecki JR, Okoro N, Wilson PL (2012) Meniscal and chondral injuries associated with pediatric anterior cruciate ligament tears: relationship of treatment time and patientspecific factors. Am J Sports Med 40(9):2128–2133

19. Edwards PH, Grana WA (2001) Anterior cruciate ligament reconstruction in the immature athlete: longterm results of intra-articular reconstruction. Am J Knee Surg 14(4):232–237

20. Edwards TB, Greene CC, Baratta RV et al (2001) The effect of placing a tensioned graft across open growth plates. A gross and histologic analysis. J Bone Joint Surg Am 83:725–734

21. Edwards TB, Greene CC, Baratta RV, Zieske A, Willis RB (2001) The effect of placing a tensioned graft across open growth plates. A gross and histologic analysis. J Bone Joint Surg Am 83-A(5):725–734

22. Fabricant PD, Jones KJ, Delos D, Cordasco FA, Marx RG, Pearle AD, Warren RF, Green DW (2013) Reconstruction of the anterior cruciate ligament in the skeletally immature athlete: a review of current concepts: AAOS exhibit selection. J Bone Joint Surg Am 95(5):e28. doi: 10.2106/JBJS.L.00772

23. Ford LT, Key JA (1956) A study of experimental trauma to the distal femoral epiphysis in rabbits. J Bone Joint Surg Am 38-A(1):84–92

24. Frosch KH, Preiss A, Giannakos A (2012) Probleme und Komplikationen nach vorderer. Kreuzbandplastik im Wachstumsalter Arthroskopie 25:260–265

25. Frosch KH, Habermann F, Fuchs M, Michel A, Junge R, Schmidtmann U, Stürmer KM (2001) Is prolonged ambulatory physical therapy after anterior cruciate ligament-plasty indicated? Comparison of costs and benefits. Unfallchirurg 104(6):513–518

26. Frosch KH, Stengel D, Brodhun T, Stietencron I, Holsten D, Jung C, Reister D, Voigt C, Niemeyer P, Maier M, Hertel P, Jagodzinski M, Lill H (2010) Outcomes and risks of operative treatment of rupture of the anterior cruciate ligament in children and adolescents. Arthroscopy 26(11):1539–1550. doi: 10.1016/j.arthro.2010.04.077

27. Graf BK, Lange RH, Fujisaki CK, Landry GL, Saluja RK (1992) Anterior cruciate ligament tears in skeletally immature patients: meniscal pathology at presentation and after attempted conservative treatment. Arthroscopy 8(2):229–233

28. Guzzanti V (2003) The natural history and treatment of rupture of the anterior cruciate ligament in children and adolescents. J Bone Joint Surg Br 85(4):618–619; author reply 619

29. Guzzanti V, Falciglia F, Stanitski CL (2003) Preoperative evaluation and anterior cruciate ligament reconstruction technique for skeletally immature patients in Tanner stages 2 and 3. Am J Sports Med 31(6):941–948

30. Henry J, Chotel F, Chouteau J, Fessy MH, Bérard J, Moyen B (2009) Rupture of the anterior cruciate ligament in children: early reconstruction with open physes or delayed reconstruction to skeletal maturity? Knee Surg Sports Traumatol Arthrosc 17(7): 748–755

31. Hinton RY, Rivera VR, Pautz MJ, Sponseller PD (2008) Ligamentous laxity of the knee during childhood and adolescence. J Pediatr Orthop 28(2):184– 187. doi: 10.1097/BPO.0b013e3181652120

32. Hudgens JL, Dahm DL (2012) Treatment of anterior cruciate ligament injury in skeletally immature patients. Int J Pediatr 2012:932702

33. Hueter C (1862) Anatomische Studien an den Extremitätengelenken Neugeborener und Erwachsener. Virchow Arch 25:575–599

34. Janarv PM, Nystrom A, Werner S et al (1996) Anterior cruciate ligament injuries in skeletally immature patients. J Pediatr Orthop 16:673–677

35. Kannus P, Jarvinen M (1988) Knee ligament injuries in adolescents. Eight year follow-up of conservative management. J Bone Joint Surg Br 70:772–776

36. Kercher J, Xerogeanes J, Tannenbaum A, Al-Hakim R, Black JC, Zhao J (2009) Anterior cruciate ligament reconstruction in the skeletally immature: an anatomical study utilizing 3-dimensional magnetic resonance imaging reconstructions. J Pediatr Orthop 29(2):124– 129. doi: 10.1097/BPO.0b013e3181982228

37. Kim SJ, Chang JH, Kim TW, Jo SB, Oh KS (2009) Anterior Cruciate Ligament Reconstruction with Use of a Single or Double-Bundle Technique in Patients with Generalized Ligamentous Laxity. J Bone Joint Surg Am 91:257–262

38. Kocher MS, Saxon HS, Hovis WD, Hawkins RJ (2002) Management and complications of anterior cruciate ligament injuries in skeletally immature patients: survey of the Herodicus Society and the ACL Study Group. J Pediatr Orthop 22(4):452–457

39. Kocher MS, Garg S, Micheli LJ (2005) Physeal sparing reconstruction of the anterior cruciate ligament in skeletally immature prepubescent children and adolescents. J Bone Joint Surg Am 87(11):2371–2379. doi: 10.2106/JBJS.D.02802

40. Kocher MS, Garg S, Micheli LJ (2006) Physeal sparing reconstruction of the anterior cruciate ligament in skeletally immature prepubescent children and adolescents. Surgical technique. J Bone Joint Surg Am 88(Suppl 1):283–293

41. Kocher MS, Smith JT, Zoric BJ, Lee B, Micheli LJ (2007)

Transphyseal anterior cruciate ligament reconstruction in skeletally immature pubescent adolescents. J Bone Joint Surg Am 89(12):2632–2639. doi: 10.2106/JBJS.F.01560

42. Koman JD, Sanders JO (1999) Valgus deformity after reconstruction of the anterior cruciate ligament in a skeletally immature patient. A case report. Bone Joint Surg Am 81:711–715

43. Kopf S, Schenkengel JP, Wieners G, Starke C, Becker R (2010) No bone tunnel enlargement in patients with open growth plates after transphyseal ACL reconstruction. Knee Surg Sports Traumatol Arthrosc 18(11):1445–1451. doi: 10.1007/s00167-009-1041-4

44. Kumar S, Ahearne D, Hunt DM (2013) Transphyseal anterior cruciate ligament reconstruction in the skeletally immature: follow-up to a minimum of sixteen years of age. J Bone Joint Surg Am 95(1):e1. doi: 10.2106/JBJS.K.01707

45. Kwon JW, Yoon YC, Kim YN, Ahn JH, Choe BK (2009) Which oblique plane is more helpful in diagnosing an anterior cruciate ligament tear? Clin Radiol 64(3):291–297. doi: 10.1016/j.crad.2008.10.007

46. Lawrence JT, Bowers AL, Belding J, Cody SR, Ganley TJ (2010) All-epiphyseal anterior cruciate ligament reconstruction in skeletally immature patients. Clin Orthop Relat Res 468(7):1971–1977. doi: 10.1007/s11999-010-1255-2

47. Lawrence JT, Argawal N, Ganley TJ (2011) Degeneration of the knee joint in skeletally immature patients with a diagnosis of an anterior cruciate ligament tear: is there harm in delay of treatment? Am J Sports Med 39(12):2582–2587. doi: 10.1177/0363546511420818

48. Lawrence JT, Argawal N, Ganley TJ (2011) Degeneration of the knee joint in skeletally immature patients with a diagnosis of an anterior cruciate ligament tear: is there harm in delay of treatment? Am J Sports Med 39(12):2582–2587

49. Lee K, Siegel MJ, Lau DM, Hildebolt CF, Matava MJ (1999) Anterior cruciate ligament tears: MR imagingbased diagnosis in a pediatric population. Radiology 213(3):697–704. doi: 10.1148/radiology.213.3.r99dc26697

50. Lipscomb AB, Anderson AF (1986) Tears of the anterior cruciate ligament in adolescents. J Bone Joint Surg Am 68(1):19–28

51. Makela EA, Vainionpaa S, Vihtonen K, Mero M, Rokkanen P (1988) The effect of trauma to the lower femoral epiphyseal plate. An experimental study in rabbits. J Bone Joint Surg Br 70(2):187–191

52. Manner HM, Radler C, Ganger R, Grill F (2006) Dysplasia of the cruciate ligaments: radiographic assessment and classification. J Bone Joint Surg Am 88(1):130–137. doi: 10.2106/JBJS.E.00146

53. Matsushita T, Oka S, Nagamune K, Matsumoto T, Nishizawa Y, Hoshino Y, Kubo S, Kurosaka M, Kuroda R (2013) Differences in knee kinematics between wake and anesthetized patients during the Lachman and Pivot-Shift tests for anterior cruciate ligament defi ciency. Orthop J Sports Med 1 (1). doi:10.1177/2325967113487855

54. Mauro CS, Irrgang JJ, Williams BA, Harner CD (2008) Loss of extension following anterior cruciate ligament reconstruction: analysis of incidence and etiology using IKDC criteria. Arthroscopy 24(2):146– 153. doi: 10.1016/j.arthro.2007.08.026

55. Mccarroll JR, Rettig AC, Shelbourne KD (1988) Anterior cruciate ligament injuries in the young athlete with open physes. Am J Sports Med 16: 44–47

56. McCarroll JR, Shelbourne KD, Porter DA, Rettig AC, Murray S (1994) Patellar tendon graft reconstruction for midsubstance anterior cruciate ligament rupture in junior high school athletes. An algorithm for management. Am J Sports Med 22(4):478–484

57. McCarroll JR, Shelbourne KD, Patel DV (1995) Anterior cruciate ligament injuries in young athletes. Recommendations for treatment and rehabilitation. Sports Med 20(2):117–127

58. McConkey MO, Bonasia DE, Amendola A (2011) Pediatric anterior cruciate ligament reconstruction. Curr Rev Musculoskelet Med 4(2):37–44. doi: 10.1007/s12178-011-9076-9

59. McIntosh AL, Dahm DL, Stuart MJ (2006) Anterior cruciate ligament reconstruction in the skeletally immature patient. Arthroscopy 22:1325–1330

60. Meller R et al (2008) Hindlimb growth after a transphyseal reconstruction of the anterior cruciate ligament: a study in skeletally immature sheep with wide-open physes. Am J Sports Med 36(12): 2437–2443

61. Micheli LJ, Rask B, Gerberg L (1999) Anterior cruciate ligament reconstruction in patients who are prepubescent. Clin Orthop Relat Res 364:40–47

62. Millett PJ, Willis AA, Warren RF (2002) Associated injuries in pediatric and adolescent anterior cruciate ligament tears: does a delay in treatment increase the risk of meniscal tear? Arthroscopy 18(9):955–959

63. Mizuta H, Kubota K, Shiraishi M et al (1995) The conservative treatment of complete tears of the anterior cruciate ligament in skeletally immature patients. J Bone Joint Surg Br 77:890–894

64. Moksnes H, Engebretsen L, Risberg MA (2008) Performance-based functional outcome for children 12 years or younger following anterior cruciate ligament injury: a two to nine-year follow-up study. Knee Surg Sports Traumatol Arthrosc 16(3):214–223

65. Moksnes H, Engebretsen L, Risberg MA (2012) The current evidence for treatment of ACL injuries in children is low: a systematic review. J Bone Joint Surg Am

94(12):1112–1119

66. Nakhostine M, Bollen SR, Cross MJ (1995) Reconstruction of mid-substance anterior cruciate rupture in adolescents with open physes. J Pediatr Orthop 15(3):286–287

67. Nordenvall R, Bahmanyar S, Adami J, Stenros C, Wredmark T, Fellander-Tsai L (2012) A populationbased nationwide study of cruciate ligament injury in Sweden, 2001–2009: incidence, treatment, and sex differences. Am J Sports Med 40(8):1808–1813. doi: 10.1177/0363546512449306

68. Nwachukwu BU, McFeely ED, Nasreddine A, Udall JH, Finlayson C, Shearer DW, Micheli LJ, Kocher MS (2011) Arthrofi brosis after anterior cruciate ligament reconstruction in children and adolescents. J Pediatr Orthop 31(8):811–817

69. Preiss A, Brodhun T, Stietencron I, Frosch KH (2012) Rupture of the anterior cruciate ligament in growing children: surgical or conservative treatment? A systematic review. Unfallchirurg 115(9): 848–854

70. Renström PA (2013) Eight clinical conundrums relating to anterior cruciate ligament (ACL) injury in sport: recent evidence and a personal refl ection. Br J Sports Med 47(6):367–372

71. Salzmann GM, Spang JT, Imhoff AB (2009) Doublebundle anterior cruciate ligament reconstruction in a skeletally immature adolescent athlete. Arthroscopy 25(3):321–324. doi: 10.1016/j.arthro.2008.11.008

72. Seil R, Kohn D (2000) Ruptures of the anterior cruciate ligament (ACL) during growth. Bull Soc Sci Med Grand Duche Luxemb 1:39–53

73. Seil R, Robert H (2004) Complete anterior cruciate ligament tears in children. Rev Chir Orthop Reparatrice Appar Mot 90(8 Suppl):3S11–3S20. Review. French

74. Seil R, Pape D, Kohn D (2008) The risk of growth changes during transphyseal drilling in sheep with open physes. Arthroscopy 24(7):824–833. doi: 10.1016/j.arthro.2008.02.007

75. Shea KG, Grimm NL, Belzer JS (2011) Volumetric injury of the distal femoral physis during doublebundle ACL reconstruction in children: a threedimensional study with use of magnetic resonance imaging. J Bone Joint Surg Am 93(11):1033–1038. doi: 10.2106/JBJS.J.01047

76. Shelbourne KD, Gray T, Wiley BV (2004) Results of transphyseal anterior cruciate ligament reconstruction using patellar tendon autograft in tanner stage 3 or 4 adolescents with clearly open growth plates. Am J Sports Med 32(5):1218–1222. doi: 10.1177/0363546503262169

77. Slough JM, Hennrikus W, Chang Y (2013) The reliability of tanner staging performed by orthopaedic sports medicine surgeons. Med Sci Sports Exerc 45(7):1229–1234

78. Sobau C, Ellermann A (2004) Anterior cruciate ligament reconstruction with hamstring tendons in the young. Unfallchirurg 107:676–679

79. Stadelmaier DM, Arnoczky SP, Dodds J, Ross H (1995) The effect of drilling and soft tissue grafting across open growth plates. A histologic study. Am J Sports Med 23(4):431–435

80. Stanitski CL, Harvell JC, Fu F (1993) Observations on acute knee hemarthrosis in children and adolescents. J Pediatr Orthop 13(4):506–510

81. Streich NA, Barié A, Gotterbarm T, Keil M, Schmitt H (2010) Transphyseal reconstruction of the anterior cruciate ligament in prepubescent athletes. Knee Surg Sports Traumatol Arthrosc 18(11): 1481–1486

82. Strobel MW (2005) Vordere Kreuzbandinsuffizienz. In: Wirth CJ, Zichner L, Kohn D (eds) Orthopädie und orthopädische Chirurgie, Germany:Georg Thieme Verlag, Stuttgart, pp 263–288

83. Volkmann R (1862) Chirurgische Erfahrungen über Knochenverbiegungen und Knochenwachstum. Arch Pathol Anat 24:512–540

84. Woods GW, O'connor DP (2004) Delayed anterior cruciate ligament reconstruction in adolescents with open physes. Am J Sports Med 32:201–210

85. Yoo WJ, Kocher MS, Micheli LJ (2011) Growth plate disturbance after transphyseal reconstruction of the anterior cruciate ligament in skeletally immature adolescent patients: an MR imaging study. J Pediatr Orthop 31(6):691–696. doi:10.1097/BPO.0b0 13e3182210952

第 33 章

撕脱骨折与骨骺未闭

Elisabeth Abermann, Peter Gföller, Christian Hoser 和 Christian Fink 著

黄广鑫　潘剑英　谢登辉　曾　春 译

目　录

胫骨止点撕脱骨折通常被称为髁间隆起或胫骨前部棘骨折。这些术语用词都不是很确切，这类撕脱骨折实际上是指棘之前的前交叉韧带止点的凹陷部位骨折[1]。偶尔可能有一个大的撕脱骨块可能涉及胫骨棘，也可能延伸至内外侧形成翼状关节软骨块[2]。然而，大多数作者并没有将这

种差别细分开来。在童年晚期及青年早期，骨骺骨化还未达到胫骨棘[3]，而此时是这种撕脱骨折最常发生的阶段[3-4]。相对成年人来说，髁间骨折更常见于儿童及青少年（年发病率为 3/10 万儿童）[4]。可能这个区域在不完全骨化时，相对 ACL 韧带本身而言，更容易被拉断[5-7]。也有人提出，这种骨折的发生可能是儿童的韧带弹性更强引起的[8]。骨折块大多是椭圆形的，比 ACL 锚定区域的横断面还大，它主要由骨和软骨组织构成。然而，有时候无骨折块的撕脱可能发生，通过 X 线平片检查不能发现。其前方部分可能达到内外侧半月板前角的位置或板间韧带[9]。胫骨棘损伤的机制与 ACL 损伤的机制类似[10]。它涉及 ACL 的胫骨隆起前内侧的 ACL 止点的软骨骺的撕裂[8, 11]。常见的损伤机制有：膝关节过伸、膝关节屈曲时暴力直接作用于股骨远端[4]或者膝关节受力旋转和屈曲[12]。

33.1　临床症状及表现：X 线片、计算机断层扫描和磁共振扫描

33.1.1　临床检查

急性和慢性撕脱的临床症状不同。急性撕脱骨折患者往往紧抱患侧膝关节，呈膝关节微屈位。表现为膝关节明显的疼痛和膝关节积血渗出，与 ACL 损伤症状相似。患者拒绝患肢负重、膝关节运动范围受限、Lachman 试验和轴移试验阳性。运动的限制可能由骨块的机械撞击影响而发生[13]。在早期的检查时有时会很困难，因为剧烈的疼痛可能使韧带松弛度评估不准确。甚至有的患者即使在麻醉下也只有 IKDC B 级的松弛（接近正常）。轴移试验较 Lachman 试验更明显，仍有可能只有

ACL 撕脱[14]。慢性病例常因骨折块畸形愈合或不愈合引起膝关节的伸直受限或 II 级及 II 级以上的膝关节不稳定。

33.1.2　X线片

标准的 X 线片检查通常能明确诊断，它包括正位片、侧位片及斜位片。通常在相邻髁间棘的不规则皮质和髁间窝发现一个小小的碎骨片[15]。由于有的时候撕脱的骨折块大部分是未骨化的软骨，只有一小部分是很小、很薄的骨化骨，骨折很难识别。此时最好采用侧位片来明确（图 33.1和 33.2）[3]。然而，这些损伤很容易被忽略，只有经过训练并时刻抱着怀疑态度的医生才能识别[2]。

33.1.3　计算机断层扫描

CT 能精确判断骨折的解剖学情况[5]及骨的结构（图 33.1）[10]。此外，CT 扫描不能提供其他进一步的信息，而且有增加辐射暴露的缺点。

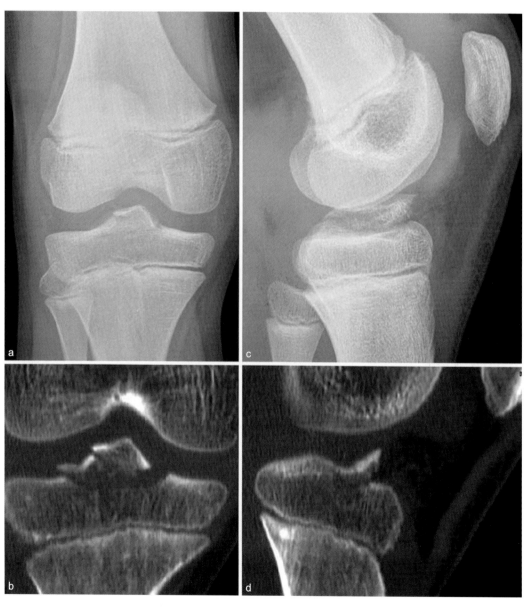

图 33.1 （a）正位 X 线片示大块的撕脱骨折。（b）对应的冠状面 CT 平面扫描。（c）同一膝关节的侧位 X 线片。（d）相对应的矢状面 CT 平面扫描

33.1.4 磁共振扫描

正如我们知道的撕脱骨折是韧带损伤后累及骨的损伤，它不是主要作用于胫骨所致的骨折。我们建议首选 MRI 检查作为 X 线片检查后怀疑撕脱骨折的进一步检查项目（图 33.2）。它不仅能像 CT 检查一样了解骨折的解剖学情况，还能像 CT 扫描一样决定移位程度，还能进一步明确 ACL 的

完整性（图 33.3）。此外，它还能有利于诊断半月板、韧带及软骨损伤的情况（图 33.4）[5]。

33.1.5 分类

Meyers 和 McKeever 在 1959 年提出的骨折分类方法仍是目前最常用的方式（图 33.5）。他们根据骨折的移位程度将其分为 3 种类型：Ⅰ 型为在前缘无移位或较少移位的骨折；Ⅱ 型骨折的撕

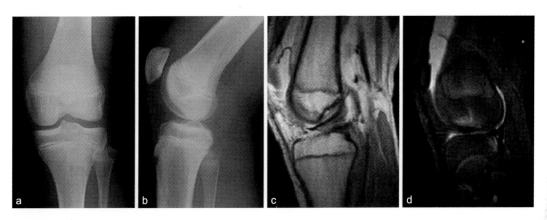

图 33.2 （a，b）一个小的撕脱骨折块的正侧位片，在常规的 X 线片检查中很难发现。（c） 相应的矢状面 MRI 检查。（d）股骨外侧髁及胫骨后外侧缘的典型骨挫伤

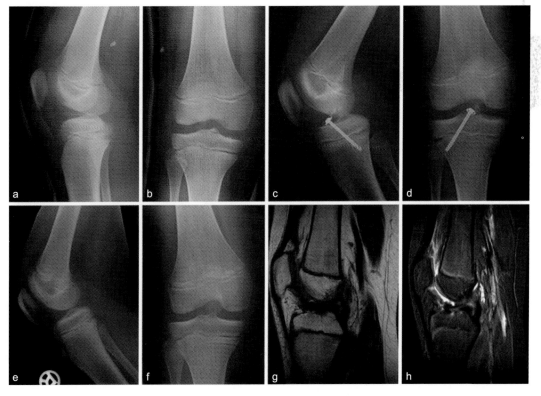

图 33.3 （a，b）一个 11 岁男孩 ACL 止点的撕脱骨折，石膏制动后的 X 片检查。（c，d）螺钉固定术后的 X 线片中，可见骨折块脱位。（e，f）螺钉固定 1 年后 X 线片检查仍可见移位的骨折块。（g，h）相应的矢状面 MRI 检查提示 ACL 部分吸收

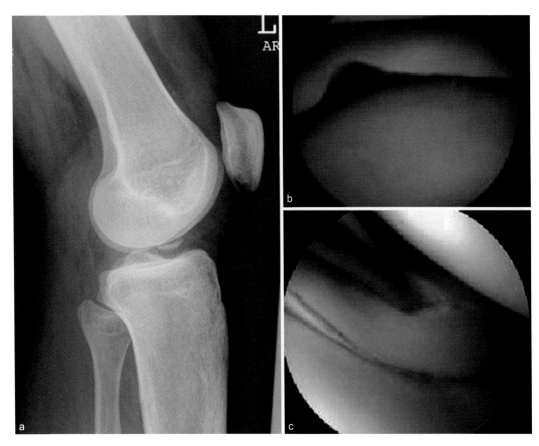

图 33.4 Ⅲ型 ACL 点撕脱骨折合并外侧半月板撕裂:(a)X 线侧位片;关节镜下探针探查所见(c)和无探针探查所见(b)

脱的骨折块前 1/3 已经移位,但后方有一鸟嘴样的铰链链接;Ⅲ型为完全移位的骨折。此外,完全移位的Ⅲ型骨折又细分为ⅢA 和ⅢB 型:前者仅完全移位,后者合并有旋转[16]。Zarycznyj 又增加了Ⅳ型粉碎性骨折(图 33.5)[10]。然而,这种分类没有考虑到骨折块的大小[17]。因此,Zifko 和 Gaudernak 在前方髁间隆起的解剖学基础上又提出了另一种分类方法:A 型骨折为 ACL 单独撕脱;B 型骨折为合并髁间隆起的撕脱[18]。

33.1.6 病理学

以往的文献提示胫骨棘骨折患者多不合并其他损伤,如合并半月板损伤者不到 5%[16, 19-20]。然而,这些研究多根据传统影像学表现得出,并没有处理相应的软骨下骨及软组织损伤。McLennan 等也在 1982 年提出了胫骨髁间隆起骨折最常见的合并损伤是半月板损伤的观点[21]。Shea 等发现胫骨棘撕脱骨折的儿童有极高的概率出现骨挫伤

(90%)。这些骨挫伤的位置和形态与成年人 ACL 撕裂伤后出现的骨挫伤相类似(图 33.2)。儿童半月板撕裂的概率达 40%(图 33.4)[22]。

33.2 保守或手术治疗及手术时机

和其他膝关节损伤一样,其治疗方式在历史上因为制动只有有限的发展,这个过程中还包括了开放性手术[5]。然而,儿童胫骨棘骨折的处理还是有争议的:包括闭合复位后[23-24]或不行复位[20, 25]单纯石膏制动技术(图 33.3a,b)、切开复位内固定技术[23, 26]、关节镜下复位缝合(图 33.6 和 33.7)[5, 27-30]或缝合锚钉固定术(图 33.3c,d,33.8 和 33.9)[31],以及关节镜下钢丝复位[32]、可吸收针[33]或螺钉固定(图 33.10 和 33.11)[21, 28, 34-35]。

与 ACL 重建一样,胫骨髁间隆起的撕脱骨折的初步治疗至少必须保证等长和等张的固定,以

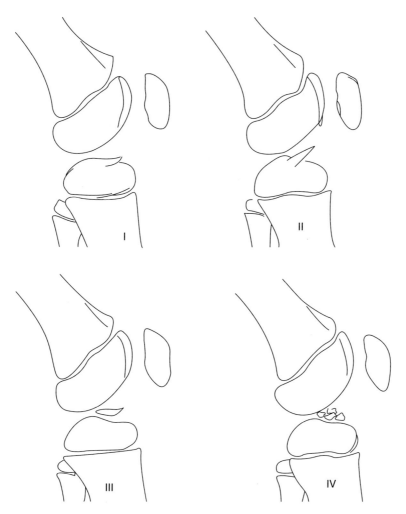

图 33.5　儿童髁间隆起的撕脱骨折类型示意图。Ⅰ型——较小移位；Ⅱ型——骨折块前 1/3 至 1/2 撕脱、移位；Ⅲ型——骨折块完全脱离骨床[16]，Ⅳ型——粉碎性骨折[10]

恢复膝关节正常的运动学[36]。另外，必须达到解剖学复位及严格的内固定，以保证获得早期的膝关节运动范围[10]。理论上应尽量避免过度复位，以防止 ACL 张力过高，所引起的膝关节运动受限[34]。另一方面，有人认为在骨折发生前 ACL 已经被永久拉伸了，因此他们建议过度复位[8]。其他作者建议通过牵拉缝线的 ACL 纤维下段至关节外，打结固定，恢复正常的 ACL 张力[27, 29]。最后，Wilfinger 等总结，一些由轻微松弛所引起的膝关节错位是可以接受的，其完全不影响日常生活及体育运动[25]。然而，当前大部分作者认为至少要达到解剖学复位。

关于手术时机，Patel 等提出了一个急性治疗后早期完全恢复受伤前运动水平的观点[37]。我们

同意这种观点并建议早期手术，这样能获得良好的疗效且和保守治疗一样没有额外的损伤。这种观点认为在受伤后的康复过程中不必第二次损伤膝关节。

一般情况下，我们根据 Meyers 和 McKeever 分类来确定治疗方案。对Ⅰ型骨折建议采用伸直位制动。然而关于膝关节伸展的角度存在争议。在活体和尸体的 ACL 等长活动中显示 0° 和 45° 时 ACL 张力最大，30° 时张力最小[36]。

因此，从生物力学角度来看，膝关节固定在 20° ~ 30° 屈曲位时最有利于骨折的愈合及复位。部分作者建议在 10° ~ 30° 屈曲位固定膝关节[3, 16, 19]。然而其他作者选择完全伸直位制动，以避免伸直受限[10]。可允许完全负重。无论选择在哪个位置

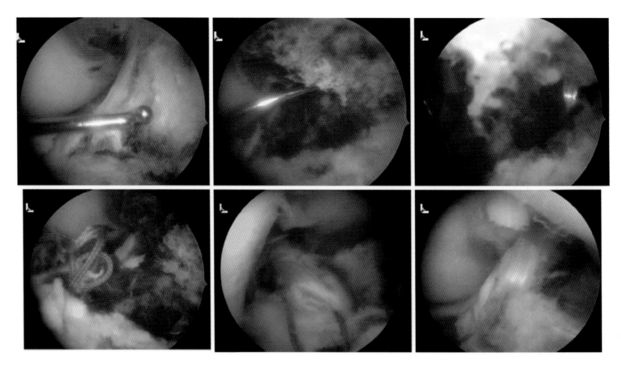

图 33.6 缝合固定：清除骨碎片，使骨块能复位。将 2 根 2.4mm 的克氏针穿过胫骨缺损处的内外缘。用 2 根 2 号缝线（可吸收或不可吸收线）穿过 ACL，并贴近骨块。将这两根缝线经胫骨隧道穿出，拉紧

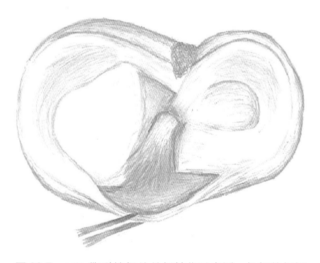

图 33.7 ACL 撕脱缺损处骨折轴位示意图：松解的板间韧带和钻孔的适当位置（红点）

固定，术后第一周内必须复查 X 线片，以尽早了解骨折块的移位情况。

文献中对 II 型骨折的治疗仍有争议。在所有情况下，可以通过关节腔穿刺抽出关节积血后尝试通过伸直或过伸膝关节来闭合复位（通过股骨髁的挤压来减少骨折移位）[5, 25]。然而，McLennan 等通过计算机重建和尸体研究发现，膝关节屈曲 0°、20°、30° 和 45° 时股骨髁覆盖面与骨折块的位置改变不一致。关节镜下记录了同样的现象，膝关节活动的任何位置都不能使股骨髁与骨折块的翼状软骨相接触。骨折的复位是通过减少 ACL 张力实现的[36]。Kocher 等表示根据以往的生物力学研究经验，他们常常在屈膝 30° 时很顺利的完成闭合复位。总之，须通过正侧位 X 片检查，确保骨折复位。对 X 线检查不能清楚显示者，须行 CT 或 MRI 检查[10]。通常，不能解剖学复位的原因都是半月板前角或板间韧带嵌入引起（图 33.7）[14]。对于这些情况，Wiley 和 Baxter 发现骨折移位后康复与膝关节松弛的功能恢复的情况有相关性[38]。因此，目前关节镜下胫骨髁间隆起骨折的复位和内固定术是一种新兴治疗方式，对所有有移位的 II 型骨折都应该考虑采用该方法[5]。

目前 III 型骨折多采用外科手术治疗，因为该类骨折闭合复位更加困难。实际上，这类骨折的骨折块都连接着部分 ACL 和外侧半月板前角，这 2 个组织将骨折块向相反的方向牵拉。这就可以解释为什么 III 型胫骨棘骨折通过熟练的操作也不能闭合复位治疗[39]。关节镜下闭合复位内固定

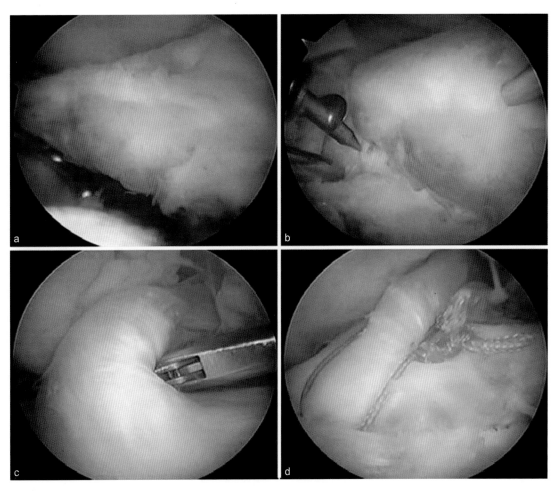

图 33.8 （a）一个 7 岁男孩的胫骨棘撕脱骨折。（b）克氏针临时固定及锚钉固定的位置。（c）经前外侧入路进入的缝合钩穿刺 ACL 内下侧部分。（d）缝线穿入（Reprinted with permission from Vega[31]）

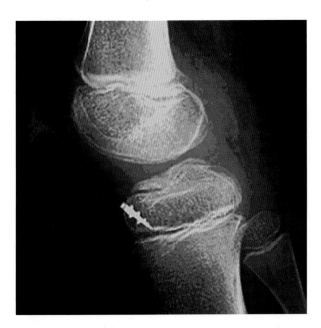

图 33.9　术后膝关节侧位 X 片：锚钉固定在合适位置，避开了骨骺线（Reprinted with permission from Vega[31]）

术已形成一种标准术式，同时能处理合并的半月板或软骨损伤。然而，所有涉及骨骺的钻孔操作都可能影响下肢生长。虽然到目前为止，固定方式有空心螺钉（图 33.10），或目前最常用，且有良好疗效的抽出式缝合（图 33.6），但并不是每一种治疗方式都能适用于所有类型的骨折。螺钉固定有固定强力的优点，但它只适用于较大的骨折块，否则将导致骨折块碎裂（图 33.3）[27]。然而，向后复位不良的骨折采用螺钉比经骨的缝线要好，因为螺钉是从前向后，斜向固定的[40]。另外，螺钉头可能引起撞击和（或）软骨损伤，须去除。此外，有报道称，突出至胫骨后方的螺钉可引起神经血管损伤[10]。因此，采用螺钉固定的手术一定要使用术中荧光透视。缝线固定也有其缺点，如手术时间长、线结松脱、技术要求相对较高[41]。结合两者优点的缝合锚定避免了经骨骺钻孔的风险，将来可能成为一种有潜力的解决方案（图 33.8 和 33.9）[31]。

33.3 手术技术

患者仰卧位，可使用下肢支持器。以螺钉固定为例，体位摆放须保证膝关节至少可屈曲到 120°。使用止血带有利于术中清晰的视野。所有病例都必须要触摸小腿隔室，以避免术后骨筋膜隔室综合征的发生。髁间隆起的撕脱骨折多为复合损伤，可能与关节囊的撕裂有关。标准的前内侧及前外侧入路用于关节镜检查，常常还需要辅助入路来进行操作。彻底冲洗，清除关节内血肿及松动的软骨、骨软骨。根据具体的情况，在骨折固定前或后还要进行半月板损伤修复等手术。将骨折块和骨床周围的血凝块、纤维组织清除[5]。骨折部位清理后，尝试应用 ACL 胫骨定位器或探针复位骨折块[10]。如果有内侧 / 外侧半月板前角或半月板间韧带包埋，可以通过关节镜探针将其勾出。有时这些组织可能再次包埋进去，除非骨折块已同时复位。这种情况下，在复位和固定的时候可以通过前内侧入路，临时用缝线包绕内侧半月板前角，将其收回[14]。如果半月板板间韧带影响复位且难以调整，可予以切除。胫骨骨折块复位后，用克氏针临时固定骨折块。这一步可在关节镜直视下，通过经胫腱或内侧髌腱旁方式进行（图 33.11）[31]。

此时应该选定一种固定方式。一般来说有 3 种固定方式可供选择。

33.3.1 螺钉固定

骨折块至少在固定螺钉直径的 3 倍以上以防止碎裂[35]。有的作者采用 1 枚经骨骺螺钉加或不加垫圈固定[26, 28, 34-35, 42]。螺钉通过前内侧上方入路[42]或前方经髌腱入路固定（图 33.11）[35]。最好使用 3.5 或 4.0 mm 的空心螺钉。这样可以用导线先将骨折块固定[42]。因为导线是垂直朝向胫骨棘的，它必须在屈膝 100° ~ 120° 时紧贴髌骨下极穿入[35]。用工具测量好螺钉长度后通过导线用空心钻钻孔，空心锥穿透骨。当骨折块很薄或已经是粉碎性骨折的时候，可加装一个垫圈。最终全方位运动膝关节，检查螺钉是否引起撞击[42]。

然而，我们更喜欢 Kocher 等的手术方式。他描述了一种改良技术，在骨骺中使用 2 枚 3.5 mm 的 AO 空心螺钉。他采用更水平的放置方向，从前方至后方，避免穿过胫骨近端骨骺（图 33.10）。必须使用荧光透视，避免螺钉穿出胫骨近端骨骺[40]。

建议术后 8 ~ 12 周行关节镜下螺钉去除术[40]。

33.3.2 抽出式缝合技术

该技术只需要 2 个入路，当然增加辅助入路可以使手术操作更方便[5]。

将一个 90° 的缝合套索（Arthrex）经皮（或经辅助入路）穿过 ACL 纤维的中间，尽可能贴近骨折块[5]。用 80 mm 套管带 3/0 Serage 缝线圈替

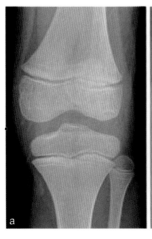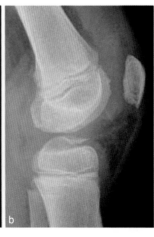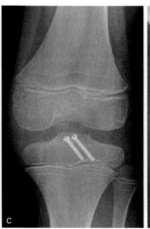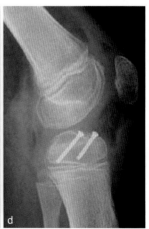

图 33.10 一个左膝关节 ACL 止点撕脱骨折的 8 岁男孩：螺钉固定前（a，b）、后（c，d）的正侧位 X 片

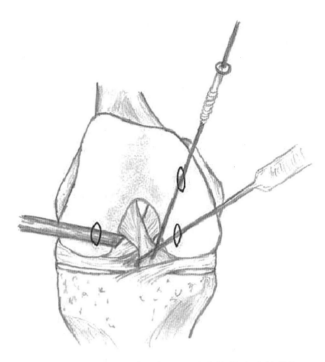

图 33.11　一个螺钉固定的例子：关节镜镜头从前外侧入路进入。探针从下面的前内侧入路进入复位的骨折块。导丝通过前内侧入路的上方向前钻入后下方的固定骨折块。空心钻钻孔后通过导针将螺钉拧入关节内

换套索。用关节镜抓线器将线圈与套索从任意一个入路拉出，然后在线圈上固定一根 2 号 PDS 线（Ethicon）或 Fibernire（Arthrex）。抓住固定线的一端，将套索取出，同时将缝线的另一端穿过 ACL 纤维从皮肤（或辅助入路）拉出[5]。将线两端用止血钳固定，以便将来识别。再将 2 根或更多的缝线经过 ACL 纤维平行放置于之前的缝线处（图 33.6）[27]。

然后在骨折床的两侧分别钻孔。在胫骨关节线远端 3 cm、胫骨结节内侧做一个短的纵向切口。使用 ACL 胫骨瞄准器来放置 2 根 2.4 mm 导针。钻孔的位置要能保证骨折块复位后的稳定性。它应该在缺损处的横向的中轴线偏前的位置。前方的定位有助于减少缝线拉紧后骨折块的倾斜（图 33.7）。Ahn 等强调骨折块锚定于外侧半月板前角。可以建立一个横向的孔穿过外侧半月板前角，将半月板与骨折块固定在一起[27]。

用关节镜缝合寻回器或线圈穿过钻孔分别将骨折块复位缝线的两端向下拉出。将一个标准的关节镜抓线器伸入入路内将缝线的两端分别送入抓线器内或将它们穿过线圈。当缝线两端从胫骨隧道拉出后，拉紧缝线端使骨折块复位，同时将周围环境的软组织去除。当骨折块复位满意后，屈膝 30° 拉紧缝线在骨桥处打结。关节镜监视下全方位活动膝关节，用探针探查复位的骨折块[27]。

33.3.3　缝合锚钉固定

用钛钉或可吸收锚钉（Corkscrew or Bio-Corkscrew；Arthrex，Naples，FL）装载两股 2 号涤纶编织缝线（Ethibond；Ethicon，Somerville，NJ or FiberWire；Arthrex）达到确定性固定。通过前内侧入路的套管，在骨折线的前缘 2~3 mm 放置一枚锚钉，锚钉不能穿过骨折块（图 33.8）。锚钉植入的最佳角度是与冠状面呈 45°，避免植入物过于垂直。这个角度减少了锚钉拔出和生长面损伤的风险。当采用这个角度时，骨骺未被锚钉穿透（图 33.9）[31]。

用直的或弯的缝合钩或缝合寻回器将其中的一股缝线拉住。从内侧方向将其从胫骨止点上的 ACL 前面部分穿过，将缝线留在 ACL 的外侧表面（图 33.8）。用缝线抓线器将缝线从套管内拉回。此时，膝关节屈曲 20°~45°。使 ACL 的前面部分尽量松弛，然后在外部将缝线打一个滑结，用推结器将结向关节内推送。再在反方向交替打 2~3 个半结（图 33.8）。因为 ACL 最前方的纤维在膝关节屈曲位时处于轴前方，所以在膝屈曲角度增加时拉紧固定。如果缝线通过这些前方的纤维束，还可以起到张力带的作用。用同样的方法将第二根缝线固定在 ACL 尽量靠后的位置。最后再次检查复位的骨折块，在屈伸膝关节的过程中检查缝线的质量及骨复位的情况。如果在屈伸膝关节的过程中骨折块的位置不能维持，建议再放置另外的锚钉[31]。

33.4　手术难点及并发症（例如，稳定性、伸直受限）

骨折块尝试闭合复位后（图 33.3）要仔细检查清除半月板的包埋[5]。这可以防止胫骨棘骨折复位后，前向松弛或伸膝受限[23,36,38,43-44]。此外，半月板包埋本身可以引起骨折愈合后的膝关节疼痛[45]。Kocher 等发现大约一半（47%）的 Ⅱ 型骨折患者在伸直膝关节时半月板没有得到完全复

位[14]。有作者报道，半月板包埋在移位的胫骨棘骨折块下方，阻碍解剖学复位。这种现象的存在为Ⅱ、Ⅲ型骨折采用关节镜或开放性手术提供了理论依据[30, 45-47]。Kocher等观察到有54%的不可复位的骨折存在内侧或外侧半月板前角或半月板间韧带卡压。半月板包埋在Ⅱ型骨折中的发生率有26%，在Ⅲ型骨折中有65%。它们在伸直膝关节时不能复位[14]。

ACL的伴随损伤即使在撕脱骨折解剖学复位达到的情况下也可能引起ACL松弛[48]。

要通过膝关节全范围的运动来检查是否存在螺钉头引起的撞击。由于髁间窝及股骨内侧髁外侧面的形态各不相同，有可能在屈膝位时有很大的空间，但伸直角度增加时仍出现撞击（图33.12）。有一种方法避免上述并发症：对非粉碎性的胫骨棘的撕脱骨折采用无头的非骨骺的加压螺钉固定[2, 49]。然而，Sharma等报道5例病例中有2例出现Herbert螺钉下陷至胫骨平台下方，而未起到临床作用[2]。

儿童ACL撕脱骨折术后最常见的并发症，包括关节纤维化所致的关节运动受限[37, 50]、持续的前向松弛[40]、股四头肌无力、膝关节髌骨后疼痛[38]和生长障碍[51]。股四头肌无力和髌骨后疼痛通常与膝关节伸直受限有关。尽管进行了解剖学复位内固定，仍常有报道发现在骨折愈合过程中出现持续的膝关节前向松弛[20-21, 24, 26, 30, 35-36, 38, 52]。有报道称87%以上的ACL止点的Ⅲ型撕脱骨折患者接受解剖学复位内固定术后，Lachman试验为阳性[53]。ACL间隙的损伤伴伸长可能与胫骨棘骨折有关。在胫骨棘骨折时，ACL鞘膜内常出

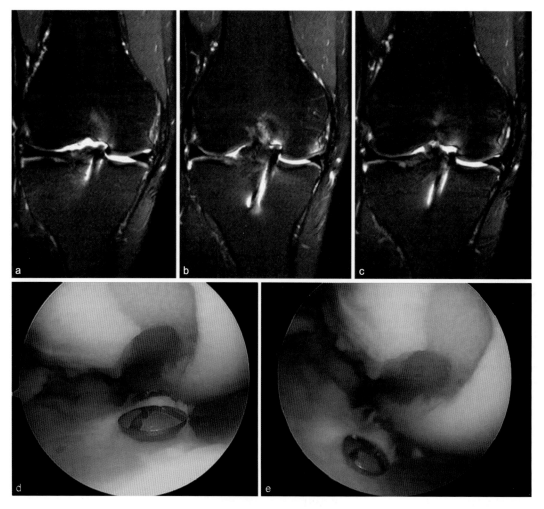

图33.12　螺钉与股骨内侧髁撞击。（a-c）冠状面MRI检查可见明显的骨软骨损伤。（d，e）关节镜下观

现血肿，但它的完整性和连续性是正常的[40]。Noyes 等常用慢速和快速负荷速率试验检查总体韧带完整的情况，发现韧带结构的伸长及中断[8]。然而，这种松弛很少严重到限制活动，客观检查发现的松弛不一定会表现出主观不稳定性[28, 38, 52]。一些作者指出青春期前的儿童在骨折愈合过程中出现的股骨 - 前交叉韧带 - 胫骨复合体伸长导致的膝关节前向松弛可能随着生长发育逐渐减少[25, 28, 43, 54]。复位可能存在一个这样的机制：ACL 只有在拉力的反应下生长，当韧带松弛时这种生长就会减少。随着膝关节骨骺部分的逐渐长大，拉力再次出现，而促使韧带再次恢复生长[54]。Van Laer 等相信如果没有主观症状，青春期前后，韧带将逐渐紧缩，并恢复足够的张力，推荐采用等待策略[55]。

相反，膝关节纤维化和运动范围受限是明确的术后后遗症，往往须再次手术治疗。膝关节纤维化是膝关节损伤和手术重建双重因素导致的，

表现为一种广泛的病理改变，并引起膝关节运动受限[50]。纤维化是指坚持治疗（即便是物理治疗）后在术后 3 个月存在的膝关节 10° 伸直受限和（或）25° 屈曲受限，它与骨折不愈合、畸形愈合、新的损伤、半月板或韧带病理问题、骨性畸形等无关[56-57]。Van der Have 等报道的胫骨棘的移位性骨折患者接受外科手术后制动 4 ~ 6 周，其中 10% 出现了膝关节纤维化。对于这类膝关节僵硬患者，建议采用麻醉下活动治疗，但是须联合关节镜下松解手术进行，否则将增加股骨远端骨骺骨折的发生率[50]。

生长障碍相对罕见，但它已经被确定为骨突起和骨骺的骨折内固定手术的医源性损伤所致[51]。对于经骨骺加压螺钉固定术后出现的冠状面、矢状面畸形已有报道（图 33.13 和 33.14）[17, 51, 55]。一旦确诊为这种情况，首要恢复下肢力学对线。首先，致畸的螺钉必须拆除。然后必须进行临时半骺骨干固定术和诱导生长[51, 58]或截骨术[55]来

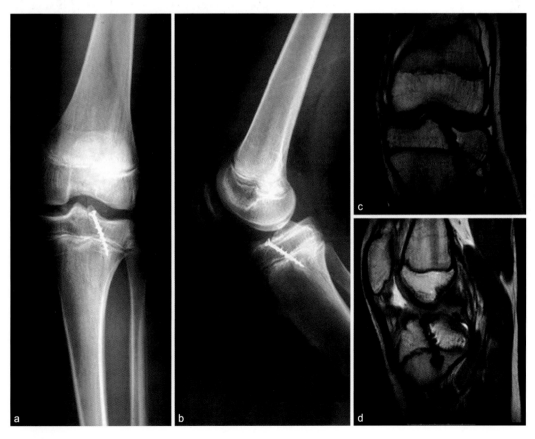

图 33.13　X 线平片检查（a. 正位片 b. 侧位片）和 MRI 检查 T1 加权像（c. 冠状面 d. 矢状面）显示固定螺钉从胫骨近端穿透到干骺端。MRI 未发现骨块（Reprinted with permission from Fabricant et al[51]）

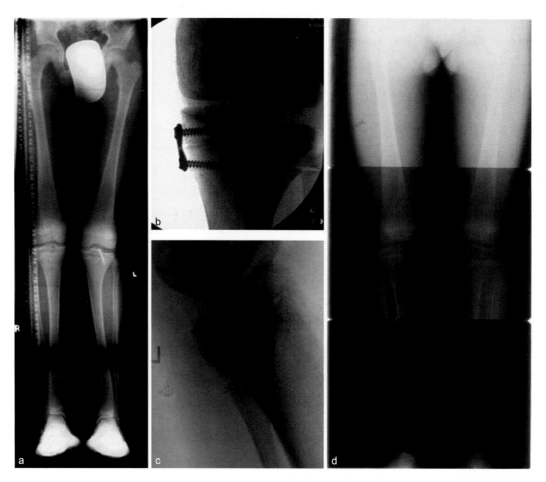

图 33.14 (a) 全下肢（髋至踝）X 线片显示：由于胫骨近端外侧骨骺生长停滞，左下肢出现 19° 的膝外翻畸形。(b, c) 术中正位和侧位荧光透视影像学证实骨骺外的内侧半骺骨干固定术的螺钉和板位置良好 (d) 开放性内侧半骺骨干固定术后 11 个月，全下肢（至踝）X 线片显示：左膝解剖学和力学轴线恢复 (Reprinted with permission from Fabricant et al[51])

矫正成角畸形。为了避免这类并发症的发生，建议术后 8 周内早期取出金属植入物 [59]。此外，使用缝合锚钉保留生长面的方式 [31] 和直接 [40, 49] 或间接 [17] 骨骺内螺钉固定术可能更好。经骨骺技术使用可吸收或不可吸收缝线固定，对生长障碍的影响无差异性。Ahn 等报道了 14 例采用可吸收缝线进行固定手术的患者，其中有 1 例出现 10° 的反张畸形 [27]。

33.5　术后康复

各类文献在术后康复方案方面也存在争议。但有一个普遍趋势为支持早期功能锻炼。然而，仍有一些作者建议术后固定膝关节 3 ~ 6 周 [28, 33, 41, 49, 60]。同前所述，膝关节损伤或重建手术后固定关节是引起关节纤维化的危险因素。毫无疑问，关节内骨折和血肿后，行膝关节制动将加重膝关节僵硬。为防止膝关节僵硬而进行积极的康复锻炼时，须权衡考虑，避免增加骨折移位及畸形愈合的可能性 [50]。Patel 等发现，治疗 4 周后开始膝关节运动范围（range of motion，ROM）训练的患者出现关节纤维化的可能性较之后训练者高 12 倍，因为早期接受 ROM 治疗与接受关节清理后早期全面活动相关。术后 4 ~ 11 天开始 ROM 训练的患者，随访 X 线片检查发现无骨折不愈合或畸形愈合 [37]。对于接受关节镜下胫骨棘骨折固定的患者，有作者报道，如果内固定稳定，可于术后 2 周开始行 ROM 训练 [5, 12, 28, 30, 37, 42, 50]。在 ROM 足够的情况下尽早骑自行车康复训练，然后是慢跑活动。通常在术后 3 ~ 4 个月骨折愈合后可以恢复正常运动，此时他们的 ROM 及股四头肌肌力均恢复正常。

33.6　文献回顾

33.6.1　不同的手术固定方式

Sharma 等发现使用可吸收缝线和不可吸收材料（螺钉、钢丝圈）固定的儿童，其关节松弛度的差异无统计学意义。可吸收固定有较好的临床结果，但差异没有统计学意义 [2]。Seon 等发现对比使用螺钉和缝线固定的患者 2 年后的 Lachman 试验结果和 Lysholm 评分，也有类似情况 [41]。

尸体的生物力学研究发现，500 次循环负荷后，抽出式缝合固定法的胫骨前移的程度明显较顺行螺钉固定法更大。在循环负荷后，在移植物固定装置的丢失方面，两组之间比较无显著差异。带垫圈的螺钉固定是获得初始稳定固定的最佳方式 [48]。然而，Bong 等的尸体研究表明 Fibermire 缝合线（Arthrex）出现负荷失效的概率显著高于垫圈加空心螺钉的固定方式。此外，2 种失效的模式也不一样：一种是胫骨前皮质或骨折块切断缝线，另一种是螺钉在另一面从骨折床上被拔出 [61]。测试样本的平均年龄相对儿童来说较高，是这两个研究的主要限制因素。Mahar 等认为 2 个装置的机制是相似的，都是内固定装置在早期康复阶段承受了一个巨大的不能承受的拉力 [62]。Eggers 等在研究幼猪尸体模型时发现额外增加的螺钉不能增加，甚至进一步降低了拉出强度 [63]。

Hapa 等研究采用不可吸收缝线抽出式缝合固定的方式和缝合锚钉固定方式固定成年绵羊膝关节时，循环负荷后总位移无差异。他们客观真实的报道称缝合锚钉固定比缝合固定的失败率要低，这可能与他们使用的是双负荷螺钉有关 [64]。

33.6.2　长期预后的文献

主观结果是评价治疗路径的主要标准，它通过 IKDC、Tegner 和 Lysholm 评分来测量 [27, 31, 42, 60, 65-67]。正如 Noyes 等在尸体生物力学研究中表明的一样，充分恢复原有的稳定性是很困难的。因为在撕脱骨折发生前，有超过 50% 的纤维被拉伸 [8]。一些作者报道，保守治疗和手术治疗的患者，韧带仍然都会出现松弛，这个报道支持上述的实验结果 [6, 24, 38, 44, 52-54]。然而，这种松弛可以通过将来的生长发育得

到改善，年幼的孩子会获得更好的稳定性 [28, 43, 54]。此外，大量的研究证明这种残留的松弛度与骨折的类型相关，Ⅰ 型骨折的松弛度较 Ⅱ、Ⅲ 型更低 [25, 52, 60]。然而，还有学者 [27, 31, 42, 67] 报道这是正常的松弛度（通过 Lachman 试验），特别是关节镜下复位和内固定术后的松弛。通过单腿跳试验检测功能恢复情况，发现保守治疗与手术治疗后患侧功能与健侧一样或更好者分别为 68% 和 78% [25, 65]。Janarv 等发现成年人胫骨棘前方撕脱骨折可能引起 ACL 的力学特性改变，最终导致极限失效负荷减小 [54]。

> **记忆要点**
>
> ACL 止点的撕脱骨折在儿童和青少年中最常见。现在，这种损伤应该视为一种 ACL 韧带合并止点撕脱损伤而不仅仅是一种骨折。这表明拍摄 X 线片后应该行 MRI 检查，以了解是否还有其他损伤（如半月板损伤）。这时不宜行 CT 检查，因为 CT 检查主要观察骨折碎片等骨性结构。
>
> 关节镜下辅助固定位移的骨折块（Ⅱ、Ⅲ 型）是首选的治疗方法。如果骨折块的大小合适，建议使用螺钉固定。对于较小的或粉碎性的撕脱骨折，缝合式固定及锚钉固定显得更优越。早期手术治疗的效果比延期手术更好，并发症发生率更低。手术固定的强度应允许早期功能性治疗。
>
> 排除其他损伤（MRI！）的 Ⅰ 型骨折，可以采用保守治疗（膝关节制动）的治疗方案。

参考文献

1. Fyfe IS, Jackson JP (1981) Tibial intercondylar fractures in children: a review of the classifi cation and the treatment of mal-union. Injury 13(2):165–169

2. Sharma A et al (2008) An analysis of different types of surgical fixation for avulsion fractures of the anterior tibial spine. Acta Orthop Belg 74(1):90–97

3. Beaty JH, Kumar A (1994) Fractures about the knee in children. J Bone Joint Surg Am 76(12):1870–1880

4. Skak SV et al (1987) Epidemiology of knee injuries in children. Acta Orthop Scand 58(1):78–81

5. Lubowitz JH, Elson WS, Guttmann D (2005) Part II: arthroscopic treatment of tibial plateau fractures: intercondylar eminence avulsion fractures. Arthroscopy 21(1):86–92

6. Accousti WK, Willis RB (2003) Tibial eminence fractures. Orthop Clin North Am 34(3):365–375

7. Parikh SN et al (2010) Management of fractures in adolescents. J Bone Joint Surg Am 92(18): 2947–2958

8. Noyes FR, DeLucas JL, Torvik PJ (1974) Biomechanics of anterior cruciate ligament failure: an analysis of strain-rate sensitivity and mechanisms of failure in primates. J Bone Joint Surg Am 56(2): 236–253

9. Weinberg AM et al (2006) Der tibiale Anteil des Kniegelenkes (proximale Tibiaepiphyse). In: Weinberg AM, Tscherne H (eds) Unfallchirurgie im Kindesalter Band 2. Springer, Berlin

10. Mortimer SL, Hunter RE (2010) Arthroscopic treatment of tibial eminence fractures. In: Hunter RE, Sgaglione NA (eds) AANA advanced arthroscopy the knee. Elsevier Inc., Philadelphia

11. Woo SL et al (1991) Tensile properties of the human femur-anterior cruciate ligament-tibia complex. The effects of specimen age and orientation. Am J Sports Med 19(3):217–225

12. Kieser DC, Gwynne-Jones D, Dreyer S (2011) Displaced tibial intercondylar eminence fractures. J Orthop Surg (Hong Kong) 19(3):292–296

13. Merkel DL, Molony JT Jr (2012) Recognition and management of traumatic sports injuries in the skeletally immature athlete. Int J Sports Phys Ther 7(6):691–704

14. Kocher MS et al (2003) Tibial eminence fractures in children: prevalence of meniscal entrapment. Am J Sports Med 31(3):404–407

15. Gottsegen CJ et al (2008) Avulsion fractures of the knee: imaging fi ndings and clinical signifi cance. Radiographics 28(6):1755–1770

16. Meyers MH, McKeever FM (1970) Fracture of the intercondylar eminence of the tibia. J Bone Joint Surg Am 52(8):1677–1684

17. Mylle J, Reynders P, Broos P (1993) Transepiphysial fi xation of anterior cruciate avulsion in a child. Report of a complication and review of the literature. Arch Orthop Trauma Surg 112(2):101–103

18. Zifko B, Gaudernak T (1984) Problems in the therapy of avulsions of the intercondylar eminence in children and adolescents. Treatment results based on a new classifi cation. Unfallheilkunde 87(6):267–272

19. Meyers MH, Mc KF (1959) Fracture of the intercondylar eminence of the tibia. J Bone Joint Surg Am 41-A(2):209–220; discussion 220–222

20. Molander ML, Wallin G, Wikstad I (1981) Fracture of the intercondylar eminence of the tibia: a review of 35 patients. J Bone Joint Surg Br 63-B(1):89–91

21. McLennan JG (1982) The role of arthroscopic surgery in the treatment of fractures of the intercondylar eminence of the tibia. J Bone Joint Surg Br 64(4): 477–480

22. Shea KG et al (2011) Bone bruises and meniscal tears on MRI in skeletally immature children with tibial eminence fractures. J Pediatr Orthop 31(2):150–152

23. Oostvogel HJ, Klasen HJ, Reddingius RE (1988) Fractures of the intercondylar eminence in children and adolescents. Arch Orthop Trauma Surg 107(4): 242–247

24. Willis RB et al (1993) Long-term follow-up of anterior tibial eminence fractures. J Pediatr Orthop 13(3):361–364

25. Wilfi nger C et al (2009) Nonoperative treatment of tibial spine fractures in children-38 patients with a minimum follow-up of 1 year. J Orthop Trauma 23(7):519–524

26. Mulhall KJ et al (1999) Tibial spine fractures: an analysis of outcome in surgically treated type III injuries. Injury 30(4):289–292

27. Ahn JH, Yoo JC (2005) Clinical outcome of arthroscopic reduction and suture for displaced acute and chronic tibial spine fractures. Knee Surg Sports Traumatol Arthrosc 13(2):116–121

28. Hunter RE, Willis JA (2004) Arthroscopic fixation of avulsion fractures of the tibial eminence: technique and outcome. Arthroscopy 20(2):113–121

29. Kogan MG, Marks P, Amendola A (1997) Technique for arthroscopic suture fixation of displaced tibial intercondylar eminence fractures. Arthroscopy 13(3): 301–306

30. Mah JY et al (1998) Follow-up study of arthroscopic reduction and fixation of type III tibial-eminence fractures. J Pediatr Orthop 18(4):475–477

31. Vega JR et al (2008) Arthroscopic fixation of displaced tibial eminence fractures: a new growth platesparing method. Arthroscopy 24(11):1239–1243

32. Zaricznyj B (1977) Avulsion fracture of the tibial eminence: treatment by open reduction and pinning. J Bone Joint Surg Am 59(8):1111–1114

33. Shepley RW (2004) Arthroscopic treatment of type III tibial spine fractures using absorbable fi xation. Orthopedics 27(7):767–769

34. Lubowitz JH, Grauer JD (1993) Arthroscopic treatment of anterior cruciate ligament avulsion. Clin Orthop Relat Res 294:242–246

35. Berg EE (1995) Pediatric tibial eminence fractures: arthroscopic cannulated screw fi xation. Arthroscopy 11(3):328–331

36. McLennan JG (1995) Lessons learned after secondlook arthroscopy in type III fractures of the tibial spine. J Pediatr Orthop 15(1):59–62

37. Patel NM et al (2012) Tibial eminence fractures in children: earlier posttreatment mobilization results in improved outcomes. J Pediatr Orthop 32(2):139–144

38. Wiley JJ, Baxter MP (1990) Tibial spine fractures in children. Clin Orthop Relat Res 255:54–60

39. Lowe J et al (2002) The anatomy of tibial eminence fractures: arthroscopic observations following failed closed reduction. J Bone Joint Surg Am 84-A(11): 1933–1938

40. Kocher MS, Foreman ES, Micheli LJ (2003) Laxity and functional outcome after arthroscopic reduction and internal fixation of displaced tibial spine fractures in children. Arthroscopy 19(10):1085–1090

41. Seon JK et al (2009) A clinical comparison of screw and suture fixation of anterior cruciate ligament tibial avulsion fractures. Am J Sports Med 37(12):2334–2339

42. Senekovic V, Veselko M (2003) Anterograde arthroscopic fixation of avulsion fractures of the tibial eminence with a cannulated screw: five-year results. Arthroscopy 19(1):54–61

43. Gronkvist H, Hirsch G, Johansson L (1984) Fracture of the anterior tibial spine in children. J Pediatr Orthop 4(4):465–468

44. Janarv PM et al (1995) Long-term follow-up of anterior tibial spine fractures in children. J Pediatr Orthop 15(1):63–68

45. Chandler JT, Miller TK (1995) Tibial eminence fracture with meniscal entrapment. Arthroscopy 11(4): 499–502

46. Burstein DB, Viola A, Fulkerson JP (1988) Entrapment of the medial meniscus in a fracture of the tibial eminence. Arthroscopy 4(1):47–50

47. Falstie-Jensen S, Sondergard Petersen PE (1984) Incarceration of the meniscus in fractures of the intercondylar eminence of the tibia in children. Injury 15(4):236–238

48. Tsukada H et al (2005) A biomechanical comparison of repair techniques for anterior cruciate ligament tibial avulsion fracture under cyclic loading. Arthroscopy 21(10):1197–1201

49. Johnson DL, Durbin TC (2012) Physeal-sparing tibial eminence fracture fi xation with a headless compression screw. Orthopedics 35(7):604–608

50. Vander Have KL et al (2010) Arthrofibrosis after surgical fixation of tibial eminence fractures in children and adolescents. Am J Sports Med 38(2):298–301

51. Fabricant PD, Osbahr DC, Green DW (2011) Management of a rare complication after screw fixation of a pediatric tibial spine avulsion fracture: a case report with follow-up to skeletal maturity. J Orthop Trauma 25(12):e115–e119

52. Baxter MP, Wiley JJ (1988) Fractures of the tibial spine in children. An evaluation of knee stability. J Bone Joint Surg Br 70(2):228–230

53. Smith JB (1984) Knee instability after fractures of the intercondylar eminence of the tibia. J Pediatr Orthop 4(4):462–464

54. Janarv PM, Hirsch G (2001) Growth influences knee laxity after anterior tibial spine fracture: a study on rabbits. Acta Orthop Scand 72(2):173–180

55. von Laer L, Kraus R, Linhart WE (eds) (2013) Eminentiafrakturen. Frakturen und Luxationen im Wachstumsalter1986. Georg Thieme Verlag, Stuttgart

56. Freeman MA, Pinskerova V (2005) The movement of the normal tibio-femoral joint. J Biomech 38(2): 197–208

57. Shelbourne KD, Patel DV, Martini DJ (1996) Classifi cation and management of arthrofibrosis of the knee after anterior cruciate ligament reconstruction. Am J Sports Med 24(6):857–862

58. Wiemann JM 4th, Tryon C, Szalay EA (2009) Physeal stapling versus 8-plate hemiepiphysiodesis for guided correction of angular deformity about the knee. J Pediatr Orthop 29(5):481–485

59. Goudarzi YM (1985) Operative treatment of avulsion fractures of the intercondylar eminence in childhood. Aktuelle Traumatol 15(2):66–70

60. Perugia D et al (2009) Clinical and radiological results of arthroscopically treated tibial spine fractures in childhood. Int Orthop 33(1):243–248

61. Bong MR et al (2005) Suture versus screw fixation of displaced tibial eminence fractures: a biomechanical comparison. Arthroscopy 21(10):1172–1176

62. Mahar AT et al (2008) Biomechanical comparison of four different fixation techniques for pediatric tibial eminence avulsion fractures. J Pediatr Orthop 28(2): 159–162

63. Eggers AK et al (2007) Biomechanical evaluation of different fixation methods for tibial eminence fractures. Am J Sports Med 35(3):404–410

64. Hapa O et al (2012) Biomechanical comparison of tibial eminence fracture fixation with high-strength suture, EndoButton, and suture anchor. Arthroscopy 28(5):681–687

65. Huang TW et al (2008) Arthroscopic suture fixation of tibial eminence avulsion fractures. Arthroscopy 24(11):1232–1238

66. Casalonga A et al (2010) Tibial intercondylar eminence fractures in children: the long-term perspective. Orthop Traumatol Surg Res 96(5):525–530

67. Park HJ et al (2007) Arthroscopic evaluation after surgical repair of intercondylar eminence fractures. Arch Orthop Trauma Surg 127(9):753–757

第八部分

一期翻修术

第 34 章

波尔图学校的系统手术方法

Hélder Pereira, Nuno Sevivas, Rogério Pereira, Alberto Monteiro, Ricardo Sampaio, Joaquim Miguel Oliveira, Rui Luís Reis 和 João Espregueira-Mendes 著

赵 亮 方 航 曾 春 译

目 录

34.1 引言

随着 ACL 重建手术的高流行率 [1-3]，人们越来越重视 ACL 损伤的预防、诊断、相关并发症的治疗和（或）重建手术失败后的处理。ACL 重建翻修术成为骨科医生临床实践中的一种挑战。然而，现在它必须成为膝关节重建的外科医生的"常规手术" [4-19]。ACL 重建翻修术，不管内在原因是什么，都必须把该手术作为临床需求较高、手术操作较精细的手术方式。相对于初次手术，翻修术的效果常令人不太满意 [20]。目前，已经有一些初次 ACL 重建的患者报告的结果，评分较先前出版物评分差，但这些发现的临床相关性还有待于进一步证实 [21]。而且，翻修术后膝关节松弛度高、移植失败率高，以及半月板或软骨退行性病变多也有较多报道 [1, 22]。尽管也有好的 ACL 翻修术的临床结果以及患者术后重新恢复伤前运动水平的报道，但总体的临床失败率仍高达 25% [17]。

对于有翻修意愿的患者，手术成功率与手术指征的把握密切相关 [20]。此外，ACL 重建翻修的失败率急剧增高 [21]，几乎是重建失败率的 3 ~ 4 倍。患者在恢复关节运动和功能上有越来越多的要求和期望，而不仅仅是满足于治疗症状和改变生活方式，以降低关节炎风险 [23]。

在此，我们阐述了 ACL 初次重建后失败或出现相关并发症和（或）再断裂的系统性手术方法。我们多年在该问题上所做的实践，旨在总结系统的手术方法。我们认为必须对临床知识进行组织与总结，从而开创一种有效的治疗方法。考虑到 ACL 重建翻修术是一个多因素和复杂的问题，我们更加确信，一个系统、有序的方法可以减少错误和避免陷阱。ACL 翻修术没有完美的策略，而有一个合理的策略相比完全没有策略而言，无疑更容易获得好的临床效果。

34.2 我们从初次前交叉韧带重建术中可以学到什么

最近，涉及 ACL 的解剖学、生物学、病理生理学或生物力学等的基础研究，已经对目前的临床治疗产生影响 [24]。移植物的选择、隧道的定

位、移植物的固定及康复计划等都有所发展[25]。而对移植物过度伸长、脱出和滑移等并发症[14]的预防意识也有所增强，但移植物的融合和"再韧带化"过程仍然须进行更深层次的研究。

技术的进步也允许我们选择不同的和更有效的移植物固定系统[26]。

目前被广为接受的"双束理论"认为，ACL根据其在胫骨止点的位置[27]，可分为2个功能束——前内侧束（anteromedial，AM）和后外侧束（posterolateral，PL）。

在90年代，单束ACL重建的目标旨在等长重建ACL的AM束，其后所报道的结果通常也是好的[28-29]。为了提高旋转稳定性，产生了解剖学移植物放置的主导概念（相对于膝关节屈曲时股骨过顶位更靠下、靠远端的位点）。可能是由于过去ACL重建术后的患者在轴移运动时，仍无法完全恢复术前的活动水平，从而使重建的概念发生了转变（从等长至进一步移植物解剖学定位）[30]。

一些学者认为，至少在一部分患者中[30]，只有双束ACL重建才能很好地控制旋转[31-32]。而另一些学者则认为，部分修复术和增强术更有优势[33-34]（图34.1）。

在年轻、活跃、骨骼成熟的患者中，各种手术的失败率，包括初次ACL重建术，都更高一些[35]。尽管ACL重建翻修术可以恢复膝关节的稳定性，但是也仅有50%年轻、活跃、骨骼成熟的患者在翻修术后能恢复到术前的运动或活动水平[35]。在这个领域中，年轻患者被认为是对运动恢复有特别要求的群体[35]。

然而，翻修术的效果近年来也逐渐改善，并接近于初次重建术，而满意率也仅略低于初次重建术[20]。

针对女性ACL断裂的研究也在开展。人们已经认识到，女性运动员ACL损伤的风险几乎是男性运动员的3倍[36]。当进行ACL修复时（尤其是年轻人或女性），考虑到日后翻修的可能性，必须最大限度保存骨量和采用微创手术操作[37]。

我们知道，除了遗传、认知功能、既往外伤史等外在因素，还有诸如解剖学（形态学、髁间窝宽度、下肢外翻畸形等）、激素水平、生物力学（腘绳肌无力，起跳落地方式）等内部因素影响修复手术[38-39]。当然，当ACL修复失败时，所有的内外因素均要考虑到。

34.3 前交叉韧带修复失败的可能原因

ACL重建翻修术有一系列问题须外科医生解决，诸如隧道定位不良、隧道扩大、先前存在的内植入物，以及膝关节其他结构的损伤[40]。

在MARS研究组最近的一个报道中，由翻修手术的主刀医生对重建手术失败的原因进行判断，其中包括再次损伤（32%）、手术技术问题（24%）、生物性因素（7%）、混合性因素（37%）、感染（<1%），以及不明原因（<1%）[41]。

我们将术后患者报告的任何不满意都认为是ACL修复术后失败。从这个意义上说，患者的主诉比任何影像学研究或相关的报告都更有意义。我们要做的第一步，是仔细寻找并理解任何一个失败的病例的原因，并对失败原因进行分类和细化。由于失败原因可能非常复杂，因而仔细的术前评估是必不可少的。患者的依从性和动机在评估实际的期望值时也是必须考虑的因素。已经比较明确的是，翻修手术的疗效与其初次手术失败

图34.1 后外侧束重建（＊）的前交叉韧带增强术。（a，b）（＊）标记宏观的AM束残留部分

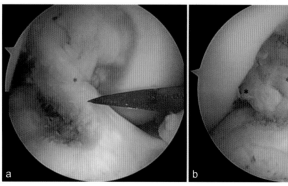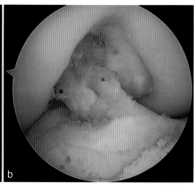

的原因息息相关[4,13,19,42]。

治疗的策略取决于原因、患者特点、手术医生经验等。一些相关的手术技术、移植物的选择、固定的方式都要全面考量。

从实际目的出发,我们将手术失败原因主要分成3组:①不稳定;②运动范围减少;③顽固性疼痛。须注意的是,同一患者可能有上述多种原因。

外科手术的失误是最常见的ACL修复失败的原因,并且是可预防的[4,5,17,19,42-43]。然而也可能因为有再次创伤[7,22]、生物因素[11,44]或感染等因素导致修复失效[21,35,41,43]。

一项多中心研究,收集法国10个骨科中心的数据,得出的结论是,ACL重建失败的主要原因是股骨隧道定位不良(36%的病例)[45]。而且,作者观察到半月板保留组较半月板切除组有更好的膝关节功能和稳定性[45]。与失败可能相关的因素有固定系统(螺钉移位[46]或位置不良[47],移植物脱出或滑移[48]、异物或相似的反应[46,49-50])、隧道定位不良[47,51]、忽视融合和韧带化期的激进的锻炼[14,21]。双束修复的潮流为翻修术带来了新的挑战。主要是在翻修术重建新的隧道时,将面临骨质缺损和隧道壁薄弱的风险。其中必须考虑隧道的方向、与先前隧道的距离,以及所采用的固定方法(图34.2)。手术的选择有多种:可以应用原来的骨隧道(如重新撕裂),也可以重建(撕

裂的)单束,还可以进行两步翻修术[17]。隧道扩大本身很少导致翻修术,但可能加剧其他因素,从而导致翻修术[51-52]。对于一些没有明显手术失误的重建术后患者,他们的主诉为高运动水平的活动中存在不稳定。对于他们,应在诊断与治疗上做特殊处理[53]。

以下总结了ACL修复后的并发症和处理方法[54]。

1.不稳定

(a)术后一直存在的不稳定

- 严重不稳定:移植物固定不完全(脱出或滑移)、移植物塑性变形或隧道位置不良。
- 日常生活中无症状但高水平运动或轴移运动中出现关节不稳定症状:移植物过于垂直(图34.3)、通过MRI及波尔图膝关节测试仪进行评价(图34.4)、讨论患者对翻修手术的期望值和翻修手术方式(包括增强术、单束翻修术,图34.1)

(b)初次重建术后完全恢复,随后继发新的关节不稳定(新的外伤后)-再次撕裂。

(c)初始僵硬——隧道位置不良;患者表示术后运动范围受限,后期可因移植物过度伸长、移位或断裂而使运动范围改善,继发不稳定。

(d)漏诊相关损伤——后交叉韧带、内侧副韧

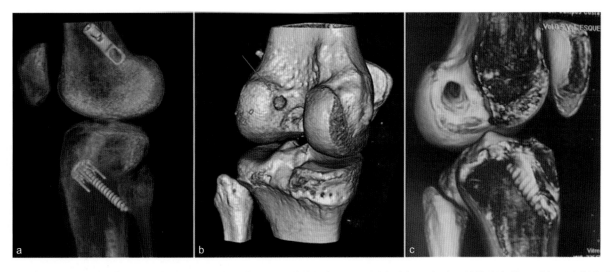

图34.2 在3D CT重建中,红色箭头标志着之前的股骨隧道的位置。左图中我们注意到,尽管固定装置看似固定得非常牢靠,但在需要翻修时仍有一些问题。另一方面,它也可能是环系统翻修失败后的一个很好的选择(a)。(b,c)术前规划确定股骨隧道的位置

图 34.3 注意垂直的和前方的股骨隧道（绿线）。黄线代表翻修手术时规划的方向。植入物不予拆除，避免使骨质变得更薄弱。蓝线代表股骨隧道的边界（a）。红色圆圈代表翻修时规划的股骨隧道位置

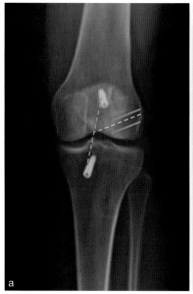
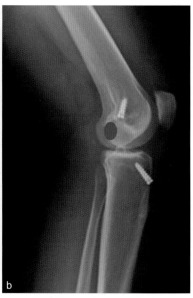

带、后外侧结构或后内侧角损伤等

2. 膝关节运动范围减少

（a）伸直受限
- 独眼龙征 [56]
- 髁间窝瘢痕（图 34.5）
- 胫骨隧道偏前（移植物撞击）
- 股骨隧道偏后——一般可耐受，后壁破裂风险高（发生于术中或术后长期随访过程中）

（b）屈曲受限
- 股骨隧道偏前——最常见错误之一
- 胫骨隧道偏后

（c）伸直及屈曲均受限（关节囊炎或关节纤维化）[57-59]——以持续的膝关节疼痛和僵硬、膝关节炎症和肿胀、股四头肌无力和髌骨活动受限为特征，可能与髌下挛缩综合征 [60]、隧道位置不当相关。

3. 顽固性疼痛
- 滑膜炎、软骨或半月板损伤 [45]、MCL 拉伸 [55] 和神经损伤（隐神经的髌下分支或股内侧皮神经）[61-62]——对具体疾病进行对症治疗
- 膝前疼痛——膝部手术后疼痛多是由髌股关节引起。我们认为，只有在膝关节运动范围完好的情况下才可行 ACL 修复手术。肌肉无力、ROM 的改变都会引起髌股关节的动力学异常。而移植物的获取技术对于减少髌后脂肪纤维化、髌腱短缩或髌骨内移是有用

的。康复计划也应该因人而异、量身定制，不应要求患者严格按照日历计划。

- 感染——少见（<1%），但一旦发生就是灾难性并发症 [6, 63-65]。葡萄球菌是感染最常见的病原菌。ACL 重建术后感染的指标，C 反应蛋白的上升比红细胞沉降率或白细胞计数更敏感 [63]。几乎所有术后感染的患者膝关节都常存在肿胀，而对吸引液进行白细胞计数检验、革兰氏染色和细菌培养对诊断和治疗有指导意义。MRI 及骨扫描有助于了解感染的程度。对于术后急性感染的病例建议立即抗生素治疗，同时行关节镜灌洗和清理治疗。在感染患者进行一段时间治疗后，或者在迟发性感染的患者中，一旦发现移植物已无功能，应当手术移除移植物。

- 有症状的内翻或出现早期胫股关节炎症状的患者——可考虑胫骨高位截骨术（high tibial valgization osteotomy，HTO）。尽管技术上要求更高，但远期效果很好 [66]。要注意膝关节僵硬的风险。处理的步骤、高于结节或低于结节的 HTO、同时或单独处理、固定方法、患者选择标准、外科医生的经验是确定治疗方案的关键因素。在开放性楔形截骨时，必须避免增加胫骨倾斜。这种情况常发生在使用钢板，并将其放于前方的时候。

- 异物相关性疼痛 [46, 49]——厂家宣称所谓

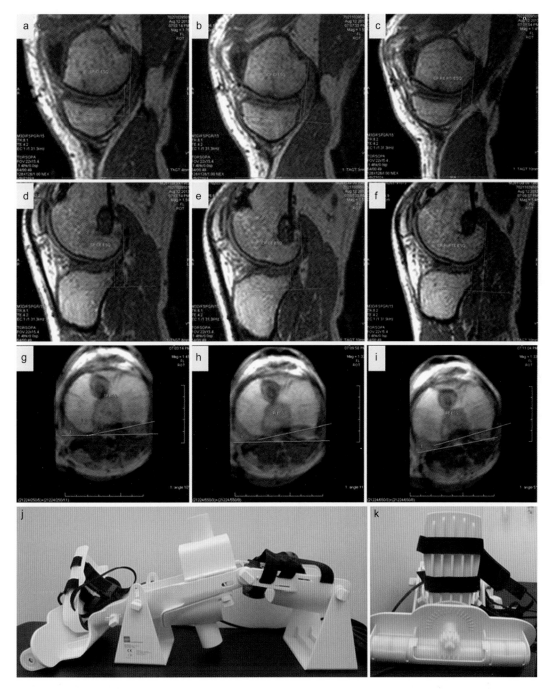

图 34.4　ACL 翻修术后 9 个月随访的标准流程。呈中立位、无负荷下的内侧隔室（a）及外侧隔室（c）矢状面。负荷下的内侧隔室（b）及外侧隔室（d）。在此病例中，差别分别是 1 mm 和 2 mm。负荷下，足最大程度内旋时，外侧隔室（e）及足最大程度外旋时，内侧隔室（f）图像。分别在无负荷（g）及负荷下同时将足内旋（h）或外旋（i），在轴位图像上评估胫骨的成角及线性脱位的情况。评价证实 ACL 翻修术的成功，与患者的主观评分及满意程度一致。PKTD 设备（j）图像，可通过踏板使足内外旋（k）

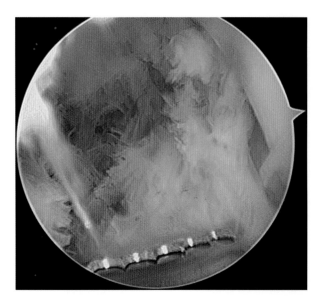

图 34.5 初次 ACL 重建位置垂直且股骨隧道偏前，继发髁间窝瘢痕形成

的"生物材料"、可"生物降解"的螺钉及十字别针都可能会出现螺钉断裂，隧道扩大、过敏或异物反应、囊肿或脓肿形成、延迟性移位等并发症。

- 复杂的局部疼痛综合征——定义为一种对"侵略"的过度反应，产生强烈的持久的疼痛、血管舒缩性干扰、功能康复延迟和营养的变化[67]。这种罕见的疾病往往须由一个多学科小组治疗，包括慢性疼痛管理专家、物理治疗师和骨科医生[68]。

34.4 "失败的 / 困难的前交叉韧带修复"的研究治疗方案

临床病史和评估在处理 ACL 损伤中至关重要。在现在的年代，患者及医生的要求更高，这就决定了临床上对膝关节评估不能再单独依赖外科医生的双手。对前后和旋转的松弛度进行客观的定量分析是必不可少的。骨的形态学研究是必不可少的，用来发现可能的危险因素及为后续的治疗做准备[39, 69-71]。IKDC 评分表（国际膝关节协会主观问卷膝评分表）是一个有效的评估方法，可对不同膝关节疾病的患者症状、关节功能、运动水平进行评估[72]。我们所有的病例均采用 IKDC 评分表评估。

放射学评价必不可少，包括站立正位全长片（机械轴）、站立正位和直线下降位片（在冠状位评价先前隧道的位置及关节炎的情况）、完全伸直站立和屈曲 30° 的侧位片（须评估胫骨后倾[70]，并根据 Bernard's 象限法评估先前隧道位置）[73]、水平线位片（屈曲 30° 或 45°）评估髌股关节。这一系列放射学评估方案非常有价值的，且成本较低、易于开展，可以帮助收集下肢力学对线、原始隧道位置、固定方法、隧道扩大、隧道角度[74]（方向）、骨质溶解、关节退行性病变等多种信息（图 34.3）。

内翻角度过大且伴有骨关节炎前期病变的患者可能导致 ACL 成形术的张力过大，且有持续的不适主诉。在这种情况下，就须考虑高位胫骨外翻截骨术[75]（图 34.6）。同样，胫骨后倾大于 15°，可能须行骨骼手术过程，否则 ACL 重建手术可能会使既往的髌股关节受到牵连，甚至使其损伤加重。

CT 扫描有助于研究隧道位置，以及存在的骨缺损的程度（图 34.7）。

MRI 对评估先前的 ACL 移植物的状态（完整性和融合）和可能伴随的损伤（如软骨、半月板和韧带）非常重要[48]。膝关节评估的理想工具应该是可同时对膝关节的"解剖学"和"功能"进行检查。为了提高 CT 和 MRI 的诊断能力，Porto-knee 检测设备被用来评估在压力负荷下 ACL 在骨性标志物之间的前后向和旋转松弛度[53,76]（图 34.4）。

在以前，尽管有一些患者描述在体育运动或轴移运动中有客观感觉上的不稳定，但是我们却没有什么办法去检测这些异常。而现在，则可通过客观的定量旋转松弛度进行检测，并可与患者讨论预后情况[53]。

所有病例都应进行完整的血液学检查（包括白细胞计数），检查红细胞沉降率和 C 反应蛋白，排除感染。在高度怀疑感染的情况下，须进行示踪白细胞闪烁摄影、关节内液体分析和滑膜活检。一些炎性疾病也必须要排除。

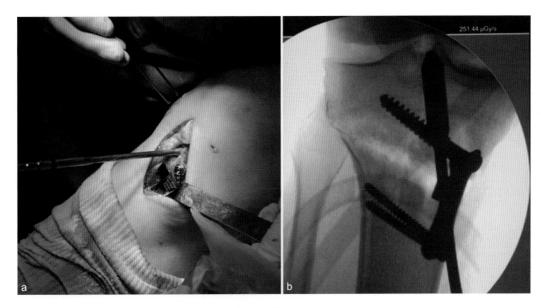

图 34.6　ACL 翻修术联合 HTO（a），放射学监测下建立隧道（b）

34.5　治疗选择

34.5.1　ACL翻修术的目标和预后

在最近的一个涵盖了超过 1 000 例病例的 meta 分析中发现，相对于初次手术，ACL 翻修后 IKDC 和（或）Lysholm 分数都较差[21]，而且术后失败率也更高[21]。MARS 课题组旨在研究 ACL 翻修术与初次手术相比，出现疗效不理想的预测因素。尽管外科医生认为再次外伤是 ACL 翻修术最常见的单因素原因，但问题似乎是多因素的。多种因素混杂是最常见的[41]。ACL 翻修的患者伴随膝关节损伤是非常常见的。在美国，翻修移植物的选择，同种异体移植物比自体常见[41]。

在术后 2 年的随访中，术后发生对侧膝关节 ACL 损伤的风险与重建侧再次损伤的风险类似[77]。MOON 前瞻性队列，研究 ACL 重建术后 2 年后活动水平的预测因素。他得出结论，术前活动能力是治疗后活动能力的一个强预测因素[78]。但是，在术后最少 6 年的随访中，ACL 修复后的活动水平与性别及翻修手术无明确的相关性[78]。

ACL 重建手术术后患者的活动水平和关节功能与手术本身、同种异体移植物的选择、外侧半月板情况、BMI、吸烟情况等相关。建议做一些干预以提高术后疗效，包括避免使用同种异体移植物（保留稳定的部分及完全撕裂的半月板）、避免吸烟，降低 BMI[79]。

目前已可让翻修术后患者恢复术前体育水平。然而因所涉及的因素众多，对于所有的病例都应非常谨慎地评估此目的[17]。鉴于这一问题的多因素的性质，应该结合每例患者的个体情况确定预期目标，即要考虑到每个患者特异性，又要考虑到现实的目标。

对于每个患者来说的"关键问题"，是必须制定成功的治疗策略。患者必须参与到这个决定中来，为此，他必须能够获得足够的信息，以便做出知情同意。我们觉得，经常说"这个问题很复杂"，往往代表手术团队无法为"非专业"的患者提供合适的信息。

有时候，一个较低的活动水平可能就能满足患者的需求[80-81]，而在其他情况下，即使功能性评分很高，患者仍可能认为疗效不够好和对疗效不满意。

基于文献报道和我们自身的经验，我们得出的结论是必须使患者认识到，ACL 翻修手术的结果通常是好的，但不像初次重建手术那样可靠[4, 18, 82-83]。

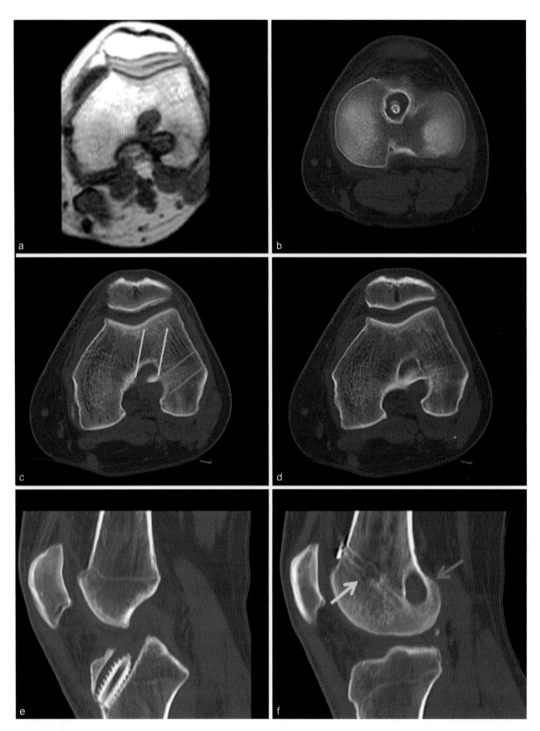

图 34.7　MRI(a)和 CT(c, d, f– 黄色箭头与黄线)显示隧道是垂直的且在前方。CT 影像也显示胫骨隧道的位置(b, e)。翻修后的股骨隧道的位置如蓝线与蓝色箭头所示

34.5.2 翻修手术的器械准备

ACL 翻修时，仅靠标准的手术器械尚不足够。必须提前估计到术中可能遇到的困难，并预备一套完整可用的器械。这些器械包括用于去除先前植入物的设备（如环钻、螺丝刀）、各种尺寸的钻头（用于扩大钻孔或增强术）、移植材料（自体移植物、同种异体移植物、组织工程、生物强化治疗[84-85]）、固定装置（之间可互补）、透视设备和技术人员[15]。

2 种情况下建议行两步骤重建：严重的骨缺损（需要一期手术填补骨缺损和二期重建）和关节僵硬（一期手术恢复关节运动范围，后行韧带修复）。两步骤重建术将在本章分别阐述。

因为解剖学标志往往不如初次重建明显，胫骨隧道有时须参考影像学结果。我们认为单独把后交叉韧带或髁间棘作为参考标志并不可靠。我们的目标是尽可能地进行解剖学重建[80]。髁间窝成形的翻修术有时可改善皮质后界的手术视野，避免移植物外侧发生撞击，并使患者获得良好的ROM，特别是有骨赘的慢性关节炎患者。值得注意的是，髁间窝顶成形并不是一个没有坏处的操

提示

我们建议若原来的内固定不影响手术，则不须去除（图 34.8）。去除内固定后留下的空隧道增加了骨头的脆性，同时也增加了新建隧道壁破裂的风险，从而导致新的内植物固定受影响，也人为制造了新难题。

胫骨内侧干骺端皮质的钉和钢板的去除也应有相同的考虑，也有可能造成皮质骨的破坏。

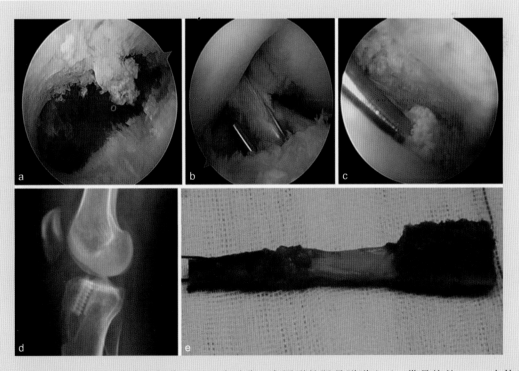

图 34.8 去除内固定物及韧带残留部分后可见非对称、卵圆形的胫骨隧道（a）。带骨块的 BPTB 自体移植物（e）通过尽可能接近关节面的界面螺钉固定（b，c，d）

作。当术者"觉得"须做髁间窝顶成形术时，最好先停下来再考虑一下，并假设可能是重建手术中其他方面有问题，一步步仔细重新评估发现无错误后，再进行髁间窝顶成形术。

正确的隧道定位是关键。最常见的错误就是股骨和（或）胫骨定位偏前。在股骨隧道中，如果先前用的是从内向外法，则翻修时可采用从外向内法，反之亦然[75, 80]。除了在外侧髁关节面做正确的定位外，隧道的位置应有所不同，以减少骨折的风险。正确的隧道位置可以通过任意从外

向内法或从内向外法的技术（由前内侧入路或辅助前内侧入路）来实现。如果先前的隧道位置良好，可以在相同的位置重新钻取，但必须谨慎小心，保证新、旧隧道之前夹角较小，以降低骨缺损的风险。若出现这种情况，也可以通过从胫骨获取较大的髌腱 - 骨移植物来解决这个问题（图34.8）。

同样，对于胫骨隧道，扩大钻孔（图34.8）或去除植入物和移植物残留部分（图34.9）可以导致隧道不对称。除非有适合缺损的骨块，否则

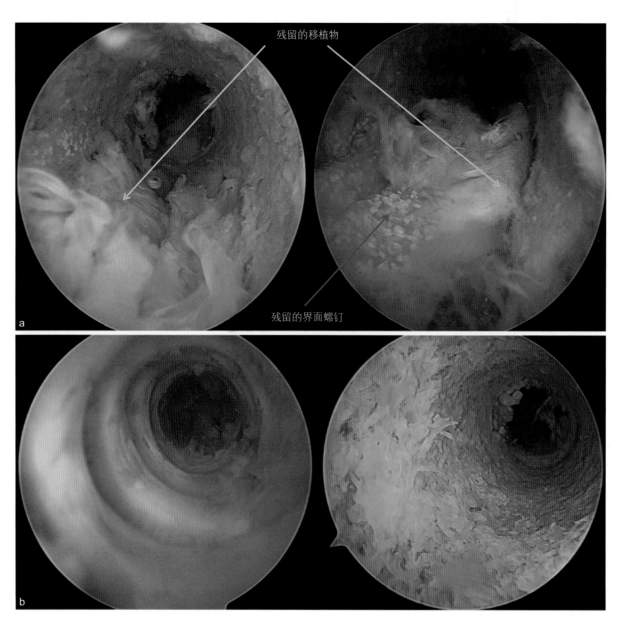

残留的移植物

残留的界面螺钉

图 34.9 将关节镜插入胫骨隧道内，可用于残留的螺钉及移植物的评估（a）。注意在取出所谓的可生物降解的螺钉后（左图）及轻微的隧道扩大钻孔后（右）的宏观表现（建议在不同的生物学条件下）（b）

考虑吻合钉或后螺钉辅助固定（双固定），同时保证稳定的移植物接近关节面（图 34.10）。

当之前的隧道位置不正确，可能可以没有影响地重建新的隧道（图 34.11）。显然，最困难的例子是那些初始隧道的位置稍微偏离解剖学位置者，因为这样骨缺损可能会非常大。若有较大的

骨缺损，可通过植骨解决。但如果感觉风险较高，则建议行二期手术处理[17, 80]。

如果发现正确重建过 AM 束的患者仍存在旋转不稳定，则可考虑行增强术仅重建 PL 束。手术方法与初次增强术类似（图 34.1）。也许由于一些历史的原因，在翻修术中我们从来没有处理过与上述情况相反的病例。

在翻修手术中，应该注意移植物的获取应在新的隧道重建好之后，且移植物的特点会根据隧道而进行相应的变化。

为避免 ACL 翻修手术的失败，必须对膝关节相关韧带的不稳定进行处理。急性外侧副韧带或后外侧结构损伤，应予修复或增强。内侧副韧带重度扭伤合并后内侧角损伤，应在重建手术前进行治疗修复。后交叉韧带（posterior cruciate ligament，PCL）断裂可进行同时的或分阶段重建[19]。

股骨隧道解剖学位置（图 34.12）对于 ACL 功能的恢复是非常重要的[86-87]（表 34.1）。

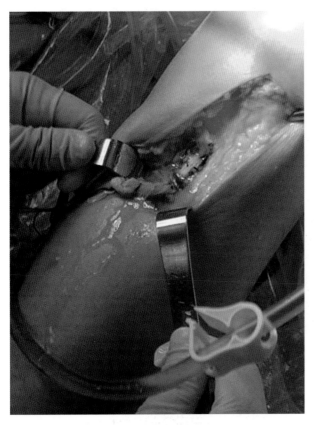

图 34.10　使用腘绳肌自体移植物翻修，在界面螺钉固定后再使用吻合钉加强固定

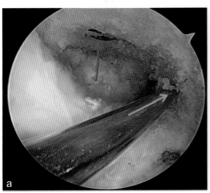
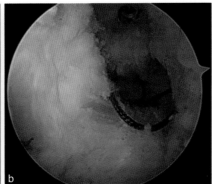
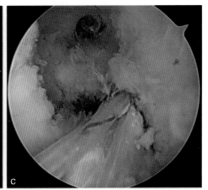

图 34.11　红箭头示前方垂直隧道处的金属钉（a）。绿箭头示翻修隧道的正确位置。新隧道与旧隧道无相互干扰情况（b，c）

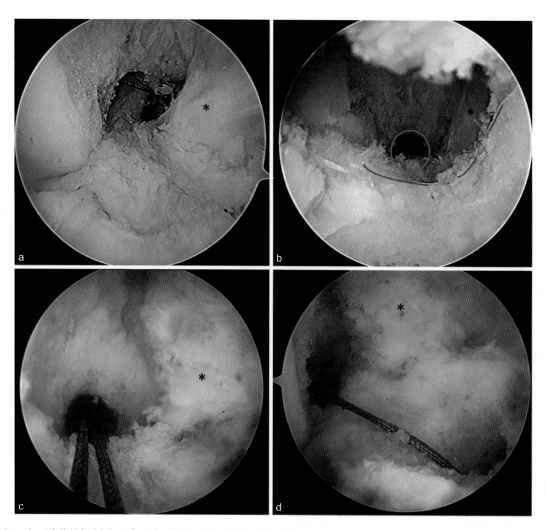

图 34.12   对于隧道的解剖学重建，除了细致的关节内评估，手术再怎么小心谨慎都不为过（a，d）。为了动态评估 2 个隧道的关系，我们常常将关节镜放入胫骨隧道内，并观察 2 个隧道在关节活动过程中的关系（移植物穿过或不穿过缝线）（b，c）。蓝圈表示股骨隧道，红线表示从隧道内观察的胫骨隧道的骨性边界。PCL 在图中也是解剖学标志，以 * 标出

表 34.1   隧道位置不当可能出现的后果 [86-87]

股骨隧道位置	可能的后果
隧道偏前	屈曲紧张 / 伸直松弛
隧道偏后	屈曲松弛 / 伸直紧张
胫骨隧道位置	可能的后果
隧道偏前	屈曲紧张 / 伸直时与髁间窝撞击
隧道偏后	伸直紧张 / 与后交叉韧带撞击
隧道偏内 / 偏外	与同侧股骨髁撞击

34.5.3 前交叉韧带翻修术的移植物选择

ACL 重建（初次或翻修）的移植物选择，始终存在争议[88-89]。在 ACL 翻修术中，关于选择自体移植物（任何一种类型）还是异体移植物也存在争论。选择移植物主要依靠术者的经验和局部的条件[90]。鉴于在美国很难对异体移植物质量进行评估，因此我们主要选择自体移植物。同种异体移植物避免了供区的并发症，并能提供大小、形状合适的骨块，用来填充骨间隙。然而，除了感染、疾病传播风险，再细胞化延迟，晚期失效的趋势[91]外，同种异体移植物费用的增加也必须加以考虑。

我们的原则是倾向于使用自体移植物，只有在须修复累及 PCL、ACL 和（或）后外侧角的多发韧带损伤等特殊情况下才使用异体移植物。

在初次重建或翻修时，我们最常选择的移植物是髌腱。在特殊情况下，腘绳肌肌腱，甚至股四头肌肌腱也可以考虑，这几种技术必须能够被进行 ACL 翻修的外科医生所掌握。

我们同意，ACL 翻修术需要"点菜式"的治疗[92]，手术团队必须准备多种手术方案来解决不同的挑战。如无特殊情况，根据现有的疗效报道、团队经验，以及须获取大骨块来填补存在大块骨缺损，我们常喜欢选择髌腱 - 骨移植物。像其他术者一样，在某些情况下，我们喜欢取对侧肢体的移植物[16]，特别是在是初次手术后不足 18 个月后进行的翻修手术，并且初次重建的移植物位置良好的病例。若翻修术是在 18 个月以后，我们则从同一位置重新获取移植物[9]。

> **提示**
>
> 当预计需要的骨块不会非常大（之前移植物在胫骨和股骨上的位置不佳），皮质悬吊固定似乎是一个不错的选择。通常我们选择四股腘绳肌肌腱移植，也避免了对伸膝装置的二次损伤。
>
> 股四头肌肌腱也是一个可靠的移植物来源，主要用于再次翻修。对 ACL 重建来说，它也是一个很好的选择[89]。

表 34.2 总结了我们在 ACL 翻修时，移植物的选择。

迄今为止，没有一个组织工程学的 ACL 结构成功应用于人 ACL 重建[93]。不过，目前的研究设想对于未来的应用仍有一定积极作用[94]。

表 34.2　ACL 翻修术中自体移植物选择的流程

初次手术的移植物		翻修手术的移植物
骨 - 髌腱 - 骨移植物（股骨及胫骨位置不佳）		四股腘绳肌移植物：悬吊固定
骨 - 髌腱 - 骨移植物（位置好）	距初次 ACL 手术 <18 个月	对侧的骨 - 髌腱 - 骨移植物
	距初次 ACL 手术 >18 个月	同侧的骨 - 髌腱 - 骨移植物
四股腘绳肌移植物		骨 - 髌腱 - 骨移植物
再次翻修或无法获取骨 - 髌腱 - 骨移植物 / 腘绳肌移植物		股四头肌肌腱

34.5.4 固定方法的选择

各种骨与软组织固定装置必须对移植物的选择和使用没有限制，且可利用的骨支持最大[95]。

无论选择什么固定方法，在移植物融合之前，都应可承受早期术后康复的力。

股骨或胫骨可以采用不同的固定方法，或有时是联合固定（骨皮质悬吊、十字别针、吻合钉、垫圈、骨柱或经隧道的关节内固定螺钉）[95]。分析每种固定类型的特征不是本书内容，但必须知道它们各有不同。

一般来说，远离关节线的固定装置（如纽扣、吻合钉、垫圈或后螺钉等）则无法重建关节表面旁边的原始胫骨和股骨 ACL 止点[25]。相对于完整的 ACL，移植物在循环负荷下所受的张力更大[96]。这可引起移植物在骨隧道中的纵向（"松紧绳效应"）和横向（"雨刷器效应"）活动，从而导致骨隧道扩大，影响移植物在骨隧道内的愈合，并可能导致骨质缺损，而增加翻修手术的复杂性[25]。此外，应当考虑到移植物远离关节线固定的线性刚度要小于固定在靠近骨隧道入口处[25]（图 34.8）。基于此，即使需要双重固定，我们也倾向于要选择接近关节线的固定方式。此外，使用皮质悬吊固定法时，我们倾向于选择一个可以使移植物填充整个隧道的固定装置。除了一个较短的系统，固定环需要空间来转移并释放纽扣板，长度可调节环则须保留更多的骨量[97]。然而，所有这些系统都可以提供充分的固定[97]

我们必须知道，任何一种固定方法必须保证对抗抽出和滑移的力、避免对移植物的损害、对融合作用障碍最小、对骨壁损害最小、长期并发症发生率低、当操作有误时可以容易取出、外科医生必须熟练掌握其应用。

34.6　康复

ACL 翻修患者的康复目标同初次手术患者基本一致。一个"早期"的康复计划必须个性化，要有具体目标的指导并遵循每个患者的需求。它必须考虑到下肢力学对线、骨的质量、患者的依从性、术前可能影响康复进展的变量（如骨移植、移植物固定质量、是否同时行其他手术等）。

康复的过程常常较漫长，尤其是在负重锻炼及功能训练康复过程中。康复计划必须根据个人量身定制。

一般术后 24 h，膝关节开始主动屈曲和被动伸直。常规局部冷疗可以减少膝关节炎症反应和肿胀。在指导患者在步态接近正常之前扶拐行走。负重主要取决于移植物的固定情况。患者手术后 48 h 出院，继续在门诊进行康复。

术后 2 周膝关节必须能达到屈曲 90° 和完全伸直。第一阶段包括渐进活动、力量训练（等距、闭链及部分开链），以及动态稳定性训练。膝关节无明显肿胀和疼痛时则可允许进行跑步[80]。

后一阶段，患者会得到针对性的专业体育训练，旨在锻炼本体感觉，直到完全恢复运动。

应始终牢记移植物的骨内融合过程和"再韧带化"过程[14]。这是一个漫长的连续的过程，最终进行的是组织的转化，但与原韧带的组织结构又不完全一致。它通常分为早期阶段以移植物坏死和细胞过少为主，随后是细胞增生阶段（较高的生物力学脆性），最后是再韧带化阶段，韧带进行重塑直到有最大抵抗力，接近原 ACL 的张力。可以预测，通常在患者手术后 9 个月可以重返相关的体育运动，但必须考虑所有因素（患者以及手术相关的），并且在一些特殊情况下可能需要更长的康复时间。

我们必须尊重由生物学决定的一些康复"黄金法则"，以使我们达到主要目标。

记忆要点

翻修"重建失败"的 ACL 是多因素的，需要细致的检查，往往需要个性化的手术。

从患者的主诉中正确识别重建失败的原因。

有些病例是在初次重建后因再次创伤而韧带断裂，从而需要翻修。

然而，许多其他的翻修病例多是由于与初次手术相关的原因，忽略的相关病变、感染、独眼龙征、关节炎、软骨或半月板损伤，以及髌股病变导致的。

成功的 ACL 翻修术强烈需要一个具有丰富的 ACL 修复经验且专注于膝关节手术的技术团队。除了正确的术前计划，有些决定只能在术前做出。只有当你对所有的选择做好充分的准备，你才会为每例患者选出最好的处理方式。其中，有许多突发事件和困难阻碍，因此外科医生必须熟悉多种不同的手术技术，以便能够选择最适合每个个体患者的手术。

绝大多数的翻修术疗效都较好，但始终不能同初次手术一样。

参考文献

1. Mohtadi NG, Chan DS, Dainty KN, Whelan DB (2011) Patellar tendon versus hamstring tendon autograft for anterior cruciate ligament rupture in adults. Cochrane Database Syst Rev (9):CD005960.

2. Griffin LY, Agel J, Albohm MJ et al (2000) Noncontact anterior cruciate ligament injuries: risk factors and prevention strategies. J Am Acad Orthop Surg 8:141–150

3. Prodromos C, Rogowski J, Joyce BT (2008) The economics of anterior cruciate ligament reconstruction. In: Prodromos C, Brown C, Fu FH, Georgoulis AD, Gobbi A, Howell SM et al (eds) The anterior cruciate ligament: reconstruction and basic science. Saunders Elsevier, Philadelphia, pp 79–83

4. Uribe JW, Hechtman KS, Zvijac JE, Tjin ATEW (1996) Revision anterior cruciate ligament surgery: experience from Miami. Clin Orthop Relat Res 325:91–99

5. Carson EW, Anisko EM, Restrepo C, Panariello RA, O'Brien SJ, Warren RF (2004) Revision anterior cruciate ligament reconstruction: etiology of failures and clinical results. J Knee Surg 17:127–132

6. Burks RT, Friederichs MG, Fink B, Luker MG, West HS, Greis PE (2003) Treatment of postoperative anterior cruciate ligament infections with graft removal and early reimplantation. Am J Sports Med 31:414–418

7. Harner CD, Giffin JR, Dunteman RC, Annunziata CC, Friedman MJ (2001) Evaluation and treatment of recurrent instability after anterior cruciate ligament reconstruction. Instr Course Lect 50:463–474

8. DeFranco MJ, Bach BR Jr (2009) A comprehensive review of partial anterior cruciate ligament tears. J Bone Joint Surg Am 91:198–208

9. Colosimo AJ, Heidt RS Jr, Traub JA, Carlonas RL (2001) Revision anterior cruciate ligament reconstruction with a reharvested ipsilateral patellar tendon. A J Sports Med 29:746–750

10. Carson EW, Brown CJ (2003) Revision anterior cruciate ligament surgery. Lippincott, Williams & Wilkins, Philadelphia

11. Greis PE, Johnson DL, Fu FH (1993) Revision anterior cruciate ligament surgery: causes of graft failure and technical considerations of revision surgery. Clin Sports Med 12:839–852

12. Espregueira-Mendes J (2005) Revision of failures after reconstruction of the anterior cruciate ligament. In: Lemaire JS, Horan F, Villar R (eds) EFORT – European instructional course lectures, 7th edn. The British Editorial Society of Bone and Joint Surgery, London, pp 184–189

13. Johnson DL, Swenson TM, Irrgang JJ, Fu FH, Harner CD (1996) Revision anterior cruciate ligament surgery: experience from Pittsburgh. Clin Orthop Relat Res 325:100–109

14. Menetrey J, Duthon VB, Laumonier T, Fritschy D (2008) "Biological failure" of the anterior cruciate ligament graft. Knee Surg Sports Traumatol Arthrosc 16:224–231

15. Thomas NP, Pandit HG (2008) Revision anterior cruciate ligament. In: Prodromos C, Brown C, Fu FH, Georgoulis AD, Gobbi A, Howell SM, et al (eds) The anterior cruciate ligament: reconstruction and basic science. Saunders Elsevier, Philadelphia, p 443–457

16. Shelbourne KD, O'Shea JJ (2002) Revision anterior cruciate ligament reconstruction using the contralateral bone-patellar tendon-bone graft. Instr Course Lect 51:343–346

17. Thomas NP, Kankate R, Wandless F, Pandit H (2005) Revision anterior cruciate ligament reconstruction using a 2-stage technique with bone grafting of the tibial tunnel. Am J Sports Med 33:1701–1709

18. Wirth CJ, Kohn D (1996) Revision anterior cruciate ligament surgery: experience from Germany. Clin Orthop Relat Res 325:110–115

19. Wolf RS, Lemak LJ (2002) Revision anterior cruciate ligament reconstruction surgery. J South Orthop Assoc 11:25–32

20. Denti M, Lo Vetere D, Bait C, Schonhuber H, Melegati G, Volpi P (2008) Revision anterior cruciate ligament reconstruction: causes of failure, surgical technique, and clinical results. Am J Sports Med 36:1896–1902

21. Wright RW, Gill CS, Chen L et al (2012) Outcome of revision anterior cruciate ligament reconstruction: a systematic review. J Bone Joint Surg Am 94:531–536

22. Getelman MH, Friedman MJ (1999) Revision anterior cruciate ligament reconstruction surgery. J Am Acad Orthop Surg 7:189–198

23. Friel NA, Chu CR (2013) The role of ACL injury in the development of posttraumatic knee osteoarthritis. Clin Sports Med 32:1–12

24. Musahl V, Becker R, Fu FH, Karlsson J (2011) New trends in ACL research. Knee Surg Sports Traumatol Arthrosc 19(Suppl 1):S1–S3

25. Dargel J, Gotter M, Mader K, Pennig D, Koebke J, Schmidt-Wiethoff R (2007) Biomechanics of the anterior cruciate ligament and implications for surgical reconstruction. Strateg Trauma Limb Reconstr 2:1–12

26. Dargel J, Schmidt-Wiethoff R, Heck M, Bruggemann GP, Koebke J (2008) Comparison of initial fixation properties of sutured and nonsutured soft tissue anterior cruciate ligament grafts with femoral cross-pin fi xation. Arthroscopy 24:96–105

27. Girgis FG, Marshall JL, Monajem A (1975) The cruciate ligaments of the knee joint. Anatomical, functional and experimental analysis. Clinl Orthop Relat Res 106:216–231

28. Yunes M, Richmond JC, Engels EA, Pinczewski LA (2001) Patellar versus hamstring tendons in anterior cruciate ligament reconstruction: a meta-analysis. Arthroscopy 17:248–257

29. Freedman KB, D'Amato MJ, Nedeff DD, Kaz A, Bach BR Jr (2003) Arthroscopic anterior cruciate ligament reconstruction: a metaanalysis comparing patellar tendon and hamstring tendon autografts. Am J Sports Med 31:2–11

30. Muller B, Hofbauer M, Wongcharoenwatana J, Fu FH (2013) Indications and contraindications for doublebundle ACL reconstruction. Int Orthop 37:239–246

31. Yagi M, Wong EK, Kanamori A, Debski RE, Fu FH, Woo SL (2002) Biomechanical analysis of an anatomic anterior cruciate ligament reconstruction. Am J Sports Med 30:660–666

32. Yamamoto Y, Hsu WH, Woo SL, Van Scyoc AH, Takakura Y, Debski RE (2004) Knee stability and graft function after anterior cruciate ligament reconstruction: a comparison of

a lateral and an anatomical femoral tunnel placement. Am J Sports Med 32:1825–1832

33. Pujol N, Colombet P, Cucurulo T et al (2012) Natural history of partial anterior cruciate ligament tears: a systematic literature review. OrthopTraumatol, Surg Res 98:S160–S164

34. Sonnery-Cottet B, Lavoie F, Ogassawara R, Scussiato RG, Kidder JF, Chambat P (2010) Selective anteromedial bundle reconstruction in partial ACL tears: a series of 36 patients with mean 24 months follow-up. Knee Surg Sports Traumatol Arthrosc 18:47–51

35. Reinhardt KR, Hammoud S, Bowers AL, Umunna BP, Cordasco FA (2012) Revision ACL reconstruction in skeletally mature athletes younger than 18 years. Clin Orthop Relat Res 470:835–842

36. Sutton KM, Bullock JM (2013) Anterior cruciate ligament rupture: differences between males and females. J Am Acad Orthop Surg 21:41–50

37. Lubowitz JH, Schwartzberg R, Smith P (2013) Randomized controlled trial comparing all-inside anterior cruciate ligament reconstruction technique with anterior cruciate ligament reconstruction with a full tibial tunnel. Arthroscopy 29:1195–1200

38. Smith HC, Vacek P, Johnson RJ et al (2012) Risk factors for anterior cruciate ligament injury: a review of the literature-part 2: hormonal, genetic, cognitive function, previous injury, and extrinsic risk factors. Sports Health 4:155–161

39. Smith HC, Vacek P, Johnson RJ et al (2012) Risk factors for anterior cruciate ligament injury: a review of the literature – part 1: neuromuscular and anatomic risk. Sports Health 4:69–78

40. Cheatham SA, Johnson DL (2013) Anticipating problems unique to revision ACL surgery. Sports Med Arthrosc Rev 21:129–134

41. Wright RW, Huston LJ, Spindler KP et al (2010) Descriptive epidemiology of the Multicenter ACL Revision Study (MARS) cohort. Am J Sports Med 38:1979–1986

42. Noyes FR, Barber-Westin SD, Roberts CS (1994) Use of allografts after failed treatment of rupture of the anterior cruciate ligament. J Bone Joint Surg Am 76:1019–1031

43. Wright R, Spindler K, Huston L et al (2011) Revision ACL reconstruction outcomes: MOON cohort. J Knee Surg 24:289–294

44. Corsetti JR, Jackson DW (1996) Failure of anterior cruciate ligament reconstruction: the biologic basis. Clin Orthop Relat Res 325:42–49

45. Trojani C, Sbihi A, Djian P et al (2011) Causes for failure of ACL reconstruction and infl uence of meniscectomies after revision. Knee Surg Sports Traumatol Arthrosc 19:196–201

46. Pereira HM, Correlo VM, Silva-Correia J, Oliveira JM,

Reis Ceng RL, Espregueira-Mendes J (2013) Migration of "bioabsorbable" screws in ACL repair. how much do we know? A systematic review. Knee Surg Sports Traumatol Arthrosc 21:986–994

47. Sanchis-Alfonso V, Tinto-Pedrerol M (2004) Femoral interference screw divergence after anterior cruciate ligament reconstruction provoking severe anterior knee pain. Arthroscopy 20:528–531

48. Bencardino JT, Beltran J, Feldman MI, Rose DJ (2009) MR imaging of complications of anterior cruciate ligament graft reconstruction. Radiographics 29:2115–2126

49. Konan S, Haddad FS (2009) A clinical review of bioabsorbable interference screws and their adverse effects in anterior cruciate ligament reconstruction surgery. Knee 16:6–13

50. Konan S, Haddad FS (2009) The unpredictable material properties of bioabsorbable PLC interference screws and their adverse effects in ACL reconstruction surgery. Knee Surg Sports Traumatol Arthrosc 17:293–297

51. Gomoll AH, Bach BRJ (2006) Managing tunnel malposition and widening in revision anterior cruciate ligament surgery. Oper Tech Sports Med 14:36–44

52. Maak TG, Voos JE, Wickiewicz TL, Warren RF (2010) Tunnel widening in revision anterior cruciate ligament reconstruction. J Am Acad Orthop Surg 18:695–706

53. Espregueira-Mendes J, Pereira H, Sevivas N et al (2012) Assessment of rotatory laxity in anterior cruciate ligament-defi cient knees using magnetic resonance imaging with Porto-knee testing device. Knee Surg Sports Traumatol Arthrosc 20:671–678

54. Pereira H, Sevivas N, Varanda P, Monteiro A, Monllau JC, Espregueira-Mendes J (2013) Failed anterior cruciate ligament repair. In: Pre-Pub, G. Bentley (ed.), Surgical Orthopaedics and Traumatology, Springer, Berlin/Heidelberg

55. Jarvela T, Kannus P, Jarvinen M (2001) Anterior cruciate ligament reconstruction in patients with or without accompanying injuries: a re-examination of subjects 5 to 9 years after reconstruction. Arthroscopy 17:818–825

56. Sonnery-Cottet B, Lavoie F, Ogassawara R et al (2010) Clinical and operative characteristics of cyclops syndrome after double-bundle anterior cruciate ligament reconstruction. Arthroscopy 26:1483–1488

57. Magit D, Wolff A, Sutton K, Medvecky MJ (2007) Arthrofi brosis of the knee. J Am Acad Orthop Surg 15:682–694

58. Shelbourne KD, Johnson GE (1994) Outpatient surgical management of arthrofi brosis after anterior cruciate ligament surgery. Am J Sports Med 22:192–197

59. Skutek M, Elsner HA, Slateva K et al (2004) Screening for arthrofibrosis after anterior cruciate ligament reconstruction: analysis of association with human leukocyte antigen. Arthroscopy 20:469–473

60. Paulos LE, Wnorowski DC, Greenwald AE (1994) Infrapatellar contracture syndrome. Diagnosis, treatment, and long-term followup. Am J Sports Med 22:440–449

61. Sanders B, Rolf R, McClelland W, Xerogeanes J (2007) Prevalence of saphenous nerve injury after autogenous hamstring harvest: an anatomic and clinical study of sartorial branch injury. Arthroscopy 23:956–963

62. Vardi G (2004) Sciatic nerve injury following hamstring harvest. Knee 11:37–39

63. Sechriest VF 2nd, Carney JR, Kuskowski MA, Haffner JL, Mullen MJ, Covey DC (2013) Incidence of knee sepsis after ACL reconstruction at one institution: the impact of a clinical pathway. J Bone Joint Surg Am 95(843–9):S1–S6

64. Indelli PF, Dillingham M, Fanton G, Schurman DJ (2002) Septic arthritis in postoperative anterior cruciate ligament reconstruction. Clin Orthop Relat Res 398:182–188

65. Zalavras CG, Patzakis MJ, Tibone J, Weisman N, Holtom P (2005) Treatment of persistent infection after anterior cruciate ligament surgery. Clin Orthop Relat Res 439:52–55

66. Zaffagnini S, Bonanzinga T, Grassi A et al (2013) Combined ACL reconstruction and closing-wedge HTO for varus angulated ACL-defi cient knees. Knee Surg Sports Traumatol Arthrosc 21:934–941

67. Dowd GS, Hussein R, Khanduja V, Ordman AJ (2007) Complex regional pain syndrome with special emphasis on the knee. J Bone Joint Surg Br 89:285–290

68. Hogan CJ, Hurwitz SR (2002) Treatment of complex regional pain syndrome of the lower extremity. J Am Acad Orthop Surg 10:281–289

69. Wahl CJ, Westermann RW, Blaisdell GY, Cizik AM (2012) An association of lateral knee sagittal anatomic factors with non-contact ACL injury: sex or geometry? J Bone Joint Surg Am 94:217–226

70. Sonnery-Cottet B, Archbold P, Cucurulo T et al (2011) The infl uence of the tibial slope and the size of the intercondylar notch on rupture of the anterior cruciate ligament. J Bone Joint Surg Br 93:1475–1478

71. Hashemi J, Mansouri H, Chandrashekar N, Slauterbeck JR, Hardy DM, Beynnon BD (2011) Age, sex, body anthropometry, and ACL size predict the structural properties of the human anterior cruciate ligament. J Orthop Res 29:993–1001

72. Irrgang JJ, Anderson AF, Boland AL et al (2006) Responsiveness of the International Knee Documentation Committee Subjective Knee Form. Am J Sports Med 34:1567–1573

73. Bernard M, Hertel P, Hornung H, Cierpinski T (1997) Femoral insertion of the ACL. Radiographic quadrant method. Am J Knee Surg 10:14–21; discussion 22

74. Koga H, Muneta T, Yagishita K, Ju YJ, Sekiya I (2012) The effect of graft fi xation angles on anteroposterior and rotational knee laxity in double-bundle anterior cruciate ligament reconstruction: evaluation using computerized navigation. Am J Sports Med 40:615–623

75. Carson EW, Brown CJ et al (2003) Revision anterior cruciate ligament surgery. In: Callaghan JJ (ed) The adult knee. Lippincott, Williams & Wilkins, Philadelphia

76. Pereira H, Sevivas N, Pereira R et al (2012) New tools for diagnosis, assessment of surgical outcome and follow-up. In: Hernández J, Monllau JC (eds) Lesiones Ligamentosas de La Rodilla. Marge Books, Barcelona, pp 185–194

77. Wright RW, Dunn WR, Amendola A et al (2007) Risk of tearing the intact anterior cruciate ligament in the contralateral knee and rupturing the anterior cruciate ligament graft during the first 2 years after anterior cruciate ligament reconstruction: a prospective MOON cohort study. Am J Sports Med 35: 1131–1134

78. Dunn WR, Spindler KP (2010) Predictors of activity level 2 years after anterior cruciate ligament reconstruction (ACLR): a Multicenter Orthopaedic Outcomes Network (MOON) ACLR cohort study. Am J Sports Med 38:2040–2050

79. Spindler KP, Huston LJ, Wright RW et al (2011) The prognosis and predictors of sports function and activity at minimum 6 years after anterior cruciate ligament reconstruction: a population cohort study. Am J Sports Med 39:348–359

80. Thomas NP, Pandit HG (2008) Revision anterior cruciate ligament. In: Prodromos C, Brown C, Fu FH et al (eds) The anterior cruciate ligament: reconstruction and basic science. Saunders Elsevier, Philadelphia, pp 443–457

81. Safran MR, Harner CD (1996) Technical considerations of revision anterior cruciate ligament surgery. Clin Orthop Relat Res 325:50–64

82. Noyes FR, Barber-Westin SD (2001) Revision anterior cruciate surgery with use of bone-patellar 34 Systematic Approach from Porto Schooltendon- bone autogenous grafts. J Bone Joint Surg Am 83-A:1131–1143

83. Espregueira-Mendes J (2005) Revision of failures after reconstruction of the anterior cruciate ligament. In: Lemaire JS, Horan F, Villar R (eds) EFORT – European instructional course lectures, 7 edn. The British Editorial Society of Bone and Joint Surgery, London, p, 184–189

84. Yan LP, Silva-Correia J, Correia C et al (2013) Bioactive macro/micro porous silk fi broin/nano-sized calcium phosphate scaffolds with potential for bonetissue-engineering applications. Nanomedicine (Lond) 8:359–378

85. Oliveira JM, Sousa RA, Malafaya PB et al (2011) In vivo study of dendronlike nanoparticles for stem cells "tuneup": from nano to tissues. Nanomedicine 7:914–924

86. Musahl V, Plakseychuk A, VanScyoc A et al (2005) Varying femoral tunnels between the anatomical footprint and isometric positions: effect on kinematics of the

anterior cruciate ligament-reconstructed knee. Am J Sports Med 33:712–718

87. Csizy M, Friederich NF (2002) Bore canal site in surgical reconstruction of the anterior cruciate ligament. Position – placement errors – anatomic measurement. Orthopade 31:741–750

88. Samuelsson K, Andersson D, Karlsson J (2009) Treatment of anterior cruciate ligament injuries with special reference to graft type and surgical technique: an assessment of randomized controlled trials. Arthroscopy 25:1139–1174

89. Gorschewsky O, Klakow A, Putz A, Mahn H, Neumann W (2007) Clinical comparison of the autologous quadriceps tendon (BQT) and the autologous patella tendon (BPTB) for the reconstruction of the anterior cruciate ligament. Knee Surg Sports Traumatol Arthrosc 15:1284–1292

90. Mariscalco MW, Magnussen RA, Mehta D, Hewett TE, Flanigan DC, Kaeding CC (2013) Autograft versus nonirradiated allograft tissue for anterior cruciate ligament reconstruction: a systematic review. Am J Sports Med doi: 10.1177/0363546513497566 . [Epub ahead of print]

91. Prodromos CC, Joyce BT (2008) Allograft complications and risk factors. In: Prodromos C, Brown C, Fu FH et al (eds) The anterior cruciate ligament: reconstruction and basic science. Saunders-Elsevier, Philadelphia, pp 561–564

92. Karlsson J (2010) Anatomy is the key. Knee Surg Sports Traumatol Arthrosc 18:1

93. Leong NL, Petrigliano FA, McAllister DR (2013) Current tissue engineering strategies in anterior cruciate ligament reconstruction. J Biomed Mater Res A. doi: 10.1002/jbm.a.34820 . [Epub ahead of print]

94. Fare S, Torricelli P, Giavaresi G et al (2013) In vitro study on silk fibroin textile structure for anterior cruciate ligament regeneration. Mater Sci Eng C 33:3601–3608

95. Harvey A, Thomas NP, Amis AA (2005) Fixation of the graft in reconstruction of the anterior cruciate ligament. J Bone Joint Surg Br 87:593–603

96. Fu FH, Bennett CH, Lattermann C, Ma CB (1999) Current trends in anterior cruciate ligament reconstruction. Part 1: biology and biomechanics of reconstruction. Am J Sports Med 27:821–830

97. Petre BM, Smith SD, Jansson KS et al (2013) Femoral cortical suspension devices for soft tissue anterior cruciate ligament reconstruction: a comparative biomechanical study. Am J Sports Med 41:416–422

第 35 章

一期翻修术：Danish法

Martin Lind 著

赵 亮 谢登辉 曾 春 译

目 录

35.1　前交叉韧带重建失败的原因

35.1.1　失败的发生率

　　ACL 重 建（anterior cruciate ligament reconstruction，ACLR）后失败的发生率高度依赖于失败的定义。ACL 重建后失败可以被定义为须进行 ACLR 翻修术，像 Lysholm 和国际膝关节文献 评 分（International Knee Documentation Score，IKDS）的客观或主观的临床结果评分不令人满意、膝关节过度松弛（双侧通常超过 5 mm 的客观松弛度），或主观连续性膝关节不稳定。不是所有患者的 ACLR 后膝关节不稳定或主观预后差都须进行翻修，ACLR 翻修率不能反映真正的失败率。根据来自国家数据登记库的数据显示，ACLR 5 年后的翻修率已经达到 4% [31]（图 35.1）。即使 ACL 重建 5 年后的翻修率似乎相对较低，仅有 4% ~ 5%，但是翻修手术占 ACL 重建术的比例升高。从国家登记的数据显示，所有有关 ACL 的处理中，大约有 10% 是翻修处理。

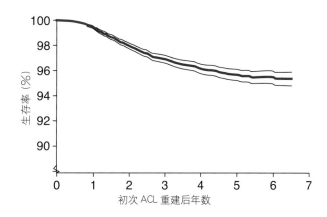

图 35.1 初次 ACL 重建术后 ACL 移植物的生存曲线。国家队列的 14 878 名患者随访 6 年的 Kaplan-Meier 生存曲线

35.1.2　失败的力学机制

ACL 重建失败的主要原因是新的创伤、手术操作不当，伴随的韧带不稳定，生物学失败。生物学失败这一术语很难定义，主要包括不明原因的 ACL 重建失败（表 35.1）。最近一项法国的多中心研究中，293 例患者的 ACL 翻修数据表明，ACL 移植失败的主要原因是股骨隧道的位置（36%）、新的创伤（30%），以及不明原因（15%）[52]。

表 35.1　ACL 重建失败导致翻修的原因

翻修的原因 %	Lind 等（2012）[29]	MARS 组（2010）[57]	Trojani 等（2011）[51]
外伤	38	32	30
股骨隧道位置	24	19	36
胫骨隧道位置	6	9	11
隧道增宽	2		
不明原因	24	24（生物学）	15
固定失败	5	5	

35.1.2.1 新的创伤

ACL 重建失败的主要原因是新的创伤。约 35% ACL 重建失败的病例估计由新的创伤导致[31,59]。

在 80% 的情况下，新的创伤发生在高强度体育运动中。在一些轴移运动如手球运动，ACL 重建后的再损伤的风险非常高，约 25%[37]。

35.1.2.2 手术操作不当

目前关注重点是 ACL 止点的解剖和更准确地解剖学重建 ACL 的可能性。这表明，以往的技术导致了并非最佳的隧道位置，尤其是在股骨。直到十年前，股骨隧道的垂直定位仍作为一种标准（图 35.2）。股骨隧道位置过于垂直和偏前，将对后交叉韧带形成撞击。随着时间的推移，将导致移植物的拉伸和磨损，从而形成新的不稳定。胫骨隧道偏前放置，将导致移植物对髁间窝顶部的撞击，这是撞击引起的另一个失效机制。在手术过程中施加过大的移植物张力，已被证明将导致移植物韧带化减弱和随后的移植物松弛[60]。在骨隧道用于移植物固定的植入物也可以是失效的原

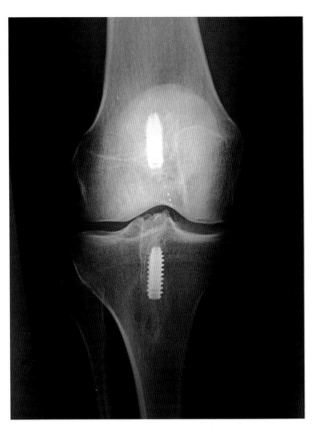

图 35.2　患者股骨隧道垂直位的非解剖学位置的正位片。金属界面螺钉位置位于 12 点位置

因。韧带化及移植物锚定到接近正常关节隧道壁，通常需要 3～6 个月。因此，内固定不牢靠，通常会造成韧带化早期失败。康复过程中，正常移植物负荷可能会高达 500 N，因此固定方法须能承受如此巨大的力量[50]。

35.1.2.3 生物学失败

生物学失败通常被定义为一个排除诊断。如果不存在明显的新的创伤或手术的不当，某种形式的生物学失败必须是 ACL 失败的原因。但是，移植组织的生物反应涉及其所处环境中的机械和生物化学环境。因此，ACL 移植物的"生物学失败"是一个复杂的病理实体，并且它的本质很难理解。生物学失败的机制可能是早期的广泛移植物组织坏死、血管重建干扰和细胞增生和增殖减少，导致韧带化过程延迟或不完全化[34]。当 ACLR 使用同种异体肌腱时，不利的免疫反应可以导致移植物坏死，尤其是接受辐射的移植物，

它能够诱导比未辐射的同种异体移植物更广泛的免疫反应[9]。

ACL 重建后隧道增宽是一个常见的现象[6,9,55]。隧道增宽的基础是机械和生物因素等多因素促成的[22]。悬吊固定使移植物构造更富有弹性，并且形成所谓的松紧绳效应，这一效应导致隧道增宽[11,22,38]。相对于近关节固定方法，使用皮质固定技术更容易出现隧道增宽，如纽扣固定或骨柱固定[11]。悬吊固定的方法使移植物自身具有足够的弹性，影响韧带在骨隧道的韧带化过程。持续不良的机械负荷加载于移植物和骨隧道之间，随后便导致隧道增宽。而且，可吸收植入物在降解过程中释放的酸性降解产物也可引起植入物周围骨的囊性吸收[9-10,36]。

然而，ACLR 后松弛和骨隧道增宽之间却没有显著的关联。

35.1.2.4 伴随病变

没有对侧副韧带和 PCL 损伤做出诊断和治疗，可能导致重建后的 ACL 移植物承担过多负荷。膝后外侧结构不稳定是最容易漏诊的并发韧带损伤。在慢性 ACL 损伤的膝关节中，它约有 10% ~ 15% 的发生率[12]。

35.2 前交叉韧带重建失败患者的管理：病史、临床症状、X 线片、MRI 和 CT

35.2.1 病史

细致的评估对于 ACL 重建失败的患者的治疗计划很重要。术前计划可能是翻修手术中最重要的一步。这是为了避免重复出现初次 ACL 重建的失败。应确定初次 ACLR 后，患者的活动水平和症状特点。ACLR 失败的主诉可能包括不稳定感、疼痛、肿胀、脱膝感、绞锁、摩擦音、关节僵硬或跛行。区分疼痛和不稳定的症状是很重要的。对过去所有的手术记录应进行仔细审查，了解之前的关节内损伤情况和相关治疗信息。对于先前的 ACLR，重要的是知道移植物的类型、位置、固定技术和植入物。物理检查应包括评估膝关节积液、关节运动范围，以及详细的韧带松弛检查。步态和力学对线也应关注。应注意任何外翻或内翻畸形，可通过全下肢 X 线片进一步评估。内翻

或外翻的推力可以检查内侧或后外侧的松弛度。这种不稳定可以通过外翻和内翻的压力试验和旋转测试来评估，如胫骨外旋试验。侧副韧带的不稳定还可以通过压力 X 线片进行评价，双侧关节间隙的差异可以明显提示侧副韧带功能不全，应进行翻修术[27]。ACL 松弛度的客观测试包括前抽屉试验和轴移试验。仪器松弛度检查是有帮助的，而且结果可以与之前的结果相比。双侧松弛度超过 5 mm 即可定义为 ACL 重建失败[54]。

35.2.2 影像学

初步检查是 2 个或 3 个平面的 X 线片。用于确定植入物的存在和位置。其次，X 线片显示隧道位置和隧道宽度。隧道宽度可以通过测量骨隧道的硬化边缘之间的直径获得[26]（图 35.3）。Amis 和 Jakob 将侧位片上胫骨平台矢状位的胫骨隧道的位置从前到后划分成 4 个相等的象限[1]。胫骨隧道进入关节应在象限 2 的后侧 1/3。对于股骨隧道，Blumensaat 线可以被划分成 4 个相等的象限，隧道应在最后一个象限[2]。在正位 X 线片中，胫骨隧道应在胫骨平台的中心，股骨隧道应与中轴线成 40° ~ 70° 夹角。

MRI 是一种有用的辅助的放射学评估。MRI 扫描可以评估 ACL 重建的完整性，并评估软骨和半月板的情况。

CT 扫描可以辅助评估骨隧道和隧道宽度，并给出比标准 X 线片更详细的信息。如果 X 线片证实隧道位置或隧道宽度可能存在问题，建议使用 CT 扫描。3D 重建可能会进一步增加从 CT 扫描中获取的信息，特别是确定关节的隧道口位置，并确定可能的新隧道位置（图 35.4）。

35.3 翻修手术的策略：内植物移除和骨隧道的评估

当计划行 ACLR 翻修术时，外科医生应该有机会了解各种技术来处理位置不良的隧道、骨质丢失、隧道扩大、内植物移除。当所有的信息都可用时，应根据时机、去除旧的固定装置（特殊移除设备必须可用）、移植物选择、隧道位置、移植物固定、一期或二期手术做决定。为了避免 ACL 翻修失败，必须对患者早期进行"教育"，避免过早运动或轴移活动。因此，重要的是，计划

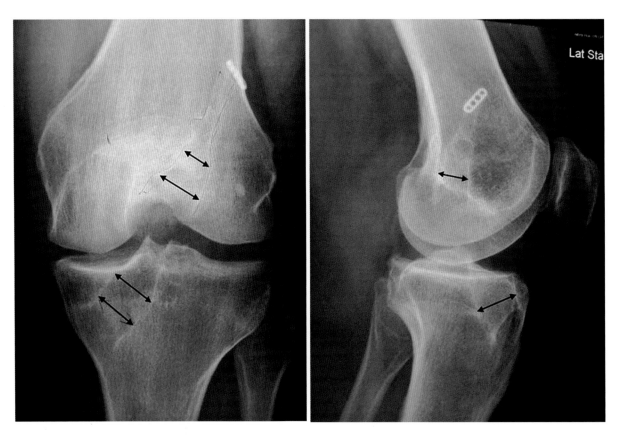

图 35.3　腘绳肌重建 ACL 后股骨隧道和胫骨隧道显著增宽的患者的正侧位片。箭头显示骨隧道壁

该手术在术后康复期间患者能适应其社会生活和体育活动的时候进行。

35.3.1　时机

手术之前，必须纠正膝关节屈伸活动受限。在某些情况下，这是由于关节纤维化或髌下挛缩综合征。在这种情况下，在 ACLR 之前必须进行关节镜松解和强化康复锻炼。

35.3.2　内植物移除

若隧道和内植物正确放置，螺钉不得不去除。外科医生须了解先前的手术中使用的螺钉的尺寸和位置，并准备适当的螺丝刀。在使用尺寸合适的螺丝刀去除螺钉前，必须小心除去螺丝帽内部和周围长入的骨质。螺丝刀必须尽可能平行于螺钉。在拧入螺钉或去除螺钉时，若螺纹出现磨损或剥脱，可能须进行螺钉周围更广泛的骨切除，随后再进行分期手术。若是金属螺钉放置在胫骨近端或存在完全的骨过度生长，荧光透视可用于

识别隐藏的螺钉位置。一个辨别螺钉的技巧是使用克氏针，并在荧光透视下用克氏针钻至螺钉末端。随后就可以用标准铰刀钻取暴露螺钉末端，避免骨质大量损失。

准备一个新的胫骨隧道时，可以改变钻孔的角度，从而避免去除最初插入的螺钉[16]。应特别注意"可吸收界面螺钉"，虽然是射线可穿过的，可能术后几年也须去除。因可吸收内植物在吸收过程中产生炎性反应，骨隧道周围的骨组织可能质量较差。可吸收内植物可引起囊性骨吸收已被证实[9-10, 36]。因此，最好在 ACL 翻修前取出这些内植物。

35.3.3　隧道定位

ACL 重建的最常见的技术错误应该是股骨和胫骨隧道非解剖学定位。以前的 ACLR 标准手术技术是将 ACL 移植物定位于股骨的垂直位置上，以适应经胫骨的股骨补偿定位器（图 35.2）。最近才重新发现 ACLR 的隧道位置需要更正确的解剖

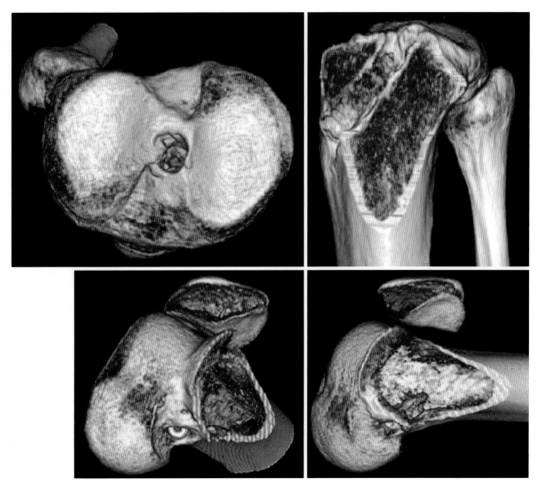

图 35.4　ACL R 翻修术前行 CT 扫描 3D 重建是明确隧道位置和构造的方法

学位置，尤其是在股骨。初次 ACLR 的隧道定位，主要有以下 3 种。

35.3.3.1 隧道定位良好的初次 ACLR

　　良好定位的隧道无扩大，可以重复使用，通常常规固定方法都可应用。如果是隧道中度增宽或骨质溶解，可以使用有较大的骨栓的移植物，通常是同种异体移植物。对于股骨隧道增宽，用锥形骨栓采取从外到内的技术填充。压配固定必须使用这种技术。在股骨的另一个选择是使用双界面螺钉固定，填补过大的隧道 [39, 44]。在胫骨侧，一个大的界面螺钉可以用于填充隧道或同种异体移植物联合骨栓用于直径扩大的隧道。如果胫骨有任何的骨质量问题，建议使用双皮质螺钉和垫圈辅助固定。若是隧道位置可以接受，旧的植入物被移除，清理钻孔并通过逐级扩大钻孔，增大

骨隧道直到隧道内壁清洁。直线铰刀优于橡型铰刀，以避免可能出现的钻孔移位或偏移。连续钻孔期间，先将克氏针插入股骨切迹顶，可以保证钻头方向。另一种方法是在克氏针的前端使用稳定装置。使用关节镜探查隧道，以确保之前的移植物组织、缝线、植入物残留部分和硬化骨被从隧道壁清除（图 35.5）。在这些情况下，从第一次手术到第二次手术，通常须增大移植物的尺寸。

35.3.3.2 隧道定位不良的 ACL 翻修

　　如果一个隧道有明显的位置不良，可以通过不同的途径进行新的钻孔，以获得更正确的解剖学位置。在这些情况下，旧的金属设备可以保留，以便翻修固定时，保持周围骨的坚固。如果新的隧道可以不受隧道定位不良的影响，根据移植物的选择和手术医生的经验，可以使用常规的固定。

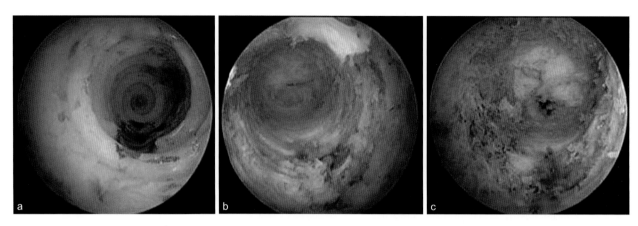

图 35.5 序贯（逐级）扩大钻孔是 ACLR 翻修中隧道准备的重要步骤。金属界面螺钉取出后（a），用 8 mm 铰刀研磨隧道（b）。用 10 mm 铰刀在平面上研磨隧道。骨道干净，隧道壁可见松质骨。隧道深部，髌骨自体移植物的骨块的皮质骨残留部分仍然可见

然而，如果外科医生觉得松质骨脆弱，从而会降低固定强度，可以考虑额外的皮质固定。如果是软组织移植物，这种在股骨的额外的固定可以是皮质纽扣和一个界面螺钉联合固定。在股骨远端通过金属界面螺钉双皮质固定柱，可以增强股骨内的移植物骨栓固定强度。在胫骨的辅助双皮质螺钉和垫圈固定可以联合任何骨内的固定内植物。

35.3.3.3 部分隧道定位不良的 ACL 翻修

须强调的是，一个正确的隧道位置和骨内位置或角度的关系不大。更重要的是隧道在关节的入口点。在部分隧道定位不良的情况下，可以有许多选择，以避免分期手术。重要的是，要明白，隧道倾斜度增加将导致隧道孔道和开放面积增加。

在一些胫骨隧道偏后的情况下，有可能通过在隧道的钻孔和清创过程中将胫骨隧道向前移位 2~3 mm 来纠正。在移植物固定时，界面螺钉在移植物后并接近关节入口处放置，以确保移植物在新隧道的前方愈合。类似的原理可以用于胫骨隧道部分偏前的病例中，其中新隧道向后移位，螺钉被置于移植物的前方。在这些情况下应小心拧入螺钉，因为螺钉偏前的位置可能会导致前皮质骨折。并且，在隧道的前面，隧道长度短，螺钉尖可能会进入关节内，引起移植物撞击或软骨损伤。在股骨部分定位不良隧道，特有的问题是隧道在髁间窝处轻微偏高，重新钻隧道可能会导致与旧隧道相通。在这种情况下，旧的植入物可以由复合的可吸收螺钉或 PEEK 螺钉来代替。

用这些螺钉钻取新隧道的过程中，造成的损害最小。最好是用含有羟磷灰石的磷酸钙的复合可吸收螺钉，因为这些螺钉再吸收速度非常慢，并与周围的骨融合良好。这将保证股骨翻修术的骨隧道周围骨壁的完整性[42]。

无论是在植入物移除还是在隧道的准确定位中，荧光透视成像在 ACLR 翻修过程中是一个有价值的工具。

35.3.4 双束前交叉韧带重建的翻修术

目前双束 ACLR 的趋势将导致未来几年越来越多的双束重建失败患者需要翻修术。这些情况十分具有挑战性，因为我们缺乏需要翻修的四隧道所造成的问题的经验。同时，胫骨和股骨有 2 个隧道的问题将使一期翻修更加困难。最安全的选择将是选择分期过程，在初始时将所有 4 条隧道进行植骨。也可以进行一期翻修，以同种异体皮质 - 松质骨骨栓或同种异体骨螺钉填充后外侧隧道后，对 ACL 前内侧束进行翻修。

35.3.5 伴随的韧带损伤

如前所述，一些重建失败的情况都是在初次重建的时候，因没有检查到伴随的韧带损伤，所造成的移植物的过度负荷。单独翻修撕裂的 ACL 而不重建其他功能不良的韧带，会由于过度张力，从而引起移植物失效，导致骨隧道移植物融合和关节内移植物再生长缓慢和缺乏血管重建。当患者重新进行体育活动时，有伴随的韧带功能不全，

可能会导致新的脱膝情况，使移植物断裂。因此，可取的做法是其他韧带松弛度大于 IKDC 3 级和 4 级时，在 ACL 翻修时，同时进行重建。侧副韧带重建应该采取标准手术技术 [28,61]。特别是如果旋转不稳定是由侧副韧带引起时，可以通过胫骨外旋试验和内外旋转试验进行检测 [32]。

35.3.6　康复

重建术后康复策略取决于多种因素。须考虑的重要的手术因素包括：使用移植物的类型、固定的稳定性、二次重建后的稳定性，以及半月板或软骨的任何病变。须考虑的患者因素包括年龄、活动水平、尺寸、顺应性，以及期望值。一般情况下，可以遵循初次 ACL 重建康复的原则。但是，如果移植物固定强度一般，则必须使用更严格的康复方案。在 ACL 手术后使用支具是有争议的 [58]。Risberg 等在一项针对初次 ACL 重建术使用和不使用支具的随机对照试验研究中发现，两者没有显著性差异 [3]。ACL 翻修手术没有相关随机对照试验。但是，生物力学的研究显示，支具可以减少在承重和非承重情况下 ACL 重建移植物的负荷。在不复杂的 ACL 翻修术后不建议使用支具。在骨质量较差和移植物固定不佳时，佩戴支具限制膝关节运动范围 4～6 周，确保在移植物愈合的初始阶段降低负荷。在内外翻不稳定患者已经行侧副韧带重建的情况下，须在移植物进行血管重建和与骨隧道融合期间使用支具（6～10 周）[4,53]。

35.4　一期或二期翻修术适应证

ACLR 翻修的适应证主要是初次 ACL 重建后膝关节持续不稳定。如果患者抱怨膝关节总是出现突然无力和半脱位，那么这些症状则表明移植物失效，可以进行 ACLR 翻修。ACLR 后疼痛和运动范围问题不一定由 ACLR 翻修解决，应进行评估和独立处理。文献提供了很好的证据，ACL 翻修术可以恢复膝关节的稳定性几乎到初级重建的水平 [29,31]。然而，患者的膝关节主观感知、症状及功能比初次 ACLR 后要差 [29,31]。分期手术的适应证是关节入口处，或胫骨及股骨外侧髁固定物区域骨质量太差，不能安全地进行一期 ACLR，以获得合适的隧道位置和稳定牢固的移植物固定。

还有一种适应证是部分骨隧道位置不正确，不能利用移植物骨块的位置重新扩大原隧道或利用植入物的固定定位来纠正。在第一种情况下，移植物固定不牢固和潜在的移植物融合不好可以导致新的机械故障。在后一种情况下，可能会与初次重建后失败的原因相同，一期翻修术由于移植物位置不佳出现再次失败。为避免出现上述问题，分期手术是必要的。

分期 ACLR 翻修的第一期，要去除所有植入物、清创，用扩大直径钻头在旧隧道的基础上重新钻孔，以去除隧道壁的硬化骨，随后在胫骨和股骨隧道用自体骨或同种异体骨移植填充。通常用研磨的骨屑或从股骨头钻出的骨栓作为同种异体移植物。骨移植物组织随后压紧入清创好的隧道。自体骨移植物通常从髂嵴获取。二期手术进行 4～6 个月后，骨移植物与骨隧道融合。在二期手术前，进行 CT 扫描，以确保该同种异体移植骨在隧道内融合良好（图 35.6）。ACLR 翻修术的第二期的显著优点是，可以像初次重建那样进行操作。

然而，研究已经表明，增加翻修术的时间会增加 X 线片下的关节炎与半月板和软骨损伤的发展，当一期手术可以解决的时候，外科医生必须谨慎采用二期手术 [40]。一个二期手术通常需要 4～6 个月的窗口期。这期间，患者将长时间出现膝关节不稳定，这可能导致膝关节软骨和半月板的进一步损伤。二期的处理还需要第二次麻醉和活动能力的调整。如果可能的话，若有合适的隧道位置和良好的移植物固定，应优先考虑一期手术。

35.5　移植物选择和手术技巧（表 35.2）

一个主要的手术问题是 ACLR 翻修移植物的选择。没有什么文献可以提供移植物类型与最佳结果的相关性证据。移植物选择主要是自体移植物和异体移植物。移植物的选择取决于手术需求和隧道位置及清创后的隧道大小。另外，先前的移植物的固定方法的失败的可能原因在手术过程中也要考虑。其他重要的因素包括患者的年龄、一般健康状况、日常生活活动，以及术后特定运动的需求 [44]。根据大多数文献报道，相对于异体

图35.6　胫骨（a）和股骨（b）隧道增宽的典型X线表现。患者行分期ACLR翻修。骨移植后5个月，CT扫描确定骨隧道情况以及植骨后的股骨（d）与胫骨（c）隧道融合情况

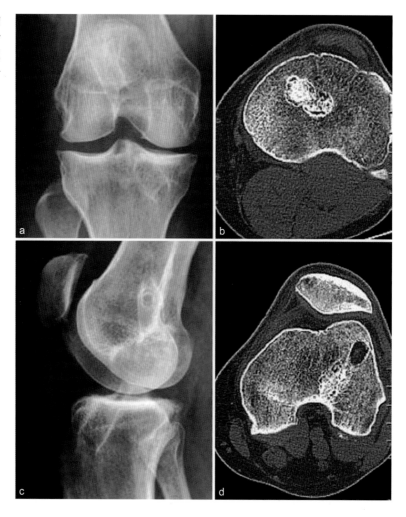

移植物，医生更倾向于选择自体移植物[31]。最近的一项全国性研究显示，选用异体移植物的患者的ACLR翻修率是自体移植物患者的2倍[31]。

如果初次手术选用的是腘绳肌，并且隧道放置可以接受，翻修术的移植物选择同侧髌骨-腱-骨或带有与隧道大小匹配的骨栓的股四头肌肌腱移植物。初次腘绳肌移植术后，隧道的问题是温和的胫骨隧道扩大（可达12 mm）和初次手术经胫骨技术使得胫骨隧道的位置偏后。带骨栓的移植物可以安装在适度扩大的隧道或错位的隧道内。适度偏后的胫骨隧道可以通过向前扩大2～3 mm进行再钻孔。将骨栓放入胫骨的新隧道内，胫骨界面螺钉放置在骨栓后，可使移植物向前移动。对于使用髌腱移植物和隧道放置可接受的患者，是否使用同侧或对侧腘绳肌移植物取决于隧道的

直径和（或）隧道的位置。在之前的使用髌骨-腱-骨移植物的情况下，通常是没有隧道增宽的，因为骨栓已经与隧道壁融合。如果隧道增宽，一个7～9 mm的腘绳肌移植物可能太小，不能完全填充扩大的隧道。在这些情况下，推荐使用初次骨移植术，可以考虑异体移植物或分期处理隧道的方法。然后在二期手术再使用腘绳肌移植物。另一个典型的隧道位置问题，是由于经胫骨技术会形成过于垂直的股骨隧道位置。通常，可以通过关节镜前内侧入路，通过股骨ACL止点建立正确的股骨隧道。

因此，在ACL翻修术中，由于腘绳肌移植物直径较小，可能很难从骨-髌腱-骨移植物转换成腘绳肌移植物，但反之则比较容易。

当计划使用自体肌腱移植物进行ACLR翻修

表 35.2　技术技巧和经验

移除骨内螺钉	盲钻克氏针，定位螺钉位置，随后钻孔
部分骨隧道位置不佳致移植物移位	定位移植物固定位置后，使移植物调整为需要的方向
骨隧道变宽	健康骨组织在 X 线片上见到 1~2 mm 较硬化骨边缘早，骨隧道清理后再行分期手术
部分骨隧道定位不良	再次使用部分定位不良的骨隧道会增加移植物位置不良和移植物撞击的风险，分期手术是更合理的手术策略

时，移植物获取必须在翻修术中所有的其他处理均全部完成后再进行 [7]。

当使用异体移植物进行 ACL 翻修手术时，供区疾病的问题被消除，但同种异体移植物的使用增加了细菌或病毒的污染，即使这些风险是非常小的 [35]。同种异体移植物应为新鲜冷冻的，因为最近的研究显示经辐射处理的移植物结果相对较差 [41, 45]。同种异体移植物不应从年纪较大的供体获得，因为随着人年龄增长，腱 - 骨的连接力量会减弱 [56]。ACL 翻修手术首选的同种异体移植物是髌腱骨移植物、股四头肌肌腱移植物和跟腱移植物，一些软组织移植物如胫骨肌腱也可选用。深度低温并冷冻保存的异体移植物已被证明可以与宿主细胞增殖，并有神经纤维（A 纤维、传入和传出 C 纤维）再神经化 [19, 48]。同种异体移植物和自体移植均可以提供新韧带愈合的纤维框架。同种异体移植物的最大拉伸强度比自体移植物的小，只要直径足够大，可以强于原始 ACL 的拉伸强度 [46-47]。由于这些生物力学问题，最好使用直径为 10 ~ 11 mm 的同种异体移植物。当使用同种异体移植物时，外科医生要了解移植物的处理技术和组织库的认证。在多韧带重建手术中，包括 ACLR 翻修，使用同种异体移植组织可减少手术时间和相关的外科手术部位的并发症。当然，异体移植物也可能是唯一的选择，因为可用的自体移植物可能已被用于初次 ACLR 了。

使用对侧膝关节移植物是一种选择，尤其是在同种异体移植物不可用情况下。在欧洲一些国家，法律禁止使用异体组织。使用对侧移植物的一个主要问题是引进对侧健康的膝关节会增加供区并发症发生率。髌腱获取后比腘绳肌获取后，局部出现膝前疼痛和下跪的问题的概率高 [24-25]。如果对侧移植物的获取是必要的，那么我们提倡获取腘绳肌，而不是髌腱。

目前没有描述 ACLR 翻修应用合成移植物的文章 [17]。目前，一种新型的合成移植物材料——先进的韧带强化系统在一些国家开始流行。这种合成移植物具有优越的机械性能，因此可能是对膝关节功能有较高要求的运动员进行 ACLR 翻修的最佳选择。然而，文献仍然局限于术后的结果和相关并发症 [33]。以往合成移植物的不佳历史提示我们应该谨慎在 ACL 翻修术中使用人工合成移植物。

因此在 ACLR 翻修手术中，移植物是基于对先前外科手术的详细了解、隧道的位置、骨质量、移植物的可用性和外科医生的经验和偏好进行选择的。处理方法的阶段图如图 35.7。

35.6　陷阱与并发症

35.6.1　技术陷阱（表35.3）

当进行 ACLR 翻修时会出现很多潜在的技术陷阱。

胫骨隧道偏前放置的 ACL 一期翻修时，如果新的胫骨固定螺钉被放置在移植物和胫骨前皮质壁之间，则胫骨前皮质壁有潜在骨折的危险。这种技术可以用来矫正移植物位置，使其偏后。为了避免骨皮质断裂，必须小心放置固定植入物，若出现皮质骨折，则可能导致长期患处疼痛和固定失效。在隧道位置偏前，要通过螺钉矫正移植物方向的情况中，会出现螺钉突入关节的危险，因为胫骨隧道的前部长度比隧道的平均长度短。因此，会出现隧道的长度与螺钉长度不匹配的情况。最近出现了一种趋势，钻取更加水平的胫骨隧道，用于经胫骨 ACL 单束重建，以便钻取股骨隧道时，可以到达解剖学止点。在 ACL 翻修手术时，应小心处理此类隧道胫骨。平台正下方的隧道的重新钻取，可能会导致软骨下骨的大量切除，继发胫骨内软骨塌陷。

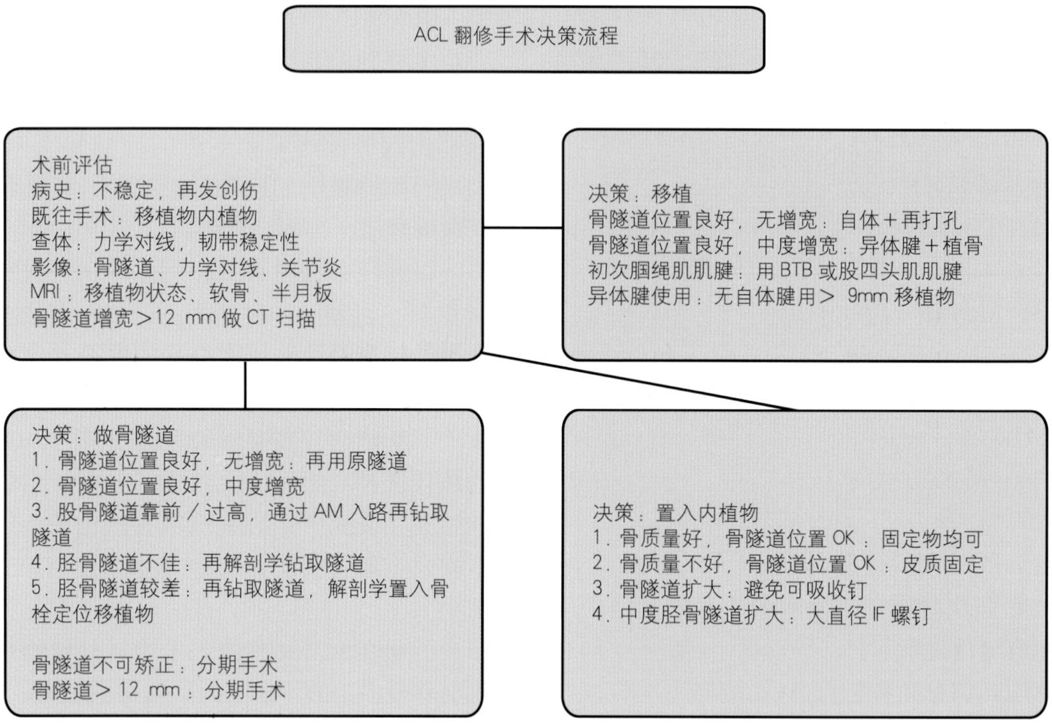

```
                    ┌─────────────────────────┐
                    │   ACL 翻修手术决策流程    │
                    └─────────────────────────┘
```

术前评估
病史：不稳定，再发创伤
既往手术：移植物内植物
查体：力学对线，韧带稳定性
影像：骨隧道、力学对线、关节炎
MRI：移植物状态、软骨、半月板
骨隧道增宽＞12 mm 做 CT 扫描

决策：移植
骨隧道位置良好，无增宽：自体＋再打孔
骨隧道位置良好，中度增宽：异体腱＋植骨
初次腘绳肌肌腱：用 BTB 或股四头肌肌腱
异体腱使用：无自体腱用＞9mm 移植物

决策：做骨隧道
1. 骨隧道位置良好，无增宽：再用原隧道
2. 骨隧道位置良好，中度增宽
3. 股骨隧道靠前／过高，通过 AM 入路再钻取隧道
4. 胫骨隧道不佳：再解剖学钻取隧道
5. 胫骨隧道较差：再钻取隧道，解剖学置入骨栓定位移植物

骨隧道不可矫正：分期手术
骨隧道＞12 mm：分期手术

决策：置入内植物
1. 骨质量好，骨隧道位置 OK：固定物均可
2. 骨质量不好，骨隧道位置 OK：皮质固定
3. 骨隧道扩大：避免可吸收钉
4. 中度胫骨隧道扩大：大直径 IF 螺钉

图 35.7 ACL 翻修的流程图

表 35.3 技术要点

内植物突起	再使用部分定位不良的骨隧道会增加移植物突出的风险
胫骨平台塌陷	股骨隧道解剖学位置钻孔时，尝试水平位建立胫骨隧道。进一步清理胫骨平台，会损害胫骨平台。应考虑分期手术
胫骨前皮质骨折	在胫骨移植物的前方插入螺钉应小心
其他相关韧带功能不全	术中发现功能不全，重建侧副韧带

当分期进行隧道骨移植手术时，一个简单的解决办法就是去掉螺钉，只移植有螺钉的腔。否则会导致胫骨隧道近端和关节面区域的骨质量较差。因此在分期手术中，最好使用清创和移植整个隧道。

35.6.2 ACLR翻修的并发症和翻修失败

只有 2 个大样本量的 ACL 翻修的队列研究，有确定可靠的失败率数据。一个全国的 ACL 再次翻修队列研究显示 5 年内的失败率为 5.4%。另外一个有 126 名翻修患者的病例系列显示，平均 6 年的再次翻修率为 6%[29]。15% 的患者的膝关节稳定性被认为没有改善，这种失败同 ACL 初次重建没有什么不同，初次重建的患者有 12% 表现出膝关节稳定性无明显改善。ACLR 翻修失败的另一个重要类型是慢性疼痛，这可能会导致严重的功能丧失。ACLR 再次翻修通常不会导致慢性疼痛，在文献中此情况的发生率描述不多。慢性疼痛的最可能的原因被认为是由于软骨损伤和多次手术造成半月板瘢痕组织形成，导致的累积损伤[52, 57]。

35.7 文献结论

35.7.1 前交叉韧带重建翻修术后的结果

ACL 重建翻修的相关文献大多数是翻修技术方面，如不同的固定方法和移植物的类型。因为研究评估 ACLR 翻修结果的文献通常都涉及小样本，所以循证等级较低。最近国家登记中心和多中心研究合作，如多中心 ACL 翻修研究组（Multi-center ACL Revision Study Group，

MARS 组），已根据目前流行病学和 ACLR 翻修结果相关因素[30,59]（表 35.4）建立可靠的研究人群。Weiler 等将 ACLR 翻修术后最少 2 年的主观和客观结果，同对照组初次腘绳肌重建术后患者的最少 2 年的主观和客观结果进行对比。他们得出结论，翻修组中 6.5% 的患者表现出移植物失效，初次重建组仅 5.6%。用 KT-1000 关节动度计手动测量翻修组，预测最大差异为 2.1±1.6 mm，初次重建组为 2.2±1.1 mm。初次重建组的 Lysholm 评分优于翻修组。术后轴移试验阳性的发生率，两组间无显著性差异[54]。

来自丹麦 ACL 重建数据库的最新数据是 ACLR 翻修后的一组全国性的前瞻性队列研究。Tegner 和 KOOS 评分从术前至术后显著增加（Tegner 评分为 3 至 4，KOOS 症状评分为 50 至 57，KOOS 疼痛评分为 66 至 77，日常生活能力评分为 73 至 83，KOOS 运动评分为 32 至

51，KOOS 生活质量评分为 32 至 47）[30]。ACLR 翻修后 1 年随访的 KOOS 结果比初次 ACLR 后 KOOS 结果差 5~13 分，最显著的差距为生活质量评分。

由于 ACL 初次重建失败，膝关节新的不稳定出现，翻修手术可能会恢复接近于初次 ACLR 后的膝关节稳定性[23,29,31]。目前没有较高的循证等级的研究发表，但一些病例对照研究显示翻修手术后膝关节的稳定性和功能有所改善[5,8,21]。Eberhardt 等研究显示 67% 的患者能够恢复体育运动，但 63% 的患者活动时伴有疼痛，63% 的患者翻修术后 37 个月，相比于术前有放射学骨关节炎表现[8]。运动员在 ACL 翻修术后经常运动，骨关节炎的危险性显著增高[8]。

Carson 等发现，初次 ACLR 翻修术后 2 年，特殊外科医院的膝关节韧带评分显著降低（病例对照）[5]。在类似的回顾性研究中，Grossmann

表 35.4 表 35.4 不同 ACL 翻修术临床研究的结果

作者，年份，参考文献	研究设计	患者数量	随访（年）	结果评估	随访结果
Noyes 等 (2001)[39]	队列	54	2.7	评分	87
Taggart 等 (2004)[49]	病例系列	26	1~5	Lysholm 评分和 Tegner 评分	85
Fules 等 (2003)[14]	病例系列	26	4.2	Lysholm 评分和主观 IKDC 评分	87 B 22/26
Grossman 等 (2005)[21]	病例系列	27	3~9	Lysholm 评分和 Tegner 评分	87 5.2
Lind 等 (2012)[29]	病例系列	128	2~9	Tegner 和 KOOS 评分	症状 72 疼痛 76 ADL 82 运动 50 QoL 52 Tegner 评分 4
Wright 等 (2011)[59]	MOON 队列	39	2		IKDC 评分 76 4% 再翻修
Lind 等 (2009)[30]	全国登记	222	2	Tegner 和 KOOS 评分	症状 75 疼痛 77 ADL 83 疼痛 51 QoL 47 Tegner 评分 3.9
Lind 等 (2012)[31]	全国登记	1,099	1~6	KOOS（1 年）和 Tegner 评分	症状 73 疼痛 78 ADL 84 疼痛 52 QoL 48 Tegner 评分 4

等报道 ACL 翻修术后随访至少 6 年，其 Lysholm 评分和主观 IKDC 评分分别为 87 和 86[21]。同时，作者报告同种异体移植物较自体移植物，KT-1000 测量膝盖松弛度有显著差异[21]。2 个国家队列研究也发现类似的 ACLR 翻修术后的较差结果，膝特定性结果评分和功能评分较低[18, 31]。2 个国家队列研究中的 1 个也证明了 ACLR 翻修术患者的骨关节炎发展较初次重建患者严重。利用未辐射的髌腱同种异体移植物翻修后的 ACL 的 2～11 年的随访结果不如 ACL 初次重建的结果，具有较低的主观满意程度和较高比例的 1 级或更高级的轴移试验结果[13]。类似的发现也存在于包括 1 099 例的国家队列，它也具有 2 倍的同种异体移植物再次翻修率[31]。

使用股四头肌肌腱用于翻修手术，手术后平均 26 个月，报告的效果不错。91% 的患者同种异体移植物 KT-1000 最大位移数据 <5 mm[15]。

任何膝关节合并伤都会影响翻修手术后的结果。Rollier 等发现如果最初的 ACLR 使用合成韧带及膝关节有半月板损伤或软骨损伤，其膝关节功能预后不佳[43]。

最近的一项研究表明，ACL 翻修术后随访 2.5 年，70% 的半月板出现病变。他们证明了半月板切除术对于膝关节功能和膝关节稳定性均有不良影响。在 ACL 翻修患者中，半月板和软骨损伤的积累的发病率导致 ACL 翻修后慢性疼痛的发生[51]。

美国 MARS 队列数据显示，有 74% 的患者现在或之前治疗半月板损伤。73% 的患者关节软骨损伤为 2 级或更严重。半月板和关节软骨均有损伤者占 57%[57]。

最后，在 ACL 手术后为了提高了膝关节稳定性和功能，继发失稳定可以通过翻修手术进行治疗，改善稳定性和功能。然而，ACLR 翻修后结果不如初次 ACLR 后结果理想。使用同种异体移植物的 ACL 初次重建术的膝关节功能，同选用自体移植物结果相当，但由于再次翻修，膝关节稳定性较差，失败的风险均较高。伴随病变会增加膝关节疼痛，降低膝关节评分。预计大约 60% 的患者可以返回体育运动，但骨关节炎的发病风险显著增高。

记忆要点

　　ACLR 的失败机制很多，但新的创伤及移植物隧道在非解剖学位置似乎是最重要的失败机制。ACL 翻修术的手术技巧须纠正失败的原因及解决伴随的韧带损伤。通常使用同种异体肌腱作为新的 ACL 移植物，固定方法应通过移植物的选择和骨质量决定。ACL 翻修术的预后只在小样本研究的文献中有描述，但是国家登记中心的最近的数据和更大的队列研究提供了更可靠的结果。ACLR 翻修后的预后比初次 ACLR 后结果要差，并且须告知患者这些结果，以便其在 ACLR 翻修术后对于临床预后有较实际的期望。

参考文献

1. Amis AA, Jakob RP (1998) Anterior cruciate ligament graft positioning, tensioning and twisting. Knee Surg Sports Traumatol Arthrosc 6(Suppl 1):S2–S12

2. Bernard M, Hertel P, Hornung H, Cierpinski T (1997) Femoral insertion of the ACL. Radiographic quadrant method. Am J Knee Surg 10(1):14–21; discussion 21–12

3. Beynnon BD, Good L, Risberg MA (2002) The effect of bracing on proprioception of knees with anterior cruciate ligament injury. J Orthop Sports Phys Ther 32(1):11–15

4. Beynnon BD, Uh BS, Johnson RJ, Fleming BC, Renstrom PA, Nichols CE (2001) The elongation behavior of the anterior cruciate ligament graft in vivo. A long-term follow-up study. Am J Sports Med 29(2):161–166

5. Carson EW, Anisko EM, Restrepo C, Panariello RA, O'Brien SJ, Warren RF (2004) Revision anterior cruciate ligament reconstruction: etiology of failures and clinical results. J Knee Surg 17(3):127–132

6. Clatworthy MG, Annear P, Bulow JU, Bartlett RJ (1999) Tunnel widening in anterior cruciate ligament reconstruction: a prospective evaluation of hamstring and patella tendon grafts. Knee Surg Sports Traumatol Arthrosc 7(3):138–145

7. Denti M, Lo Vetere D, Bait C, Schonhuber H, Melegati G, Volpi P (2008) Revision anterior cruciate ligament reconstruction: causes of failure, surgical technique, and clinical results. Am J Sports Med 36(10):1896–1902

8. Eberhardt C, Kurth AH, Hailer N, Jager A (2000) Revision ACL reconstruction using autogenous patellar tendon graft. Knee Surg Sports Traumatol Arthrosc 8(5):290–295

9. Fahey M, Indelicato PA (1994) Bone tunnel enlargement

after anterior cruciate ligament replacement. Am J Sports Med 22(3):410–414

10. Fauno P, Christiansen SE, Lund B, Lind M (2010) Cyst formation 4 years after ACL reconstruction caused by biodegradable femoral transfixation: a case report. Knee Surg Sports Traumatol Arthrosc 18(11):1573–1575

11. Fauno P, Kaalund S (2005) Tunnel widening after hamstring anterior cruciate ligament reconstruction is infl uenced by the type of graft fixation used: a prospective randomized study. Arthroscopy 21(11):1337–1341

12. Ferretti A, Monaco E, Labianca L, De Carli A, Conteduca F (2008) Double bundle or single bundle plus extra-articular tenodesis in ACL reconstruction? A CAOS study. Knee Surg Sports Traumatol Arthrosc 16(1):98

13. Fox JA, Pierce M, Bojchuk J, Hayden J, Bush-Joseph CA, Bach BR Jr (2004) Revision anterior cruciate ligament reconstruction with nonirradiated freshfrozen patellar tendon allograft. Arthroscopy 20(8): 787–794

14. Fules PJ, Madhav RT, Goddard RK, Mowbray MA (2003) Revision anterior cruciate ligament reconstruction using autografts with a polyester fi xation device. Knee 10(4):335–340

15. Garofalo R, Djahangiri A, Siegrist O (2006) Revision anterior cruciate ligament reconstruction with quadriceps tendon-patellar bone autograft. Arthroscopy 22(2):205–214

16. George MS, Dunn WR, Spindler KP (2006) Current concepts review: revision anterior cruciate ligament reconstruction. Am J Sports Med 34(12):2026–2037

17. Getelman MH, Friedman MJ (1999) Revision anterior cruciate ligament reconstruction surgery. J Am Acad Orthop Surg 7(3):189–198

18. Gifstad T, Drogset JO, Viset A, Grontvedt T, Hortemo GS (2013) Inferior results after revision ACL reconstructions: a comparison with primary ACL reconstructions. Knee Surg Sports Traumatol Arthrosc 21(9):2011–2018

19. Goertzen MJ, Buitkamp J, Clahsen H, Mollmann M (1998) Cell survival following bone-anterior cruciate ligament-bone allograft transplantation: DNA fingerprints, segregation, and collagen morphological analysis of multiple markers in the canine model. Arch Orthop Trauma Surg 117(4–5):208–214

20. Granan LP, Forssblad M, Lind M, Engebretsen L (2009) The Scandinavian ACL registries 2004–2007: baseline epidemiology. Acta Orthop 80(5):563–567

21. Grossman MG, ElAttrache NS, Shields CL, Glousman RE (2005) Revision anterior cruciate ligament reconstruction: three- to nine-year follow-up. Arthroscopy 21(4):418–423

22. Hoher J, Moller HD, Fu FH (1998) Bone tunnel enlargement after anterior cruciate ligament reconstruction: fact or fiction? Knee Surg Sports Traumatol Arthrosc 6(4):231–240

23. Johnson DL, Swenson TM, Irrgang JJ, Fu FH, Harner CD (1996) Revision anterior cruciate ligament surgery: experience from Pittsburgh. Clin Orthop Relat Res 325:100–109

24. Kartus J, Movin T, Karlsson J (2001) Donor-site morbidity and anterior knee problems after anterior cruciate ligament reconstruction using autografts. Arthroscopy 17(9):971–980

25. Kjaergaard J, Fauno LZ, Fauno P (2008) Sensibility loss after ACL reconstruction with hamstring graft. Int J Sports Med 29(6):507–511

26. L'Insalata JC, Klatt B, Fu FH, Harner CD (1997) Tunnel expansion following anterior cruciate ligament reconstruction: a comparison of hamstring and patellar tendon autografts. Knee Surg Sports Traumatol Arthrosc 5(4):234–238

27. Laprade RF, Bernhardson AS, Griffith CJ, Macalena JA, Wijdicks CA (2010) Correlation of valgus stress radiographs with medial knee ligament injuries: an in vitro biomechanical study. Am J Sports Med 38(2):330–338

28. Lind M, Lund B, Fauno P, Christiansen S (2009) Revision anterior cruciate ligament reconstruction. Challenges and approaches. Min Orthop Traumatol 60:341–351

29. Lind M, Lund B, Fauno P, Said S, Miller LL, Christiansen SE (2012) Medium to long-term followup after ACL revision. Knee Surg Sports Traumatol Arthrosc 20(1):166–172

30. Lind M, Menhert F, Pedersen AB (2009) The fi rst results from the Danish ACL reconstruction registry: epidemiologic and 2 year follow-up results from 5,818 knee ligament reconstructions. Knee Surg Sports Traumatol Arthrosc 17(2):117–124

31. Lind M, Menhert F, Pedersen AB (2012) Incidence and outcome after revision anterior cruciate ligament reconstruction: results from the Danish registry for knee ligament reconstructions. Am J Sports Med 40(7):1551 1557

32. Lubowitz JH, Bernardini BJ, Reid JB 3rd (2008) Current concepts review: comprehensive physical examination for instability of the knee. Am J Sports Med 36(3):577–594

33. Machotka Z, Scarborough I, Duncan W, Kumar S, Perraton L (2010) Anterior cruciate ligament repair with LARS (ligament advanced reinforcement system): a systematic review. Sports Med Arthrosc Rehabil Ther Technol 2:29

34. Malinin TI, Levitt RL, Bashore C, Temple HT, Mnaymneh W (2002) A study of retrieved allografts used to replace anterior cruciate ligaments. Arthroscopy 18(2):163–170

35. Marrale J, Morrissey MC, Haddad FS (2007) A literature review of autograft and allograft anterior cruciate ligament reconstruction. Knee Surg Sports Traumatol Arthrosc 15(6):690–704

36. Martinek V, Friederich NF (1999) Tibial and pretibial cyst formation after anterior cruciate ligament reconstruction

with bioabsorbable interference screw fi xation. Arthroscopy 15(3):317–320

37. Myklebust G, Steffen K (2009) Prevention of ACL injuries: how, when and who? Knee Surg Sports Traumatol Arthrosc 17(8):857–858

38. Nebelung W, Becker R, Merkel M, Ropke M (1998) Bone tunnel enlargement after anterior cruciate ligament reconstruction with semitendinosus tendon using Endobutton fixation on the femoral side. Arthroscopy 14(8):810–815

39. Noyes FR, Barber-Westin SD, Roberts CS (1994) Use of allografts after failed treatment of rupture of the anterior cruciate ligament. J Bone Joint Surg Am 76(7):1019–1031

40. Ohly NE, Murray IR, Keating JF (2007) Revision anterior cruciate ligament reconstruction: timing of surgery and the incidence of meniscal tears and degenerative change. J Bone Joint Surg Br 89(8):1051–1054

41. Rappe M, Horodyski M, Meister K, Indelicato PA (2007) Nonirradiated versus irradiated Achilles allograft: in vivo failure comparison. Am J Sports Med 35(10):1653–1658

42. Robinson J, Huber C, Jaraj P, Colombet P, Allard M, Meyer P (2006) Reduced bone tunnel enlargement post hamstring ACL reconstruction with poly-L-lactic acid/hydroxyapatite bioabsorbable screws. Knee 13(2):127–131

43. Rollier JC, Besse JL, Lerat JL, Moyen B (2007) Anterior cruciate ligament revision: analysis and results from a series of 74 cases. Rev Chir Orthop Reparatrice Appar Mot 93(4):344–350

44. Safran MR, Harner CD (1996) Technical considerations of revision anterior cruciate ligament surgery. Clin Orthop Relat Res 325:50–64

45. Schwartz HE, Matava MJ, Proch FS et al (2006) The effect of gamma irradiation on anterior cruciate ligament allograft biomechanical and biochemical properties in the caprine model at time zero and at 6 months after surgery. Am J Sports Med 34(11):1747–1755

46. Shino K, Inoue M, Horibe S, Nagano J, Ono K (1988) Maturation of allograft tendons transplanted into the knee. An arthroscopic and histological study. J Bone Joint Surg Br 70(4):556–560

47. Shino K, Kawasaki T, Hirose H, Gotoh I, Inoue M, Ono K (1984) Replacement of the anterior cruciate ligament by an allogeneic tendon graft. An experimental study in the dog. J Bone Joint Surg Br 66(5):672–681

48. Shino K, Oakes BW, Horibe S, Nakata K, Nakamura N (1995) Collagen fibril populations in human anterior cruciate ligament allografts. Electron microscopic analysis. Am J Sports Med 23(2):203–208; discussion 209

49. Taggart TF, Kumar A, Bickerstaff DR (2004) Revision anterior cruciate ligament reconstruction: a midterm patient assessment. Knee 11(1):29–36

50. Tohyama H, Beynnon BD, Johnson RJ, Renstrom PA, Arms SW (1996) The effect of anterior cruciate ligament graft elongation at the time of implantation on the biomechanical behavior of the graft and knee. Am J Sports Med 24(5):608–614

51. Trojani C, Beaufi ls P, Burdin G et al (2012) Revision ACL reconstruction: influence of a lateral tenodesis. Knee Surg Sports Traumatol Arthrosc 20(8):1565–1570

52. Trojani C, Sbihi A, Djian P et al (2011) Causes for failure of ACL reconstruction and influence of meniscectomies after revision. Knee Surg Sports Traumatol Arthrosc 19(2):196–201

53. Uchio Y, Ochi M, Adachi N, Kawasaki K, Kuriwaka M (2003) Determination of time of biologic fixation after anterior cruciate ligament reconstruction with hamstring tendons. Am J Sports Med 31(3):345–352

54. Weiler A, Schmeling A, Stohr I, Kaab MJ, Wagner M (2007) Primary versus single-stage revision anterior cruciate ligament reconstruction using autologous hamstring tendon grafts: a prospective matched-group analysis. Am J Sports Med 35(10):1643–1652

55. Wilson TC, Kantaras A, Atay A, Johnson DL (2004) Tunnel enlargement after anterior cruciate ligament surgery. Am J Sports Med 32(2):543–549

56. Woo SL, Hollis JM, Adams DJ, Lyon RM, Takai S (1991) Tensile properties of the human femur-anterior cruciate ligament-tibia complex. The effects of specimen age and orientation. Am J Sports Med 19(3):217–225

57. Wright RW, Huston LJ, Spindler KP et al (2010) Descriptive epidemiology of the Multicenter ACL Revision Study (MARS) cohort. Am J Sports Med 38(10):1979–1986

58. Wright RW, Preston E, Fleming BC et al (2008) A systematic review of anterior cruciate ligament reconstruction rehabilitation: part II: open versus closed kinetic chain exercises, neuromuscular electrical stimulation, accelerated rehabilitation, and miscellaneous topics. J Knee Surg 21(3):225–234

59. Wright R, Spindler K, Huston L et al (2011) Revision ACL reconstruction outcomes: MOON cohort. J Knee Surg 24(4):289–294

60. Yoshiya S, Kurosaka M, Ouchi K, Kuroda R, Mizuno K (2002) Graft tension and knee stability after anterior cruciate ligament reconstruction. Clin Orthop Relat Res 394:154–160

61. Zantop T, Schumacher T, Diermann N, Schanz S, Raschke MJ, Petersen W (2007) Anterolateral rotational knee instability: role of posterolateral structures. Winner of the AGA-DonJoy Award 2006. Arch Orthop Trauma Surg 127(9):743–752

第九部分

松质骨成形术和二期翻修术

第 36 章

二期前交叉韧带翻修手术：实践指南

JoãoEspregueira-Mendes, Hélder Pereira, Alberto Monteiro, Joaquim Miguel Oliveira, RuiLuís Reis, Pedro LuísRipóll 和 Neil Thomas　著

谢登辉　曾　春　译

目　录

36.1　引言

　　ACL 重建术已成为骨科的常规手术。美国每年大约有 200 000 例前交叉韧带断裂患者[16-17]。总人群发病率达到每年 36.9～60.9/10 万[12,34]。据估计，美国每年进行超过 10 万例 ACL 修复手术[5]，而法国为 3.4 万例[46]，英国大约为 5 万例[41]。这种情况带来了沉重的经济负担和重大的社会影响。初次重建手术的成功率在 75%～90% 之间[47]。因此，对于膝关节外科医生而言，面临的 ACL 翻修手术将越来越频繁。不仅如此，大部分 ACL 翻修手术对医生来说仍然是巨大的挑战。这主要由于其可能涉及多样化的问题，如 ACL 修复失败的原因分析、患者和疾病治疗方案的选择[48]。

　　本章仅针对二期翻修术的病例亚群，通过文献综述并辅以研究机构和个人经验总结，以提供有效而实用的实践方案。

36.2　二期前交叉韧带翻修术的患者的选择

　　放射科医生是疾病诊断过程中的重要帮手。作为诊断性卫生保健团队的成员，他应具备识别初次修复手术类型的能力，能评估初次手术中诸如骨隧道位置不适、隧道增宽和固定装置失效之类的相关并发症的能力[18]。当正确的骨隧道位置暗示着与原骨隧道和（或）植入物冲突时，应仔细去除关节内的所有植入性材料，为移植物的放置和融合创造有利的生物学和生物力学的条件。

　　ACL 重建术后出现骨隧道扩大早有报道[13]。尽管其长期预后尚不完全清楚，但翻修术中可发现显著的隧道溶解或扩大。扩大的骨隧道可影响移植物位置及其固定[13,41]。因此，二期翻修手术须确保足够的骨量恢复。骨量恢复可确保骨隧道的骨愈合，为 ACL 移植物提供良好的骨床固定[41]。

　　股骨骨隧道的关节内隧道出口要求解剖学定位（近端后侧），这样可使 ACL 替代物在膝关节运动范围内（包括完全伸膝位）延长最小[29]。股骨隧道在髁间窝后部靠前靠远端，会导致屈膝位时移植物拉长，是造成手术失败的重要原因[6]。胫骨隧道的位置同样重要[6,13]。胫骨隧道若位于胫骨解剖学覆盖面的前 1/2，会导致伸膝时顶部移

植物的撞击。而反复撞击会引起移植物强度减弱，增加手术失败的风险[1]。

谨记上述要点，如果初次 ACL 重建术后出现明显的骨缺损（图 36.1），这将严重影响移植物融合的必要生物学条件，也会影响移植物正确的孔道位置。虽然悬吊固定也可为移植物提供抽出的稳定性，但是这不可能重建膝关节的运动力学[13]。对于此病例，如果骨量不足，且影响了成形术的口的固定，我们建议行一期骨移植术、二期重建术。

> 技巧要点
>
> 另外，如果隧道扩大直径超过原隧道直径 1 倍以上，或者术前 X 线片和 CT 测量隧道的宽度到达 16 ~ 20 mm，我们也建议选择二期手术修复[2]。

就解剖学和技术而言，符合上述适应证的病例，涉及胫骨隧道的比股骨隧道的多[41-42]。

36.3 二期手术的移植物选择和手术技术

ACL 重建术（初次和翻修）有多种移植物可供选择。而迄今为止，哪种移植物最好，外科医生尚未达成一致意见[14, 40]。

自体移植物和同种异体移植物的选择问题仍存有争议[27]。虽然影响因素有很多，但是其决定性因素仍是个人 / 研究机构的经验和法律考量。同种异体移植物没有因获取自体移植物而出现的并发症，并且使大量组织都可用（图 36.2）。近期有研究指出，ACL 自体移植物若因创伤所致失效，其失效的位置常常在股骨起始点附近。然而，同种异体移植物的失效更有可能出现在其他位置或被拉长[26]。虽然同种异体移植物相关的生物条件仍有争议、有待解决，但是对于翻修后再次翻修或严重组织损伤的患者，异体移植物仍是一种很有价值的选择[35, 42, 44]。

在应用同种异体移植物之前，医生必须考虑到其本身的风险和费用[22, 28, 37-38, 45]。

新的再生技术可能包括组织工程和再生医学原理。这些都必须通过严密的研究支持，并会在将来替代尸体同种异体移植物进行骨或韧带重建[8, 20, 33, 50]。图 36.3 展示了由骨组织工程开发出的一些支架。

即使先前报道过，在 ACL 修复时（初次或翻修），对韧带自体移植物也有多种选择[36]。例如，自体骨移植可源于髂嵴[41]，或其他来源（如近端胫骨）[10]。这也是二期翻修术中必须考虑的事项。

由于技术、生物学和法律等原因，外科医生倾向于使用自体移植物。一般来说，临床医生在翻修术中倾向于使用与初次重建手术不同类型的移植物。就是说，如果初次手术使用腘绳肌，那么翻修手术则会采用骨 - 髌腱 - 骨（bone-patellar tendon-bone，BPTB）。同样地，如果初次手术使

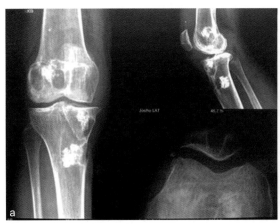
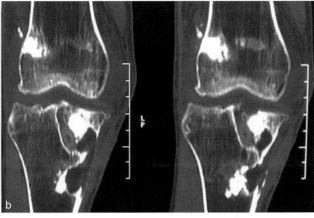

图 36.1 利用 BPTB 重建 ACL 术后出现严重的股骨和胫骨骨质溶解的患者的正位、侧位和 Merchant 位 X 线片（a），辅以 CT 扫描图像了解骨量情况（b）

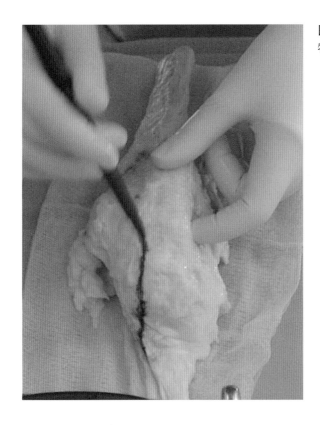

图 36.2　大的同种异体移植物适合 ACL 翻修手术。大的移植物可根据每个患者的特点和需要进行裁剪

用 BPTB，那么翻修手术则会采用腘绳肌。这个话题将在后面的其他章节进一步讨论。

组织工程为将来的韧带重建术提供有前景的新产品 [8]。然而，目前的临床实践中，作为首次重建使用的人工韧带可导致一些情况复杂的患者，他们的关节内瘢痕明显、隧道增宽显著。因此，目前我们不鼓励使用它们 [41]。

36.3.1　移植物固定

翻修术采用的移植物固定技术主要取决于剩余的骨量和选择的移植物 [19, 42]。

初始固定对临床预后至关重要，但它在适当的移植物融合出现前尤其重要。

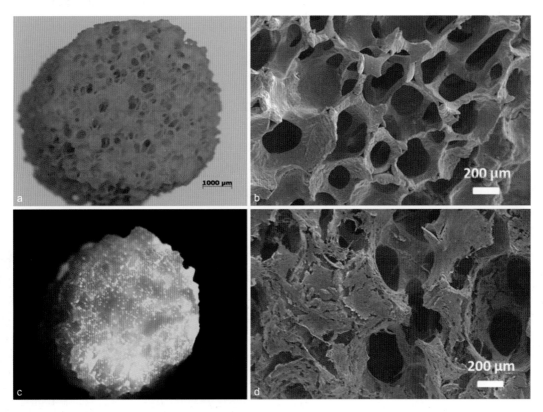

图 36.3　骨组织工程的羟磷灰石（HAp）支架：立体显微镜图像（a），HAp 支架的 SEM 图像（b），HAp 支架播散大鼠骨髓间充质细胞（BMSCs），并培育 21 天后的荧光显微镜图像（LIVE/DEAD 试验；绿色显示存活的细胞）（c），HAp 支架播散 BMSCs，并培育 21 天后的 SEM 图像（d）。（体外）培育 21 天，可见 BMSCs 黏附到 HAp 支架并扩增，在体内培育 21 天后存活。当播散 BMSCs 的 HAp 支架显示出良好的生物相容性时，体内可支持新生骨的生成，因此在骨再生过程中是一种很有前途的自体移植物的替代物 [43]

技巧要点

对某些复杂的 ACL 翻修病例，为了增加初始抵抗力和紧贴关节面来获得稳定，联合辅助装置的双重固定是比较适合的[19]。

无论是悬吊皮质固定（固定的或可调节的环）或是界面螺钉，都可辅助性地使用界面螺钉、吻合钉和骨柱并缝线固定。这些双重固定可提供额外的力量或增加贴近关节线的稳定性。

远离关节线的固定装置（如纽扣、吻合钉、垫圈或后螺钉），会产生不太稳定的重建效果[7, 11]。这样的固定装置会使移植物在骨隧道内出现不正常的活动，引起所谓的松紧绳效应（纵向）或雨刷效应（横向）。这些效应会导致骨隧道的扩大，从而妨碍移植物的融合，最终增加失败的风险。这些效应也给后续的手术治疗增加了难度[7]。

无论选择何种技术，足量的骨质是进一步初始固定和移植物融合所必需的。这就是二期翻修手术的根本原因，以避免初始骨隧道周围的主要骨缺损。

36.3.2 二期翻修手术的技巧
36.3.2.1 第一期

所有患者须在麻醉下再次认真地进行临床检查，并记录所有的观察情况。必须通过标准关节镜切口的关节镜下彻底检查，排除感染的可能性。对半月板和关节软骨损伤进行评估和适当的治疗。随后，去除移植物的残留部分和多余的骨赘。评估髁间窝情况，必要时进行髁间窝成形术。通常与术前评估所提示的损伤改变相比，我们会更关注宏观的软骨损伤改变。

当清除软组织和暴露隧道入口后，外科医生将可观察到缺损和植入物相关的情况。植入物仅在必必须去除的情况下才可去除。

技巧要点

如果初始隧道对新隧道的位置产生影响，须在骨隧道内充满空气时进行关节镜检查（骨关节镜术）（图 36.4）。

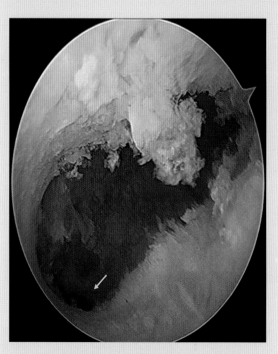

图 36.4　胫骨隧道内骨关节镜图像。这可以从大体上观察隧道壁的骨。注意隧道在关节表面呈椭圆形。黄色箭头指示股骨隧道的位置

使用 2 mm 的钻、刮匙和挫刀去除隧道的硬化骨壁，直至隧道壁看到干净的骨。从髂嵴获取钉状骨块，置入隧道并压紧。骨移植物可从同侧的髂嵴获取。

压紧是一个关键点，同时应避免额外的损伤。对胫骨隧道来说，我们必须避免在关节内出口出现裂缝。这可在骨移植物压紧的时候，关节镜下直视胫骨平台周围的关节表面出现。

关节镜下股骨隧道的骨移植是一个要求很高的手术过程。已提议过多种方式进行此手术操作，可通过导针滑入移植物[30]，或利用类似于骨软骨自体转换系统（osteochondral autograft transfer system，OATS）的管状获取器和压配技术[10]。

如果初次使用的是人工合成韧带，那么我们须警惕其他复杂情况的出现。我们的经验发现在

严重的滑膜炎中，一期翻修手术更困难，并且更耗时。除此之外，人工合成移植物会增加关节内的瘢痕生成。异物反应将增加隧道增宽的风险。在清理髁间窝之前，我们须额外小心地辨认后交叉韧带（posterior cruciate ligament，PCL）。

36.3.2.2 第二期

第二期的过程可总结为 5 步：①麻醉下检查；②关节镜下大体的评估；③相关的半月板和软骨手术；④移植物的获取；⑤ ACL 的翻修。

在第一期里在最大限度减少骨缺损后，翻修手术本身就跟初次重建手术相似。现在主要的目的是让骨隧道达到正确的解剖学位置。

因为翻修手术时骨性解剖学标志常比初次重建时的更难辨认，所以胫骨隧道可参考髁间内侧面的 PCL。而股骨隧道的参考可利用适合的工具显露出过顶位的位置。为确保合适的重建位置，常利用图像增强器进行围术期的放射学成像（见第 34 章）。

36.4 松质骨成形术后前交叉韧带重建翻修术的时机选择

第一期手术后 4~6 个月可考虑行第二期手术。

很多方法用于骨科重建手术中骨缺损的修补。

自体松质骨因其骨生成、骨诱导和骨传导的特性，仍是移植物选择的金标准[23]。骨移植物于移植后最早 2 天出现新血管生成。随着时间延长，骨髓腔内的原始 MSC 扩增。

尽管自体松质骨移植物缺乏机械强度，但是它们良好的生物学活性（骨诱导、骨传导和新生骨形成）可在受体部位提供早期的稳定性[23]。移植物的生物学特性和宿主 - 移植物界面间的机械环境对移植物的成功融合至关重要。除了移植物的融合，须在最终 ACL 重建术之前获得小的生物力学特征。骨成熟仍会继续，直至术后几年[4, 23]。

与自体松质骨相比，任何来源的异体骨在促进骨愈合方面的作用更弱[23]。松质骨条是最常见的异体松质骨移植物。

当翻修手术需要二期过程时，即于明确的韧带修补前对隧道进行骨移植。放射医生在评估足够的骨移植物的融合中发挥重要作用[18]。对此，

X 线分析和更进一步的 CT 检查被证明是有用的工具（图 36.5 和图 36.6）。

术后 4 个月行 CT 检查评估骨移植物的愈合情况。隧道边缘模糊、反应性骨硬化和隧道内骨的出现是愈合良好的迹象。

在不久的将来，我们希望组织工程和再生医学能够提供足够的与骨组织相似的移植材料。目前科学家在制作骨移植物替代物过程中，面临的挑战主要是获取足够机械强度和生物活性的支架，并且支架要能血管化以促进存活的新组织[24, 39]。这种方法能够克服获取自体骨所致的并发症，同时有可能让植入材料更快地成熟。我们的研究团队正努力开发骨替代材料和整合支架、细胞和纳米技术在骨科的应用[31, 33]（图 36.3）。它的另一个特点是为关节镜下移植[25]提供一种更友好、易用的方法，与生物活性分子（如生长因子）或药物[49-50]一起来增强和（或）加速组织的成熟。

36.5 二期翻修术的缺陷和并发症

如前所述，讨论二期翻修术的并发症和缺陷须把自体骨获取中的额外并发症考虑在内。因相对低的并发症出现率、早期的活动和短的住院时间[9]，髂嵴前部是获取骨块的良好位置。然而，报道称可出现高达 28% 的术后疼痛和接近 5% 的感觉异常[9]。近来，有研究描述可在胫骨近端的安全区（胫骨前侧干骺端）获取骨，而且并发症的发生率低：1.7% 的一过性感觉障碍，随访 5 年发现低于 1/30 的感觉减退不伴活动受限[10]。即使组织工程的内植物已经向临床应用迈出了第一步[33]，且其有较低的生物活性和内在风险，但异体移植物仍是一种有效的选择[45]。

隧道的骨壁有时很难保留，同时在植骨打压时要更小心地控制关节镜，避开胫骨隧道的口的限制。术中有出现打爆骨壁的危险，所以外科医生应预测术中的意外，同时做好最坏的打算。最后，手术须备好不同的、互补的固定装置以供选择。除此之外，还须准备制备骨床的工具和额外的不同的固定策略。

尽管目前尚未有证据表明 ACL 手术时间会对血管组织造成损害，但手术时间须控制在上限水平内[15]。

择期的膝关节镜手术均应考虑到常见的并发

图 36.5 1 例利用 BPTP 行 ACL 第三次翻修术的患者的 3D CT 重建图像。注意 2 个分离的胫骨隧道（红色和黄色箭头）以及获取移植物时所致的骨缺损（＊）

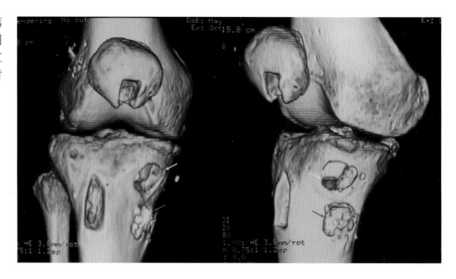

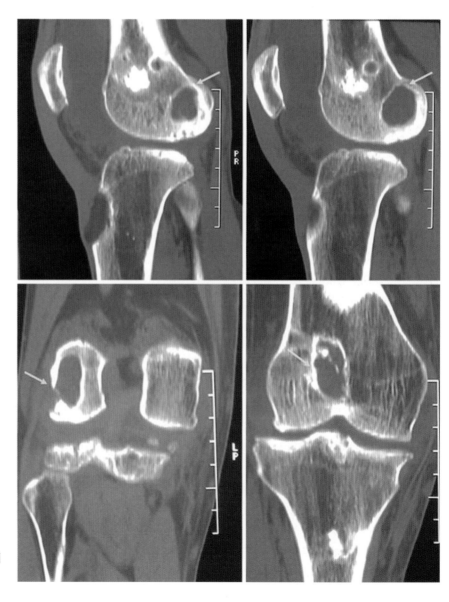

图 36.6　股骨隧道（黄色箭头）周围严重骨缺损的 CT 图像

症 [3]。

更多可能的并发症与任何 ACL 翻修手术相似，这在特定的章节里已得到详细的描述（见第 34 章）。

然而，切记大部分适合二期翻修的手术患者都是最复杂的、最须行 ACL 修复术的患者。因此，手术预后的期望要与实际相符，做好特殊情况的准备，并且在术前须与患者进行讨论。

36.6 二期翻修手术的文献结果

很少有文献报道针对二期 ACL 翻修过程中的患者选择、技术和预后问题。

当 ACL 修复失败时，行 ACL 翻修术后的患者可比他们术前的功能状况得到提升，然而，仍不能达到初次 ACL 重建的满意效果 [21, 48]。虽然再次翻修术后效果下降 [46]，但是报道称反复的翻修术的临床效果的优良率仍有 70%。术后失败的主要原因是反复的创伤和手术技术的失误 [46,48]。

一个临床病例对照研究报道了胫骨隧道骨移植和应用不同的股骨隧道进行二期 ACL 修复的技术方法和结果 [41]。与初次 ACL 修复相比，ACL 翻修术后出现更高的软骨和半月板损伤的发生率。在末次随访中，二期 ACL 翻修的患者的 IKDC 评分为 61.2 ± 19.6，而初次 ACL 修复的患者则为 72.8 ± 10.2。两组患者在 KT-2000 关节动度计测量关节松弛度方面没有统计学差异 [41]。

考虑到二期翻修手术需要股骨隧道骨移植，近期一项研究利用自体腘绳肌肌腱移植物进行单束经胫骨方式重建 ACL，平均随访 6.7 年，得到很好的临床结果 [10]。末次随访中，IKDC 评分从 18 例 C 级和 12 例 D 级，显著地提升到 27 例 A 和 B 级以及 3 例 C 级。平均 Lysholm 评分从 65.4（48～82；SD 为 7.9）提升至 90.2（72～100；SD 为 7.9）。与健侧膝关节相比，30 例患者中 24 例（80%）能单足跳（A 级的 90%～100%）。KT-1000 测量的双侧差异、Lachman 试验和轴移试验均得到明显的提升。术后 24 个月进行随访，30 例患者中的 20 例（66.7%）已经重回术前的运动水平（9 例处于专业运动员水平，11 例处于业余水平）；9 例患者降至低一级的无压力运动，3 例患者不能达到运动水平。所有患者均能进行膝行走测试而不出现明显不适 [10]。取腱部位相关的并发症也有报道。

一项对 4 例患者的短期临床经验报道，重新定位骨隧道位置和将结构性的髂嵴骨块通过导线置入的二期技术，无论是关节内的骨移植过程或骨块的获取，都没有出现任何并发症 [30]。

为了对二期 ACL 翻修术效果评估和提升证据等级，前瞻性的对照研究是必需的。然而，由于低的发生率和多方面的因素，进行前瞻性对照研究是一件很困难的事情。即便如此，通过适当的选择性病例可得出，二期 ACL 翻修术仍是获得良好临床效果的、切实可行的方法，但总体来说效果差于初次 ACL 重建术。未来的研究和层出不穷的新方法，特别在减少与移植物获取相关的并发症和加快骨形成的过程等方面的进步，或许可能提供更好的临床预后。

记忆要点

必须认识到 ACL 修复失败后进行二期翻修手术是一个充满挑战性的、多个因素组合而成的整体过程。术前计划是必需的，并要为意外的情况做好准备。外科医生务必对初次 ACL 重建术有着丰富的临床经验，并能熟练运用多种方法和装置，以便对每一个特定的患者选择最佳的手术方式。对于特定选择的患者，手术效果必须达到良好或一般。然而，可预测的是相比初次修复，翻修术的手术效果将更差。

参考文献

1. Aglietti P, Buzzi R, Giron F, Simeone AJ, Zaccherotti G (1997) Arthroscopic-assisted anterior cruciate liga- ment reconstruction with the central third patellar ten- don. A 5-8-year follow-up. Knee Surg Sports TraumatolArthrosc 5:138–144

2. Bach BR Jr (2003) Revision anterior cruciate ligament surgery. Arthroscopy 19(Suppl 1):14–29

3. Bohensky MA, deSteiger R, Kondogiannis C, Sundararajan V, Andrianopoulos N, Bucknill A et al (2013) Adverse outcomes associated with elective knee arthroscopy: a population-based cohort study. Arthroscopy 29:716–725

4. Burchardt H (1987) Biology of bone transplantation.

OrthopClin North Am 18:187–196

5. Chadwick CC, Rogowski J, Joyce BT (2008) The economics of anterior cruciate ligament reconstruction. In: Prodromos C, Brown C, Fu FH, Georgoulis AD, Gobbi A, Howell SM et al (eds) The anterior cruciate ligament: reconstruction and basic science. Saunders Elsevier, Philadelphia, pp 79–83

6. Csizy M, Friederich NF (2002) Bore canal site in surgical reconstruction of the anterior cruciate ligament. Position–placement errors–anatomic measurement. Orthopade 31:741–750

7. Dargel J, Gotter M, Mader K, Pennig D, Koebke J, Schmidt-Wiethoff R (2007) Biomechanics of the anterior cruciate ligament and implications for surgical reconstruction. Strategies Trauma Limb Reconstr 2:1–12

8. Fare S, Torricelli P, Giavaresi G, Bertoldi S, Alessandrino A, Villa T et al (2013) In vitro study on silk fibroin textile structure for anterior cruciate ligament regeneration. Mater SciEng C Mater BiolAppl 33:3601–3608

9. Fasolis M, Boffano P, Ramieri G (2012) Morbidity associated with anterior iliac crest bone graft. Oral Surg Oral Med Oral Pathol Oral Radiol 114:586–591

10. Franceschi F, Papalia R, Del Buono A, Zampogna B, Diaz Balzani L, Maffulli N et al (2013) Two-stage procedure in anterior cruciate ligament revision surgery: a five-year follow-up prospective study. Int Orthop 37:1369–1374

11. Fu FH, Bennett CH, Lattermann C, Ma CB (1999) Current trends in anterior cruciate ligament reconstruction. Part 1: biology and biomechanics of reconstruction. Am J Sports Med 27:821–830

12. Gianotti SM, Marshall SW, Hume PA, Bunt L (2009) Incidence of anterior cruciate ligament injury and other knee ligament injuries: a national population-based study. J Sci Med Sport 12:622–627

13. Gomoll AH, Bach BRJ (2006) Managing tunnel malposition and widening in revision anterior cruciate ligament surgery. Oper Tech Sports Med 14:36–44

14. Gorschewsky O, Klakow A, Putz A, Mahn H, Neumann W (2007) Clinical comparison of the autologous quadriceps tendon (BQT) and the autologous patella tendon (BPTB) for the reconstruction of the anterior cruciate ligament. Knee Surg Sports TraumatolArthrosc 15:1284–1292

15. Greene JW, Deshmukh AJ, Cushner FD (2013) Thromboembolic complications in arthroscopic surgery. Sports Med Arthrosc 21:69–74

16. Griffin LY, Albohm MJ, Arendt EA, Bahr R, Beynnon BD, Demaio M et al (2006) Understanding and preventing noncontact anterior cruciate ligament injuries: a review of the Hunt Valley II meeting, January 2005. Am J Sports Med 34:1512–1532

17. Griffith TB, Allen BJ, Levy BA, Stuart MJ, Dahm DL (2013) Outcomes of repeat revision anterior cruciate ligament reconstruction. Am J Sports Med 41: 1296–1301

18. Groves C, Chandramohan M, Chew C, Subedi N (2013) Use of CT in the management of anterior cruciate ligament revision surgery. Clin Radiol 68(10): e552–e559

19. Harvey A, Thomas NP, Amis AA (2005) Fixation of the graft in reconstruction of the anterior cruciate ligament. J Bone Joint Surg Br 87:593–603

20. Janicki P, Schmidmaier G (2011) What should be the characteristics of the ideal bone graft substitute? Combining scaffolds with growth factors and/or stem cells. Injury 42(Suppl 2):S77–81

21. Johnson DL, Swenson TM, Irrgang JJ, Fu FH, Harner CD (1996) Revision anterior cruciate ligament surgery: experience from Pittsburgh. Clin Orthop Relat Res 325:100–109

22. Joyce MJ (2005) Safety and FDA regulations for musculoskeletal allografts: perspective of an orthopaedic surgeon. ClinOrthopRelat Res 435:22–30

23. Khan SN, Cammisa FP Jr, Sandhu HS, Diwan AD, Girardi FP, Lane JM (2005) The biology of bone grafting. J Am AcadOrthopSurg 13:77–86

24. Killion JA, Kehoe S, Geever LM, Devine DM, Sheehan E, Boyd D et al (2013) Hydrogel/bioactive glass composites for bone regeneration applications: Synthesis and characterisation. Mater SciEng C Mater BiolAppl 33:4203–4212

25. Lin G, Cosimbescu L, Karin NJ, Tarasevich BJ (2012) Injectable and thermosensitive PLGA-g-PEG hydrogels containing hydroxyapatite: preparation, characterization and in vitro release behavior. Biomed Mater 7(2):024107

26. Magnussen RA, Taylor DC, Toth AP, Garrett WE (2012) ACL graft failure location differs between allografts and autografts. Sports Med ArthroscRehabilTherTechnol 4:22

27. Mariscalco MW, Magnussen RA, Mehta D, Hewett TE, Flanigan DC, Kaeding CC (2013) Autograftversusnonirradiated allograft tissue for anterior cruciate ligament reconstruction: a systematic review. Am J Sports Med. doi:10.1177/0363546513497566

28. MTF (2005) Allograft safety and ethical considerations. Proceedings of the fourth symposium sponsored by the Musculoskeletal Transplant Foundation. September 2003. Edinburgh, Scotland, United Kingdom. ClinOrthopRelat Res 435:2–117

29. Musahl V, Plakseychuk A, VanScyoc A, Sasaki T, Debski RE, McMahon PJ et al (2005) Varying femoral tunnels between the anatomical footprint and iso-metric positions: effect on kinematics of the anterior cruciate ligament-reconstructed knee. Am J Sports Med 33:712–718

30. Oetgen ME, Smart LR, Medvecky MJ (2008) A novel technique for arthroscopically assisted femoral bone tunnel grafting in two-stage ACL revision. Orthopedics 31:16–18

31. Oliveira JM, Kotobuki N, Tadokoro M, Hirose M, Mano JF, Reis RL et al (2010) Ex vivo culturing of stro- mal cells with dexamethasone-loaded carboxymethyl- chitosan/ poly(amidoamine) dendrimer nanoparticles promotes ectopic bone formation. Bone 46:1424–1435

32. Oliveira JM, Sousa RA, Kotobuki N, Tadokoro M, Hirose M, Mano JF et al (2009) The osteogenicdif- ferentiation of rat bone marrow stromal cells cultured with dexamethasone-loaded carboxymethylchitosan/ poly(amidoamine) dendrimer nanoparticles. Biomaterials 30:804–813

33. Oliveira JM, Sousa RA, Malafaya PB, Silva SS, Kotobuki N, Hirose M et al (2011) In vivo study of dendronlike nanoparticles for stem cells "tune-up" : from nano to tissues. Nanomedicine 7:914–924

34. Parkkari J, Pasanen K, Mattila VM, Kannus P, Rimpela A (2008) The risk for a cruciate ligament injury of the knee in adolescents and young adults: a population-based cohort study of 46 500 people with a 9 year follow-up. Br J Sports Med 42:422–426

35. Pascual-Garrido C, Carbo L, Makino A (2013) Revision of anterior cruciate ligament reconstruction with allografts in patients younger than 40 years old: a 2 to 4 year results. Knee Surg Sports TraumatolArthrosc [Epub ahead of print]

36. Pereira H, Sevivas N, Varanda P, Monteiro A, Monllau JC, Espregueira-Mendes J (2013) Failed Anterior Cruciate Ligament Repair. In: Surgical Orthopaedics and Traumatology, Bentley G (ed.), Springer-Verlag Berlin Heidelberg, pp. 1–16

37. Prodromos CC, Joyce BT (2008) Allograft complica- tions and risk factors. In: Prodromos C, Brown C, Fu FH, Georgoulis AD, Gobbi A, Howell SM, Johnson DL, Paulos LE, Shelbourne KD (eds) The anterior cruciate ligament: reconstruction and basic science, Saunders-Elsevier, Philadelphia, pp 561–564

38. Robertson A, Nutton RW, Keating JF (2006) Current trends in the use of tendon allografts in orthopaedic surgery. J Bone Joint Surg Br 88:988–992

39. Salgado AJ, Coutinho OP, Reis RL (2004) Bone tis- sue engineering: state of the art and future trends. MacromolBiosci 4:743–765

40. Samuelsson K, Andersson D, Karlsson J (2009) Treatment of anterior cruciate ligament injuries with special reference to graft type and surgical technique: an assessment of randomized controlled trials. Arthroscopy 25:1139–1174

41. Thomas NP, Kankate R, Wandless F, Pandit H (2005) Revision anterior cruciate ligament reconstruction using a 2-stage technique with bone grafting of the tibial tunnel. Am J Sports Med 33:1701–1709

42. Thomas NP, Pandit HG (2008) Revision anterior cru- ciate ligament. In: Prodromos C, Brown C, Fu FH, Georgoulis AD, Gobbi A, Howell SM, Johnson DL, Paulos LE, Shelbourne KD (eds) The anterior cruciate ligament: reconstruction and basic science. Saunders Elsevier, Philadelphia, pp 443–457

43. Tornetta P 3rd, Riina J, Geller J, Purban W (1999) Intraarticular anatomic risks of tibial nailing. J Orthop Trauma 13:247–251

44. Vangsness CT Jr, Garcia IA, Mills CR, Kainer MA, Roberts MR, Moore TM (2003) Allograft transplanta- tion in the knee: tissue regulation, procurement, process- ing, and sterilization. Am J Sports Med 31:474–481

45. Wang CJ, Chan YS, Weng LH, Yuan LJ, Chen HS (2004) Comparison of autogenous and allogenous posterior cruciate ligament reconstructions of the knee. Injury 35:1279–1285

46. Wegrzyn J, Chouteau J, Philippot R, Fessy MH, Moyen B (2009) Repeat revision of anterior cruciate ligament reconstruction: a retrospective review of management and outcome of 10 patients with an aver- age 3-year follow-up. Am J Sports Med 37:776–785

47. Wright R, Spindler K, Huston L, Amendola A, Andrish J, Brophy R et al (2011) Revision ACL reconstruction outcomes: MOON cohort. J Knee Surg 24:289–294

48. Wright RW, Gill CS, Chen L, Brophy RH, Matava MJ, Smith MV et al (2012) Outcome of revision ante- rior cruciate ligament reconstruction: a systematic review. J Bone Joint Surg Am 94:531–536

49. Wu CC, Wang CC, Lu DH, Hsu LII, Yang KC, Lin FH (2012) Calcium phosphate cement delivering zoledronate decreases bone turnover rate and restores bone architecture in ovariectomized rats. Biomed Mater 7:035009

50. Yan LP, Silva-Correia J, Correia C, Caridade SG, Fernandes EM, Sousa RA et al (2013) Bioactive macro/ micro porous silk fibroin/nano-sized calcium phosphate scaffolds with potential for bone-tissue- engineering applications. Nanomedicine (Lond) 8:359–378

第 37 章

髂嵴取骨与骨隧道填充

Rainer Siebold and Hans H. Pässler 著

谢登辉 曾 春 译

37.1 原则

做一小切口,利用特制的获取管(图 37.1)可获取一条或多条皮质松质骨块。这些管同样可把获取的骨栓插入胫骨和股骨的骨隧道内。

37.2 优势

一个 2 ~ 3 cm 的小切口可提供足够的空间从

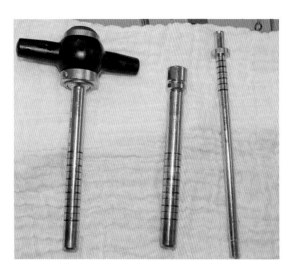

图 37.1 内直径为 8 ~ 14 mm 的套管和获取管(Richard Wolf,德国)

髂嵴获取柱形的骨块。获取骨块的局部位置会出现轻微的术后疼痛。胫骨和股骨隧道的直径决定了获取骨栓所需的大小。骨块以压配的方式进入骨缺损部位。

37.3 手术技术

在 ACL 翻修术前进行关节镜检查。清理旧的骨隧道,因此须重新对骨隧道进行扩大钻孔。先用小的钻头开始钻孔,逐渐增加直径,直至达到所需的直径。

接着,在髂前上棘后方 2 ~ 3 cm 的皮肤线上做 2 ~ 3 cm 切口,暴露髂嵴。小心暴露髂嵴的骨膜,用电刀止血,纵向切开骨膜。骨膜剥离器向内外两侧分离骨膜。如果骨块是用于堵塞旧的隧道,我们建议不要去除骨膜。

标记获取管的方向,于髂嵴内外侧面的下方各插入一枚直径 1.8 mm 的短克氏针。套管和获取管的内径为 8 ~ 14 mm(Richard Wolf)。这些工具都不是一次性的。

用锤子小心地获取所需的皮质松质骨栓(图 37.2)。骨栓的深度(长度)可由获取管上的刻度控制。当骨块到达所需长度时,连同获取的骨栓一起移除获取管(图 37.3)。

使用获取管将骨栓插入胫骨和股骨隧道里。股骨骨栓的填塞可通过一个低的前内侧入口或者经胫骨进入膝关节,这取决于股骨隧道的位置。胫骨隧道的缺损可在关节镜监视下从远端向近端填塞(图 37.4)。图 37.5 展示了骨栓压配进骨隧道的最终效果,而图 37.6 展示了 6 个月后的骨愈合。

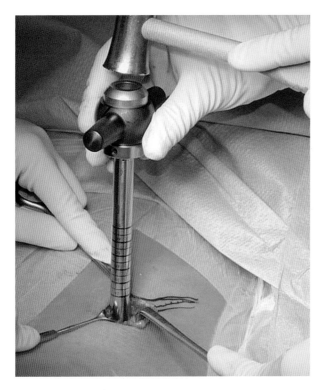

图 37.2　髂嵴上获取骨栓

图 37.3　获取管连同骨栓

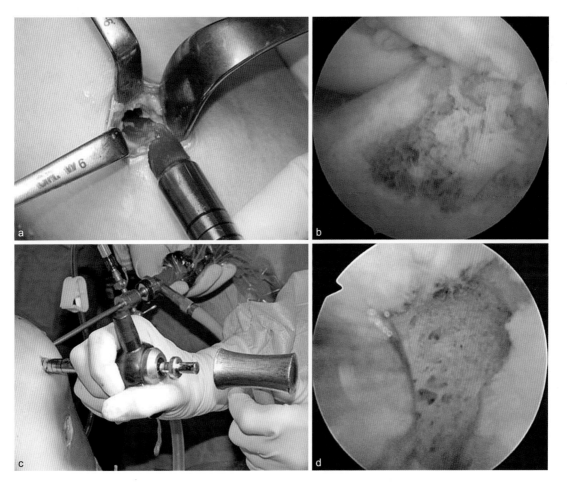

图 37.4　获取管内的骨栓插入骨隧道的示意图：（a，b）胫骨，（c，d）股骨

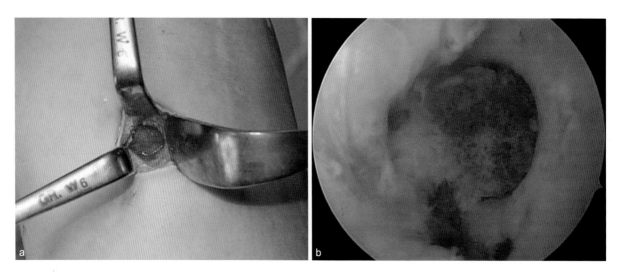

图 37.5 骨栓插入后压配的位置:(a)胫骨,(b)股骨

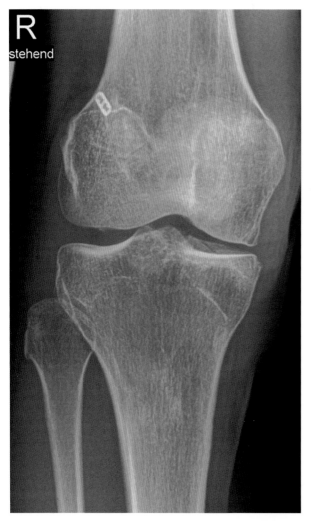

图 37.6 松质骨成形术后 5 个月,胫骨和股骨隧道愈合的 X 线片

第十部分

前交叉韧带与截骨术

第 38 章

手术技巧

Pedro Pessoa 著

赵　亮　谢登辉　曾　春 译

目　录

38.1　引言

治疗前向不稳定对防止半月板和软骨的改变很重要。患者经常在慢性期及最终进展为退行性病变才咨询专家治疗。

2005 年，Nebelung 在 *Arthroscopy* 杂志发表的文章证实，一组包括 19 名运动员 ACL 断裂的研究，他们均接受保守治疗。10 年后 79％的患者有半月板损伤；20 年后，这个数字增长到 90％，其中 68％的软骨损伤为 Outerbridge Ⅳ级。此外，35 年之后，65％的患者经历了全膝关节置换术。所以，很显然，我们仍不推荐保守治疗[1-2, 8-9, 11]。

治疗的主要目标是保证膝关节稳定，并防止膝关节退行性病变。因此，必须进行软骨和半月板损伤的评估，以及矢状面和冠状面力学对线不良的评估。

临床评估是最重要的。不稳定一般是早期症状，疼痛常是稍晚期症状。

随着时间的推移，僵硬程度增加，患者的主诉主要是不稳定伴疼痛。

手术的治疗方案是重建 ACL，单独或伴随其他外科手术，如截骨术、半月板修复或关节置换。

矢状面或冠状面力学对线不良，单凭 ACL 修复可能不足以防止其演变为骨关节炎。

当仅存在内侧或外侧隔室的症状性骨关节炎时，可以单纯行单隔室置换[4]。

适应证

　　站立内翻力学对线不良

　　膝关节不稳定合并单纯内侧隔室关节炎

禁忌证

　　畸形超过 15°

　　屈曲挛缩超过 15°

　　膝关节屈曲小于 90°

　　内侧过度骨丢失（超过 3 mm）

　　感染性关节炎

　　低位髌骨

单腿负重位的正位及屈曲 30°的侧位 X 线片很重要（图 38.1-38.3）。MRI 可以评估软骨、半月板和韧带的情况。

对于慢性前十字韧带损伤合并轻度骨关节炎、冠状面力学对线不良、膝内翻情况时，最可靠的纠正力学对线办法是在 ACL 重建同时进行胫骨高位截骨术（high tibial osteotomy，HTO）[3, 5, 7, 10, 12-16]。

通过 1 次或 2 次手术进行[5, 7]，重建包括关节内成形术或关节外成形术，使用单束或双束重建，因人而异。

若同时进行胫骨高位外翻截骨术和 ACL 重建的患者，年龄最好小于 40 岁。该手术失败率低、满意度高（80％），尤其在缓解疼痛（60％）、

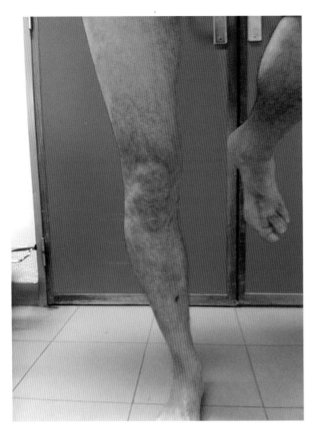

图 38.1　单腿负重姿势有助于了解膝关节的稳定性的信息

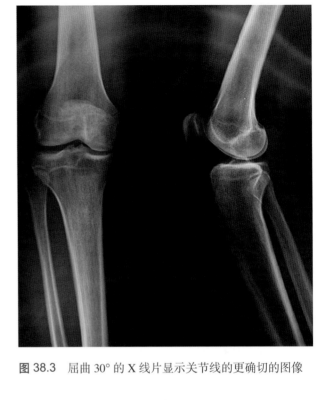

图 38.3　屈曲 30° 的 X 线片显示关节线的更确切的图像

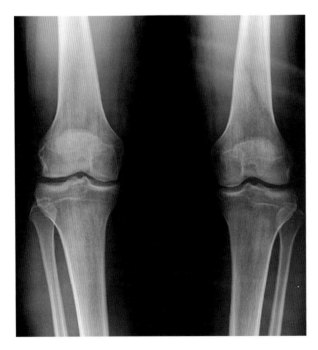

图 38.2　负重位 X 线片提示关节炎的真实角度

增加稳定性（90%）方面非常有效。结果发现，40%的患者可恢复运动 [1-2, 8-9, 11, 13]。

半月板组织丢失的预后差，所以只要有可能，我们都尝试修复半月板。如果患者已经进行了先前的半月板次全切除，我们进行半月板置换。如果残留的半月板边缘存在，我们优选"人工支架"；如果不存在，则进行半月板同种异体移植物移植。

38.2　技术 1：减少胫骨高位截骨术

1. 先通过关节镜进行半月板和关节软骨评估；如果有涉及外侧隔室的骨关节炎损害，则不进行 HTO（图 38.4）。
2. 进行移植物获取。移植物的选择通常是腘绳肌（图 38.5）。
3. 在第一次关节镜检查时，通过内侧入路，于解剖学位点建立股骨隧道，作为参考（图 38.6a，b）。

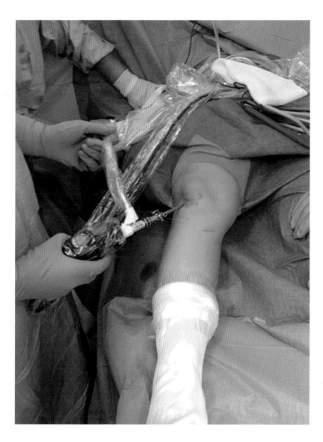

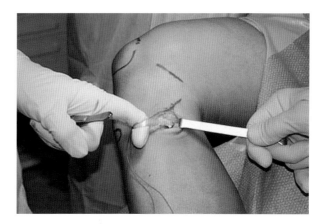

图 38.5　术中获取腘绳肌

图 38.4　HTO 开始前，行关节镜检查膝关节很有效。如果累及多个隔室，不建议行关节镜

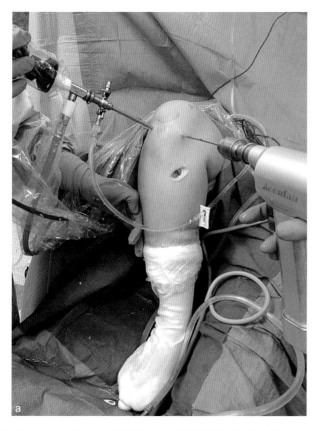

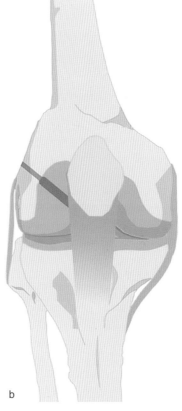

图 38.6　（a）膝关节极度屈曲，进入股骨隧道的术中视角，（b）通过内侧入路建立股骨隧道，股骨隧道示意图

4. 开始进行截骨术。腓骨截骨术是先将近端 1/3 的腓骨截断。膝盖弯曲呈 90° 位置——这个位置允许肌肉放松，并促进骨进入（图 38.7）。触摸腓骨并做 2 cm 的纵向切口（图 38.8a-b）。腓骨截骨用锯和层状骨刀完成。腓骨两侧始终使用 Holman 拉钩，以保护腘窝外侧坐骨神经。

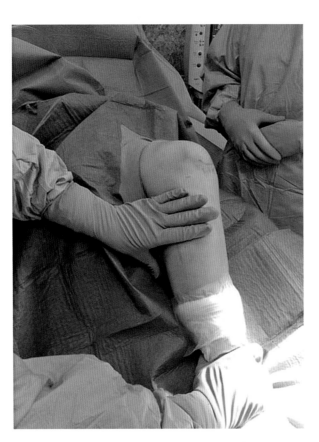

图 38.7 准备腓骨截骨。屈膝 90°，利于入路

5. 下一步，进行胫骨截骨术。皮肤切口为 S 形，起自膝关节中线水平，向胫骨前肌结节与腓骨头之间的远端延伸（图 38.10）。

6. 自胫前外侧面分离部分肌肉。在图像增强器的监视下，用 2 枚克氏针标记截骨线（图 38.11a, b）。

7. 通过电锯进行胫骨截骨，以骨刀结束截骨。截为楔形骨，将内侧皮质骨贴合（图 38.12a-c）。通常使用 Couentry 钉进行内固定（图 38.13a, b）。如果有必要，也可以使用 2 枚吻合钉或钢板和螺钉固定。

8. 截骨闭合后，进行第二步关节内手术，按常规角度（55°）建立胫骨隧道。将移植物拉入通道，用纽扣固定股骨移植物，螺钉或绳结固定胫骨移植物（图 38.14、图 38.15、图 38.16a, b）。

9. 关节腔内使用一个 12 mm 引流管，截骨点放置 2 个硅胶管（图 38.17）。

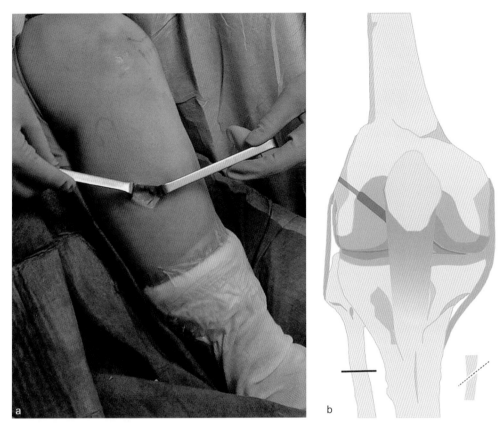

图 38.8　截骨平面暴露腓骨，保护邻近结构（a）。腓骨截骨平面的示意图（b）

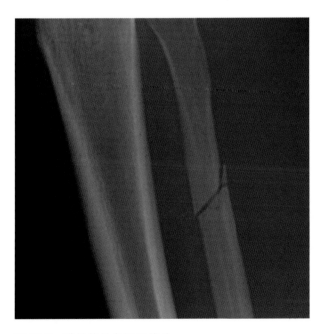

图 38.9　腓骨截骨术的 X 线片

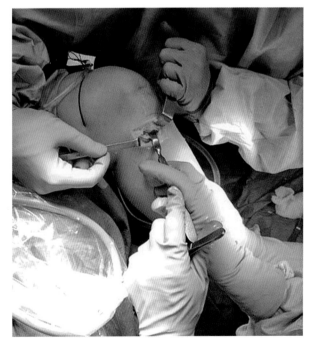

图 38.10　暴露胫骨的近端截骨术

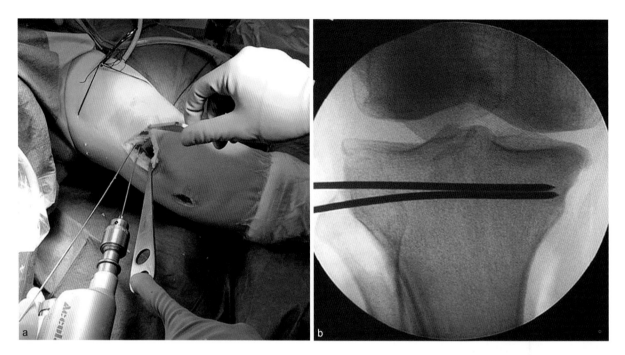

图 38.11　2 根克氏针标记截骨面，引导锯截骨（a）。图像增强器可以明确克氏针的位置良好，控制骨锯的深度（b）

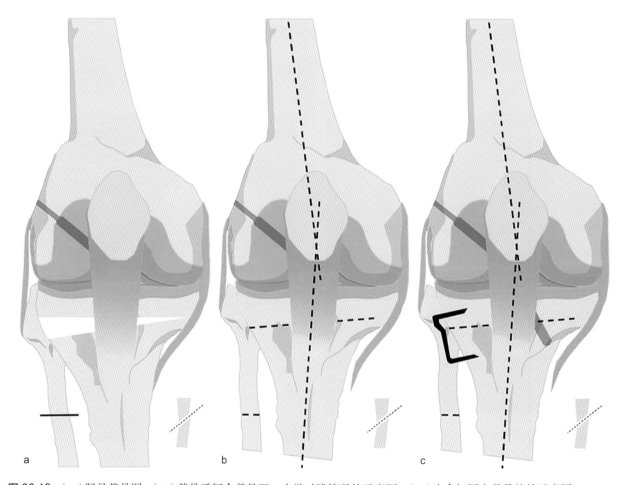

图 38.12　（a）胫骨截骨图。（b）截骨后闭合截骨面，力学对线情况的示意图。（c）吻合钉固定截骨处的示意图

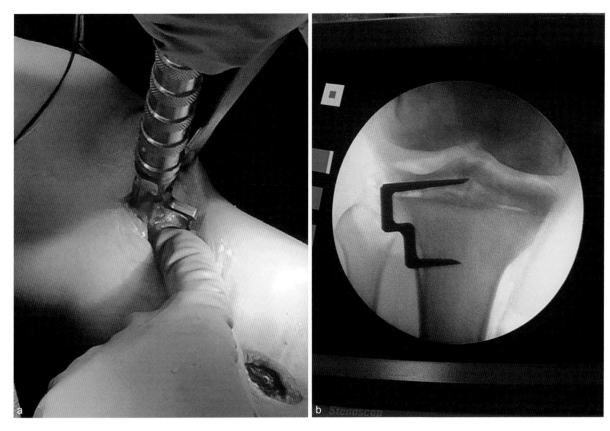

图 38.13　吻合钉位置的术中视角（a）。图像增强器明确吻合钉位置（b）

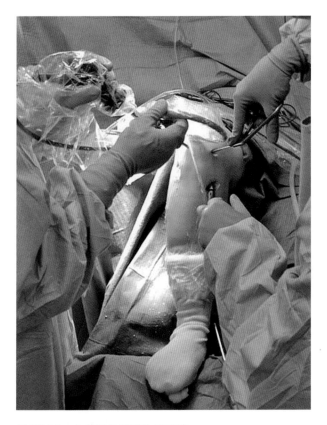

图 38.14　术中胫骨隧道位置正确

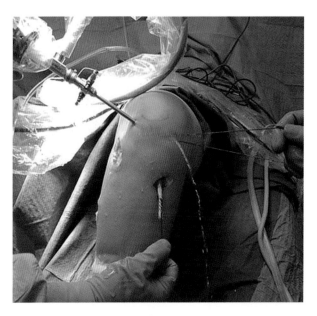

图 38.15　腘绳肌移植物经胫骨隧道引入，关节镜下牵引穿过隧道

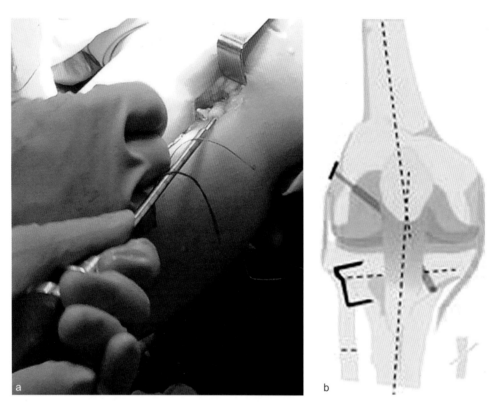

图 38.16 移植物近端用皮质骨悬吊装置固定，远端用界面螺钉（a）。矫正力学对线，固定内植物的示意图（b）。

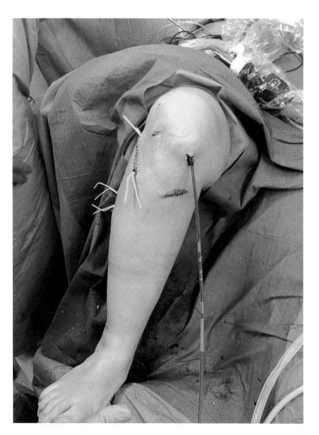

图 38.17 手术入路引流，避免术后并发症

注意事项
• 胫骨截骨固定后，进行 ACL 韧带重建，不论什么技术都容易进行，并且不须对手术过程进行更改。当进行合并 ACL 重建的截骨术时，至关重要的是，牢固的内固定，使我们能够接受 ACL 康复锻炼，而没有运动的限制。

注意事项
• 另一种可能性是在"全关节内"的韧带修复技术，在膝关节后表面获得移植物，从内向外建立隧道。因此，我们可避免在膝关节的内侧再做切口（图 38.18a-d）。

避免失误
• 如果选择在膝关节的后侧获取移植物，使用闭合式切腱刀和膝关节屈曲 45° 并外旋小腿的姿势，避免切割移植物。

38.3 技术 2：辅助胫骨高位截骨术

1. 从第一步关节镜检查开始（图 38.19），评估并修复半月板和软骨病变。观察外侧附属物。

2. 第一次关节镜检查，股骨隧道应在解剖学位置进行，通过内侧入口（图 38.20）。胫骨隧道在常规的角度（55°）建立。

3. 进行移植物采集。在胫骨内侧面，胫骨结节前约 2 cm 处，感觉腘绳肌肌腱。斜形手术切口约 5 cm（图 38.21）。

4. 然后开始截骨。保护内侧副韧带的表面束；在胫骨后表面放置拉钩以保护血管（图 38.22）。即使在膝关节屈曲时，腘动脉距离该截骨水平约 0.5 mm（图 38.23a-c）。

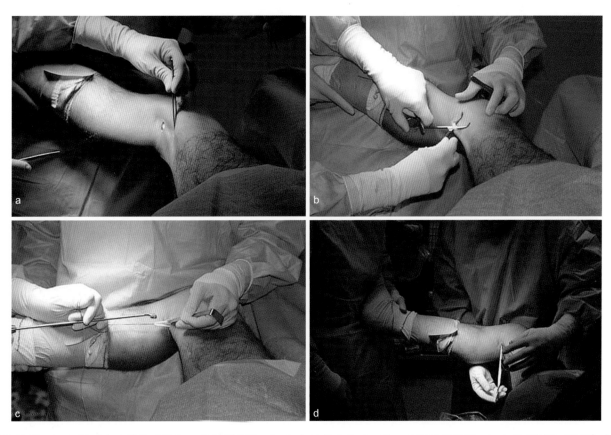

图 38.18 （a）经后方入路的皮肤切口获取腘绳肌。（b）全关节内技术，取 1 条腘绳肌肌腱。（c）使用开放式切腱刀。（d）安全取出腘绳肌

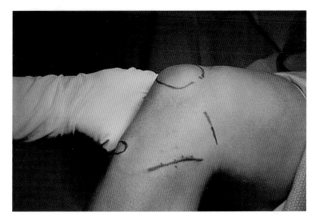

图 38.19 膝关节的关节镜检前，在皮肤上标记解剖学参考点

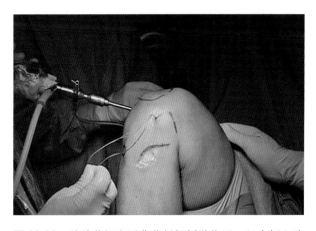

图 38.20 膝关节极度屈曲获得解剖学位置，经内侧入路建立股骨隧道

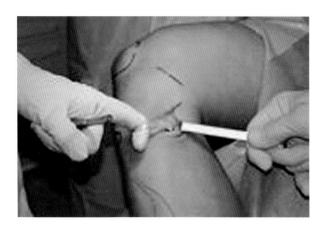

图 38.21   取腘绳肌肌腱

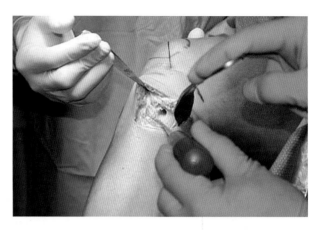

图 38.22   截骨术用骨锯开始，随后用骨刀完成

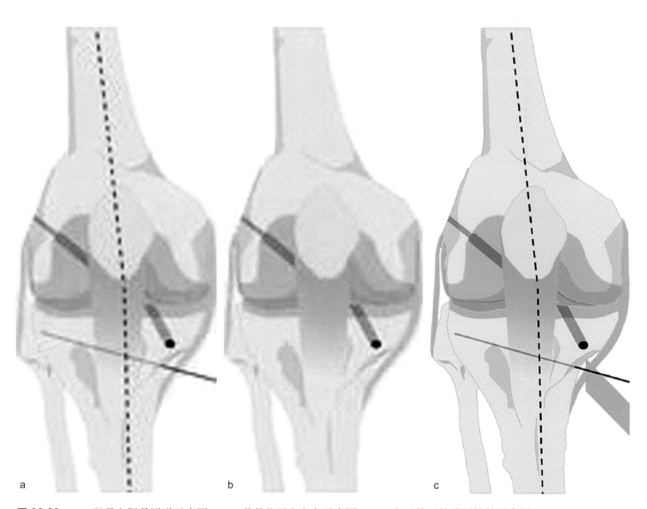

a   b   c

图 38.23   （a）股骨和胫骨隧道示意图。（b）截骨位置和方向示意图。（c）人工骨刀的重要性的示意图

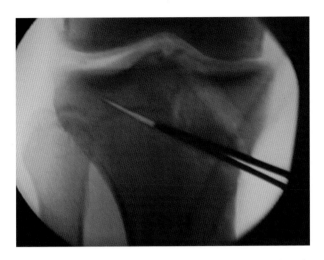

图 38.24　术中使用克氏针和图像增强器，并控制截骨术方向

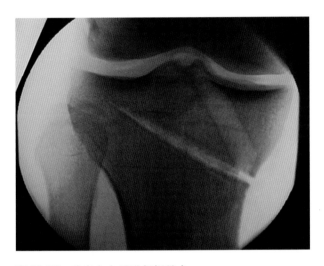

图 38.25　确定方向后进行折骨术

预防并发症

- 图像增强器用于控制术中截骨，使得截骨之前，我们可以看到锯 / 骨刀是否按照预期路线，在破坏骨之前要确定路线（图 38.24 和图 38.25 ）。
- 胫骨平台的骨折的危险是不可忽视的，尽管是一种并发症，但通常并不改变外科手术过程。然而，它须改变一些术后计划。
- 手术切口术后血肿是截骨术的另一个可能出现的并发症，尽管部分可通过用吸气式排水管替换血管吸引解决（负压）。

5. 当需要钢板固定时，应尽可能将钢板放置在后方，尽可能少影响胫骨隧道（图 38.26 ）。螺旋钻孔必须通过放置关节镜在胫骨隧道内监视，以防止螺钉突入移植物路径内。

6. 在之后的手术步骤中，我们在关节镜控制下，在胫骨隧道内穿过一个镊子，然后将股骨隧道解剖路径内的牵引线拉回。接着，将移植物穿过胫骨隧道，拉紧和固定螺钉（图 38.27、图 38.28 和图 38.29a，b ）。

7. 目前在截骨术前或是关闭和固定后，行胫骨隧道建立，仍有争议。这通常由主刀医生决定。

注意事项

- 当螺钉被放置在截骨板上，把光学纤维镜放置在胫骨隧道内，防止钻孔通过该隧道（图 38.30 ）。
- 一般螺钉放置不太容易。为了避免这个困难，我们首先建立股骨隧道，然后建立更大角度、更开放的或更小角度、更闭合（50°/ 70°）的胫骨隧道，之后再进行胫骨钢板和螺钉放置。

38.4　康复

术后患者仍须住院 2 天，再开始进行活动和强化锻炼。韧带重建康复计划不变。

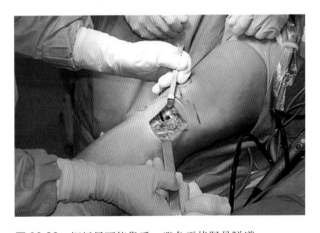

图 38.26　钢板尽可能靠后，避免干扰胫骨隧道

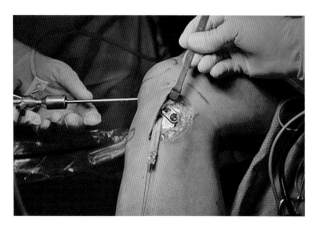

图 38.27　钢板固定后，将腘绳肌引入胫骨隧道

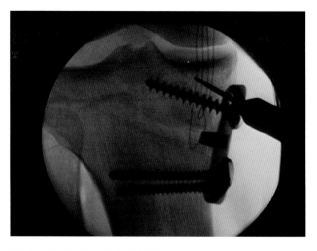

图 38.28　图像增强器控制钢板固定

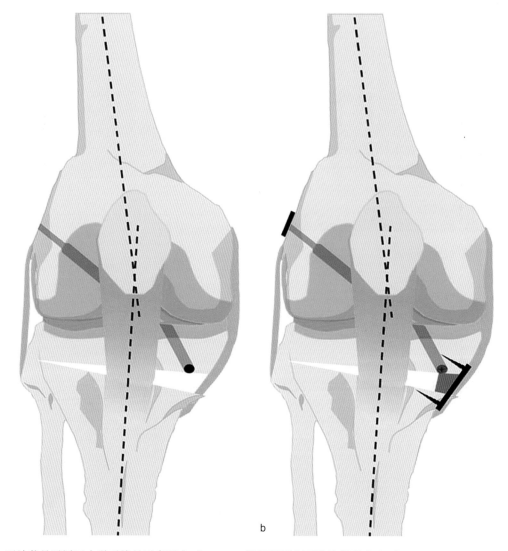

a　　　　　　　　　　　　　　　b

图 38.29　开放截骨后矫正力学对线的示意图（a）。Puddu 样钢板固定开放性截骨术（b）

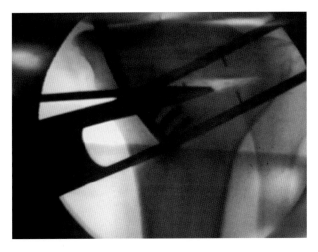

图 38.30 胫骨隧道钻孔前，行胫骨截骨

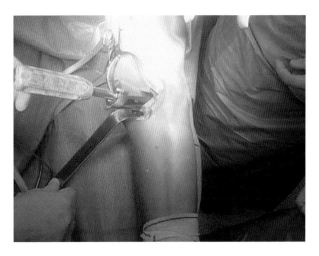

图 38.31 用拉钩辅助截骨端撑开

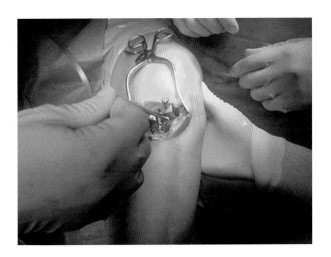

图 38.32 选择钢板大小和固定时，用拉钩维持切口开放

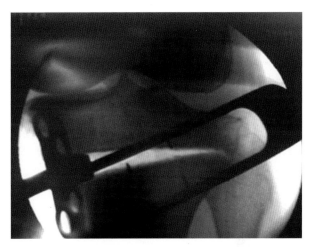

图 38.33 图像增强器控制钢板位置

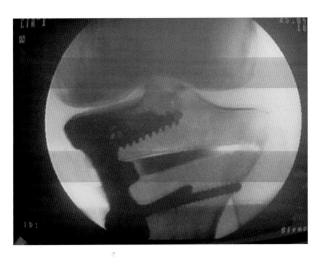

图 38.34 图像增强器控制钢板固定

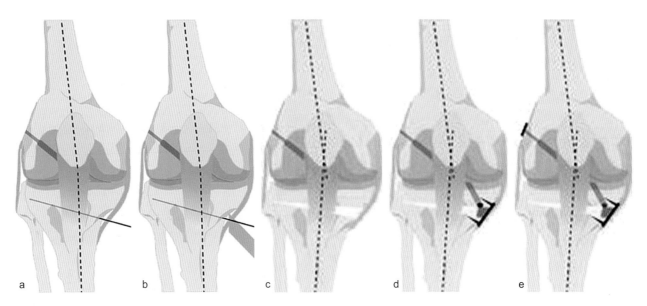

图 38.35   克氏针标记胫骨截骨方向的示意图（a）。锯和骨刀行胫骨截骨的示意图（b）。开放截骨后的力学对线矫正示意图（c）。钢板固定后胫骨隧道钻孔（d）。移植物位置合适（e）

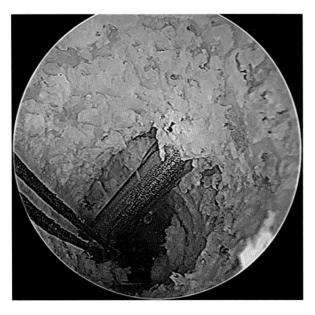

图 38.36   为放置螺钉行胫骨钻孔时，镜下观察胫骨隧道，确定隧道未被侵犯

不需要石膏制动。患者关节内留置引流管并在胫骨切口内留置硅胶引流管。从脚到大腿的根部缠绕普通绷带，用一层棉花和弹性绷带加固。

患者手术后 24 h 开始连续被动运动，第一天进行抬腿训练。

24/48 h 拔除引流管。

患者拐杖辅助行走 4 周，术后第 1 周患肢不负重，1 周后可完全负重。手术后第 2 天膝关节屈曲应达 90°，第 6 周膝关节屈曲达 120°。

> **记忆要点**
>
> 长期的慢性 ACL 功能不全和膝关节不稳定可加重膝关节骨性关节炎的发展。如果也有肢体力学对线改变，这个退化过程将会加剧。ACL 重建同时胫骨截骨技术也是日益使用的技术，但需要适当的术前计划。当进行术前计划时，外科医生可能希望处理包括附加的软骨手术或同种异体半月板置换手术。在这种情况下，使用止血带的时间是要考虑的一个重要方面。
>
> 同时进行 ACL 重建和矫正的胫骨高位截骨术显示了优良的结果和相对较低的并发症发生率。然而，这都应该由一个熟悉膝关节结构的、有丰富手术经验的外科医生进行。

参考文献

1. Aqueskirchner JD, Bernau A, Burkart AC, Imhoff AB (2002) Knee instability and varus malangulation–simultaneous cruciate ligament reconstruction and osteotomy (indication, planning and operative technique, results). Z Orthop Ihre Gren-

zgeb 140(2):185–193

2. Bonin N, Ait Si Selmi T, Donell ST, Dejour H, Neyret P (2004) Anterior cruciate reconstruction combined with valgus upper tibial osteotomy: 12 years followup. Knee 11(6):431–437

3. Boss A, Stutz G, Oursin C, Gächter A (1995) Anterior cruciate ligament reconstruction combined with valgus tibial osteotomy (combined procedure). Knee Surg Sports Traumatol Arthrosc 3(3):187–191

4. Citak M, Bosscher F, Musali V, Pearle A, Suero E (2011) "Anterior cruciate ligament reconstruction after unicompartmental knee arthroplasty" – Knee Surgery Sport Traumatol. Arthroscopy 19:1683–1688

5. Imhoff AB, Linke RD, Agneskirchner J (2004) Corrective osteotomy in primary varus, double varus and triple varus knee instability with cruciate ligament replacement. Orthopade 33(2):201–207

6. Kim SJ, Moon HK, Chun YM, Chang WH, Kim SG (2011) Is correctional osteotomy crucial in primary varus knees undergoing anterior cruciate ligament reconstruction. Clin Orthop Relat Res 469(5):1421–1426, Epub 2010 Sep 25

7. Lattermann C, Jakob RP (1996) High tibial osteotomy alone or combined with ligament reconstruction in anterior cruciate ligament-defi cient knees. Knee Surg Sports Traumatol Arthrosc 4(1):32–38

8. Lerat JL, Moyen B, Garin C, Mandrino A, Besse JL, Brunet-Guedj E (1993) Anterior laxity and internal arthritis of the knee. Results of the reconstruction of the anterior cruciate ligament associated with tibial osteotomy. Rev Chir Orthop Reparatrice Appar Mot 79(5):365–374

9. Nebelung W, Wuschech H (2005) Thirty fi ve years follow-up of anterior cruciate ligament defi cient knee in high level athletes. Arthroscopy 21:696–702

10. Neuschwander DC, Drez D Jr, Paine RM (1993) Simultaneous high tibial osteotomy and ACL reconstruction for combined genu varum and symptomatic ACL tear. Orthopedics 16(6):679–684

11. Noyes FR, Barber SD, Simon R (1993) High tibial osteotomy and ligament reconstruction in varus angulated, anterior cruciate ligament-defi cient knees. A stwo- to seven-year follow-up study. Am J Sports Med 21(1):2–12

12. Noyes FR, Barber-Westin SD, Hewett TE (2000) High tibial osteotomy and ligament reconstruction for varus angulated anterior cruciate ligament-defi cient knees. Am J Sports Med 28(3):282–296

13. O'Neill DF, James SL (1992) Valgus osteotomy with anterior cruciate ligament laxity. Clin Orthop Relat Res 278:153–159

14. Roscher E, Martinek V, Imhoff AB (1998) Anterior cruciate ligament-plasty and high valgus tibial osteotomy as a combined procedure in anterior instability and varus deviation. Zentralbl Chir 123(9):1019–1026

15. Stutz G, Boss A, Gächter A (1996) Comparison of augmented and non-augmented anterior cruciate ligament reconstruction combined with high tibial osteotomy. Knee Surg Sports Traumatol Arthrosc 4(3):143–148

16. Williams RJ 3rd, Kelly BT, Wickiewicz TL, Altchek DW, Warren RF (2003) The short-term outcome of surgical treatment for painful varus arthritis in association with chronic ACL defi ciency. J Knee Surg 16(1):9–16

第 39 章

前交叉韧带重建联合胫骨高位截骨术的结果

Christophe Hulet, Aude Sebilo 和 Sylvie Collon 著

赵 亮 谢登辉 曾 春 译

目 录

39.1 前言

　　膝关节 ACL 损伤合并内侧半月板切除和内翻力学对线不良，是关节炎进展的危险因素。在这些特殊的情况下，那些年轻的愿意改善其膝关节疼痛和不稳定功能的患者，行 ACL 重建联合 HTO 是一个很好的解决过程。手术目的是让这些患者能够参加体育运动及休闲活动。

39.2 文献结果

　　据文献报道，1990 — 2013 年的超过 23 年的时间，我们发现只有 18 篇与 HTO 和 ACL 重建使用的各种 PCL 移植物或截骨技术的分期过程有关的文献。每篇文献的主要特点总结在表 39.1 中。

　　在所有这些文献中，研究使用的材料有相似的特征。每个系列的患者数量较少，为 5 ~ 51 例，以同时的单纯 ACL 重建作为对照组。在大多数情况下，这些年轻患者（20 ~ 25 岁）为运动员，大部分为竞技选手。80% ~ 90% 的病例至少有 10 ~ 15 年的 ACL 损伤史。因此，从损伤到手

术，他们一般有 10 年以上的 ACL 慢性前向松弛。同时，他们也具有较严重的软骨损伤，并在此期间，约 56% ~ 100% 的患者行内侧半月板切除术。Zaffagnini 等 [17] 也报道了之前的 ACL 重建（40%）的高频率。这项研究的患者平均年龄为 40.1 岁，要大于其他以前的研究，并从一次损伤至下次损伤的平均时间延长，约 10.4 ± 8.1 年。

　　在手术时，患者膝关节活动时呈现疼痛和不稳定，膝关节不稳定可以通过松弛度仪器测量。手术主要适应证是膝关节不稳定和内侧隔室疼痛。绝大多数患者膝关节 X 线表现出关节炎早期征象，大部分患者关节间隙变窄至小于 50%。内翻畸形通过内翻总体的髋角测量（Zaffagnini 等 [17] 测量为 3.8 ± 2.7°，Bonin[3, 4] 等测量为 3°）。其股骨侧的随访结果显示有较低的死亡率和失败率。在平均 6.5 年的随访中，Zaffagnini[17] 等报告失败率为 6%。Bonin[3-4] 等报告有 2 例膝关节出现僵硬。

　　在最初的研究系列中，都是分期手术 [11, 14-15]，并在手术中联合使用 HTO 技术等内侧辅助技术或闭合楔形技术。要特别注意，避免出现胫骨后倾。胫骨平台倾斜度将显著增加胫骨平台相对于股骨髁的前上侧的移位，从而导致前向不稳定 [19]。

　　实际上，最初的研究表明，联合手术存在较低的并发症发生率。对于 HTO，闭合楔形技术，或内侧辅助技术，两者相比，没有一个拥有特别的技术优势 [20-21]。在内侧辅助技术中，其内部精密角的矫正更好（57% ~ 70%）。它是更容易再现的，并且与偏向截骨术相关联 [20, 22]。截骨术保留完好的腓骨。应注意增加胫骨倾斜度具有降低髌骨高度的危险。有时在建立胫骨隧道和远侧连接

表 39-1　ACL 重建与胫骨高位截骨术的相关性

作者	随访（年）	数量	年龄	内侧半月板切除的百分比	延迟手术时间	开放楔形截骨术或闭合楔行截骨术	时间表
Badhe 等 [1]	2.8	14	34	?	8.3 年	10 F/4 O	6 例同时
Boileau 和 Neyret[2]	4	58	28	73	5 年	51C/7 O	52 例同时 6 例稍晚
Bonin 等 [3, 4]	12	30	30	63	7 年	25 C/5O	同时
Boss 等 [5]	6.25	27	36	74	?	24 C/3O	同时
Boussaton 和 Potel[6]	6.5	51	36	78	9 年	51 C	同时
Dejour 等 [7]	3.6	44	29	61	6 年	37 C/7 O	同时
Demange 等 [8]		8	39.1	?	?	O	同时
Garin 等 [9]	3	18	36	77		13 C/5 O	同时
Imhoff 等 [10]	?	55	33				同时
Lattermann and Jakob[11]	5.8	27	37	92.5	8.3 年	17 C/10 O	8 例同时 8 例稍晚
Lerat 等 [12]	4	51	37	86	9.5 年	39 C/12 O	同时
Neuschwander 等 [13]	2.5	5	27	100	7 年	7C	同时
Noyes 等 [14]	4.5	41	29	73	6.5 年	41C	3 例同时 38 例稍晚
Noyes 等 [15]	5	41	32	93	10 年	41C	16 例稍晚
O'Neill 和 James[16]	3	10	32.1	100		10C	7 例同时 3 例稍晚
Zaffagnini 等 [17]	6.5	32	40.1	53	10 年	32C	同时
Williyears Ⅲ 等 [18]	3.5	25	35.5	96		25C	13 例同时

O 为开放楔形截骨，C 为闭合楔形截骨。

时，吻合钉或钢板进行固定是一个具有挑战性的问题。在这样的条件下，移植的稳定性需要胫骨的二次连接。

　　闭合楔形截骨术是在胫骨结节之上的一个不太精确的角度进行矫正的（26%～78%[21]）。它需要与腓总神经和筋膜隔室综合征的风险相关的腓骨截骨术。还要注意胫腓关节的不稳定的风险。胫骨倾斜度较小的调整，Lerat[23] 发现一个更好的矫正胫前向移位方法，松解髌腱以增加髌骨高度。移植物的稳定性更好，因为它在骨隧道内是连续的，单一连接的模式已足够[22, 24]。所述接骨板可能会在前后方向上与胫骨隧道发生冲突。在选择截骨方式时，所有这些因素应考虑到，但 Lerat[23] 强调，术者的经验是最不确定的截骨技术的可靠性的关键所在。对于力学轴，其目标是实现 3° 外翻畸形 [3-4, 7, 14-15]，Lattermann 报告 [11] 最多为 6°。轴向矫正应从初始内翻畸形矫正直到 6° 外翻，以

卸下膝关节内侧隔室的负荷和将外侧隔室的约束改为过度负荷。在手术过程中须特别注意，不要过度增加胫骨后倾。Lerat[23] 和 Sofcot 小组 [25] 表明，开放楔形 HTO 平均增加胫骨后倾 0.6°，闭合楔形 HTO 平均减少胫骨后倾 0.7°。在手术过程中，无论如何选择，应十分注意避免髌腱倾斜度增加。Demange 等 [8] 描述，可以通过使用计算机辅助手术来提供更好的准确度。

　　对于 ACL 重建，无论是关节内移植物以及在某些情况的关节外的肌腱固定术，可更好地控制 ATT 松弛。然而，可用的样本量较小，因此没有显著的统计学差异。Elser[26] 描述可以同时行 ACL 手术。

　　临床上，80%～90% 的患者结果为满意或非常满意。大部分积极的患者都能够恢复适度的体育活动（44%～47%）[3-4, 12, 17]，但不建议鼓励他们重返竞技体育比赛。手术时，年龄不是恢复娱

乐、体育运动的限制因素。最终的膝关节稳定性是至关重要的[3-4, 7, 11, 14-15]，它与膝关节疼痛消失是密切相关的。限制返回体育运动的因素如下：初次损伤至手术的间隔时间较长、既往手术史、软骨损伤和残留的膝关节松弛大于 10 mm[6]。此外，外翻导致总体形态的变化，来改变单腿负重的平衡和本体感觉。先前运动活跃的患者需要至少 1 年的同化和良好的适应，才能重返先前的运动。

对缓解疼痛效果良好（55%～64% 的患者）。膝关节不稳定控制良好：78%～90% 的患者 Lachman 试验阴性，88%～96% 的患者轴移试验阴性。Bonin[3-4] 等强调，术前胫骨移位和翻修同整体结果显著相关。翻修后，部分患者仍然有一定的前向松弛（Bonnin[3-4] 报道约有 27% 为 C 级，Zaffagnini 等[17] 报道约有 2% 为 C 级）。然而，在这种结果下，胫骨移位后的膝关节不稳定仍大于正常。

内侧胫股隔室的骨关节炎（osteoarthritis，OA）X 线表现中期演变（4～5 年）稳定。Zaffagnini 等[17] 研究发现，在 8.5 年后，与术前相比只增加了 1 例 C 级 OA 表现（18 例 vs.17 例）。在 OA 的演变中，此抑制作用可持续超过 10 年。Bonin 等[3-4] 回顾了 Dejour 等[7] 研究的同一组患者，11 年后，发现只有 5 例（17%）有恶化。

这些结果应与 10 年的单纯 ACL 重建术的随访相比较，其中 OA 发病率的变化在 15%～25% 之间[24, 27]。如果为单纯 ACL 重建而无内侧半月板切除，OA 的增长速度为 10%。内侧半月板术前

或术中切除后，OA 进展的概率超过 40%[24]。这些显著的差异明确了保存内侧半月板具有重要的预后作用[28]。在所有这些研究中，内侧半月板切除术的百分比为 60%～100%。

关于 HTO 一个有争议的话题是与胫骨后倾及其对 ACL 损伤的膝关节慢性松弛度的影响。这涉及矢状面不平衡。Bonin 等[29] 表明了膝内翻和胫骨倾斜起到了重要的作用。当胫骨倾斜度超过 13°，它被认为是过大的偏离，截骨术可以与 ACL 移植物[22,30] 相关联。胫骨后倾角的矫正和胫骨前向移位的矫正有显著的相关性[29]。推荐胫骨偏离截骨术（即前部闭合）与 ACL 移植物内部相关联[22, 31]。标准倾斜度应约为 4°。适应证必须是不稳定的小关节炎、胫骨前向移位不超过 10 mm、胫骨后倾不超过 13° 的患者。

这种双重干预后，患者主观都非常满意。功能性障碍明显改善，并且继发性松弛度显著下降。骨关节炎是没有明显恶化。然而，患者 5 年内运动级别降低，恢复和康复的周期长。

39.3 总结

慢性 ACL 损伤合并内侧半月板切除史的患者，临床评价应关注能确定更好的适应证的参数。

这些重要的参数包括：

主要症状的确定（图 39.1）。在 ACL 失效的自然病程中，疼痛和不稳定是以不同的方式表现的。不稳定性是在 ACL 撕裂之后最重要的参数，

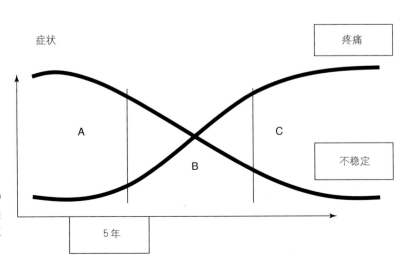

图 39.1　ACL 撕裂后慢性不稳定期（5～10年的自然病史），骨关节炎前期关节间隙狭窄 <50% 阶段的自然病史、症状与不适的主诉的演化

但随着时间的推移逐渐减小到第二级别。

　　相反，疼痛与 ACL 撕裂不是很相关，但随着时间的推移以及之前的手术，可能是未治疗的 ACL 撕裂后的第一个症状。

- 用测量仪器评价松弛度。
- 内侧半月板的重要性
- 通过特殊的直线下降法进行膝骨关节炎的放射学分析，Dejour 等[7] 所述的关节炎早期变化（关节间隙变窄小于 50%）。
- 功能目标和患者的动机和期望

记忆要点

　　对于内侧 OA 的患者、膝关节力学对线内翻和之前行内侧半月板切除术的患者，HTO 和 ACL 重建相结合，可以恢复正确的力学对线、膝关节松弛度和稳定性，并在中期随访时重建休闲活动或运动水平。这是一个非常有意义的挽救手术，以改善功能和缓解疼痛。它可以避免一个更激进的外科手术，如年轻患者的膝关节成形术。

参考文献

1. Badhe NP, Forster IW (2002) High tibial osteotomy in knee instability: the rationale of treatment and early results. Knee Surg Sports Traumatol Arthrosc 10:38–43

2. Boileau P, Neyret PH (1991) Résultats des ostéotomies tibiales de valgisation associées aux plasties du ligament croisé antérieur dans le traitement des laxités antérieures chroniques évoluées. 7ème Journée du genou. Lyon, ALRM Edition p 232–238

3. Bonin N, Aït Si Selmi T, Neyret P (2004) Ostéotomies et laxité antérieure. Cahiers d'Enseignement SOFCOT, vol 86. Expansion scientifi que française, Paris, p 96–103

4. Bonin N, Aït Si Selmi T, Donell ST, Dejour H, Neyret P (2004) Anterior cruciate reconstruction combined with valgus upper tibial osteotomy : 12 years followup. Knee 11:431–434

5. Boss A, Stutz G, Oursin C, Gächter A (1995) Anterior cruciate ligament reconstruction combined with valgus tibial osteotomy (combined procedure). Knee Surg Sports Traumatol Arthrosc 3:187–191

6. Boussaton M, Potel JF (2003) Ostéotomie tibiale de valgisation associée à une ligamentoplastie du ligament croisé antérieur utilisant le tendon rotulien: réfl exions et indications. Perspectives en arthroscopie (SFA), vol 3. Springer, Paris, p 37–41

7. Dejour H, Neyret P, Boileau P, Donell ST (1994) Anterior cruciate reconstruction combined with valgus tibial osteotomy. Clin Orthop 299:220–228

8. Demange MK, Camanho GL, Pe´cora JR, Gobbi RG, Tirico LE, da Mota E, Albuquerque RF (2011) Simultaneous anterior cruciate ligament reconstruction and computer-assisted open-wedge high tibial osteotomy: a report of eight cases. Knee 18(6):387–391

9. Garin C, Lerat JL, Moyen B (1989) Laxité chronique antérieure et arthrose. Etude d'une série de 31 cas de ligamentoplastie associée à une ostéotomie de valgisation tibiale. Journées Lyonnaises de Chirurgie du Genou et de Traumatologie du Sport. SAURAMPS Ed 99–105

10. Imhoff AB, Linke RD, Agneskirchner J (2004) Korrekturosteotomie bei primary-varus-, doublevarus- und triple-varus-knieinstabilität mit kreuzbandersatz. Orthopäd 33:201–207

11. Lattermann C, Jakob RP (1996) High tibial osteotomy alone or combined with ligament reconstruction in anterior cruciate ligament-defi cient knees. Knee Surg Traumatol Arthrosc 4:32–38

12. Lerat JL, Moyen B, Garin C, Mandrino A, Besse JL, Brunet-Guedj E (1993) Laxité antérieure et arthrose interne du genou. Résultats de la reconstruction du ligament croisé antérieur associée à une ostéotomie tibiale. Rev Chir Orthop 79:365–374

13. Neuschwander DC, Drez D, Praine RM (1993) Simultaneous high tibial osteotomy and ACL reconstruction for combined genu varum and symptomatic ACL tear. Orthopedics 16(6):679–684

14. Noyes FR, Barber SD, Simon R (1993) High tibial osteotomy and ligament reconstruction in varus angulated, anterior cruciate ligament-defi cient knee. A two- to seven-year follow-up study. Am J Sports Med 21:2–12

15. Noyes FR, Barber-Westin SD, Hewett T (2000) High tibial osteotomy and ligament reconstruction for varus angulated anterior cruciate ligament defi cient knees. Am J Sports Med 28:282–296

16. O'Neill DF, James SL (1992) Valgus osteotomy with anterior cruciate ligament laxity. Clin Orthop 278: 153–159

17. Zaffagnini S, Bonanzinga T, Grassi A, Marcheggiani Muccioli GM, Musiani C, Raggi F, Iacono F, Vaccari V, Marcacci M (2013) Combined ACL reconstruction and closing-wedge HTO for varus angulated ACL-deficient knees. Knee Surg Sports Traumatol Arthrosc 21(4):934–941

18. Williams RJ III, Wickiewicz TL, Warren RF (2000) Management of unicompartmental arthritis in the anterior

cruciate ligament-defi cient knee. Am J Sports Med 28:749–760

19. Agneskirchner JD, Hurschler C, Stukenborg-Colsman C, Imhoff AB, Lobenhoffer P (2004) Effect of high tibial flexion osteotomy on cartilage pressure and joint kinematics: a biomechanical study in human cadaveric knees. Arch Orthop Trauma Surg 124:575–584

20. Lobenhoffer P, Agneskirchner JD (2003) Improvements in surgical technique of valgus high tibial osteotomy. Knee Surg Sports Traumatol Arthrosc 11:132–138

21. Hulet C (2005) Osteoarthritis and Knee laxity Cahiers d'Enseignement SOFCOT, vol 87. Expansion scientifique française, Paris, p 117–141

22. Dejour D, Kuhn A, Dejour H (1998) Ostéotomie tibiale de défl exion et laxité chronique antérieure, à propos de 22 cas. Rev Chir Orthop 84(SII): 28–29

23. Lerat JL (2000) Ostéotomies dans la gonarthrose. Cahiers d'Enseignement SOFCOT. Expansion scientifique française, Paris, p 165–201

24. Hulet C, Burdin G, Locker B, Vielpeau C (2004) Résultats et complications après reconstruction du ligament croisé antérieur. Conférence d'Enseignement SOFCOT. Expansion Scientifique Française, Paris, p 143–160

25. Ducat A, Sariali E, Lebel B, Mertl P, Hernigou P, Flecher X, Zayni R, Bonnin M, Jalil R, Amzallag J, Rosset P, Servien E, Gaudot F, Judet T, Catonne′ Y (2012) Posterior tibial slope changes after openingand closing-wedge high tibial osteotomy: a comparative prospective multicenter study. Orthop Traumatol Surg Res 98(1):68–74

26. Elser F, Imhoff AB (2007) Combined high tibial osteotomy, anterior cruciate ligament reconstruction, and cartilage transplantation in young athletes. Oper Tech Orthop 17:46–50

27. Hulet C, Acquitter Y, Burdin G, Locker B, Vielpeau C (2003) Positionnement des greffes du LCA. Pathologie ligamentaire du genou. Springer, Paris, pp 307–320

28. Beaufi ls P, Cassard X, Charrois O (2004) Réparation méniscale. Rev Chir Orthop 90(Suppl 8):3S49–3S76

29. Bonnin M, Carret JP, Dimnet J, Dejour H (1996) The weight-bearing knee after anterior cruciate ligament rupture. An in vitro biomechanical study. Knee Surg Sports Traumatol Arthrosc 3:245–251

30. Dejour D, Bonin N, Schiavon M, Sanchez S (2003) Arthrose et laxité chronique antérieure. Les facteurs de l'arthrose et les options thérapeutiques. Pathologie ligamentaire du genou. Springer, Paris, p 549–565

31. Neyret P, Zuppi G, Aït Si Selmi T (2000) Tibial defl exion osteotomy. Oper Techn Sports Med 8: 61–66

第十一部分

术中并发症

第 40 章

术中并发症：解决方法？

Mohsen Hussein 著

吴桂勤　谢登辉　曾　春 译

目　录

ACL 重建术已经成为了常规手术，且患者数量逐年增加。总体来说，重建手术的效果报告为良好至优秀。然而，严格的文献回顾表明手术成功率为 69% ~ 95%[1-3]。随着 ACL 重建的患者数量增加，ACL 的失败率和翻修手术的需求也随之增加。移植物失败的最常见原因是错误的手术技术（60%）、移植物融合的失败（30%）和创伤（10%）。

本章节将讨论 4 种最严重的术中并发症。

40.1　钻取错误的骨隧道：应该怎么做？

ACL 重建术中最常见的错误是胫骨和（或）股骨隧道位于非解剖学位置[4]。因此，对于初次重建和翻修的患者，股骨隧道的位置是 ACL 重建手术成功的关键。不正确的隧道位置将导致异常的膝关节运动力学、关节运动范围受限、非生理性的移植物张力，最终则导致移植物的失效。移植物 - 骨界面的生理愈合同样会受到影响[5]。

已有研究表明，如果股骨隧道位置偏前，那么屈膝时将导致移植物拉长；而位置偏后，那么屈膝时将导致移植物长度减少和膝关节的松弛；而位置偏内或偏外，则导致移植物撞击。

对于胫骨隧道而言，位置偏前将导致 ACL 移植物与髁间窝顶部撞击或者与 PCL 撞击。位置偏后则可能在钻孔时危及 PCL。胫骨隧道位置过度的偏内或偏外将损害外侧半月板、股骨外侧髁和胫骨内侧平台的软骨。

为避免错误的骨隧道，首先要确保胫骨侧和股骨 ACL 止点有良好的视野。高的前外侧入路利于改善 ACL 的胫骨止点的视线。内侧入路是获得良好的 ACL 股骨止点和髁间窝视野所必需的，同时也是外科医生术中测量胫骨和股骨 ACL 止点所必需的。辅助入路利于正确的股骨隧道位置[6]（图 40.1）

下一步是确保准确地把导针放置在 ACL 的解剖学止点。在 DB ACL 重建术中，PL 隧道应位于 PL 束股骨止点的中点。在大部分病例中，都可清

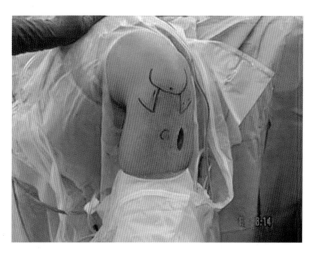

图 40.1　入路

楚地看到这个位置。如果看不到 PL 束止点，那么应在屈膝 90° 时把导针放置在外侧髁间嵴下方和分叉嵴的前侧。关节镜下可见这个位置大约在关节软骨前缘后方 6 mm 和关节软骨下缘上方 3 mm。随后，以相同的方法在 PL 隧道后缘 2 mm、水平或稍上方建立 AM 股骨隧道。在胫骨侧，设置 ACL 胫骨隧道定位器为 65°，根据解剖学标志和先前的标志，放置在 PL 束的止点上。胫骨皮质的定位器置于内侧副韧带浅层的前方。置入 PL 导针后，第二个定位器设定为 55°，并置于 AM 束的胫骨覆盖面。AM 隧道的胫骨皮质起点比 PL 隧道的起点更靠前中央和近端[6]。

在单束 ACL 重建术中，股骨隧道的位置应放置于 AM 束和 PL 束目标点之间，位于股骨外侧髁内侧壁的下 1/3 以及 ACL 股骨止点的中点。根据解剖学标志和先前的标志，ACL 胫骨定位器应置于 ACL 胫骨止点的中央。

正如近期数个研究所表明，经胫骨钻孔大多会得到非解剖学的股骨隧道[7-8]，因此我们建议利用经入路钻孔技术。多年来，股骨隧道置于股骨外侧髁后上角是金标准。以钟表指示方向的方法有利于外科医生操作，并能获得更好的手术重复性。然而，因为髁间窝三维的自然特性，钟表的面板可围绕其前后轴旋转而放置[5]，所以钟表法常引起错误的观念。

为避免得到错误的骨隧道，钻取隧道前须仔细确认导针的位置。开始时先用较小的铰刀（例如 5 mm），这有利于调整导针方向，以确保精确的隧道解剖学位置。翻修术中，如果隧道不在解剖学止点的中心，那么若要获得更精确的位置，隧道必然须扩大。因此，这种情况就须使用更大的移植物（如加用额外的同种异体移植物）。对于自体移植物 ACL 重建，堆放多个界面螺钉可用于固定技术。除此之外，也可应用双切口技术[9]。如果隧道位于非解剖学位置，那么必须建立新的、方向正确的隧道。我们可先用小的铰刀，然后利用扩张器逐渐扩大隧道直径。这些原则同样适用于胫骨。如果已有的隧道仅轻微位置不良，那么可向前或向后稍做扩张。调整胫骨定位器外的起始点，以获得位置更好的骨隧道[4]。翻修术中，如果旧的隧道对股骨或胫骨的正确位置的隧道造成干扰，那么应该考虑行二期 ACL 翻修手术（图 40.2）。一期手术应在隧道里填充骨移植物，再行

二期翻修手术。术后紧密的临床随访同样很重要，包括与患者和其家人坦诚的交流。

技巧要点

双束 ACL 重建术中，通过 AM 入路钻取 AM 股骨隧道时，可让股骨隧道之间有更多的空间。这对于狭窄的髁间窝尤为有用。

通过测量胫骨和股骨各自的止点和计算适当的隧道和移植物大小，使重建手术做到个体化。

陷阱

股骨隧道位置太过靠后：通过外侧入路观察股骨外侧髁的内侧壁，特别当膝关节髁间窝狭窄时，可能让医生对股骨隧道的目标点产生错误的印象。位置看起来太过靠前会导致矫正过度。为避免此类错误，我们建议通过外侧入路进入关节镜，在该位置上用加热装置或微骨折刀，然后把关节镜换到内侧入路检查其位置。放入导针后再置入适当的铰刀，紧贴骨面并再次检查，确认无误后以较小直径的铰刀开始钻孔（图 40.3）。

胫骨导针的位置不良：为避免这种错误，必须对胫骨止点有良好的视野，对胫骨隧道中央的目标点精确标记，钻入导针时碰到胫骨定位器的尖端即停止。如果胫骨定位器不处于靶点上，可改变胫骨定位器的角度和将骨外皮质的起点向内侧或外侧移动一点，以此来避免进入先前钻取的隧道。若与先前的隧道相通，那么可置入较小直径的铰刀，重新调整导针的方向，并逐渐扩大隧道，至所需的直径。

40.2　移植物太短或太细

利用腘绳肌肌腱行 ACL 重建手术已得到广泛的应用。临床研究已经表明，与骨 - 髌腱 - 骨移植物相比，自体半腱肌肌腱（semitendinosus

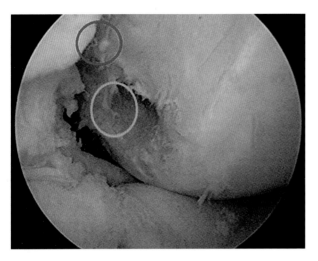

图 40.2　内侧入路图像：已经钻好的股骨隧道处于解剖学位置。绿圈：干扰正确的解剖学位置的股骨隧道。红圈：隧道位置太远，不干扰正确的隧道

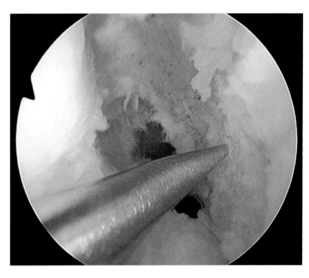

图 40.3　股骨止点处做标记

tendon，ST）和股薄肌肌腱（gracilis tendon，GT）可提供一样的术后效果，并且不存在膝前供区的并发症，因此能减少膝前疼痛的风险。除此之外，改进的固定技术已使更多的手术应用 ST 和 GT，且已成为骨 - 髌腱 - 骨移植物的替代物 [10]。

自体半腱肌肌腱和股薄肌肌腱的直径和长度变异较大（图 40.4）。作为 ACL 的移植物，因难以预计它们的有效直径和长度，所以临床使用受到一定的影响。而且，一般的固定技术均须移植物达到一定的直径或长度。因此，为避免移植物的大小或长度不足，预测 ST 和 GT 自体移植物的大小对外科医生是有利的。如果预测因素表明移植物的大小或长度不足，那么术前就应准备好其他来源的移植物 [10]。对于 ST 和 GT 移植物的长度，身高是最重要的预测指标。这与 Treme 等学者的研究发现一致 [11]。女性和矮小患者的 GT 和 ST 的长度更有可能分别短于 240 mm 和 220 mm。

双束 ACL 重建手术常需要三或四股 ST 和 GT 移植物，来分别重建 AM 束和 PL 束（图 40.5）。

对于单束 ACL 重建术，半腱肌肌腱移植物的直径最小需要 7 mm [10-14]。对于双束 ACL 重建术，直径小于 6 mm 的四股 ST 移植物和小于 5.5 mm 的 GT 移植物则太细。

对于四股腘绳肌肌腱移植物，推荐长度至少为 60 mm [12-13]。长度小于 24 cm 的 ST 和小于 22 cm 的

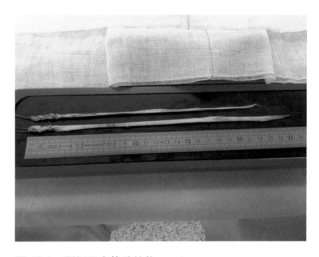

图 40.4　腘绳肌自体移植物

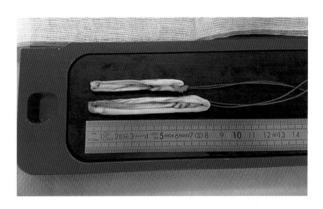

图 40.5　双束 ACL 重建术中三股的 ST 和 GT

GT 则被认为太短。对于使用 2 根四股腘绳肌移植物行双束 ACL 重建来说，ST 移植物则用于重建 AM 束。股骨和胫骨隧道内 ST 移植物的最小可接受长度为 15 mm。GT 移植物常用于重建 PL 束。股骨和胫骨隧道内 GT 移植物的最小可接受长度同样为 15 mm。应用腘绳肌肌腱重建 ACL 的并发症很少，但个别情况会出现取腱失败。获取的移植物在长度和大小上是不一致的 [15]。这可能是由于解剖学上的小肌腱、短肌腱或术中因技术原因取腱不完全的并发症。个别患者本身没有 ST 或 GT。面对这种情况，外科医生应该选择另外的移植物 [16]。

取腱时，仔细观察腘绳肌肌腱的解剖学和解剖变异是很重要的。获取良好质量的足够长度和大小的肌腱，需要耐心和精良的技术。薄股肌肌腱和半腱肌肌腱在皮下可轻易地辨认（图 40.6）。因为 2 个肌腱发出一致的束，所以在剥离肌腱前必须辨认和切断它们在腓肠肌的扩张部。取腱后，可用手指触摸，以确保所有的束已被切除。

如果肌腱太短以致不能折成双股，那么须加用另外的自体移植物或同种异体移植物。因此，外科医生必须考虑到加用这些移植物的可用性和增加并发症发生率的可能。

涤纶胶带常用于加长肌腱。当它用于股骨端的肌腱时，胫骨端则需要更少的肌腱。因此更短的肌腱也可用于重建手术 [15]。

如果获取的肌腱太细，那么每个肌腱可通过折成两股、三股或四股，以制作合适直径的移植物。这对于双束 ACL 重建手术特别有用。

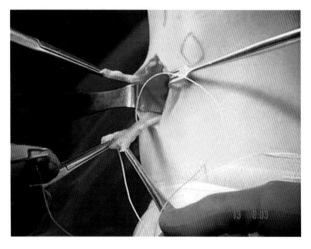

图 40.6 移植物获取

40.3 移植物掉落地面：应该怎么做？

移植物的污染可由于皮肤接触或掉落地面。一项对运动医学医生的调查表示，25% 的外科医生报道了在 ACL 重建术中出现移植物的污染。这些情况中，污染发生在移植物掉落地面时 [17]。对于这样的情况，目前处理没有报告金标准。对运动医学专家如何处理术中移植物污染的调查表明 [18]，最多的答案（75%）是消毒移植物后继续手术。另外的选项也包括获取其他类型的自体移植物（18%）或换成同种异体移植物组织（7%）。获取另外移植物的话，患者将有额外的供区并发症的风险 [18]。这种异体移植物组织的使用增加手术费用 [19]、增加疾病传播风险、延迟愈合、增加隧道扩大的风险，以及有可行性的问题和功能预后欠佳的可能 [20-21]。为了最大限度减少患者的并发症，消毒受污染的移植物的做法最为稳妥 [17]。

Plante 等学者对掉落地面的腘绳肌自体移植物的细菌污染和移植物去污评估后，他们发现共有 75 例细菌培养为阳性，金黄色葡萄球菌（44%）、短小棒状杆菌（10.7%）、凝固酶阴性葡萄球菌（9.3%）和芽孢杆菌（9.3%）是最常见的微生物 [21]。

落地的时间（5 s vs 15 s）看似不影响培养的阳性率。由于在手术室里，更长或更短的污染暴露时间都不现实，所以没有研究对此评价[21]。

　　然而，对于术中污染的移植物消毒，文献还没有报告一条金标准。对运动医学专家的调查发现，43 名专家中的 13 名（30%）提供了最常见的做法，即用葡萄糖酸氯己定和异丙醇制剂（Regen Medical，Norcross，GA）或葡萄糖酸氯己定清洁已污染的移植物。调查对象对利用葡萄糖酸氯己定处理移植物的清洁方法各有不同。多数调查对象会把移植物放入氯己定溶液浸泡 90 s 至 30 min不等。葡萄糖酸氯己定是一种作用时间持久的阳离子杀菌剂[17, 22-23]。它的化学成分兼具杀菌和杀真菌能力，然而并不能摧毁芽孢或分枝杆菌类细菌。它有低度的抗病毒活性。较低浓度的氯己定对革兰氏阳性菌和革兰氏阴性菌为强力的膜活性制剂，可引起细菌内钾离子和戊糖的释放。较高浓度的氯己定能够不可逆地损伤革兰氏阴性菌的外膜和革兰氏阳性菌的细胞壁。它对革兰氏阳性菌的作用比革兰氏阴性菌大[17, 22-23]。

　　数个实验室已经开展了针对受污染的移植物的清洁技术的研究。Molina 等学者[24]报道，50例掉落手术室地面 15 s 并全部浸入葡萄糖酸氯己定溶液至少 90 s 的 ACL 标本中，1 例标本（2%）出现革兰阴性杆菌的迟发生长。Goebel 等学者[25]通过比较 10% 聚维酮碘、三联抗生素溶液（0.1%庆大霉素、0.1% 克林霉素和 0.05% 多黏菌素）和4% 葡萄糖酸氯己定这 3 种不同的溶液对分别污染2 种不同微生物的兔 BPTP 移植物的研究发现：4%葡萄糖酸氯己定是唯一一种有效消毒所有移植物的溶液。在研究的第二部分里，污染产毒素微生物（金黄色葡萄球菌、粪肠球菌、肺炎克雷伯杆菌、大肠埃希菌和铜绿假单胞菌）的移植物分别单用 4% 葡萄糖酸氯己定、4% 葡萄糖酸氯己定后再用三联抗生素溶液和 4% 葡萄糖酸氯己定后再用10% 聚维酮碘溶液进行处理。4% 葡萄糖酸氯己定后再用三联抗生素溶液能成功消灭受污染移植物的微生物。因此，作者建议这两种试剂一同用于清洁受污染的 BPTB 移植物。Burd 等[22]发现用3 L 2% 葡萄糖酸氯己定溶液加大灌洗力度，能对4 种不同微生物（金黄色葡萄球菌、表皮葡萄球菌，铜绿假单胞菌和肺炎克雷伯杆菌）污染的跟腱同种异体移植物在更短时间内起到相同的清洁效果。消毒同种异体移植物的时间共需 10 ~ 12 min，其中 1 min 用来接种细菌，2 ~ 3 min 建立灌洗装置，并把移植物转移到生理盐水盆，7 ~ 8 min 用3 L 2% 葡萄糖酸氯己定和 1 L 生理盐水灌洗。他们的研究同样表明 2% 和 4% 的葡萄糖酸氯己定灌洗对消毒移植物的作用是一样的。

　　虽然这些研究表明能有效地消毒移植物，但是必须考虑到消毒移植物方法的潜在副作用[1]。这包括增加多形核粒细胞的毒性和损害巨噬细胞的功能[2]，从而引起关节内反应性滑膜炎和软骨溶解[3]，以及增加术后并发症发生率[17, 22]。

　　虽然某些消毒方式运用得很成功，但是基础科学研究支持氯己定和三联抗生素溶液的联合使用[17]。

　　我们正在进行的研究也同样支持这些结果和结论（图 40.7）。

　　我们推荐以下这些原则：
- 从地面捡起移植物后尽快消毒（15 s 内）。
- 去掉所有缝线和其他异物材料（如线袢）。
- 生理盐水浸泡移植物 3 min。
- 2% 的葡萄糖酸氯己定内消毒 5 min。
- 三联抗生素溶液（0.1% 庆大霉素、0.1% 克林霉素和 0.05% 多黏菌素）清洁 5 min。
- 生理盐水清洗移植物 3 min。
- 重新缝线和测量移植物的尺寸。
- 术中和术后追加抗生素。
- 密切的临床随访。

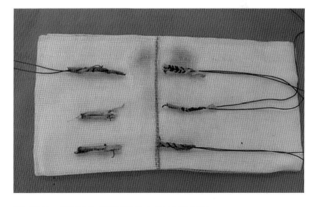

图 40.7 研究中掉落地面之前的移植物

技巧要点
- 遵循手术室中对污染移植物的管理规定。
- 去除移植物上的外在材料（如缝线、纽扣等）。
- 术中和术后使用抗生素。

40.4　胫骨或股骨固定不足

移植物固定是 ACL 重建术的薄弱环节，是术后早期[26-28]，尤其是术后 6 ~ 8 周的最初限制因素。在此期间，移植物很有可能从固定点被拉出。因此，在移植物的融合过程中，固定须能够很好地确保避免移植物位置的改变。

固定腘绳肌肌腱移植物的系统有很多种：绑在柱上或跨过纽扣的缝线、螺钉和垫圈、吻合钉、界面螺钉和十字别针技术。某些外科医生建议几种方法联合使用[15]。股骨侧移植物的固定可采用悬吊或隧道口技术来完成，而胫骨侧的固定可采用缝线和柱形螺钉、界面螺钉或吻合钉。这些固定技术运用得当的话，大部分都能够提供足够的固定，但是每种技术都有各自的优缺点。悬吊技术的优点是让移植物在股骨隧道内紧密的放置，因此愈合表面积更大；而缺点则是固定点远离隧道和关节。同样，吻合钉固定除了出现类似悬吊技术的相同的缺点之外，还有移植物受到创伤的高风险。

界面螺钉固定移植物于关节内口的方式已经证明会产生更少的拉伸，并比悬吊固定或钻孔隧道外固定移植物等方式更牢固。固定点之间的距离越短，引起移植物延长和隧道扩大的张力和压力越小。缺点则是移植物的扭曲和减少愈合表面积[29]。目前，对移植物的固定仍有很多问题尚未解决：哪种技术更易操作？哪种技术效果最好，并能减少延长和松弛的可能性？用哪种材料？

如果担心这些方法的固定强度，那么可用第二种技术来加以固定，例如骨柱、垫圈和吻合钉固定等[9, 28, 30]。外科医生必须熟练不同的技术，同时器械也必须齐备。在股骨端，额外的固定包括微孔钢板、过桩螺钉和额外切口纽扣固定移植物于外侧皮质，以及标准或软组织界面螺钉。在胫骨端额外利用吻合钉增强固定力量，已经表明可在腘绳肌肌腱重建术后降低关节松弛的发生。其他方法也可增加固定强度，如使用更长的螺钉、增大螺纹直径，或者使用更长的大螺纹螺钉[29]。

技巧要点

- 外科医生必须熟练掌握不同的固定技术和装置的使用。而且这些装置必须能在手术室提供，以备转换技术时需要。
- 精确地测量隧道和移植物的长度和宽度是避免术中移植物穿过和固定时出现并发症所必需的。在移植物上做标志尤其重要，特别是在股骨端使用悬吊固定的情况。
- 清除股骨隧道和关节腔内所有的骨碎片（图40.8）。
- 如果对股骨固定的正确与否产生怀疑，术中应使用 X 线。

陷阱

- 在股骨端将纽扣固定在软组织内。为避免此类并发症，股骨隧道的钻取不应超过所需移植物长度 10 mm。
- 纽扣装置在股骨隧道内向关节拉回（图40.9）。为避免这个并发症，可从内侧入路观察股骨隧道（隧道内镜术），确保股骨皮质无阻挡，以及没有在用铰刀钻孔时爆裂（隧道末端可看到骨环）（图 40.10）。如果出现这个并发症，那么只能使用其他固定方法（如螺钉）。
- 太大的螺钉或螺钉方向不佳损伤移植物。另外，如果螺钉太小或骨质太软，固定将太松弛。为避免这些术中并发症，根据骨的条件（硬质骨、骨质疏松）、隧道和移植物的直径等，选取大小合适的螺钉。

记忆要点

ACL 重建失败的一个主要原因是非解剖学的隧道位置。这可导致膝关节运动学的异常、运动范围受限和非生理性的移植物张力以及最终的移植失败。与髁间窝相匹配的移植物也是 ACL 重建术中很重要的一方面。良好的固定对术后的稳定和康复是必需的。虽然术中移植物的污染发生可能性很小，但是医生应该为这种情况的发生做好准备。

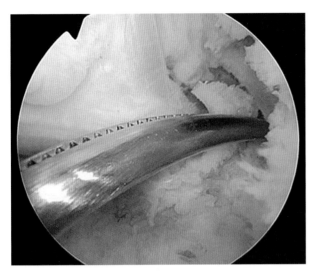

图 40.8　清除股骨隧道和关节腔内所有的骨碎片

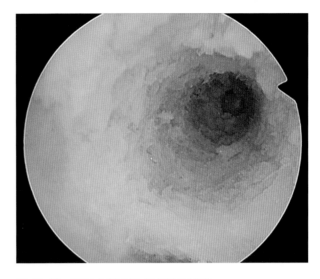

图 40.10　通过内侧入路观察股骨隧道

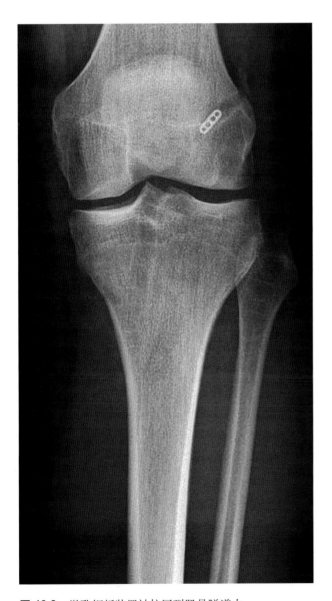

图 40.9　微孔钢板装置被拉回到股骨隧道内

参考文献

1. Bach BR Jr, Levy ME, Bojchuk J, Tradonsky S, Bush-Joseph CA, Khan NH (1998) Single incision endoscopic anterior cruciate ligament reconstruction using patellar tendon autograft. Minimum two-year followup evaluation. Am J Sports Med 26:30–40

2. Freedman KB, D'Amato MJ, Nedeff DD et al (2003) Arthroscopic anterior cruciate ligament reconstruction: A meta-analysis comparing patellar tendon and hamstring tendon autografts. Am J Sports Med 31:2–11

3. Kamath GV, Redfern JC, Greis PE, Burks RT (2011) Revision anterior cruciate ligament reconstruction. Am J Sports Med 39:199–217

4. Miller MD, Harner CD (2001) Revision anterior cruciate ligament surgery. In: Chow JC (ed) Advanced arthroscopy. Springer, New York, pp 471–488

5. Kopf S, Forsythe B, Wong AK et al (2010) Nonanatomic tunnel position in traditional transtibial single-bundle anterior cruciate ligament reconstruction evaluated by three-dimensional computed tomography. J Bone Joint Surg Am 92: 1427–1431

6. Hussein M, van Eck CF, Cretnik A, Dinevski D, Fu FH (2012) Individualized anterior cruciate ligament surgery: a prospective study comparing anatomic single- and double-bundle reconstruction. Am J Sports Med 40(3):1781–1782

7. Aglietti P, Giron F, Losco M, Cuomo P, Ciardullo A, Mondanelli N (2009) Comparison between single and double-bundle anterior cruciate ligament reconstruction: a prospective, randomized, single-blinded clinical trial. Am J Sports Med 38:25–34

8. Shen W, Forsythe B, Ingham SM, Honkamp NJ, Fu FH (2008) Application of the anatomic double-bundle

reconstruction concept to revision and augmentation anterior cruciate ligament surgeries. J Bone Joint Surg Am 90(Suppl 4):20–34

9. Getelman MH, Friedman MJ (2000) Complication and pitfalls in anterior cruciate ligament reconstruction with synthetic grafts. In: Malek MM (ed) Knee surgery. Springer, New York, p 113–120

10. Xie G, Huangfu X, Zhao J (2012) Prediction of the graft size of 4-stranded semitendinosus tendon and 4-stranded gracilis tendon for anterior cruciate ligament reconstruction: a Chinese Han patient study. Am J Sports Med 40(5):1161–1166

11. Treme G, Diduch DR, Billante MJ, Miller MD, Hart JM (2008) Hamstring graft size prediction: a prospective clinical evaluation. Am J Sports Med 36(11): 2204–2209

12. Sastre S, Popescu D, Núñez M, Pomes J, Tomas X, Peidro L (2010) Double-bundle versus single-bundle ACL reconstruction using the horizontal femoral position: a prospective, randomized study. Knee Surg Sports Traumatol Arthrosc 18(1):32–36

13. Maeda A, Shino K, Horibe S, Nakata K, Buccafusca G (1996) Anterior cruciate ligament reconstruction with multistranded autogenous semitendinosus tendon. Am J Sports Med 24(4):504–509

14. Yasumoto M, Deie M, Sunagawa T, Adachi N, Kobayashi K, Ochi M (2006) Predictive value of preoperative 3-dimensional computer tomography measurement of semitendinosus tendon harvested for anterior cruciate ligament reconstruction. Arthroscopy 22(3):259–264

15. Larsen RV (2000) Complication and pitfalls in anterior cruciate ligament reconstruction with hamstring tendons. In: Malek MM (ed) Knee surgery. Springer, New York, p 77–88

16. Slapey GS, Frieman MJ (2001) Arthroscopic ACL reconstruction: semitendinosus. In: Chow JC (ed) Advanced arthroscopy. Springer, New York, pp 419–433

17. Izquierdo R Jr, Cadet ER, Bauer R et al (2005) A survey of sports medicine specialists investigating the preferred management of contaminated anterior cruciate ligament grafts. Arthroscopy 21(11): 1348–1353

18. Pasque CB, Geib TM (2007) Intraoperative anterior cruciate ligament graft contamination. Arthroscopy 23(3):329–331

19. Nagda SH, Altobelli GG, Bowdry KA et al (2009) Cost analysis of outpatient anterior cruciate ligament reconstruction: autograft versus allograft. Clin Orthop Relat Res 468:1418–1422

20. Marrale J, Morrissey MC, Haddad FS (2007) A literature review of autograft and allograft anterior cruciate ligament reconstruction. Knee Surg Sports Traumatol Arthrosc 15(6):690–704

21. Plante JM et al (2013) Evaluation of sterilization methods following contamination of hamstring autograft during anterior cruciate ligament reconstruction. Knee Surg Sports Traumatol Arthrosc 21:696–701

22. Burd T, Conroy BP, Meyer SC, Allen WC (2000) The effects of chlorhexidine irrigation solution on contaminated bone-tendon allografts. Am J Sports Med 28:241–244

23. Russell AD, Day MJ (1993) Antibacterial activity of chlorhexidine. J Hosp Infect 25:229–238

24. Molina ME, Nonweiller DE, Evans JA, Delee JC (2000) Contaminated anterior cruciate ligament grafts: the efficacy of 3 sterilization agents. Arthroscopy 16:373–378

25. Goebel ME, Drez D Jr, Heck SB, Stoma MK (1994) Contaminated rabbit patellar tendon grafts. In vivo analysis of disinfecting methods. Am J Sports Med 22:387–391

26. Steiner ME, Hecker AT, Brown CH Jr et al (1994) Anterior cruciate ligament fi xation: comparison of hamstring and patellar tendon grafts. Am J Sports Med 22:240–247

27. Kurosaka M, Yoshiya S, Andrish JT (1987) A biomechanical comparison of different surgical techniques of graft fixation in anterior cruciate ligament reconstruction. Am J Sports Med 15:225–229

28. Jones DG, Galland M, Fu FH (2000) Complications and pitfalls in anterior cruciate ligament revision reconstruction. In: Malek MM (ed) Knee surgery. Springer, New York, p 138–158

29. Hill PF, Russell VJ, Salmon LJ, Pinczewski LA (2005) The influence of supplementary tibial fixation on laxity measurements after anterior cruciate ligament reconstruction with hamstring tendons in female patients. Am J Sports Med 33(1):94–101

30. Pevny T, Hunter RE (2001) Anterior cruciate ligament reconstruction. In: Chow JC (ed) Advanced arthroscopy. Springer, New York, pp 419–433

第十二部分

术后并发症

第 41 章

术后并发症：解决方法？

Jüri Kartus, Francis Fernandez 和 Rainer Siebold 著

吴桂勤　谢登辉　曾　春 译

目　录

41.1　术后感染

41.1.1　背景

ACL 重建术后，深部组织术后感染或者脓毒性关节炎很少发生，但却是潜在的灾难性并发症。感染源可来自不同地方，患者的皮肤是其中一个重要来源[24]，但是其他来源，如受污染的移植物制备程序[30]和空心的外科工具[25]等，均有报道。

对使用同种自体移植物或异体移植物行 ACL 重建手术的患者，一般来说会有 0.5% ~ 1.8% 的可能发生脓毒性关节炎[1-2, 10, 21, 23, 41]。脓毒性关节炎最常见的微生物是某种类型的葡萄球菌，但也发现其他来源的微生物，如链球菌属和肠杆菌属[1, 21, 23-24, 41]。

只要感染早期诊断和处理得当，以及移植物可保留，患者将很有可能恢复正常的膝关节运动范围和松弛度。而且，与无并发症的患者相比，活动强度可以恢复到相同水平或者稍低水平[2, 10, 16, 22]。

41.1.2　减少脓毒性关节炎风险的建议性术前计划

术前明确和治疗或考虑到危险因素对减少术后脓毒性关节炎患者的数量具有重要作用。

如果患者合并糖尿病，ACL 重建手术也要与其他手术一样[5]，术前血糖须控制良好。其他如使用抗生素、糖皮质激素或其他免疫抑制剂的情况也必须考虑。

因为吸烟会增加术后感染的风险，因此医生应该强烈要求患者停止吸烟[36]。

若患者有甲沟炎、水疱和严重痤疮[26]等会增加菌血症的风险，从而引起术后关节感染的可能，因为这些疾病，同时告知患者停止长期咬指甲这一习惯[42]。

患者也应得知临近手术和术后的一段时间内不可以在身体上穿孔或文身，因为已有报道称这可引起如细菌性心内膜炎等感染[13]。患者应清理身体上的艺术性的皮肤，并保持其干燥，不能出现任何水肿或渗出物。

术前应去掉如穿孔物和人工指甲等松弛的金

属或塑料异物。

患者也不应该临近手术时在腿上剔毛或打蜡。

术前一天患者应使用氯己定肥皂适当地擦洗全身，并于手术当时上午再擦洗一次。

针对术中葡萄球菌的预防用药，如氯唑西林、克林霉素或头孢菌素等应在做皮肤切口和应用止血带前 15 min 静脉使用。作者较喜欢在门诊患者第一次用药约 6~8 h 后、入院前，再给予一次附加剂量。

技巧和窍门
- 对有严重甲沟炎和牙齿等持续感染或新近穿孔和文身等能引起菌血症的患者，绝不可手术。
- 在采集病史时不要担心吸烟和身体艺术等方面。
- 切皮前检查是否已经给予术前适当的抗生素预防感染。
- 安全第一，不要失误。

陷阱
- 患者对吸烟和隐藏的感染不提供真实的病史。
- 没有给予术前抗生素预防感染。
- 患者术前没用氯己定肥皂擦洗身体。这种情况下，让患者就在手术前淋浴并以氯己定肥皂擦洗全身。

41.1.3 减少术后脓毒性关节炎风险的术中预防措施

膝关节铺巾时用含碘塑料巾（图 41.1）。

关节镜入路须足够大（1 cm），避免锋利器械把皮肤碎屑带进关节（Pinczewski L，个人信函，2000）（图 41.2）

从手术准备至置入移植物到膝关节期间，把移植物放在塑料袋里，以减少污染的风险（图 41.3）。

千万不能让移植物与患者的皮肤接触（图 41.4，Pinczewski L，个人信函，2000），以及移植物不能接触非必要的外科器械或被关节镜入路漏出的液体浸湿。

抽出缝线前把线的一端剪短。抽出缝线时不要拉线的一端，而让另一端穿过皮肤，因为这样会有把皮肤碎屑带入骨隧道的风险（Pinczewski L，个人信函，2000）（图 41.5）

技巧和窍门
- 当遇到移植物掉落地面的这种罕见情况，作者建议植入前先用生理盐水冲洗，然后再用 4% 氯己定溶液浸泡[27]。
- 如果术中移植物接触皮肤，可考虑加用 3 天口服抗生素预防。

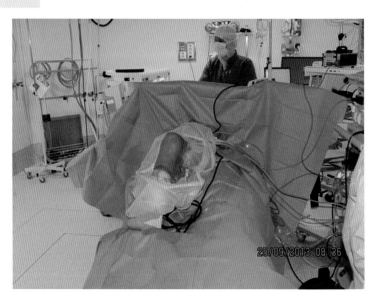

图 41.1 含碘的塑料的铺巾用来防止移植物受到皮肤的污染

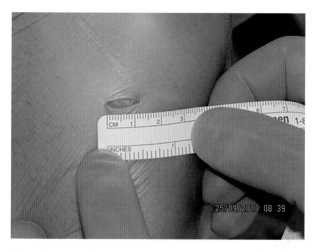

图 41.2　取 1 cm 的关节镜入路，来避免锋利器械把皮肤和塑料碎屑带进膝关节

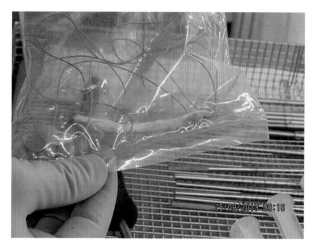

图 41.3　从手术准备至置入移植物到膝关节期间，移植物一直放在塑料袋里

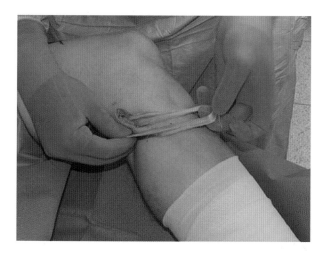

图 41.4　移植物在制备过程中不应该与皮肤接触，以免被皮肤碎屑污染

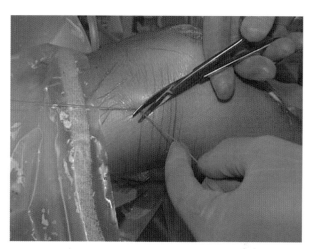

图 41.5　抽出缝线前把线的一端剪短

41.1.4　临床发现和评价

　　患者常见的临床表现为术后疼痛、肿胀以及间隔 1～2 周的发热[23]。升高的 C 反应蛋白（C-reactive protein），常高于 100 mg/L，是反应脓毒性关节炎的最佳血液检验[30]。但 CRP＜100 mg/L 并不能排除化脓性关节炎。如果膝关节穿刺液混浊、WBC 升高超过 50 000～75 000/μl[15]、滑膜液葡萄糖浓度降低至低于血液的 50%，以及滑膜液乳酸浓度超过 7～10 mmol/L，这些情况强烈提示脓毒性关节炎。细菌培养结果未出时，乳酸分析也可作为脓毒性关节的最可靠指标之一[6]。

技巧和窍门
- 在开始抗生素治疗前，应穿刺膝关节并进行细菌培养。

陷阱
- 脓毒性关节炎可于术后很长时间才出现，有的甚至在术后 3 个月或更长时间才出现。因此如果患者出现上述症状，医生必须怀疑和排除脓毒性关节炎的可能[31,44]。

41.1.5 术后脓毒性膝关节炎的建议性治疗

当怀疑有术后脓毒性关节炎并行细菌培养后，患者应尽可能早地静脉使用抗生素[23]，如氯唑西林（2g×3）联合夫西地酸（0.5 g×3）、口服或静脉使用万古霉素（依血浓度调整剂量），直至得到培养结果。这些抗生素针对最有可能引起脓毒性关节炎的葡萄球菌属。

当怀疑术后脓毒性膝关节炎时，患者应当天接受在关节镜下大量生理盐水灌洗（＞10 L），同时在关节镜下去除关节内松弛的或可见的植入物、清创并切除滑膜[16, 23]。术中从膝关节获取的组织标本应再送细菌培养。手术应保留移植物，除非它已经松弛或撕裂。

每日检测 CRP，作为治疗膝关节效果的指标。而一旦培养结果出来，则应根据培养结果调整抗生素[23]。

如果术后第二天 CRP 没有降低，那么患者应每隔 2～3 天重复关节镜下灌洗和清理，直至 CRP 大体上降低。这个过程通常共需 3～4 次关节镜手术。因为细菌的耐药性可能发生改变，所以每次关节镜检查均应留取新细菌进行培养。关节镜下灌洗中，移植物如果没有松弛或撕裂，则可保留。

一旦 CRP 持续下降并低于 50 mg/L、患者无发热且症状好转，治疗可按培养结果给予 2 种不同的口服抗生素，门诊观察 CRP 的改变和膝关节的情况。

针对培养结果口服 2 种不同的抗生素（如氟氯西林和夫西地酸）应在术后脓毒性膝关节炎诊断明确后持续使用 6 周，之后改用 1 种抗生素（如氟氯西林）再用 6 周。

对于下肢轴线负重这一方面，在 CRP 降至正常之前，患者应扶拐并以足趾负重行走。当 CRP 正常时，患者应开始进行膝关节运动范围的轻柔物理治疗。

如果移植物撕裂、经历生长障碍或在脓毒性膝关节炎治疗过程中出现断裂，那么 6 个月内不应行 ACL 翻修手术。

技巧和窍门

- 初次关节镜下灌洗后，术后第 1、2 天 CRP 升高是很常见的。这不代表治疗的失败。
- 建议口服夫西地酸和克林霉素。因为它们在胃肠道的快速和完全吸收，所以口服比静脉使用更好。

陷阱

- 如果患者在 ACL 重建术后很快出现轻微的膝关节肿胀、疼痛和不适，那么在没有穿刺培养的结果的情况下不应开始口服抗生素治疗。
- 大约 30% 的病例的培养结果找不到细菌生长[31]。这种情况下可根据针对葡萄球菌感染的指南来治疗患者，就如培养阳性一般。

记忆要点

- ACL 重建术后脓毒性膝关节炎很少见，但却是潜在的灾难性的并发症。
- 如果感染得到早期诊断和适当治疗并可保留移植物，患者很有可能可恢复正常的膝关节运动范围和松弛度。
- CRP 升高至 100 mg/L、滑膜液葡萄糖浓度低于血液的 50%，以及滑膜液乳酸浓度超过 7～10 mmol/L 是脓毒性关节炎的重要指标。
- 当怀疑术后脓毒性关节炎并行细菌培养后，患者应尽早静脉使用抗生素，并行关节镜下灌洗和关节镜下滑膜切除术。
- 如果术后第二天 CRP 没有降低，那么患者应每隔 2～3 天重复关节镜下灌洗和清理，直至 CRP 开始降低。这个过程通常共需 3～4 次关节镜检查。
- 患者出院后，针对培养结果口服 2 种不同的抗生素应在术后脓毒性膝关节诊断明确后持续使用 6 周，之后改用 1 种抗生素（如氟氯西林）再使用 6 周。
- 如果细菌培养和实验室检验都没发现细菌生长，但临床发现提示脓毒性关节炎的话，可根据针对葡萄球菌感染的指南来治疗患者，就如培养阳性一般。

41.2 关节运动范围受限和关节纤维化

41.2.1 关于完全恢复关节运动范围重要性的背景

对于避免 ACL 重建术后膝前区不适，文献似乎倾向于使患侧膝关节与健侧膝关节一样可以完全伸直。Irrgang、Harner[8] 和 Kartus[11] 等学者表明了伸直受限与膝前区疼痛有关。Steadman 等学者[40] 报道了 ACL 重建术后膝前瘢痕和屈曲挛缩及其他原因引起膝前区疼痛，并且可行关节镜松解得到治疗。

屈曲受限对膝前区疼痛的影响颇受争议。Stapleton[39] 和 Kartus[11] 等表明了与伸直受限相比，膝关节屈曲受限对膝前区疼痛的影响更大。然而，Irrgang 和 Harner[8] 发现除非膝关节屈曲小于 110°，否则屈曲受限极少产生影响。

虽然这些报道使用的是自体髌腱移植物或异体移植物[8]，但是我们可以概括起来说，利用任何一种移植物行 ACL 重建术后，恢复膝关节完全的运动范围（包括完全过伸），对减少膝前区疼痛的问题是必需的。然而，即使关节没有纤维化，恢复膝关节完全的运动范围并不总能成功。Kartus 等[12] 报道，在使用髌腱和腘绳肌肌腱自体移植物行 ACL 重建时，与半月板完整的患者相比，那些在手术中同时切除半月板的患者在伸膝和屈膝时，膝关节疼痛和运动范围受限程度更重。

ACL 损伤或重建后膝关节的运动范围受限常被称为关节纤维化。但是真正的关节纤维化是伴随严重的关节内瘢痕生成，而且不会像因机械原因或小块瘢痕生成，如所谓的独眼龙综合征[9] 等前部结节，所致的良性术后活动受限。Shelbourne 等的分级[35] 基于膝关节屈曲、伸直或两者的运动受限，以及髌骨的运动范围，对诊断关节纤维化的严重程度很有帮助。

41.2.2 关于如何避免和治疗受限的关节运动范围和关节纤维化的建议

目前，虽然早期重建不会造成运动范围的受限，但延期的 ACL 重建，即肿胀消退和关节运动范围恢复后再重建[32, 34]，得到广泛的认可。比 Shelbourne 和 Nitz[33] 描述的传统康复锻炼更快速

的康复计划，即术后立即完全负重和不使用石膏或支具，同样得到更广泛的应用。

关节纤维化的原因仍不完全清楚。报道的最主要的原因是不良的手术技术和不正确的康复锻炼[7]。据讨论，某些人类白细胞抗原（human leukocyte antigen，HLA）类型更倾向于出现关节纤维化[37]。

膝关节运动范围受限的最佳治疗是避免它的发生，可通过适当的术后康复锻炼，早期恢复完全的膝关节运动范围[28]。

对 ACL 重建术后早期出现膝关节运动范围受限，作者有以下建议：

- 如果术后 6 周出现伸直受限超过 5° 和屈曲小于 110°，那么首先须排除感染的可能。患者应进行一个长期的物理治疗，同时应用冷敷和 NASID 药物来恢复关节运动和消除肿胀[18]。
- 如果术后 12 周仍不能恢复膝关节运动范围，作者建议行标准 X 线检查，以评估隧道位置和排除是否存在游离体或植入物松弛等引起运动范围受限的原因。如果 X 线检查显示机械原因，那么应尽早行关节镜手术。
- 如果术后 12 周未见任何机械因素，同时排除感染，那么可以尝试在膝关节内注射局部麻醉剂和可的松，或者口服几天糖皮质激素[29]，接着再行物理治疗。
- 如果膝关节运动范围在 4~6 周内仍不能恢复，那么医生应不要迟疑地给患者麻醉下行关节镜下清创和操作[19, 28]。术中须完全清理髁间窝和膝关节各隔室的瘢痕组织，同时检查膝关节运动范围移植物是否与股骨髁撞击，若撞击则须行髁间窝成形术。
- 极少患者须重复地接受关节镜手术，而最糟糕的情况是须进行开放性膝关节清理[14]。

41.3 前交叉韧带重建术后独眼龙综合征

41.3.1 引言

ACL 手术是一种重新获得膝关节所有功能和恢复先前运动的成功手术。然而，就算移植物放置位置适当，但是术后仍有一些患者出现膝关节不能完全伸直。研究表明这些患者的一个共同点就是髁间窝内形成纤维瘢痕组织[9, 17]。

41.3.2　独眼龙综合征

独眼龙综合征最早在 1990 年由 Jackson 和 Schaefer 描述。他们报道 ACL 手术后引起膝关节伸直受限的原因是一个纤维血管结节。这个损伤之所以称为"独眼龙综合征"，因为其在关节镜下的外观（图 41.6a，b）：圆形的纤维结节血管浸润从而形成一只眼睛的外形[38]。MRI 检查常可发现它位于 ACL 移植物的前侧或前外侧。报道称 ACL 手术后独眼综合征的发生率变异较大，介于 2.2% ~ 21%[17, 38]。

虽然独眼龙病变的发生率很高，但并不是所有都引起症状[17]。

41.3.3　病理生理学

独眼龙病变的病理生理仍不清楚，但是目前有不少理论解释它的发展。Jackson 和 Schaefer 相信在钻取 ACL 隧道中，关节内碎屑会导致结节的形成[9, 38]。残留的碎屑可能是独眼龙病变纤维增生过程中的一部分。另一理论认为独眼龙病变形成于受损的 ACL 的修复过程之中，这也解释了独眼龙病变形成于 ACL 重建之前的原因[43]。对独眼龙病变的形成还有撞击理论。移植物放置过前将导致移植物与髁间窝撞击。腹侧的纤维断裂启动纤维 - 炎症过程，从而形成独眼龙病变[43]。

41.3.4　临床诊断

独眼龙综合征的诊断基于临床和 MRI 的表现。患者常于 ACL 重建术后 3 ~ 4 个月出现独眼龙综合征。他们抱怨完全伸膝位的髌下区域的疼痛和伸膝不稳定。某些患者可在行走或奔跑时和听到响声。物理治疗不能治愈患者的伸直受限[38]。

对于独眼龙病变的诊断，报道称 MRI 有 85% 的灵敏度和 84% 的特异度。至少一个平面里病变超过 1cm 可提高特异性，但不提高灵敏度[4, 20]。在 MRI 上，病变最常见于髁间窝内前方或 ACL 移植物止点的前外侧。它表现为 T1 加权序列上低至中等信号或者 T2 加权序列上不均匀的中等信号（图 41.7a，b）。在 STIR 图像上，髁间窝前出现混杂信号，可与髁间窝前部水肿相鉴别。

41.3.5　治疗

没有临床症状的独眼龙病变无须处理。物理治疗可以减少膝关节伸直受限，但由于机械阻挡是主要原因，完全恢复伸膝是不太可能的。如果独眼龙综合征出现持续的膝关节伸直受限和疼痛，那么关节镜下清理是一种治疗选择（图 41.8a，b）。病变经清理后，大部分患者重新可以达到完全伸膝并且没有症状。没有报告报道独眼龙综合征的复发[17, 38]。

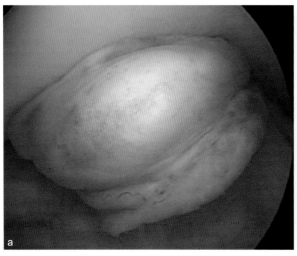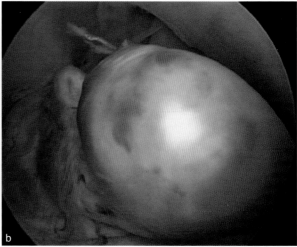

图 41.6　2 个独眼龙综合征的关节镜下所见。（a）血管浸润到独眼里。（b）独眼引起伸膝时撞击

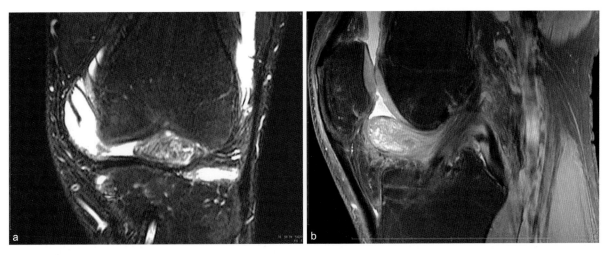

图 41.7　位于髁间窝前部的独眼龙病变的 MRI 图像，冠状面（a）和矢状面（b）

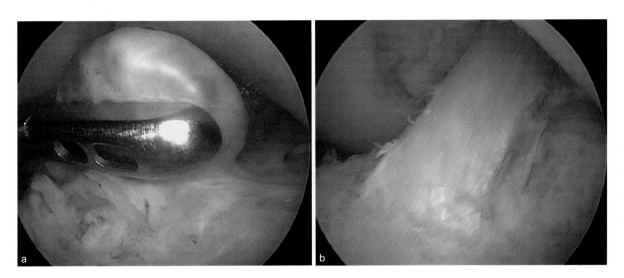

图 41.8　去除独眼龙病变（a），最初完整的 ACL 重建（b）

记忆要点

　　独眼龙综合征是 ACL 重建术后引起膝关节伸直受限的常见原因。组织学显示沿 ACL 移植物的前部有一个纤维结节。此结节与髁间窝撞击。如果症状持续，唯一的治疗方法是清除病变，重获完全的膝关节运动范围。

参考文献

1. Barker JU, Drakos MC, Maak TG, Warren RF, Williams RJ 3rd, Allen AA (2010) Effect of graft selection on the incidence of postoperative infection in anterior cruciate liga-ment reconstruction. Am J Sports Med 38(2):281– 286. doi: 10.1177/0363546509346414

2. Binnet MS, Basarir K (2007) Risk and outcome of infec-tion after different arthroscopic anterior cruciate ligament reconstruction techniques. Arthroscopy 23(8):862–868. doi: 10.1016/j.arthro.2007.02.008. S0749-8063(07)00163-6 [pii]

3. Bottoni CR, Liddell TR, Trainor TJ, Freccero DM, Lindell KK (2008) Postoperative range of motion following anterior cruciate ligament reconstruction using autograft hamstrings: a prospective, randomized clinical trial of early versus de-layed reconstructions. Am J Sports Med 36(4):656–662. doi: 10.1177/0363546507312164 . 0363546507312164 [pii]

4. Bradley DM, Bergman AG, Dillingham MF (2000) MR imag-ing of cyclops lesions. AJR Am J Roentgenol 174(3):719–726

5. Capuano F, Roscitano A, Simon C, Sclafani G, Benedetto U, Comito C, Tonelli E, Sinatra R (2006) Intensive hyperglyce-

mia control reduces postoperative infections after open heart surgery. Heart Int 2(1):49. doi: 10.4081/hi.2006.49. hi.2006.49 [pii]

6. Carpenter CR, Schuur JD, Everett WW, Pines JM (2011) Evidence-based diagnostics: adult septic arthritis. Acad Emerg Med 18(8):781–796. doi: 10.1111/j.1553-2712.2011.01121.x

7. Graf B, Uhr F (1988) Complications of intra-articular anterior cruciate reconstruction. Clin Sports Med 7(4):835–848

8. Irrgang JJ, Harner CD (1995) Loss of motion following knee ligament reconstruction. Sports Med 19(2):150–159

9. Jackson DW, Schaefer RK (1990) Cyclops syndrome: loss of extension following intra-articular anterior cruciate ligament reconstruction. Arthroscopy 6(3):171–178

10. Judd D, Bottoni C, Kim D, Burke M, Hooker S (2006) Infections following arthroscopic anterior cruciate ligament reconstruction. Arthroscopy 22(4):375–384. doi: 10. 1016/j. arth ro. 2005. 12. 002. S0749-8063(05)01654-3 [pii]

11. Kartus J, Magnusson L, Stener S, Brandsson S, Eriksson BI, Karlsson J (1999) Complications following arthroscopic anterior cruciate ligament reconstruction. A 2-5-year follow-up of 604 patients with special emphasis on anterior knee pain. Knee Surg Sports Traumatol Arthrosc 7(1):2–8

12. Kartus JT, Russell VJ, Salmon LJ, Magnusson LC, Brandsson S, Pehrsson NG, Pinczewski LA (2002) Concomitant partial meniscectomy worsens outcome after arthroscopic anterior cruciate ligament reconstruction. Acta Orthop Scand 73(2):179–185

13. Kluger N (2009) Bacterial endocarditis and body art: suggestions for an active prevention. Int J Cardiol 136(1):112–113. doi: 10.1016/j.ijcard.2008.03.083. S0167-5273(08)00558-5 [pii]

14. Magit D, Wolff A, Sutton K, Medvecky MJ (2007) Arthrofibrosis of the knee. J Am Acad Orthop Surg 15(11):682–694. 15/11/682 [pii]

15. Martinez-Castillo A, Nunez C, Cabiedes J (2010) Synovial fl uid analysis. Rheumatol Clin 6(6):316–321. doi: 10.1016/j.reuma.2009.12.010. S1699- 258X(10)00064-1 [pii]

16. McAllister DR, Parker RD, Cooper AE, Recht MP, Abate J (1999) Outcomes of postoperative septic arthritis after anterior cruciate ligament reconstruction. Am J Sports Med 27(5):562–570

17. McMahon PJ, Dettling JR, Yocum LA et al (1999) The cyclops lesion: a cause of diminished knee extension after rupture of the anterior cruciate ligament. Arthroscopy 15(7):757–761

18. Millett PJ, Wickiewicz TL, Warren RF (2001) Motion loss after ligament injuries to the knee. Part I: causes. Am J Sports Med 29(5):664–675

19. Millett PJ, Wickiewicz TL, Warren RF (2001) Motion loss after ligament injuries to the knee. Part II: prevention and treatment. Am J Sports Med 29(6):822–828

20. Minné C, Velleman M, Suleman F (2012) MRI findings of cyclops lesions of the knee. SA Orthop J 11:56–60

21. Monaco E, Maestri B, Labianca L, Speranza A, Vadala A, Iorio R, Ferretti A (2010) Clinical and radiological outcomes of postoperative septic arthritis after anterior cruciate ligament reconstruction. J Orthop Sci 15(2): 198–203. doi: 10.1007/s00776-009-1447-3

22. Monaco E, Maestri B, Vadala A, Iorio R, Ferretti A (2010) Return to sports activity after postoperative septic arthritis in ACL reconstruction. Phys Sportsmed 38(3):69–76. doi: 10.3810/psm.2010.10.1810

23. Mouzopoulos G, Fotopoulos VC, Tzurbakis M (2009) Septic knee arthritis following ACL reconstruction: a systematic review. Knee Surg Sports Traumatol Arthrosc 17(9):1033–1042. doi: 10.1007/s00167-009-0793-1

24. Nakayama H, Yagi M, Yoshiya S, Takesue Y (2012) Microorganism colonization and intraoperative contamination in patients undergoing arthroscopic anterior cruciate ligament reconstruction. Arthroscopy 28(5):667–671. doi: 10.1016/j.arthro.2011.10.023 . S0749-8063(11)01250-3 [pii]

25. Parada SA, Grassbaugh JA, Devine JG, Arrington ED (2009) Instrumentation-specific infection after anterior cruciate ligament reconstruction. Sports Health 1(6):481–485. doi: 10.1177/1941738109347975. 10.1177_1941738109347975 [pii]

26. Perry A, Lambert P (2011) Propionibacterium acnes: infection beyond the skin. Expert Rev Anti Infect Ther 9(12):1149–1156. doi: 10.1586/eri.11.137

27. Plante MJ, Li X, Scully G, Brown MA, Busconi BD, DeAngelis NA (2013) Evaluation of sterilization methods following contamination of hamstring autograft during anterior cruciate ligament reconstruction. Knee Surg Sports Traumatol Arthrosc 21(3):696–701. doi: 10.1007/s00167-012-2049-8

28. Robertson GA, Coleman SG, Keating JF (2009) Knee stiffness following anterior cruciate ligament reconstruction: the incidence and associated factors of knee stiffness following anterior cruciate ligament reconstruction. Knee 16(4):245–247. doi: 10.1016/j.knee.2008.12.014 . S0968-0160(08)00246-9 [pii]

29. Rue JP, Ferry AT, Lewis PB, Bach BR Jr (2008) Oral corticosteroid use for loss of flexion after primary anterior cruciate ligament reconstruction. Arthroscopy 24(5):554–559 e551. doi: 10.1016/j.arthro.2007.10.013 . S0749-8063(07)01042-0 [pii]

30. Schollin-Borg M, Michaelsson K, Rahme H (2003) Presentation, outcome, and cause of septic arthritis after anterior cruciate ligament reconstruction: a case control study. Arthroscopy 19(9):941–947. aS0749806303008119 [pii]

31. Scully WF, Fisher SG, Parada SA, Arrington EA (2013) Septic arthritis following anterior cruciate ligament

reconstruction: a comprehensive review of the literature. J Surg orthop adv 22(2):127–133

32. Shelbourne KD, Foulk DA (1995) Timing of surgery in acute anterior cruciate ligament tears on the return of quadriceps muscle strength after reconstruction using an autogenous patellar tendon graft. Am J Sports Med 23(6):686–689

33. Shelbourne KD, Nitz P (1990) Accelerated rehabilitation after anterior cruciate ligament reconstruction. Am J Sports Med 18(3):292–299

34. Shelbourne KD, Wilckens JH, Mollabashy A, DeCarlo M (1991) Arthrofi brosis in acute anterior cruciate ligament reconstruction. The effect of timing of reconstruction and rehabilitation. Am J Sports Med 19(4):332–336

35. Shelbourne KD, Patel DV, Martini DJ (1996) Classifi cation and management of arthrofi brosis of the knee after anterior cruciate ligament reconstruction. Am J Sports Med 24(6):857–862

36. Singh JA (2011) Smoking and outcomes after knee and hip arthroplasty: a systematic review. J Rheumatol 38(9):1824–1834. doi: 10.3899/jrheum.101221 . jrheum. 101221 [pii]

37. Skutek M, Elsner HA, Slateva K, Mayr HO, Weig TG, van Griensven M, Krettek C, Bosch U (2004) Screening for arthrofi brosis after anterior cruciate ligament reconstruction: analysis of association with human leukocyte antigen. Arthroscopy 20(5):469–473. doi: 10.1016/j. arthro.2004.03.003 . S0749806304003068 [pii]

38. Sonnery-Cottet B, Lavoie F, Ogassawara R et al (2010) Clinical and operative characteristics of cyclops syndrome after double-bundle anterior cruciate ligament reconstruction. Arthroscopy 26(11):1483–1488

39. Stapleton TR (1997) Complications in anterior cruciate ligament reconstructions with patellar tendon grafts. Sports Med Arthrosc Rev 5:156–162

40. Steadman JR, Dragoo JL, Hines SL, Briggs KK (2008) Arthroscopic release for symptomatic scarring of the anterior interval of the knee. Am J Sports Med 36(9):1763–1769

41. Torres-Claramunt R, Pelfort X, Erquicia J, Gil- Gonzalez S, Gelber PE, Puig L, Monllau JC (2012) Knee joint infection after ACL reconstruction: prevalence, management and functional outcomes. Knee Surg Sports Traumatol Arthrosc. doi: 10.1007/s00167-012-2264-3

42. Tosti A, Peluso AM, Bardazzi F, Morelli R, Bassi F (1994) Phalangeal osteomyelitis due to nail biting. Acta Derm Venereol 74(3):206–207

43. Wang J, Ao Y (2009) Analysis of different kinds of cyclops lesions with or without extension loss. Arthroscopy 25(6):626–631

44. Williams RJ 3rd, Laurencin CT, Warren RF, Speciale AC, Brause BD, O'Brien S (1997) Septic arthritis after arthroscopic anterior cruciate ligament reconstruction. Diagnosis and management. Am J Sports Med 25(2):261–267

第十三部分

康复与预防

第 42 章

康复和重返体育运动

Amelie Stoehr, Hermann Mayr, Barbara Wondrasch 和 Christian Fink　著

彭琪媛　谢登辉　曾　春　译

目　录

运动员快速地恢复到伤前的运动水平，在很大程度上取决于康复治疗方案[3]。从动物实验中，我们获得 ACL 重建术后多种韧带移植物愈合过程的力学强度信息。在 ACL 重建 12 周后，滑膜化韧带移植物的稳定性似乎明显低于非滑膜化髌腱移植物，但在 24 周后再次相似[11]。这些发现可能与人类 ACL 移植的随访治疗相关，而移植物的生物愈合过程几乎不被影响。近几十年来，外科医生几乎没有达成一致性意见，ACL 重建术后治疗的相关证据也很少。为了降低成本和减少并发症、加快重返体育运动的进程和促进移植物愈合，以及恢复膝关节功能和肌肉力量，通过文献检索，循证医学的建议已经达成一定的共识[10, 22]。

42.1　初期和早期（0~6 周）

在 ACL 重建术后康复早期，减轻疼痛、使用解充血药和减少炎性反应、恢复膝关节活动和神经肌肉控制尤为重要[23]。

文献显示，通过主观或客观评价发现，ACL 重建术后使用支具治疗，并不能改善患者预后[25]。

对于膝关节内出现积液，推荐对其进行穿刺引流，以减少关节囊膨胀而导致的关节源性肌肉抑制[1, 9]。

冷冻疗法有助于控制疼痛和炎症，也可使用 NSAID[13, 16]。

> **技巧要点**
>
> 每天冷敷 3 次，最多 10 min，冷敷温度为 5~6℃，有助于消除肿胀。应避免在膝盖后部使用冷敷袋。

仰卧位抬高下肢防止软组织肿胀。主动足部运动和激发膝屈肌张力甚至可以在手术当天开始。在术后前 2 周内，膝关节伸肌训练只能采用等长闭链训练（安全范围 0~50°），以避免增加移位或伤及移植物。

> **技巧要点**
>
> 患者可在膝下放置软球，在家自我练习主动牵拉以增加淋巴循环。坐位下将脚放在滑板上伴随髋、膝、踝的运动做闭链训练。

第二周，50°~100° 的没有额外负重的开链训练是安全的。最近研究表明，无论是开链还是闭链的训练，在 ACL 重建术后康复早期是有益的，移植物上轻微负荷有助于其愈合反应[4, 8, 19, 22]。

手术后早期应采用淋巴引流和髌骨移动，以减少手术后早期补偿性的纤维化改变所致的膝关节炎性刺激和髌骨后压力过高，防止关节纤维化和股四头肌抑制[15]。

　　早期开始主动和被动关节运动范围训练，须完全恢复膝关节完全直伸，这是减少疼痛和预防髌股关节紊乱、改变步态模式和股四头肌萎缩所必需的 [1, 4, 23]。此外，软骨上的负荷会减少制动造成的退行性病变。即刻使用 CPM（持续被动运动）仪（图 42.1）可生理上促进软骨的营养，并防止关节的早期粘连，但该方法不是以证据为基础的。

　　术后第一天后，使用拐杖部分负重可能有助于关节周围环境。文献支持 ACL 重建后即刻负重 [4, 19]，因为它能减轻膝前疼痛和加强膝关节稳定性。术后早期负重的优点是营养软骨、促进愈合期间的胶原蛋白重组、使膝关节的骨骼和软组织恢复正常生理负荷 [6]。大多数的患者在术后 7～14 天恢复全负重，充分的神经肌肉控制和不需拐杖的非跛行步态模式行走 [22]。

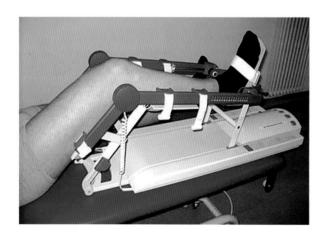

图 42.1　利用 CPM（持续被动运动）仪器的早期运动可生理上促进软骨营养，并且可以预防关节早期粘连（©Amelie Stoehr）

　　在 ACL 重建术后，在保护移植物愈合的情况下，如何训练能尽可能大地获得股四头肌和腘绳肌的肌肉力量已有大量文献报道 [5, 7, 20]。在 ACL 重建术后患者的康复计划中均对开链（open kinetic chain，OKC）和闭链（close kinetic chain，CKC）训练这两种方法进行相关描述 [5, 20]。闭链训练是所谓的功能性运动，训练时远段固定，关节周围肌肉协同收缩、增加关节的收缩力，从而获得关节稳定性。在肢体远端进行的训练被称为 OKC 训练，如股四头肌增强训练被认为增加了 ACL 移植物的张力，因此在过去的几年中已经不再提倡。但是，韧带重建术后的 OKC 训练中增强膝关节伸肌力量，在 ACL 重建术后的康复过程中至关重要，因为这个练习很大程度上解决了股四头肌的问题 [20]。

　　最近发表的一篇综述提出：与 CKC 系统训练相比，OKC 训练中的 ACL 承受的负荷通常更大。此外，研究表明，OKC 和 CKC 训练的在膝关节屈曲 10°～50° 范围内的运动在 ACL 产生的负荷比膝关节在屈曲 50°～100° 的范围内更多。训练技术本身（躯干位置、脚的位置等）也可能影响 ACL 负荷的程度 [5]。

　　因此，同时使用 OKC 和 CKC 两种锻炼方法加上不同的训练技术，被推荐用于增加股四头肌肌力。

　　术后两周开始关节运动范围。0–40°–90° 的屈伸和最大负荷为体重 1/3 的腿部推举锻炼。另外，应训练足踝肌肉的稳定性。在物理治疗师的指导下做拉伸运动，有助于预防肌力失衡。完全负重后应尽快开始神经肌肉训练 [4, 19, 23]。在第 3 周和第 6 周之间，将继续之前物理治疗师指导下的训练，适当地进行自我治疗。

技巧要点

当患者屈膝达到 100° 时，允许患者开始低阻力的测力计单车训练。这项运动通过持续的活动可以促进膝关节屈曲。

协调训练、水中慢跑、在踏步机踏步、单腿稳定锻炼将进一步改善膝关节功能。

技巧要点

跷跷板训练（图 42.2）和迷你蹦床训练（图 42.3）促进身体平衡感。

避免失误

由于移植物的本体感觉缺失，在术后前 6 周内不应该进行跳跃运动。在手术后 8 周内，不建议进行稳定性测试、等速肌力测试和四头肌的屈腿训练 [19, 22]。在 ACL 重建术后康复过程中持续的疼痛、炎症和运动范围的受限，会增加纤维化发生的风险 [1, 12, 15]，应特别注意。

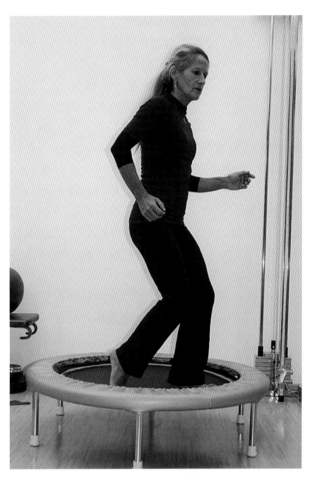

图 42.3 迷你蹦床训练促进身体平衡感（©Cornelia Jungfer-Mayr）

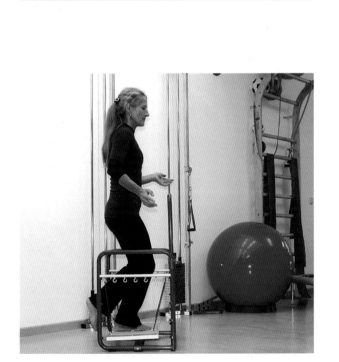

图 42.2 跷跷板（seesaw）训练促进身体平衡感（©Cornelia Jungfer-Mayr）

42.2 中期（6～12 周）

该阶段包括解决肿胀，疼痛和运动范围（range of motion, ROM）不足。在不干扰移植物的愈合过程前提下，将进行日常生活活动（activities of daily living, ADLs）的患肢肌肉力量正常化。在这个阶段结束时，尽可能让患者有正常模式的步态和低水平的运动（非轴移运动）。

疼痛和肿胀可以通过使用冷冻疗法和不同的封包技术来解决。ROM 应被重建以达到完全伸直。手法治疗技术，如髌骨移动和胫骨滑行运动有利于增加 ROM，从而预防术后并发症，如关节纤维化。膝关节伸直受限最常见的术后并发症之一，并可能影响术后的预后 [22]。因此，应强调充分的主动和被动伸膝（甚至过度伸展）。此外，应进行腓肠肌、腘绳肌和股四头肌的肌肉伸展，以防止肌肉失衡。股四头肌和腘绳肌力量练习，对于恢复下肢肌肉力量和积极稳定膝关节是必不可少的。此外，髋外展力量也要恢复，才能保证步态的正常。

在中期，着重 CKC 练习，以增加关节稳定性，并尽量减少愈合移植物的负荷。例如，腿部推举（图 42.4）是一种有效的下肢加强训练，对 ACL 移植物负荷较低。在此阶段开始时，选用 0°~50° 之间的屈膝角度进行，有一个轻微的阻力。由于疼痛和肿胀减少，膝关节屈曲角度和阻力可以增加。另一项 CKC 运动是双腿下蹲（图 42.5），导致 ACL 移植物的张力较小。ACL 重建术后的进阶方案应该先进行双腿下蹲，然后再进行单腿蹲举。虽然单腿下蹲对 ACL 移植物也产生较小的张力，但是需要更多的神经肌肉控制，这对于这个阶段的患者来说可能太具有挑战性。髋部肌肉，尤其是外展肌和外旋肌，对于抵抗膝外翻运动和下肢肌肉力学对线不良很重要。膝外翻运动和肌肉力学对线不良是 ACL 再次损伤增加的原因。因此，应在 ACL 重建后的术后康复中予以解决 [14]。髋部肌肉强化可以在承重和非承重的位置进行。图 42.6 和图 42.7 显示了臀部肌肉力量练习的一些例子。

技巧要点

在开始单腿下肢的剧烈力量训练之前，先保证下肢功能性力学对线。

避免失误

避免力量训练期间和之后出现疼痛和积液，以保证最佳的关节内环境状态。

神经肌肉训练对于功能恢复和预防 ACL 再次损伤非常重要。已经证明，简单地恢复机械约束力不会导致令人满意的预后 [17]。神经肌肉训练可以优化肌肉激活模式，因此可以控制功能活动期间的异常关节移位 [16, 18, 22]。

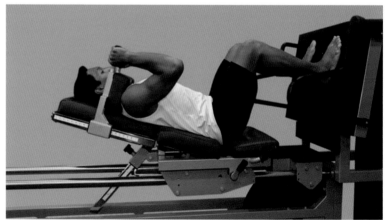

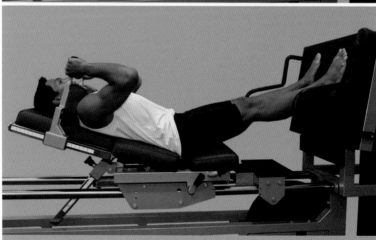

图 42.4　腿 部 推 举（©Sporttherapie Mag。Huber GmbH）

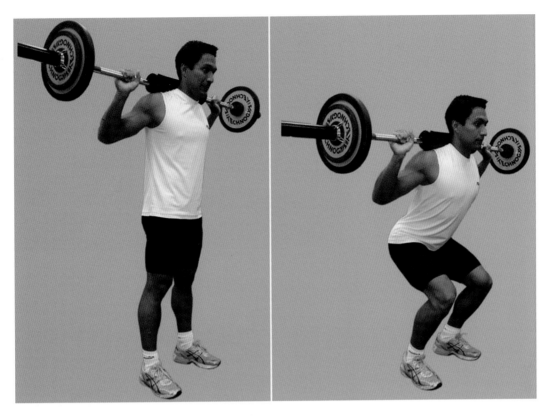

图 42.5　双腿下蹲（©Sporttherapie Mag。Huber GmbH）

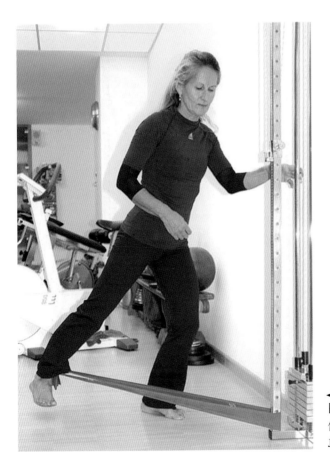

中期的神经肌肉训练包括静态和动态平衡练习。静态平衡练习可以包括平坦表面上的单腿和双腿站立，最后进展到不稳定的表面（例如，垫子、平衡板和 Bosu）。动态平衡练习包括在平坦表面或不稳定表面上，向不同方向（前后、左右）的踏步运动，以训练在着陆阶段保持膝关节稳定。图 42.8 和图 42.9 展示了一些这些练习。

此外，神经肌肉训练应该包括更复杂的功能模拟运动模式练习。这些锻炼可以改善包括躯干、髋部、膝盖和踝部的下肢动力链的稳定结构之间的相互作用。

42.3　后期

康复后期阶段的重点是恢复关节的动态稳定

图 42.6　在站立位时进行非手术侧腿部动态髋外展训练，使处在站立中的手术侧腿外展肌功能性激活（©Cornelia Jungfer-Mayr）

图 42.7　髋外展训练（©Barbara Wondrasch ）

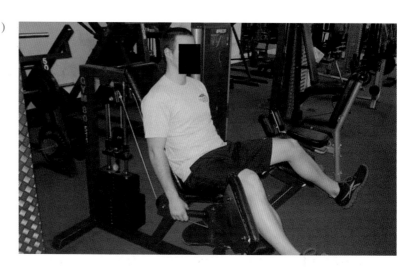

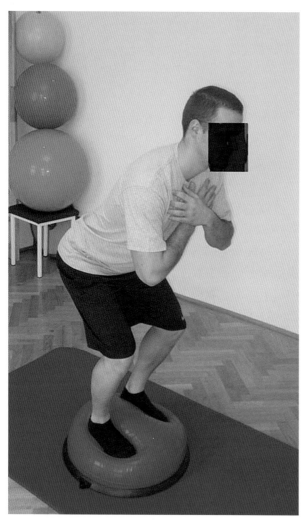

图 42.8　双腿 Bosu 站立训练（©Barbara Wondrasch ）

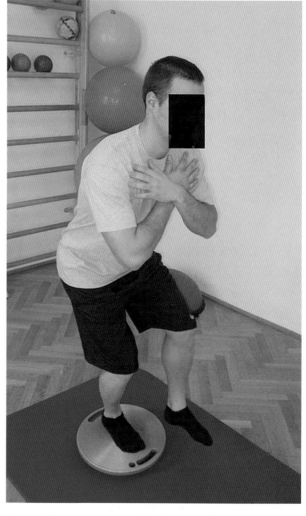

图 42.9　单腿平衡板（wobble ）站立训练（©Barbara Wondrasch ）

性，以实现功能性运动模式，这对于低水平和高水平的体育活动都是必需的。膝关节动态稳定性被定义为由神经肌肉系统提供膝关节在快速变化的负荷期间保持稳定的能力，例如跑步、跳跃和急停动作等活动[22]。神经肌肉系统的控制建立在神经肌肉对肌肉力量控制的基础上[2, 18, 22]。然而，据报道，神经肌肉控制的丧失和下肢肌力的丧失是 ACL 重建后的 2 个主要损伤[4]。

肌肉力量训练和神经肌肉训练应该在这一阶段继续进行，必须确定个人的缺陷，针对其进行特别加强。

随着移植物抗拉强度的增加，OKC 的力量训练可以在这个阶段实施，以达到股四头肌肌力的增加[5]。此外，肌肉力量训练中可以给予更多的重量和阻力。

在这个阶段，神经肌肉训练更多地集中在以动态训练、敏捷训练和增强式训练来实现关节的动态稳定性上。在这些运动过程中，重要的是患者能够保持膝盖和髋关节处于直立位置，并保持膝纵轴活动的中心位置，以避免有害的膝关节负荷模式[12]。此外，体育训练中特有的敏捷性训练与急停运动、加速、减速，变换跑已被报道可以改善关节运动反射，并减少再次受伤的风险。

技巧要点
　尝试多样化的训练，根据个体化差异，提高其整体能力。

对于运动员来说，一个重要的问题就是："我什么时候能重返运动场？"通常运动员可以在 ACL 重建术后 3 ~ 9 个月左右回到运动中[19]。然而，Ardern 等表明只有 33% 的运动员患者在 ACL 重建术后 12 个月时，恢复到受伤前水平，并尝试竞技运动。作者建议术后康复时间应较长，以便 ACL 重建术后成功恢复运动[2]。但是，时间不应该是影响决定重返运动时间的唯一因素。恢复下肢肌肉功能，如膝关节肌肉力量和跳跃能力，被认为是 ACL 重建后决定重返体育运动最佳时间的重要指标[21]。已经建立了许多此类测试，例如下肢肌肉力量测试和单腿跳测试，以评估 ACL 重建

后的功能特性[19, 24]。

奥地利 Sportscl 公司的 Zisch 等开发了一个成套测试，结合各种测试，在康复结束时客观评估患者的表现。这套测试总结了 8 个不同的功能测试：①双腿稳定性测试（图 42.10）；②单腿稳定性测试；③双腿屈膝伸直跳跃（图 42.11）；④单腿屈膝伸直跳跃；⑤增强跳跃；⑥速度测试；⑦快速足点测试（图 42.12）和⑧站立式的提踵测试。

为了测试这套测试的可靠性，对受试者进行了健康方面的研究。研究样本包括 100 名健康受试者（50 名女性，50 名男性），平均年龄为 24.8 ± 3.6 岁。2011 年 7 月，该测试对 ACL 重建术后的患者常规使用。至 9 月，该测试已经对 10 名 ACL 重建术后职业运动员（高山滑雪比赛、北欧跳台滑雪）进行了评估。对这些运动员进行了屈肌和伸肌力矩值的等速评估（Contrex Inc.）。结果表明，所有的测试具有良好的可靠性（ICC 为 0.76 ~ 0.92）。所有 8 项测试均为 2 个性别的患者制定了标准，因此在每项测试中，患者的结果可

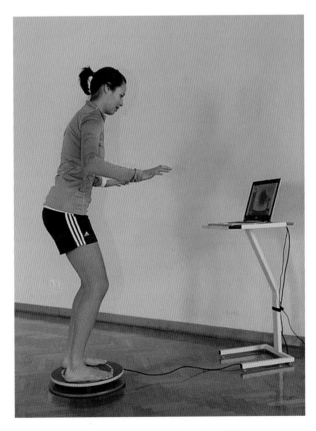

图 42.10　MFT 挑战盘上的双腿稳定性测试 (© Barbara Zisch)

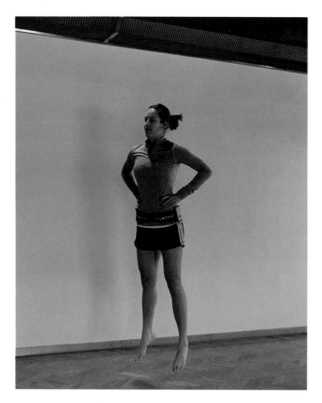

图 42.11 屈膝伸直跳跃 (© Barbara Zisch)

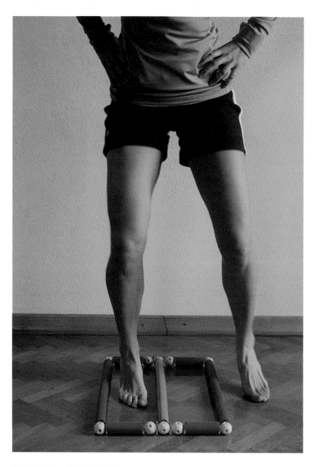

图 42.12 快速足点试验 (© Barbara Zisch)

以从"优秀"到"好""一般""差"和"非常差"。几乎每个功能测试都发现了男性和女性之间的显著差异（$P<0.001$ 到 $P=0.003$），除了站立式的提踵测试（优势腿 $P=0.555$，非优势腿 $P=0.198$）。

ACL 重建后 4 个月时进行第一次评估。根据结果，可以给出具体的建议，以便有选择地解决存在的问题。术后 6 个月进行再测试。基于这些结果，决定被评估者允许或延迟返回运动。结论是，系统中的每个测试都被发现是可靠的，容易评估。该套测试似乎是客观评价 ACL 重建术后患者的非常有用的工具。它被认为是决定什么时候允许在一定水平上重返运动的一个很好的工具。如果这能减少再损伤，则还需要将来进行的研究来发现其风险。

避免失误

过早恢复高水平运动可能导致 ACL 移植物的再次撕裂。

记忆要点

初期和早期（0~6周）

术后即刻和术后 6 周内，重要的是松解软组织和减少关节刺激，并达到至少 $90°~120°$ 的全膝关节的伸展和屈曲。在整个治疗过程中应该避免疼痛。此阶段淋巴引流是有用的，应注意髌骨运动和精细运动技能。

中期（6~12周）

该阶段包括解决，诸如肿胀、疼痛和 ROM 的受限。在不干扰移植物的愈合过程的情况下，正常化下肢肌肉力量，而完成正常的 ADLs。在这个阶段结束时，应该能实现正常的步态模式和低水平的体育活动（不进行轴移运动）。

后期

康复后期阶段的重点是恢复动态关节的稳定性，以实现功能性运动模式，这对于低水平和高水平的体育活动都是必需的。力量和神经肌肉训练的主要重点应放在动态任务和具体的体育任务上。

参考文献

1. Allum R (2003) Aspects of current management, complications of arthroscopic reconstruction of the anterior cruciate ligament. J Bone Joint Surg Br 85-B:12–16

2. Ardern CL, Webster KE, Taylor NF, Feller JA (2011) Return to the preinjury level of competitive sport after anterior cruciate ligament reconstruction surgery: two-thirds of patients have not returned by 12 months after surgery. Am J Sports Med 39:538–543

3. Beynnon B, Johnson R, Fleming B (2002) The science of anterior cruciate ligament rehabilitation. Clin Orthop 402:9–20

4. Beynnon B, Johnson R, Abate J, Fleming B, Nichols C (2005) Treatment of anterior cruciate ligament injuries, Part 2. Am J Sports Med 33:1751–1767

5. Chmielewski TL, Rudolph KS, Snyder-Mackler L (2002) Development of dynamic knee stability after acute ACL injury. J Electromyogr Kinesiol 12:267–274

6. Escamilla RF, Macleod TD, Wilk KE, Paulos L, Andrews JR (2012) Anterior cruciate ligament strain and tensile forces for weight-bearing and non-weightbearing exercises: a guide to exercise selection. J Orthop Sports Phys Ther 42:208–220

7. Escamilla RF, Macleod TD, Wilk KE, Paulos L, Andrews JR (2012) Cruciate ligament loading during common knee rehabilitation exercises. Proc Inst Mech Eng H 226:670–680

8. Fleming B, Oksendahl H, Beynnon B (2005) Open- or closed kinetic chain exercises after anterior cruciate ligament reconstruction. Exerc Sport Sci Rev 33: 134–140

9. Hopkins JT, Ingersoll CD (2000) Arthrogenic muscle inhibition: a limiting factor in joint rehabilitation. J Sport Rehab 9:135–159

10. Kruse LM, Gray B, Wright RW (2012) Rehabilitation after anterior cruciate ligament reconstruction: a systematic review. J Bone Joint Surg Am 94(19):1737–1748

11. Mayr HO, Stoehr A, Dietrich M, von Eisenhart-Rothe R, Hube R, Senger S, Suedkamp NP, Bernstein A (2012) Graft-dependent differences in the ligamentization process of anterior cruciate ligament grafts in a sheep trial. Knee Surg Sports Traumatol Arthrosc 20(5):947–956

12. Mayr HO, Weig TG, Plitz W (2004) Arthrofi brosis following ACL reconstruction–reasons and outcome. Arch Orthop Trauma Surg 124(8):518–522

13. Mc Carty L, Bach B (2005) Rehabilitation after patellar tendon autograft anterior cruciate ligament reconstruction. Tech Orthop 20:439–451

14. Myer GD, Paterno MV, Ford KR, Quatman CE, Hewett TE (2006) Rehabilitation after anterior cruciate ligament reconstruction: criteria-based progression through the return-to-sport phase. J Orthop Sports Phys Ther 36:385–402

15. Potter N (2006) Complications and treatment during rehabilitation after anterior cruciate ligament reconstruction. Oper Tech Sports Med 14:50–58

16. Raynor M, Pietrobon R, Guller U, Higgins L (2005) Cryotherapy after ACL reconstruction. J Knee Surg 18:123–129

17. Risberg MA, Holm I, Myklebust G, Engebretsen L (2007) Neuromuscular training versus strength training during fi rst 6 months after anterior cruciate ligament reconstruction: a randomized clinical trial. Phys Ther 87:737–750

18. Risberg MA, Mork M, Jenssen HK, Holm I (2001) Design and implementation of a neuromuscular training program following anterior cruciate ligament reconstruction. J Orthop Sports Phys Ther 31: 620–631

19. Risberg M, Lewek M, Snyder-Mackler L (2004) A systematic review of evidence for anterior cruciate ligament rehabilitation, how much and what type. Phys Ther Sport 5:125–145

20. Tagesson S, Oberg B, Good L, Kvist J (2008) A comprehensive rehabilitation program with quadriceps strengthening in closed versus open kinetic chain exercise in patients with anterior cruciate ligament defi ciency: a randomized clinical trial evaluating dynamic tibial translation and muscle function. Am J Sports Med 36:298–307

21. Thomee R, Kaplan Y, Kvist J et al (2011) Muscle strength and hop performance criteria prior to return to sports after ACL reconstruction. Knee Surg Sports Traumatol Arthrosc 19:1798–1805

22. van Grinsven S, van Cingel RE, Holla CJ, van Loon CJ (2010) Evidence-based rehabilitation following anterior cruciate ligament reconstruction. Knee Surg Sports Traumatol Arthrosc 18: 1128–1144

23. Wilk K, Reinold M, Hooks T (2003) Recent advances in the rehabilitation of isolated and combined anterior cruciate ligament injuries. Orthop Clin North Am 34: 107–137

24. Williams GN, Chmielewski T, Rudolph K, Buchanan TS, Snyder-Mackler L (2001) Dynamic knee stability: current theory and implications for clinicians and scientists. J Orthop Sports Phys Ther 31: 546–566

25. Wright RW, Fetzer GB (2007) Bracing after ACL Reconstruction- A systematic review. Clin Orthop Relat Res 455:162–168

第 43 章

预防ACL撕裂和再次断裂

Amelie Stoehr, Barbara Wondrasch 和 Hermann Mayr 著

彭琪媛 谢登辉 曾 春 译

目 录

ACL 断裂会增加运动员未来患 OA 的风险。识别潜在的危险因素和制定 ACL 预防方案可以减少受伤的风险[35]。

近 80 % 的 ACL 损伤是非接触性损伤[2, 29]。ACL 重建术后的再次损伤率可高达 35%[2, 15]。关于 ACL 重建术后的具体的运动预后的文献数据较少[38]。有各种不同的方法及途径被用来确定损伤机制。运动机制,例如方向改变、减速的对抗剪切动作、跳跃伸膝着陆或过度伸膝着陆和过度屈膝着陆,以及用力屈曲时股四头肌达到最大收缩,这些运动的模式,都被证明是造成 ACL 撕裂的原因[1, 11-12]。这些运动模式涉及膝外翻、内翻、向内旋转运动和向外旋转运动和胫骨前移。文献表明,前向移位最容易造成 ACL 断裂,特别是当膝关节在 20°~30° 屈曲位时[2, 22-23, 25-26],但是矢状面和横向平面负重机制也可能导致非接触性 ACL 损伤[35]。了解 ACL 损伤的机制有助于制定具体的预防策略[2, 4, 23]。

43.1 风险因素和性别差异

43.1.1 风险因素

要特别注意 ACL 损伤不是随机事件,而是由于潜在的原因或危险因素经常发生。为了制订一个预防计划,有必要了解和理解这些危险因素,因为它们可能有个体原因,如解剖学、激素和神经肌肉差异,或取决于环境条件和竞技类型[29]。

异常的下肢力学对线,如外翻力学对线(图 43.1),可以增加 ACL 的张力值,是 ACL 损伤的诱发因素。第二个影响膝关节的位置和运动学的因素是髋关节和足部的位置[29]。骨盆的前倾将导致臀部的内旋、前倾和屈曲位置,其改变臀部

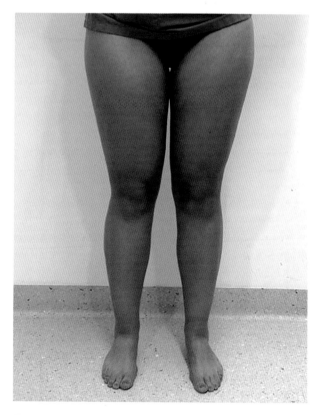

图 43.1 外翻力学对线是 ACL 损伤的诱发因素 (© Amelic Stoehr)

肌肉的力矩矢量，并减弱腘绳肌力量。臀部肌肉对于防止动力外翻失败很重要，对于防止反复静态和动态膝反张和胫骨前向移位，腘绳肌显得更重要[2,29]。

如果被动和主动 Q 角从髂前上棘至中央髌骨的线与从中央髌骨至胫骨结节延长线形成的角度之间的差异太大，则下肢有较低的生物力学改变，静态和动态的外翻应力的风险增加。体重指数增加、关节松弛和遗传易感性都是其内在危险因素[2,36]。

一个形状像哥特式拱门的髁间窝（图 43.2）与较高的 ACL 破裂风险相关[2,37]，并且 ACL 横断面面积与髁间窝表面面积之间存在显著的相关性。由于小髁间窝的受试者 ACL 撕裂的机制尚不完全清楚，有人提出胫骨外旋和外展期间可能在 ACL 的前后顶出现撞击[8,32]。

神经肌肉控制系统主要负责无意识地激活关节周围的动态抑制，产生运动，并确定动作的生物力学作用。这需要运动感觉系统的复杂相互作用，其中包括复杂的神经感觉和神经肌肉的生理系统[33]。位于关节和肌肉中的感觉受体将外周传入信号发送到中枢神经系统（central nervous system，CNS）[5]。CNS 将这些信号处理成运动反应，激活运动的肌肉、功能性作用和关节稳定。通过这种方式，使肌肉动作协调一致，特别是拮抗肌和收缩肌的关系，这对关节的稳定和平衡至关重要。平衡是由维持一个位置的能力、自发移

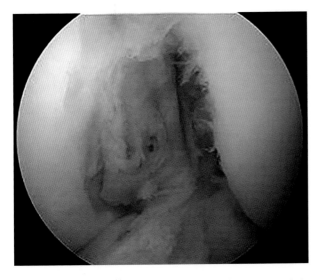

图 43.2　Intercondylar notch shaped like a Gothic arch is related to higher risk for ACL injury (© Amelic Stoehr)

动的能力以及对干扰动作出反应的能力决定的。为了预防和减少增加 ACL 损伤风险的膝关节运动学，腘绳肌和股四头肌的共同活动，以及良好的平衡是非常重要的。一个不良的运动感觉系统将导致低效的平衡策略和不协调的肌肉激活模式，这两者都会导致更大的损伤风险[30]。

肌肉疲劳可能提高神经肌肉控制，增加了接触性和非接触性 ACL 损伤的风险。技巧水平和身体素质，以及防护和运动装备是造成损伤的其他因素[2]。

研究表明，通常运动员在比赛期间比练习和训练期间具有更高的 ACL 损伤风险[27,29]。

43.1.2　性别差异

女性 ACL 撕裂发生率高于男性运动员。内在因素，如股四头肌角度增大和胫骨后倾可能使女性易发生 ACL 破裂。与男性相比，女性更可能具有较小的髁间窝宽度和 ACL 横断面面积。然而，ACL 大小和髁间窝尺寸之间没有确切的相关性，也不与 ACL 损伤风险相关[32]。女性运动员膝关节屈曲不足、外翻和外旋较大时着陆使 ACL 损伤风险增加[11]。据文献报道，月经周期与 ACL 损伤时间有明显关系[2,9,20]。

女性的月经周期，特别是排卵前期，似乎是非接触性 ACL 损伤的一个危险因素，与这个周期的这个阶段所见到的雌激素增加一致[20]。使用口服避孕药可能会降低这种损伤风险，但需要进一步的证据。性激素可以减少女性运动员的运动协调性，并可能在非接触性 ACL 损伤中发挥作用[2,9,36]。

神经肌肉干预方案可以降低女孩和女性的损伤概率[18-19,21]。ACL 重建后，女性运动员比男性运动员更容易对侧 ACL 断裂。然而，男性和女性同样有可能破坏重建的膝盖。长期的研究表明，男性和女性之间没有区别[36,38]。

多因素的病因似乎是造成女性运动员非接触性 ACL 撕裂的原因。先前的流行病学数据表明，神经肌肉和生物力学风险因素可能与内在因素分离或组合，从而增加女性运动员相对非接触性 ACL 的损伤概率[2]。

43.2　轴移运动和非轴移运动

患者通常在 ACL 重建后 6 个月至 1 年之间恢

复轴移并接触性运动。带有引导运动且无显著损伤可能性（例如骑自行车或慢跑）的非轴移运动是康复期间的早期选择。预防 ACL 损伤是一项具有挑战性的任务，经常是针对具体的运动进行的。

> **技巧要点**
>
> 预防策略应考虑 ACL 损伤的危险因素，并尽可能消除。

诸如接触性运动，室内球类运动和高山滑雪之类，这样的旋转运动与 ACL 损伤的高风险相关。因此，具体的运动专项训练计划会导致伤害风险的降低。训练应该始终达到个人的身体极限，但不会发生身体疲劳。接触性和球类运动意外事故机制的预测似乎非常重要。其目的应该是避免与对手的严重冲撞，例如对足球的冲击，或者注意排球队员的位置。神经肌肉和生物力学的风险因素可以通过特定的运动技术修正或神经肌肉和平衡训练、下肢力量训练和核心稳定性训练来减少 [3, 7, 13, 16, 29, 36]。这些培训内容应结合在预防项目中，并应根据每位患者或运动员的需求进行个体化和调整。

> **避免失误**
>
> 由于大多数非接触性 ACL 断裂发生在着陆或减速运动中，这两个任务可以改良和调整。

在最初的接触时，髋关节和膝关节伸膝姿势的着陆增加了 ACL 的负荷，降低了肌肉的稳定性，因此应该避免 [2, 29]。据报道，前足初始接触的着陆技术，髋关节和膝关节屈曲降低了 ACL 损伤的风险 [13, 16, 24, 27]。因此，应该实施和实践新的策略，直到这些动作能够自动执行。

减速运动产生较高的前向剪切力，由关节周围的肌肉吸收并将其消散。然而，迅速减速导致肌肉疲劳，然后力直接作用到 ACL。为了减小这些剪切力，并使这些力更大地消散，推荐使用三步减速技术 [3, 5-6]。

> **技巧要点**
>
> 神经肌肉训练强调动态稳定性和本体感觉，而不是改变力量和目标，以改善平衡策略和肌肉激活模式。

神经肌肉训练的重点是适当的身体位置和姿势，以及身体位置和姿势的意识，以促进功能活动中的适当的动态肌肉稳定（图 43.3）。这些活动旨在强调移动的质量而不是移动的数量。如果下肢的神经肌肉控制效率低下或者太慢，那么大的力量会被放置在下肢上，并且可能危害到关节囊 - 韧带结构和关节的功能。

神经肌肉训练应以静态和动态两种方式进行，并应包括侧重于感觉（视觉、前庭、体感）、运动

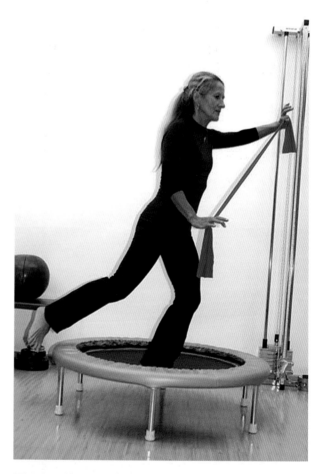

图 43.3 神经肌肉训练强调改善平衡策略和肌肉激活模式来促进功能活动中适当的动态肌肉稳定（©Cornelia Jungter-Mayr）

（协调稳定神经肌肉策略）和生物力学部分（身体的力学对线对抗重力）的平衡训练（图 43.4）[16-17]。

> **技巧要点**
> 　力量训练包括力量耐力训练，以及健美训练（肌肉肥大）、募集训练、力量训练、爆发力训练和增强式训练。

　　力量耐力训练似乎对 ACL 具有保护作用。因为力量耐力延迟了肌肉疲劳，从而保证了关节的稳定性。经证明，腘绳肌疲劳会产生横向平面、动态膝关节控制缺陷 [19, 33]。健美训练和募集训练对于稳定关节、形成爆发力训练和增强式训练的重要基础。文献表明，实际上增强式训练在减少非接触性 ACL 损伤方面影响最大 [3, 19]。

　　核心稳定性是腰骶髋部复合体防止屈曲并保持和控制身体中央部位的位置和运动的能力（图 43.5）。核心由许多不同的肌肉组成，能稳定腹部、脊柱、骨盆和肩膀，使我们能够站立直立，并以两只脚移动。核心还为所有的手臂和腿部运动提供了基础。因此，这些肌肉有助于控制运动、转移能量、改变体重、向任何方向移动。动力是由躯干衍生和控制的，可以更有效地协调四肢的

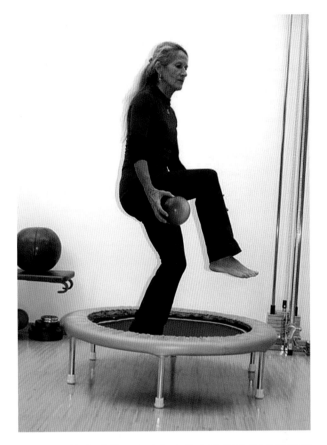

图 43.4　关注感觉、运动和生物力学部分的平衡训练（©Cornelia Jungter-Mayr）

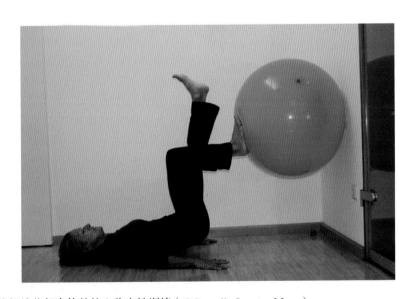

图 43.5　改善腰骶髋部关节复合体的核心稳定性训练（©Cornelia Jungter-Mayr）

运动。目前的证据表明，核心稳定性下降会可能使人受伤，适当的训练可能会减少损伤[2-3]。

核心稳定训练包括腹直肌、竖脊肌、腹内斜肌、腹外斜肌、腹横肌，以及髋部屈肌、髋部内收肌和髋部外展肌的训练。训练应包括体重负重、额外的负重和阻力，以及使用平衡工具来锻炼（图43.6）

目前的文献显示，多元化方案降低ACL损伤的风险和发生率[3, 10, 13, 18, 24, 28]。

旨在减少高风险外翻和矢状面运动的项目可能被证明在预防ACL损伤方面更为优越[28]。

对于避免ACL断裂的外源性预防措施而言，应长期在美式足球、摩托车越野赛和冰上曲棍球中使用防护措施。在高需求的活动中，支具减少了ACL缺陷患者的过度胫骨旋转，并可能预防更严重的膝关节损伤[14, 34]。定制的功能性支具与普通预防性膝关节支具相比，显示出其优越性，这归功于大腿和胫骨口尺寸和匹配度。不足之处在于，支具会减慢运动员向前冲刺的速度、减低感觉运动技巧、产生疲劳感[1]。近期推出的定制模型（图43.7）现在将被用于滑雪。

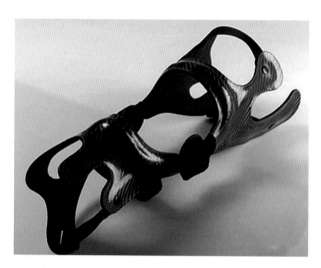

图43.7 新发布的定制模型现在将被用于滑雪（EXOS PrevenThesis

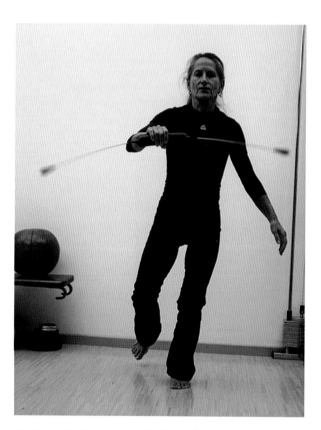

图43.6 体重和阻力以及使用平衡工具的负重练习
（©Cornelia Jungter-Mayr）

参考文献

1. Albright JP, Saterbak A, Stokes J (1995) Use of knee braces in sport. Current Recommendations. Sports Med 20(5):281–301. Review

2. Alentorn-Geli E, Myer GD, Silvers HJ et al (2009) Prevention of non-contact anterior cruciate ligament injuries in soccer players. Part 1: Mechanisms of injury and underlying risk factors. Knee Surg Sports Traumatol Arthrosc 17(7):705–729

3. Alentorn-Geli E, Myer GD, Silvers HJ et al (2009) Prevention of non-contact anterior cruciate ligament injuries in soccer players. Part 2: A review of prevention programs aimed to modify risk factors and to reduce injury rates. Knee Surg Sports Traumatol Arthrosc 17(8):859–879

4. Bahr R, Krosshaug T (2005) Understanding injury mechanisms: a key component of preventing injuries in sport. Br J Sports Med 39(6):324–329

5. Besier TF, Lloyd DG, Ackland TR, Cochrane JL (2001) Anticipatory effects on knee joint loading during running and cutting maneuvers. Med Sci Sports Exerc 33(7):1176–1181

6. Besier TF, Lloyd DG, Cochrane JL, Ackland TR (2001) External loading of the knee joint during running and cutting maneuvers. Med Sci Sports Exerc 33(7):1168–1175

7. Chappell JD, Limpisvasti O (2008) Effect of a neuromuscular training program on the kinetics and kinematics of jumping tasks. Am J Sports Med 36(6): 1081–1086

8. Dienst M, Schneider G, Altmeyer K, Voelkering K, Georg T, Kramann B, Kohn D (2007) Correlation of intercondylar notch cross sections to the ACL size: a high resolution MR tomographic in vivo analysis. Arch Orthop Trauma Surg 127:253–260

9. DiStefano LJ, Padua DA, DiStefano MJ, Marshall SW (2009) Infl uence of age, sex, technique, and exercise program on movement patterns after an anterior cruciate ligament injury prevention program in youth soccer players. Am J Sports Med 37(3):495–505

10. Engebretsen AH, Myklebust G, Holme I, Engebretsen L, Bahr R (2008) Prevention of injuries among male soccer players: a prospective, randomized intervention study targeting players with previous injuries or reduced function. Am J Sports Med 36(6): 1052–1060

11. Fauno P, Wulff Jakobsen B (2006) Mechanism of anterior cruciate ligament injuries in soccer. Int J Sports Med 27(1):75–79

12. Feagin JA Jr, Lambert KL (1985) Mechanism of injury and pathology of anterior cruciate ligament injuries. Orthop Clin North Am 16(1):41–45

13. Gilchrist J, Mandelbaum BR, Melancon H et al (2008) A randomized controlled trial to prevent noncontact anterior cruciate ligament injury in female collegiate soccer players. Am J Sports Med 36(8):1476–1483

14. Giotis D, Zampeli F, Pappas E, Mitsionis G, Papadopoulos P, Georgoulis AD (2013) The effect of knee braces on tibial rotation in anterior cruciate ligament- defi cient knees during high-demand athletic activities. Clin J Sport Med 23(4):287–292

15. Granan LP, Bahr R, Steindal K, Furnes O, Engebretsen L (2008) Development of a national cruciate ligament surgery registry: the Norwegian National Knee Ligament Registry. Am J Sports Med 36(2):308–315

16. Guskiewicz KM, Perrin DH (1996) Effect of orthotics on postural sway following inversion ankle sprain. J Orthop Sports Phys Ther 23(5):326–331

17. Guskiewicz KM, Perrin DH, Gansneder BM (1996) Effect of Mild Head Injury on Postural Stability in Athletes. J Athl Train 31(4):300–306

18. Hewett TE, Lindenfeld TN, Riccobene JV, Noyes FR (1999) The effect of neuromuscular training on the incidence of knee injury in female athletes. A prospective study. Am J Sports Med 27(6):699–706

19. Hewett TE, Stroupe AL, Nance TA, Noyes FR (1996) Plyometric training in female athletes. Decreased impact forces and increased hamstring torques. Am J Sports Med 24(6):765–773

20. Hewett TE, Zazulak BT, Myer GD (2007) Effects of the menstrual cycle on anterior cruciate ligament injury risk: a systematic review. Am J Sports Med 35(4):659–668

21. Kerson GB, Colston MA, Short NI, Neal KL, Hoewischer PE, Pixley JJ (2004) Neuromuscular changes in female collegiate athletes resulting from a plyometric jump-training program. J Athl Train 39(1):17–23

22. Koga H, Nakamae A, Shima Y et al (2010) Mechanisms for noncontact anterior cruciate ligament injuries: knee joint kinematics in 10 injury situations from female team handball and basketball. Am J Sports Med 38:2218–2225

23. Krosshaug T, Andersen TE, Olsen OE, Myklebust G, Bahr R (2005) Research approaches to describe the mechanisms of injuries in sport: limitations and possibilities. Br J Sports Med 39(6):330–339 24. Mandelbaum BR, Silvers HJ, Watanabe DS et al (2005) Effectiveness of a neuromuscular and proprioceptive training program in preventing anterior cruciate ligament injuries in female athletes: 2-year follow-up. Am J Sports Med 33(7):1003–1010

25. Markolf KL, Burchfi eld DM, Shapiro MM, Shepard MF, Finerman GA, Slauterbeck JL (1995) Combined knee loading states that generate high anterior cruciate ligament forces. J Orthop Res 13(6):930–935

26. Markolf KL, Gorek JF, Kabo JM, Shapiro MS (1990) Direct measurement of resultant forces in the anterior cruciate ligament. An in vitro study performed with a new experimental technique. J Bone Joint Surg Am 72(4):557–567

27. Myklebust G, Engebretsen L, Braekken IH, Skjolberg A, Olsen OE, Bahr R (2003) Prevention of anterior cruciate ligament injuries in female team handball players: a prospec-

tive intervention study over three seasons. Clin J Sport Med 13(2):71–78

28. Quatman CE, Hewett TE (2009) The anterior cruciate ligament injury controversy: is "valgus collapse" a sex-specifi c mechanism? Br J Sports Med 43: 328–335

29. Renstrom P, Ljungqvist A, Arendt E et al (2008) Noncontact ACL injuries in female athletes: an International Olympic Committee current concepts statement. Br J Sports Med 42(6):394–412

30. Riemann BL, Lephart SM (2002) The sensorimotor system, part II: the role of proprioception in motor control and functional joint stability. J Athl Train 37(1):80–84

31. Risberg MA, Holm I, Myklebust G, Engebretsen L (2007) Neuromuscular training versus strength training during fi rst 6 months after anterior cruciate ligament reconstruction: a randomized clinical trial. Phys Ther 87(6):737–750

32. Rizzo M, Holler SB, Bassett FH 3rd (2001) Comparison of males' and females' ratios of anteriorcruciate- ligament width to femoral-intercondylarnotch width: a cadaveric study. Am J Orthop 30(8): 660–664

33. Rudolph KS, Snyder-Mackler L (2004) Effect of dynamic stability on a step task in ACL defi cient individuals. J Electromyogr Kinesiol 14(5):565–575

34. Sanders MS, Cates RA, Baker MD, Barber-Westin SD, Gladin WM, Levy MS (2011) Knee injuries and the use of prophylactic knee bracing in off-road motorcycling:results of a large-scale epidemiological study. Am J Sports Med 39(7):1395–1400

35. Soligard T, Myklebust G, Steffen K et al (2008) Comprehensive warm-up programme to prevent injuries in young female footballers: cluster randomised controlled trial. BMJ 337:a2469

36. Sutton KM, Bullock JM (2013) Anterior cruciate ligament rupture: differences between males and females. J Am Acad Orthop Surg 21(1):41–50

37. Uhorchak JM, Scoville CR, Williams GN, Arciero RA, St Pierre P, Taylor DC (2003) Risk factors associated with noncontact injury of the anterior cruciate ligament: a prospective four-year evaluation of 859 West Point cadets. Am J Sports Med 31:831–842

38. Warner SJ, Smith MV, Wright RW, Matava MJ, Brophy RH (2011) Sport-specifi c outcomes after anterior cruciate ligament reconstruction. Arthroscopy 27(8):1129–1134